Psiquiatria Geriátrica

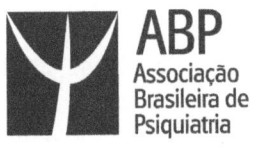
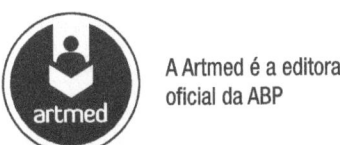

A Artmed é a editora oficial da ABP

Nota

A medicina é uma ciência em constante evolução. À medida que novas pesquisas e a experiência clínica ampliam o nosso conhecimento, são necessárias modificações no tratamento e na farmacoterapia. Os autores desta obra consultaram as fontes consideradas confiáveis, em um esforço para oferecer informações completas e, geralmente, de acordo com os padrões aceitos à época da publicação. Entretanto, tendo em vista a possibilidade de falha humana ou de alterações nas ciências médicas, os leitores devem confirmar estas informações com outras fontes. Por exemplo, e em particular, os leitores são aconselhados a conferir a bula de qualquer medicamento que pretendam administrar, para se certificar de que a informação contida neste livro está correta e de que não houve alteração na dose recomendada nem nas contraindicações para o seu uso. Essa recomendação é particularmente importante em relação a medicamentos novos ou raramente usados.

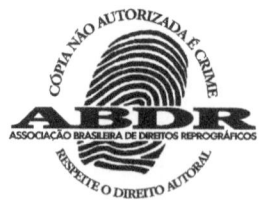

P974	Psiquiatria geriátrica / Organizador, Leonardo Caixeta. – Porto Alegre : Artmed, 2016. xii, 508 p. il. ; 25 cm. ISBN 978-85-8271-271-9 1. Psiquiatria. 2. Geriatria. I. Caixeta, Leonardo. CDU 616.89-053.9

Catalogação na publicação: Poliana Sanchez de Araujo – CRB 10/2094

ORGANIZADOR

LEONARDO CAIXETA

Psiquiatria Geriátrica

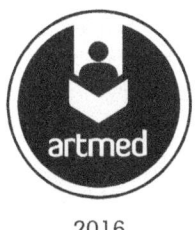

2016

© Artmed Editora Ltda., 2016.

Gerente editorial: *Letícia Bispo de Lima*

Colaboraram nesta edição:

Coordenadora editorial: *Cláudia Bittencourt*

Capa: *Paola Manica*

Ilustrações: *Gilnei da Costa Cunha*

Preparação de originais: *Lisandra Cássia Pedruzzi Picon*

Leitura final: *Antonio Augusto da Roza*

Projeto gráfico: *TIPOS – design editorial e fotografia*

Editoração: *Techbooks*

Reservados todos os direitos de publicação, em língua portuguesa, à
ARTMED EDITORA LTDA., uma empresa do GRUPO A EDUCAÇÃO S.A.
Av. Jerônimo de Ornelas, 670 – Santana
90040-340 – Porto Alegre – RS
Fone: (51) 3027-7000   Fax: (51) 3027-7070

Unidade São Paulo
Av. Embaixador Macedo Soares, 10.735 – Pavilhão 5 – Cond. Espace Center
Vila Anastácio – 05095-035 – São Paulo – SP
Fone: (11) 3665-1100   Fax: (11) 3667-1333

É proibida a duplicação ou reprodução deste volume, no todo ou em parte, sob quaisquer formas ou por quaisquer meios (eletrônico, mecânico, gravação, fotocópia, distribuição na Web e outros), sem permissão expressa da Editora.

SAC 0800 703-3444 – www.grupoa.com.br

IMPRESSO NO BRASIL
PRINTED IN BRAZIL
Impresso sob demanda na Meta Brasil a pedido do Grupo A Educação.

AUTORES

Leonardo Caixeta: Psiquiatra. Mestre e Doutor em Medicina pela Faculdade de Medicina da Universidade de São Paulo (FMUSP). Professor associado da Faculdade de Medicina da Universidade Federal de Goiás (UFG). Membro da diretoria do Núcleo de Ensino, Pesquisa e Extensão em Envelhecimento (NEPEV) da UFG.

Amaury Cantilino: Psiquiatra. Doutor em Neuropsiquiatria e Ciências do Comportamento pela Universidade Federal de Pernambuco (UFPE). Professor adjunto do Departamento de Neuropsiquiatria da UFPE. Membro da Comissão de Estudos e Pesquisas em Saúde Mental da Mulher da Associação Brasileira de Psiquiatria (ABP).

Ana Caroline Marques Vilela: Médica. Mestranda em Ciências da Saúde na UFG.

Antonio Lucio Teixeira: Neurologista e psiquiatra. Mestre e Doutor em Biologia Celular pela Universidade Federal de Minas Gerais (UFMG). Livre-docente em Psiquiatria pela Universidade Federal de São Paulo (Unifesp). Professor associado de Neurologia da Faculdade de Medicina da UFMG. Coordenador do Laboratório Interdisciplinar de Investigação Médica da Faculdade de Medicina da UFMG.

Cândida Dias Soares: Fonoaudióloga. Mestre em Ciências da Saúde pela UFG.

Carla Fonseca Zambaldi: Psiquiatra. Doutora em Psiquiatria pelo Programa de Pós-graduação em Neuropsiquiatria e Ciências do Comportamento da UFPE.

Chei Tung Teng: Médico. Doutor em Psiquiatria pela FMUSP. Professor colaborador da FMUSP. Supervisor do Hospital das Clínicas (HC) da FMUSP. Coordenador dos Serviços de Interconsultas e Pronto-socorro do Instituto de Psiquiatra (IPq) do HCFMUSP. Coordenador da Comissão de Emergências Psiquiátricas da Associação Brasileira de Psiquiatria (ABP).

Ciro Mendes Vargas: Psiquiatra. Mestre em Ciências da Saúde pela Faculdade de Medicina da-UFG. Psiquiatra do Serviço de Psicogeriatria do Instituto da Memória de Goiânia.

Cláudio Henrique Ribeiro Reimer: Psiquiatra. Mestre em Medicina Tropical. Professor de Psiquiatria da Pontifícia Universidade Católica de Goiás (PUC-GO) e do Centro Universitário de Anápolis (Unievangélica), Goiás. Coordenador da Residência Médica em Psiquiatria, Secretaria de Estado da Saúde, Goiás (SES-GO).

Cleusa P. Ferri: Psiquiatra. Mestre em Ciências pela Unifesp. Mestre em Epidemiologia pela London School of Hygiene & Tropical Medicine (LSHTM), Universidade de Londres. Doutora em Psiquiatria pela Unifesp. Professora afiliada da Unifesp. Pesquisadora da Associação Fundo de Incentivo à Pesquisa (AFIP). Epidemiologista no Instituto de Educação e Ciências em Saúde – Hospital Alemão Oswaldo Cruz (HAOC).

Daniela Londe Rabelo Taveira: Médica. Mestranda em Ciências da Saúde na UFG. Preceptora no Departamento de Medicina da PUC-GO.

Danielly Bandeira Lopes: Enfermeira. Mestre e doutoranda em Medicina Tropical e Saúde Pública no Instituto de Patologia Tropical e Saúde Pública (IPTSP) da UFG. Colaboradora do Ambulatório de Neuropsiquiatria Geriátrica e Demências do Hospital das Clínicas da UFG.

Danilo Magnus Rocha Pinheiro: Neurologista. Mestrando na UFG.

Dante Galileu Guedes Duarte: Psiquiatra e psicogeriatra. Mestre e doutorando no Programa de Pós-graduação em Medicina Molecular da Faculdade de Medicina da UFMG.

Eliana Cecília Ciasca: Arteterapeuta e terapeuta de família. Especialista em Arteterapia pela Universidade São Judas Tadeu. Especialista em Terapia Familiar pela Unifesp. Aperfeiçoamento em Gerontologia Social pelo Instituto Sedes Sapientiae. Mestranda em Fisiopatologia Experimental pela FMUSP. Pesquisadora do LIM-27, IPq--FMUSP.

Elisa Franco de Assis Costa: Geriatra. Especialista em Geriatria e Gerontologia pela Sociedade Brasileira de Geriatria e Gerontologia/Associação Médica Brasileira (SBGG/AMB). Mestre em Doenças Infecciosas e Parasitárias pelo IPTSP/UFG. Professora do Departamento de Clínica Médica da Faculdade de Medicina da UFG.

Erico Castro-Costa: Psiquiatra. Mestre e Doutor em Saúde Pública pela UFMG. Pós--doutor pelo Institute of Psychiatry/King's College London. Pesquisador associado do Centro de Pesquisas René Rachou (CPqRR)/Fiocruz. Professor do Programa de Pós--graduação em Saúde Coletiva do CPqRR/Fiocruz.

Fábio Armentano: Psiquiatra e psicogeriatra. Coordenador da Equipe de Psicogeriatria do Ambulatório Médico de Especialidades – AME Psiquiatria Dra. Jandira Masur.

Felipe Kenji Sudo: Psiquiatra. Especialista em Psiquiatria Geriátrica pela ABP. Mestre em Psiquiatria pela Universidade Federal do Rio de Janeiro (UFRJ).

Fernando César Oliveira Costa: Psiquiatra. Mestrando em Ciências da Saúde na UFG. Perito do Tribunal de Justiça (GO) e da Justiça Federal.

Florindo Stella: Psiquiatra. Professor livre-docente/adjunto do Instituto de Biociências da Universidade Estadual Paulista (UNESP). Professor do Ambulatório de Psiquiatria Geriátrica da Faculdade de Ciências Médicas da Universidade Estadual de Campinas (Unicamp). Pesquisador do Laboratório de Neurociências - LIM 27, Instituto e Departamento de Psiquiatria da FMUSP.

Franklin Santana Santos: Geriatra. Especialista pela Sociedade Brasileira de Geriatria e Gerontologia (SBGG). Doutor em Medicina – Emergências Clínicas – pela USP. Pós-doutorado em Psicogeriatria pelo Instituto Karolinska, Suécia.

George M. Ney da Silva Jr.: Médico. Especialista em Psiquiatria pela Universidade do Estado do Rio de Janeiro (UERJ) e pela ABP/AMB. Professor auxiliar do Curso de Medicina do Centro Universitário de Anápolis (Unievangélica). Oficial médico (psiquiatra) da reserva da Força Aérea Brasileira (FAB).

Gilberto Sousa Alves: Psiquiatra. Especialista em Psiquiatria Geriátrica pela AMB. Mestre e Doutor em Psiquiatria pela UFRJ. Professor adjunto da Universidade Federal do Ceará (UFC).

Irismar Reis de Oliveira: Psiquiatra. Professor titular de Psiquiatria do Departamento de Neurociências e Saúde Mental da Faculdade de Medicina da Bahia, Universidade Federal da Bahia (UFBA).

Jeronimo de Almeida Mendes Ribeiro: Psiquiatra. Especialista em Psiquiatria pela ABP/AMB/CFM. Clinical Fellow in Women's Mental Health na McMaster University (Canadá). Professor colaborador do Instituto Cyro Martins (CELP-Cyro), Porto Alegre.

Leandro Boson Gambogi: Psiquiatra. Especialista em Psicogeriatria pelo Hospital das Clínicas da UFMG. Mestrando em Neurociências pelo Instituto de Ciências Biológicas da UFMG.

Leonardo Baldaçara: Psiquiatra. Doutor em Psiquiatria e Psicologia Médica pela Unifesp. Professor adjunto do Curso de Medicina da Universidade Federal do Tocantins (UFT).

Leonardo Cruz de Souza: Neurologista. Doutor em Neurociências pela Université Pierre et Marie Curie (Paris 6). Professor adjunto do Departamento de Clínica Médica da Faculdade de Medicina da UFMG.

Leonardo da Silva Prestes: Neurologista e psiquiatra. Especialista em Clínica Médica pelo MEC. Especialista em Psicogeriatria pela ABP. Mestrando no IPTSP/UFG. Professor associado do Instituto da Memória de Goiânia.

Letice Ericeira Valente: Psicóloga. Especialista em Psicogeriatria pelo Instituto de Psiquiatria (IPUB) da UFRJ. Especialista em Psicomotricidade pelo Instituto Brasileiro de Medicina de Reabilitação (IBMR). Mestre em Saúde Mental pelo IPUB/UFRJ.

Magno da Nobrega: Psiquiatra. Especialista em Psiquiatria pela ABP. Mestre em Ciências da Saúde pela Faculdade de Medicina da UFG. Professor do Programa de Residência Médica em Psiquiatria da SES-GO. Professor de Psiquiatria da Unievangélica.

Marcelo Caixeta: Psiquiatra. Médico psiquiatra da Unidade de Psiquiatria Geriátrica do Hospital Asmigo e do Ambulatório de Demências/UFG.

Marcos Hortes N. Chagas: Psicogeriatra. Mestre e Doutor em Neurociências pela Faculdade de Medicina de Ribeirão Preto (FMRP)/USP. Psiquiatra assistente da FMRP/USP. Professor doutor da Faculdade de Ciências da Saúde Dr. Paulo Prata – Barretos.

Maurício Viotti Daker: Psiquiatra. Especialista em Psiquiatria Geriátrica e em Medicina do Sono pela ABP/AMB. Doutor em Medicina – Psiquiatria – pela Universidade de Heidelberg, Alemanha. Professor associado do Departamento de Saúde Mental da Faculdade de Medicina da UFMG.

Michella Lopes Velasquez: Psicóloga. Especialista em Terapia Cognitiva pelo Instituto de Terapia Cognitiva (ITC). Mestre em Saúde Coletiva pela Universidade Federal do Mato Grosso (UFMT). Doutoranda em Processos Interativos dos Órgãos e Sistemas pela UFBA. Professora e supervisora clínica no Centro de Terapia Cognitiva Veda.

Paula Villela Nunes: Psiquiatra. Doutora em Psiquiatria Geriátrica pelo IPq-HCFMUSP. Professora adjunta e coordenadora da Disciplina de Psiquiatria na Faculdade de Medicina de Jundiaí. Pesquisadora em Neurociências na FMUSP.

Paulo Caramelli: Neurologista. Professor titular da Faculdade de Medicina da UFMG. Coordenador do Serviço de Neurologia do Hospital das Clínicas da UFMG.

Renata Teles Vieira: Fisioterapeuta. Especialista em Fisioterapia Neurológica pelo

Centro de Estudos Avançados em Fisioterapia (CEAFi) da PUC-GO. Mestre em Ciências Biológicas – Neuroanatomia do Comportamento – pela UFG. Doutora em Ciências da Saúde – Demência – pela UFG. Professora da Pós-graduação do CEAFi/PUC-GO. Fisioterapeuta da SMS (Centro de Referência em Saúde do Trabalhador – CEREST – regional Goiânia).

Sergio Tamai: Psiquiatra. Doutor em Psiquiatria pela FMUSP. Presidente do Departamento de Psiquiatria da Associação Paulista de Medicina (APM).

Suzy Mara M. R. Alfaia: Médica. Residente em Psiquiatria no Hospital das Clínicas da UFG.

Tania Correa de Toledo Ferraz Alves: Psiquiatra. Doutora em Ciências da Saúde pelo Departamento de Psiquiatria da FMUSP. Professora colaboradora médica no Departamento de Psiquiatria da FMUSP. Médica supervisora no IPq-HCFMUSP.

Thalles Braga Fonseca: Colaborador do Ambulatório de Demências do Centro de Referência de Tratamento e Pesquisa em Epilepsia (Certepe) da UFG.

Vânia Soares: Psicóloga clínica. Especialista em Neuropsicologia. Mestre em Neuropsicologia pela UFG.

Victor M. Caixeta: Médico. Residente em Psiquiatria no Hospital Asmigo. Mestrando na área de Demências na Faculdade de Medicina da UFG.

SUMÁRIO

Parte I
FUNDAMENTOS 1

   1   ASPECTOS NEUROBIOLÓGICOS, PSICOLÓGICOS E COGNITIVOS
       DO ENVELHECIMENTO CEREBRAL 3
       LEONARDO CAIXETA

   2   EPIDEMIOLOGIA DOS TRANSTORNOS MENTAIS EM IDOSOS 17
       LEONARDO CAIXETA, RENATA TELES VIEIRA

Parte II
AVALIAÇÃO PSICOGERIÁTRICA DE VÁRIOS DOMÍNIOS 31

   3   ENTREVISTA E AVALIAÇÃO PSICOPATOLÓGICA EM PSICOGERIATRIA ... 33
       LEONARDO CAIXETA

   4   AVALIAÇÃO COGNITIVA E PSICOLINGUÍSTICA DO IDOSO 49
       LEONARDO CAIXETA, VÂNIA SOARES E CÂNDIDA DIAS SOARES

   5   AVALIAÇÃO NEUROLÓGICA EM IDOSOS 57
       LEONARDO CRUZ DE SOUZA, PAULO CARAMELLI E ANTONIO LUCIO TEIXEIRA

   6   EXAMES LABORATORIAIS E NEUROIMAGEM EM
       PSICOGERIATRIA: O QUE SOLICITAR E POR QUÊ? 71
       LEONARDO DA SILVA PRESTES E LEONARDO CAIXETA

   7   ESCALAS DE AVALIAÇÃO CLÍNICA EM PSICOGERIATRIA 87
       SERGIO TAMAI

Parte III
SÍNDROMES CLÍNICAS E TRANSTORNOS
PSICOGERIÁTRICOS 101

   8   DOENÇA DE ALZHEIMER E SUAS VARIANTES 103
       LEONARDO CAIXETA

9 COMPROMETIMENTO COGNITIVO LEVE 119
FLORINDO STELLA E LEONARDO CAIXETA

10 DEMÊNCIAS FRONTOTEMPORAIS E OUTRAS DEMÊNCIAS DO
TIPO NÃO ALZHEIMER 133
LEONARDO CAIXETA

11 DEMÊNCIA CEREBROVASCULAR EM PSIQUIATRIA GERIÁTRICA 151
GILBERTO SOUSA ALVES, FELIPE KENJI SUDO E LETICE ERICEIRA VALENTE

12 DEMÊNCIAS REVERSÍVEIS 171
DANILO MAGNUS ROCHA PINHEIRO, LEONARDO DA SILVA PRESTES
E LEONARDO CAIXETA

13 *DELIRIUM* EM IDOSOS 185
FRANKLIN SANTANA SANTOS

14 APRESENTAÇÕES PSIQUIÁTRICAS DE CONDIÇÕES MÉDICAS GERAIS ..211
LEONARDO CAIXETA, VICTOR M. CAIXETA E CIRO MENDES VARGAS

15 ALCOOLISMO E DEPENDÊNCIA QUÍMICA EM IDOSOS 225
MARCOS HORTES N. CHAGAS E CLEUSA P. FERRI

16 TRANSTORNOS DO CONTROLE DE IMPULSOS EM IDOSOS:
TDAH, TRANSTORNOS SEXUAIS E OUTROS 233
LEONARDO CAIXETA E THALLES BRAGA FONSECA

17 PARAFRENIA E ESQUIZOFRENIA DE INÍCIO TARDIO 249
LEONARDO CAIXETA, CLÁUDIO HENRIQUE RIBEIRO REIMER
E MAGNO DA NOBREGA

18 TRANSTORNOS DE ANSIEDADE EM IDOSOS 263
LEONARDO BALDAÇARA

19 TRANSTORNO BIPOLAR EM IDOSOS 273
ERICO CASTRO-COSTA

20 DEPRESSÃO GERIÁTRICA 283
ELIANA CECÍLIA CIASCA, LEONARDO CAIXETA E PAULA VILLELA NUNES

21 DEPRESSÕES SECUNDÁRIAS EM IDOSOS 297
LEONARDO CAIXETA

22 TRANSTORNOS DE SINTOMAS SOMÁTICOS E TRANSTORNOS
RELACIONADOS EM IDOSOS 311
MAURÍCIO VIOTTI DAKER, DANTE GALILEU GUEDES DUARTE
E LEANDRO BOSON GAMBOGI

23 TRANSTORNOS DO SONO EM IDOSOS 323
LEONARDO CAIXETA

24 SÍNDROMES PSIQUIÁTRICAS BIZARRAS E DIAGNÓSTICOS FREQUENTEMENTE NEGLIGENCIADOS EM PSIQUIATRIA GERIÁTRICA. 337
LEONARDO CAIXETA, GEORGE M. NEY DA SILVA JR., SUZY MARA M. R. ALFAIA E DANIELA LONDE RABELO TAVEIRA

Parte IV
ÁREAS ESPECIAIS DA PSIQUIATRIA GERIÁTRICA 349

25 EMERGÊNCIAS E IATROGENIAS EM PSIQUIATRIA GERIÁTRICA ..... .351
LEONARDO CAIXETA E CIRO MENDES VARGAS

26 INTERCONSULTA EM PSIQUIATRIA GERIÁTRICA 365
LEONARDO CAIXETA

27 PSICOGERIATRIA DA MULHER. 377
CARLA FONSECA ZAMBALDI, JERONIMO DE ALMEIDA MENDES RIBEIRO E AMAURY CANTILINO

28 PSIQUIATRIA FORENSE APLICADA À PSICOGERIATRIA 389
FERNANDO CÉSAR OLIVEIRA COSTA, MARCELO CAIXETA E LEONARDO CAIXETA

Parte V
TRATAMENTO E SUPORTE EM PSIQUIATRIA GERIÁTRICA 399

29 ABORDAGENS PSICOTERAPÊUTICAS EM PSICOGERIATRIA.......... 401
LEONARDO CAIXETA

30 TERAPIA COGNITIVO-COMPORTAMENTAL EM IDOSOS 411
MICHELLA LOPES VELASQUEZ E IRISMAR REIS DE OLIVEIRA

31 REABILITAÇÃO COGNITIVA EM PSICOGERIATRIA.................. 421
CÂNDIDA DIAS SOARES, VÂNIA SOARES E LEONARDO CAIXETA

32 ABORDAGENS PSICOSSOCIAIS EM PSIQUIATRIA GERIÁTRICA 429
ANA CAROLINE MARQUES VILELA, DANIELLY BANDEIRA LOPES E LEONARDO CAIXETA

33 PSICOFARMACOLOGIA EM IDOSOS 443
FÁBIO ARMENTANO, TANIA CORREA DE TOLEDO FERRAZ ALVES E CHEI TUNG TENG

34 TRATAMENTO FARMACOLÓGICO DOS TRANSTORNOS COGNITIVOS .. 461
LEONARDO CAIXETA

35 TRANSTORNOS DO COMPORTAMENTO NAS DEMÊNCIAS 475
LEONARDO BALDAÇARA

36 MANEJO CLÍNICO PRÁTICO DAS PRINCIPAIS SÍNDROMES
GERIÁTRICAS ASSOCIADAS 483
ELISA FRANCO DE ASSIS COSTA

ÍNDICE 503

Parte I

FUNDAMENTOS

1
ASPECTOS NEUROBIOLÓGICOS, PSICOLÓGICOS E COGNITIVOS DO ENVELHECIMENTO CEREBRAL

LEONARDO CAIXETA

Ainda que o nosso exterior se corrompa, o interior, contudo, se renova, dia a dia.

Paulo (II Coríntios, 4:16)

O envelhecimento tem sido conceituado como: "[...] um declínio na eficiência dos mecanismos que mantêm a homeostase, a qual é continuamente ameaçada por eventos desestabilizadores".[1] A percepção da velhice se modifica de acordo com diferentes culturas e sociedades e, em muitas, ganhou força após o fenômeno social da aposentadoria. Em termos práticos, a referência cronológica oferecida pela Organização Mundial da Saúde (OMS) estabelece a idade de 65 anos como o início da velhice nos países desenvolvidos e 60 anos nos subdesenvolvidos. Os denominados "idosos muito idosos" são aqueles com mais de 80 anos. Outras classificações ainda admitem centenários e supercentenários (acima de 110 anos).

Após a fase reprodutiva, a natureza não mais investe em mecanismos protetores para aumentar a sobrevivência do organismo. Como consequência, o processo de envelhecimento produz um ambiente biológico propenso a falhas (moléculas disfuncionais acumulam-se aleatoriamente, excedendo a capacidade do organismo para reparo e síntese), vulnerável a agentes estressores ou dirigido por programas genéticos predeterminados, permitindo o desenvolvimento de doenças "oportunistas", como, por exemplo, processos cerebrovasculares, degenerativos e neoplásicos.[2] A espiral descendente de declínio funcional e estrutural provavelmente começa a partir de ambos os fenômenos, ou seja, a atividade cerebral reduz a partir das modificações comportamentais e da perda de função cerebral desencadeada pelo envelhecimento da maquinaria do cérebro (por meio de fatores genéticos, ambientais e de estilo de vida).

É importante notar que genética e ambiente estão muito interligados na senescência, mas não de forma linear ou uniforme, e com variações interindividuais marcantes. Fenômenos biológicos em idosos muito velhos podem ter maior participação do ambiente do que da genética, como se esses indivíduos, por conseguir atingir idades muito avançadas, fossem privilegiados geneticamente (e, portanto, já tivessem sido selecionados de modo natural para ultrapassar a marca cronológica até onde incidem as patologias determinadas pela genética). O declínio cognitivo e a demência, por exemplo, não são consequências inevitáveis do processo de envelhecimento cerebral. A presença de patologia da doença de Alzheimer é necessária, mas não suficiente, para causar demência, já que muitos idosos sadios apresentam marcadores biológicos da condição sem nunca desenvolver a doença, um testemunho de que existem outros fatores (p. ex., a plasticidade cerebral) envolvidos no binômio saúde-doença nessa faixa etária.

Na Figura 1.1, são sintetizados os achados neurobiológicos, cognitivos e psicológicos que acompanham a curva vital humana.[3]

▶ MODIFICAÇÕES FISIOLÓGICAS SISTÊMICAS DO ENVELHECIMENTO E SUAS REPERCUSSÕES NA PSIQUIATRIA

O envelhecimento é um processo irreversível que ocorre durante toda a vida, do nascimento à morte, e é acompanhado pelo declínio das funções biológicas da maior parte dos órgãos, como a redução do fluxo renal, do débito cardíaco, da tolerância à glicose,

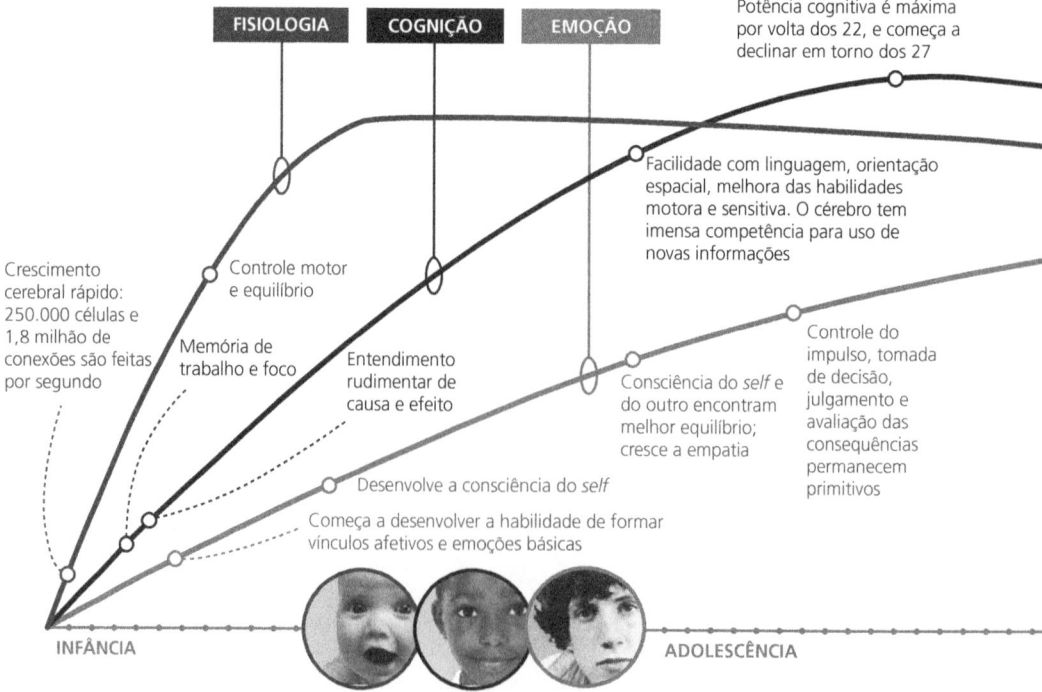

FIGURA 1.1 SÍNTESE DOS ACHADOS NEUROBIOLÓGICOS, COGNITIVOS E PSICOLÓGICOS QUE ACOMPANHAM A CURVA VITAL HUMANA.
Fonte: Kluger.[3]

da capacidade vital dos pulmões, da massa corpórea e da imunidade celular. Algumas dessas mudanças fisiológicas podem alterar o funcionamento do cérebro, resultando no desenvolvimento de manifestações psiquiátricas (Tab. 1.1).[4] Aliás, é no processo de envelhecimento que assistimos a uma das maiores associações entre o corpo e a mente, uma verdadeira via de mão dupla: o envelhecimento físico pode induzir manifestações psiquiátricas (Tab. 1.1), mas os fenômenos psiquiátricos também colaboram no processo de envelhecimento. A depressão crônica não tratada, por exemplo, provoca a exposição do encéfalo a altos níveis de cortisol por longos períodos, o que acelera o envelhecimento físico. O mesmo ocorre com o uso crônico de substâncias como o álcool e o tabaco, promotores conhecidos do envelhecimento precoce.

▶ ASPECTOS NEUROBIOLÓGICOS DO ENVELHECIMENTO

As mudanças no sistema nervoso central (SNC), por constituir o sistema mais complexo da biologia, são mais profundas e têm implicações mais extensas no comportamento.[5] Para ampliar a concepção da maneira como o SNC envelhece e degenera (seu processo de desconstrução), é necessário entendê-lo por meio níveis de organização, desde o mais elementar (molecular) até o mais complexo (o órgão encéfalo) (Fig. 1.2).

No nível molecular genético, há a maior possibilidade de expressão gênica associada a doenças degenerativas. No nível molecular bioquímico, há modificação da concentração de neurotransmissores, especialmente a noradrenalina e o ácido gama-aminobutírico (GABA), além de alterações na neurotrans-

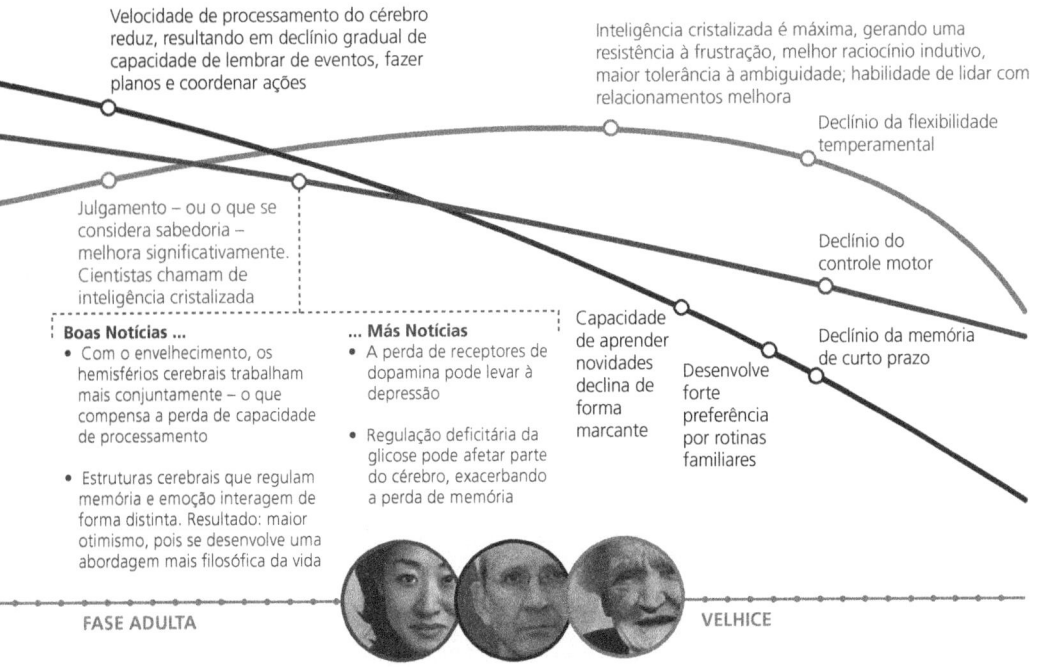

TABELA 1.1 **REPERCUSSÕES PSIQUIÁTRICAS DAS MODIFICAÇÕES FISIOLÓGICAS (NÃO ENCEFÁLICAS) ASSOCIADAS AO ENVELHECIMENTO**

Sistema	Envelhecimento	Efeito psiquiátrico
Pele	Redução na produção de vitamina D Aumento de rugas Aumento de equimoses (por fragilidade) Redução na produção sebácea	Déficit cognitivo Redução da autoestima Suspeita equivocada de maus-tratos Prurido
Visão	Prejuízo visual	Síndrome de Charles-Bonet Déficit cognitivo *Sundowning* Redução da socialização Prejuízo funcional
Auditivo	Prejuízo auditivo Zumbido Lesão do núcleo olivar inferior	Isolamento social Depressão Ilusões e alucinações auditivas Paranoia Depressão Ansiedade Isolamento social Prejuízo da comunicação
Pulmonar	Episódios de apneia do sono Aumento da hipoxia	Fadiga, sonolência excessiva Déficit cognitivo Ansiedade
Cardiovascular	Hipertensão sistólica Diminuição do débito cardíaco	Acidente vascular cerebral Depressão vascular Demência vascular Déficit cognitivo
Gastrintestinal	Redução do cheiro/gosto Redução da complacência gástrica Redução do esvaziamento gástrico Aumento da colecistoquinina (CCK) Hipotensão associada à dieta Motilidade gastrintestinal alterada Metabolismo hepático alterado	Anorexia do envelhecimento Anorexia do envelhecimento Anorexia do envelhecimento Anorexia do envelhecimento Síncope e isquemia encefálica Quedas Síndrome do intestino irritável *Clearance* medicamentoso alterado
Renal	Redução da taxa de filtração renal Alteração do metabolismo hídrico	*Clearance* medicamentoso alterado Desidratação *Delirium*
Esquelético	Osteoporose	Dor Alteração da imagem corporal
Muscular	Prejuízo da função muscular Déficit de função executiva	Atrofia muscular Fragilidade Prejuízo na habilidade de realizar múltiplas tarefas

▶

TABELA 1.1 **REPERCUSSÕES PSIQUIÁTRICAS DAS MODIFICAÇÕES FISIOLÓGICAS (NÃO ENCEFÁLICAS) ASSOCIADAS AO ENVELHECIMENTO** (continuação)

Sistema	Envelhecimento	Efeito psiquiátrico
Imune	Aumento da interleucina-6 Redução da função de macrófagos e células T	*Delirium* (?) Doença de Alzheimer Aumento de infecções e câncer em deprimidos e bipolares
Endócrino	Menopausa Redução de testosterona Aumento de insulina Hipertrigliceridemia Hipoglicemia/hiperglicemia Aumento de cortisol Aumento de vasopressina (ADH)	Depressão Diminuição da libido Disforia Déficit cognitivo Risco para doença de Alzheimer *Delirium*, depressão *Delirium*

Fonte: Modificada de Agronin e Maletta.[4]

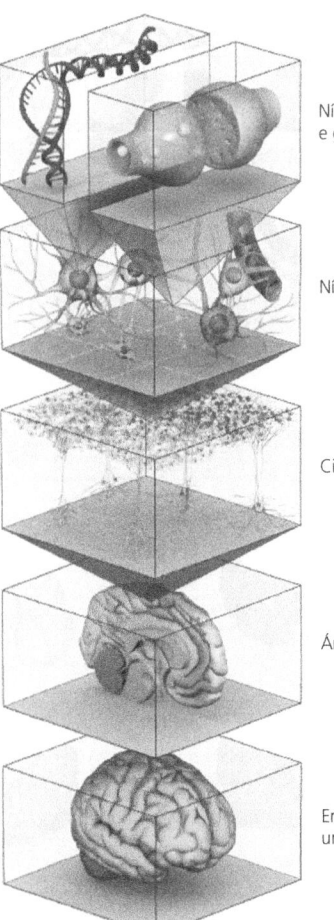

QUADRO 1.1 **ACHADOS MORFOLÓGICOS CEREBRAIS NO ENVELHECIMENTO**

- Redução no número de grandes neurônios
- Aumento dos pequenos neurônios
- Aumento das células da glia
- Redução do córtex frontal mesial
- Redução do córtex do cíngulo anterior
- Redução do córtex temporal superior
- Correlação positiva entre atrofia cortical e alargamento ventricular

missão de acetilcolina e dopamina. No nível microscópico, celular, há perda de sinapses, árvore dendrítica e mielina, e aumento de gliose com o envelhecimento (Quadro 1.1). No nível macroscópico, há redução do volu-

FIGURA 1.2 **NÍVEIS DE ORGANIZAÇÃO DO SISTEMA NERVOSO, DESDE O MAIS ELEMENTAR (MOLECULAR) ATÉ O MAIS COMPLEXO (ÓRGÃO ENCEFÁLICO). VER TEXTO PARA ESCLARECIMENTOS SOBRE AS REPERCUSSÕES DO ENVELHECIMENTO EM CADA UM DESSES NÍVEIS.**
Fonte: American Committee for the Weizmann.[6]

me encefálico total, porém algumas regiões atrofiam mais do que outras, como, por exemplo, os hipocampos e os lobos frontais, e se perde mais substância branca do que cinzenta (Tab. 1.2). A substância branca reduz em torno de 12% com o envelhecimento. Além disso, ocorre diminuição progressiva no fluxo sanguíneo cerebral (sobretudo na região orbitofrontal medial e na porção anterior do giro do cíngulo) e aumento da resistência cerebrovascular, provavelmente devido a modificações na microvasculatura primariamente associada à arteriosclerose sistêmica.[4]

Para o psiquiatra, é importante compreender o valor prático das modificações neurobiológicas do envelhecimento, conhecendo suas correspondentes implicações clínicas potenciais (Tab. 1.3). Em muitas situações, é difícil determinar em que ponto terminam as mudanças fisiológicas do envelhecimento e em qual começam as alterações patológicas, porque a natureza das diferenças é mais quantitativa do que qualitativa em diversas doenças, algo parecido com um *continuum*, mais do que categorias bem demarcadas. Por essa razão, o diagnóstico dimensional pode ser preferível ao categorial em muitas situações da psicogeriatria.

➤ ASPECTOS PSICOLÓGICOS

Não apenas más notícias acompanham o processo de envelhecimento. Ocorre uma melhora no controle dos impulsos, a capacidade de resolver problemas se aprimora e a sabedoria se desenvolve, um tipo de sofisticação denominado "inteligência pragmática".[7] A sabedoria, obviamente, não pode ser ensinada. Trata-se de um processo complexo em que dialogam as emoções, as cognições (sobretudo conhecimento e memória semântica) e a consciência. Seria um tipo de conhecimento especializado relacionado especificamente com fatos ocorridos na vida das pessoas, procedimentos e capacidade de julgamento em relação à vida.[8] A Figura 1.3 ilustra essas esferas psicológicas do envelhecimento, evidenciando os atributos positivos da terceira idade.[4]

Vou utilizar de uma recordação de infância para ilustrar um dos aspectos de como a velhice se reveste de importância em nossas vidas e seu papel na cultura humana. Na elaboração da pamonha, um alimento típico de Goiás e Minas, reúne-se toda a família, com participação e distribuição de tarefas para todas as faixas etárias de acordo com a complexidade de cada etapa. Assim, as crianças ficam responsáveis pela etapa mais simples: retirar a palha e limpar o milho; os jovens ficam encarregados de ralar o milho (envolve força); e os idosos se dedicam ao tempero da pamonha, a etapa

TABELA 1.2 **ESTIMATIVA DE REDUÇÃO ENCEFÁLICA ANUAL NO ENVELHECIMENTO**	
Estrutura	**% por ano**
Hemisfério cerebral	0,23
Lobo frontal	0,55
Lobo temporal	0,28
Complexo amígdala-hipocampo	0,30

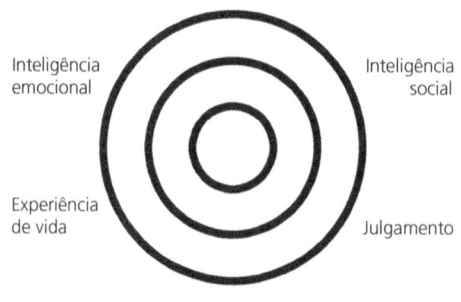

FIGURA 1.3 **ESFERAS PSICOLÓGICAS DO ENVELHECIMENTO, COM ÊNFASE SOBRE OS ATRIBUTOS POSITIVOS DA TERCEIRA IDADE.**

TABELA 1.3 **MUDANÇAS CEREBRAIS COM O ENVELHECIMENTO E IMPLICAÇÕES CLÍNICAS POTENCIAIS CORRESPONDENTES**

Mudanças cerebrais com o envelhecimento	Implicações clínicas potenciais
Estrutural	
Perda de volume da substância branca	DCRI
Perda de volume da substância cinzenta	DCRI
Perda de volume do hipocampo	Prejuízo da memória episódica
Perda de mielina	Lentificação dos processamentos mental e sensorial
Perda de volume do lobo frontal	Disfunção executiva
Redução da ramificação dendrítica	DCRI
Funcional: cognitivo	
DCRI	Confundido com TCM, DCD e DA
	Prejuízo na habilidade de realizar múltiplas tarefas
Lentificação do processamento mental	Confundida com bradifrenia da DP ou DCL
Funcional: motor	
Redução na fluidez dos movimentos	Risco aumentado de quedas
Aumento do tempo para a resposta motora	Risco aumentado de quedas e acidentes de condução
Redução da velocidade da marcha	Confundida com DP
Redução da coordenação	Risco aumentado de quedas
Diminuição da força muscular	Risco aumentado de quedas
Postura encurvada	Confundida com DP
Funcional: sensitivo	
Lentificação do processamento sensorial	Prejuízo nas funções auditiva e visual
Redução na percepção de cheiro	Risco aumentado de acidentes
Cerebrovascular	
Redução no fluxo sanguíneo cerebral	Prejuízo nas funções motora, sensitiva e cognitiva
Aumento na resistência vascular cerebral	Redução no fluxo sanguíneo cerebral
Eletrofisiológico	
Lentificação do ritmo alfa após os 80 anos	Confundida com alterações por encefalopatia metabólica e demência avançada
Neuroimagem estrutural (p. ex., RNM, TC)	
Alargamento ventricular	Confundido com estados mórbidos (p. ex., HPN)
Atrofia cerebral	Confundido com estados mórbidos (p. ex., DA)
Alterações na substância branca	Confundido com estados mórbidos (p. ex., DV)
Neuroimagem funcional (p. ex., PET)	
Redução leve no metabolismo da glicose	Confundido com estados mórbidos (p. ex., DA)
Neuroplasticidade e neurogênese	
Redução da neuroplasticidade	Lentificação na recuperação de AVE, TCE e outras lesões cerebrais
Redução da capacidade de neurogênese	Lentificação na recuperação de AVE, TCE e outras lesões cerebrais
Aumento da complexidade das redes neurais	Melhora da resiliência emocional

DCRI: declínio cognitivo relacionado à idade; TCM: transtorno neurocognitivo menor; DCD: declínio cognitivo na demência, DA: doença de Alzheimer, DP: doença de Parkinson; DCL: demência com corpos de Lewy; HPN: hidrocefalia com pressão normal; DV: demência vascular, PET: tomografia por emissão de pósitrons; AVE: acidente vascular encefálico; TCE: trauma craniencefálico; RNM: ressonância magnética; TC: tomografia computadorizada.
Fonte: Agronin e Maletta.[4]

mais importante, complexa, e que, se não for bem conduzida, pode inviabilizar todo o trabalho. Ora, temperar envolve profundo conhecimento semântico, experiência acumulada de uma vida, atributo fundamental para o coroamento da tarefa. Extrapolando essa vivência para outros cenários, podemos dizer que idosos se prestam muito bem ao "tempero", metaforicamente falando, de tarefas complexas, com muitas variáveis, e que demandam equilíbrio de medidas e envolvem saber enciclopédico distribuído e aplicado de modo coerente.

Outro registro que assimilei a partir da observação de meus professores mais idosos é o amor que nutrem pelos aspectos históricos e filosóficos de seus objetos de estudo. Em outras palavras, o idoso bem cultivado tende a buscar a metafísica das coisas, interessando-se pelo âmago dos fenômenos, buscando sempre sentido histórico, epistemológico, etimológico e estético, em qualquer atividade, imprimindo a cultura humana nas ações mais corriqueiras.

A complexidade crescente de redes neurais que acompanha a senescência pode constituir o alicerce neurobiológico para a maior resiliência emocional e o controle de impulsos mais efetivo observados nos idosos. A personalidade, com o envelhecimento, tende a amenizar alguns traços e intensificar outros. Jovens frequentemente se queixam que seus parentes idosos estão mais teimosos e inflexíveis. Idosos muito severos na idade adulta, em contrapartida, podem se mostrar mais condescendentes, complacentes e liberais na terceira idade. É possível também que alguns traços de personalidade sofram uma espécie de caricatura na velhice, ou seja, intensificam-se peculiaridades previamente não tão destacadas (p. ex., alguém que era financeiramente controlado e depois se torna muito avarento). Todo esse universo de possibilidades depende, é claro, da biografia bio--psicossocial de cada sujeito, bem como de eventuais processos mórbidos que se juntam, emprestando um colorido mais orgânico à personalidade prévia.

Um estudo que se dedicou a monitorar as modificações de alguns traços de personalidade ao longo da curva vital acompanhou longitudinalmente as mesmas mulheres (123 sujeitos) em entrevistas repetidas aos 27, 43, 52 e 61 anos.[9] Encontraram os maiores escores de raciocínio indutivo, equanimidade e objetividade entre os 40 e 60 anos. Também foram detectadas tolerância aumentada para a ambiguidade e habilidade mais intensa para administrar relacionamentos e para o cuidado da prole.[9] Reforçando esse achado por meio de nossas observações pessoais com a cultura indígena, registramos que são as avós que fazem o papel de mães quando estas iniciam novos relacionamentos amorosos e deixam sua prole anterior.

Uma das contribuições da psicologia do envelhecimento foi introduzir o conceito de que cada indivíduo envelhece de uma forma e em um ritmo específicos, e, portanto, um declínio geral e inexorável não é, necessariamente, uma consequência inevitável do processo de envelhecimento.[10]

Algumas pessoas parecem se tornar mais afetivas conforme envelhecem, talvez por terem evoluído o humor ao longo da vida. No consultório, é muito mais comum notarmos idosos simpáticos e receptivos a uma boa conversa do que adultos mais jovens. A queda no vigor físico pode transformar pessoas de meia-idade anteriormente enérgicas e inquietas em idosos mais serenos e ponderados.

Os idosos são heterogêneos na postura de procura por assistência médica. Enquanto alguns, sobretudo do sexo feminino, tendem a procurar médicos mais vezes, outros (geralmente do sexo masculino) tendem a negligenciar problemas de saúde física e, sobretudo, mental – neste caso, em especial por medo de serem rotulados como loucos e receber prescrição de "remédios fortes ou que causam dependência". Mulheres idosas procuram espontaneamente o clínico geral (raras vezes o psiquiatra), na maioria das vezes, por depressão, ansiedade, insônia e queixas de memória, enquanto os homens idosos consultam com mais frequência por ansiedade, queixas quanto à sexualidade, dores e medo de demência. No Brasil, é comum que idosos de classes menos privilegiadas, quando diante de problemas de saúde mental, recorram inicialmente às plantas de uso popular ("raizadas", "garrafadas", chás, etc.) vendidas em feiras populares, consultem curandeiros e benzedeiras ou, ainda, procurem ajuda em igrejas ("sessões de descarrego", tratamentos espirituais, "sessões de desobsessão"), protelando muito o tratamento psiquiátrico especializado ou reservando-o como última opção.

▶ ASPECTOS COGNITIVOS

A alteração cognitiva relacionada ao envelhecimento é denominada "declínio cognitivo relacionado à idade" (DCRI). Idosos com DCRI exibem escores normais em testes psicométricos normatizados para sua faixa etária e escolaridade.[11]

A "inteligência fluida" (p. ex., velocidade de processamento, memória e raciocínio fluido), que se refere à "mecânica da inteligência", é vulnerável ao envelhecimento; porém a "inteligência cristalizada" (p. ex., vocabulário e conhecimentos gerais), que se refere à "pragmática da inteligência", permanece estável ou sem muita interferência, podendo até mesmo se aperfeiçoar.[12] Vários tipos de memória permanecem relativamente estáveis ou com mínimas modificações no envelhecimento normal:[13] memória semântica, memória procedural e memória retrógrada. Já as memórias operacional (working memory) e a episódica, em geral, são paulatinamente comprometidas no envelhecimento. Alterações discretas e não necessariamente progressivas de outras funções cognitivas também podem ocorrer, como aquelas observadas no funcionamento executivo, o qual se associa a decrementos atencionais (atenção dividida, atenção sustentada), controle mental e geração de palavras sob demanda semântica. Seguramente, o nível de escolaridade e a reserva cognitiva exercem influência relevante no desempenho do sujeito em avaliações neuropsicológicas.[7]

O cérebro é organizado em redes neurais hierárquicas, que envolvem múltiplas alças paralelas (Fig. 1.4). O cérebro é capaz de realizar continuamente previsões corretas do futuro próximo, possibilitando comportamentos adaptativos (Fig. 1.5), o que não acontece quando processos perceptivos e/ou atencionais mais básicos encontram-se degradados (Fig. 1.6). O processo de envelhecimento parece conduzir uma plasticidade funcional, ou relocação de operações em redes neurais quando executam uma tarefa cognitiva. Enquanto, em adultos jovens, a ativação de redes neurais é mais lateralizada, em idosos, ela é mais bilateral e difusa na realização das mesmas tarefas.[15] Conforme a capacidade cerebral enfraquece em alguns setores com o envelhecimento, parece ocorrer uma compensação de cada hemisfério por maior compartilhamento e integração de informações entre si, de tal maneira que o raciocínio se torna superior ao que era antes (seria como precisar das duas mãos na execução de uma tarefa pesada para a qual, na juventude, bastaria a força de apenas uma). A redundância neural e a remodelação plástica das redes neurais são fenômenos biológicos facilitados pelo treinamento físico e mental e permitem a manutenção da atividade cerebral em idosos sadios.[4]

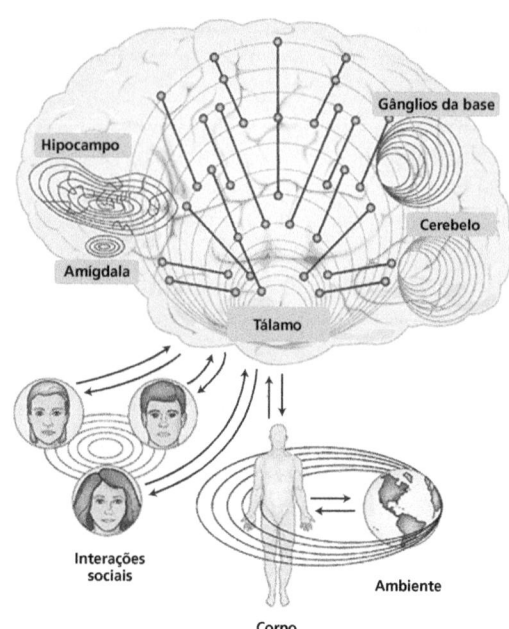

FIGURA 1.4 ORGANIZAÇÃO CEREBRAL EM REDES NEURAIS HIERÁRQUICAS, QUE ENVOLVEM MÚLTIPLAS ALÇAS PARALELAS. AS CONEXÕES INTERMEDIÁRIAS E LONGAS ASSOCIAM AS VÁRIAS ALÇAS NO CÓRTEX CEREBRAL E UNEM AS REDES CORTICAIS ÀS ESTRUTURAS SUBCORTICAIS. INFORMAÇÕES SENSORIAIS PASSAM PELO TÁLAMO E SÃO TRANSFERIDAS ATÉ O CÓRTEX SENSORIAL, SENDO, ENTÃO, MODULADAS POR INFLUÊNCIAS PRÉ-FRONTAIS. AS AFERÊNCIAS DOS SENTIDOS, DO AMBIENTE E DAS INTERAÇÕES INTERPESSOAIS MODIFICAM AS CONEXÕES.
Fonte: Vinogradov e colaboradores.[14]

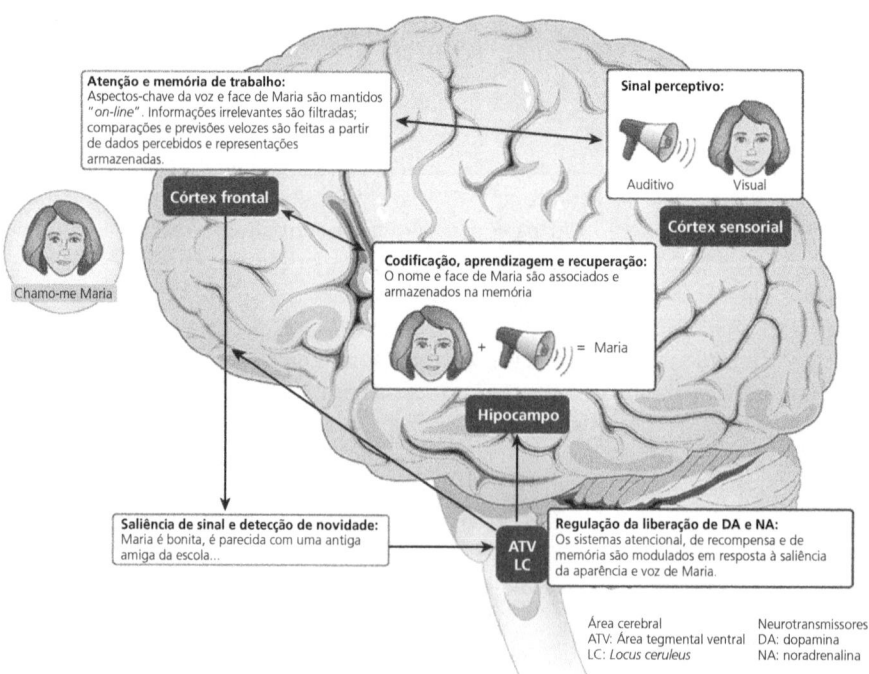

FIGURA 1.5 O CÉREBRO DEVE SER CAPAZ DE REALIZAR CONTINUAMENTE PREVISÕES CORRETAS DO FUTURO PRÓXIMO E, DESSA FORMA, POSSIBILITAR QUE OS PROCESSOS DO CÓRTEX PRÉ-FRONTAL SEJAM CAPAZES DE EMPENHAR DE MANEIRA EFICIENTE FUNÇÕES DE COMPORTAMENTO ADAPTATIVO E TOMADA DE DECISÃO.
Fonte: Vinogradov e colaboradores.[14]

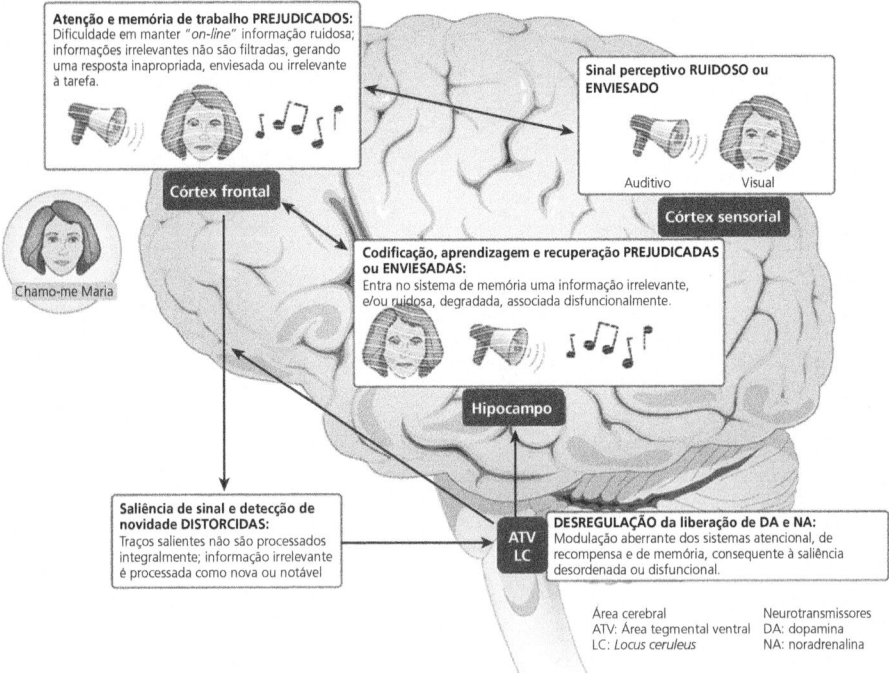

FIGURA 1.6 SE OS PROCESSOS PERCEPTIVOS E/OU ATENCIONAIS MAIS BÁSICOS ENCONTRAREM-SE DEGRADADOS OU CORROMPIDOS, O CÉREBRO TERÁ DIFICULDADE EM REALIZAR OPERAÇÕES ADAPTATIVAS MULTIMODAIS MAIS COMPLEXAS, PREVISÕES OU TOMADA DE DECISÃO COM BASE NAS INFORMAÇÕES AQUI APRESENTADAS.
Fonte: Vinogradov e colaboradores.[14]

CASO CLÍNICO

Cora Coralina, escritora e poetisa goiana nacionalmente conhecida, iniciou oficialmente sua carreira literária de forma tardia, já idosa, aos 75 anos. Esse é um testemunho de que, às vezes, é na velhice que se podem reunir os componentes necessários para algumas obras que demandam plena maturidade. Cora Coralina fazia e vendia doces para sua subsistência, em sua casa, sempre de portas abertas e muito movimentada. Sua personalidade era comovente, pois reunia ingredientes muito saborosos: era uma mistura de avó cozinheira do interior simpática com sábio profundo. Dizia, a respeito da cozinha, como uma amostra da objetividade e do pragmatismo que tende a ser maior nos idosos: "Sou mais doceira e cozinheira do que escritora, sendo a culinária a mais nobre de todas as Artes: objetiva, concreta, jamais abstrata, a que está ligada à vida e à saúde humana". A capacidade de atingir a essência das coisas, simplificar o complexo e identificar o que é mais singelo como o mais importante eram as característica de sua velhice. Na "Oração do Milho", um dos poemas mais lindos da língua portuguesa, fala do ciclo da vida e consegue atingir a metafísica pelo telúrico, transmitindo esperança na fé divina que confere extremo valor mesmo às coisas simples: "Meu grão, perdido por acaso, nasce e cresce na terra descuidada. Ponho folhas e haste, e se me ajudardes, Senhor, mesmo planta de acaso, solitária, dou espigas e devolvo em muitos grãos o grão perdido inicial, salvo por milagre, que a terra fecundou").[16] Sua atitude era reiteradamente positiva e altruísta em relação aos grandes temas da vida (mesmo os mais espinhosos), como se pode perceber inclusive nas dedicatórias que fazia em seus livros (Fig. 1.7).

▶

CASO CLÍNICO (continuação)

Faleceu aos 95 anos, lúcida, sem sintomas de demência, deixando um legado precioso que ainda perdura em nossas memórias.

Comentários

Cora Coralina nos legou vários ensinamentos e uma receita inolvidável de velhice sadia em amplos domínios, não se deixando abater pelas limitações produzidas pelo envelhecimento. Ao contrário, aproveitou a beleza que a idade oferece com uma postura sempre otimista e ampliada. Misturou doce com poesia: o compromisso da dura lida diária de subsistência (fazia doces para vender e se manter independente) com a leveza de quem não perdeu o espaço do sonho e não deixou de aceitar o convite da mudança, mesmo já muito idosa. Juntava boa prosa (sua casa ficava sempre de porta aberta, pedindo para ser visitada) com *poesis* (seu modo de conduzir a vida encontrou o suave caminho). Nunca apresentou sinais de demência, talvez por praticar, intuitivamente, a cartilha da prevenção que a ciência descobriu depois de Cora e que pode otimizar o funcionamento cerebral do idoso: vida social intensa, atitude positiva e otimista com a vida, alimentação módica, trabalho continuado até a margem do possível, cultivo intelectual com prazer e alma leve e aberta ao belo e ao bom.

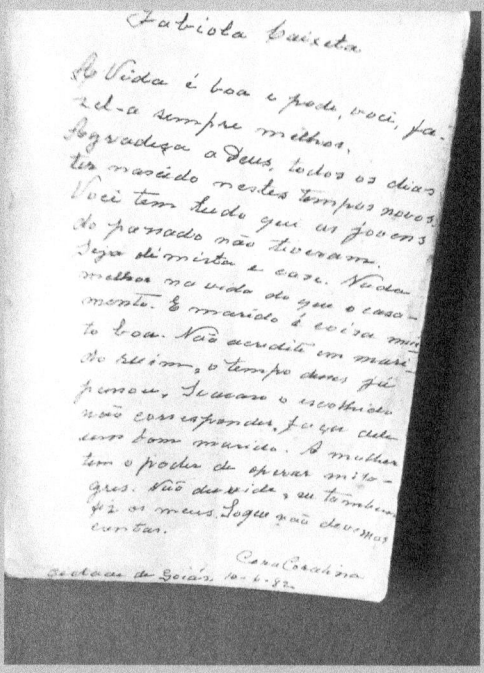

FIGURA 1.7 DEDICATÓRIA DE CORA CORALINA À MINHA IRMÃ. NOTAR O INTENSO PRAGMATISMO DA INTELIGÊNCIA (INTELIGÊNCIA CRISTALIZADA) NO CONTEÚDO DA MENSAGEM.

► REFERÊNCIAS

1. Caixeta L. Doença de Alzheimer. Porto Alegre: Artmed; 2012.

2. Martin GM. The evolutionary substrate of aging. Arch Neurol. 2002;59(11):1702-5.

3. Kluger J. Gray hair and wise brains. In: Kluger J, editor. Your brain: a user's guide. New York: Time Books; c2009.

4. Agronin M, Maletta G. Principles and practice of geriatric psychiatry. 2nd ed. Philadelphia: LWW; 2011.

5. Caixeta L. Tratado de neuropsiquiatria, neurologia cognitiva e do comportamento e neuropsicologia. 2. ed. São Paulo: Atheneu; 2014.

6. American Committee for the Weizmann. The human brain project [Internet]. c2015 [capturado em 15 set. 2015]. Disponível em: http://www.weizmann-usa.org/media/2012/05/01/The-Human-Brain-Project.aspx

7. Malloy-Diniz LF, Fuentes D, Cosenza RM, organizadores. Neuropsicologia do envelhecimento: uma abordagem multidisciplinar. Porto Alegre: Artmed; 2013.

8. Neri AL, organizador. Psicologia do envelhecimento: temas selecionados na perspectiva de curso de vida. Campinas: Papirus; 1995.

9. Helson R, Soto CJ. Up and down in middle age: monotonic and nonmonotonic changes in roles, status, and personality. J Pers Soc Psychol. 2005;89(2):194-204.

10. Baltes PB, Baltes MM, editors. Successful aging: perspectives from behavioral sciences. Cambridge: Cambridge University; 1990.

11. Caixeta L, Teixeira AL, organizadores. Neuropsicologia geriátrica: neuropsiquiatria cognitiva em idosos. Porto Alegre: Artmed; 2014.

12. Rivero TS, Canali-Prado F, Vieira VLD, Rivero A. Aspectos psicossociais do envelhecimento. In: Malloy-Diniz LF, Fuentes D, Cosenza RM, organizadores. Neuropsicologia do envelhecimento: uma abordagem multidisciplinar. Porto Alegre: Artmed; 2013. p. 64-75.

13. Anderson HS. Mild cognitive impairment [Internet]. New York: WebMD; 2012 [capturado em 05 mar 2015]. Disponível em: http://emedicine.medscape.com/article/1136393-overview.

14. Vinogradov S, Fisher M, de Villers-Sidani E. Cognitive training for impaired neural systems in neuropsychiatric illness. Neuropsychopharmacology. 2012; 37(1):43-76.

15. Davis SW, Kragel JE, Madden DJ, Cabeza R. The architecture of cross-hemispheric communication in the aging brain: linking behavior to functional and structural connectivity. Cereb Cortex. 2012;22(1):232-42.

16. Coralina C. Poemas dos becos de Goiás e estórias mais. Rio de Janeiro: José Olympio; 1965.

► LEITURA SUGERIDA

Millan MJ, Agid Y, Brüne M, Bullmore ET, Carter CS, Clayton NS, et al. Cognitive dysfunction in psychiatric disorders: characteristics, causes and the quest for improved therapy. Nat Rev Drug Discov. 2012;11(2):141-68.

2

EPIDEMIOLOGIA DOS TRANSTORNOS MENTAIS EM IDOSOS

LEONARDO CAIXETA
RENATA TELES VIEIRA

➤ O BRASIL ESTÁ FICANDO GRISALHO

O mundo está envelhecendo, e o Brasil segue os mesmos passos dessa tendência mundial em ritmo surpreendentemente acelerado. Em 2020, o Brasil será o sexto país do mundo em número de idosos, com mais de 30 milhões de velhos, sendo que, a cada ano, 650 mil novos idosos são incorporados à população brasileira.[1] Um dos resultados dessa dinâmica é a maior procura de serviços de saúde por parte desses indivíduos. Com a transição epidemiológica e demográfica, doenças crônico-degenerativas e incapacidades funcionais tomam o lugar antes ocupado por infecções e outras doenças típicas da infância.

Com o envelhecimento populacional, ocorrem três desdobramentos naturais que interessam diretamente à psiquiatria geriátrica:

- Aumento dos transtornos mentais relacionados de modo direto com o processo de envelhecimento cerebral (doenças neurodegenerativas, psicoses involutivas, depressão, síndromes cerebrais orgânicas).
- Aumento dos transtornos psiquiátricos relacionados indiretamente com o processo de envelhecimento geral dos sistemas orgânicos e, por conseguinte, o surgimento de condições clínicas gerais ou tratamentos que predispõem ao aparecimento de sintomas ou complicações psiquiátricas (transtornos causados por condições médicas gerais ou iatrogenias).
- Aumento da sobrevida de doentes mentais com doenças crônicas iniciadas antes da senilidade (esquizofrenia, transtornos do humor, deficiência intelectual, etc.).

É claro que o Brasil não se encontra minimamente preparado para esse novo cenário caracterizado pelo aumento rápido na incidência dos transtornos psiquiátricos na velhice. A psiquiatria geriátrica não faz parte da agenda de políticas de saúde do idoso divulgada pelo Ministério da Saúde – um absurdo, se considerarmos que a maior parte dos problemas de saúde relatados por idosos em serviços ambulatoriais gerais são de natureza psiquiátrica.[2] O número de psicogeriatras é insuficiente, bem como a rede de assistência pública em psicogeriatria é praticamente inexistente: são raríssimos os ambulatórios públicos especializados na área, não existem residências terapêuticas, e o número de vagas de internação psiquiátrica é ínfimo – e, para piorar, decresce a cada dia.

As políticas de prevenção em saúde mental do idoso (p. ex., prevenção de demências; psicofobia na terceira idade) também inexistem no Brasil, e os maiores grupos de pesquisa universitários brasileiros não são consultados para que contribuam com as políticas governamentais, as quais são fundamentadas em princípios mais ideológicos do que técnico-científicos.

▶ EPIDEMIOLOGIA PSIQUIÁTRICA NA TERCEIRA IDADE

Psicopatologias como depressão, ansiedade, demência, esquizofrenia, dependência de álcool e transtornos da personalidade, entre outras, são comuns em idades avançadas. Vários estudos têm se dedicado à epidemiologia desses transtornos e vêm mostrando que alguns são menos prevalentes em indivíduos com mais de 65 anos, em comparação a adultos jovens e de meia-idade.[3]

Mesmo em um único grupo de transtornos, como, por exemplo, as demências, as prevalências mudam muito entre os grupos senis e pré-senis, se considerados tipos ou formas específicas de demência: enquanto a doença de Alzheimer (DA) é a forma mais frequente entre idosos, as degenerações dos lobos frontotemporais são as mais comuns no grupo pré-senil.[4] Podemos ser ainda mais específicos quando nos referimos às diferenças encontradas nas estimativas brasileiras em comparação às estrangeiras,[5] ou mesmo se considerarmos a heterogeneidade dos números detectados em diferentes regiões do Brasil: em São Paulo, a proporção de DA é bem superior às demais formas de demência, ao contrário do centro do País, segundo pesquisas de nosso grupo.[6]

Embora a maioria dos transtornos psiquiátricos pareça menos frequente em idosos, é sabido que alguns deles, como, por exemplo, as demências, as psicoses involutivas, as parafrenias, o suicídio e os transtornos psico-orgânicos (incluindo as depressões secundárias), são mais prevalentes nessa faixa etária. Observa-se, portanto, um mosaico de dados caracterizado pelo seguinte: enquanto alguns transtornos parecem menos prevalentes na terceira idade (esquizofrenia, dependência de substâncias, transtornos da personalidade), outros exibem taxas muito mais substanciais nesse segmento etário.

Um estudo realizado nos Estados Unidos com 5.702 indivíduos com mais de 65 anos (acompanhados por um ano) mostrou que, entre os idosos não institucionalizados, a prevalência de qualquer transtorno psiquiátrico foi de 12,3% para ambos os gêneros. Nesse estudo, a prevalência foi maior em mulheres (13,6%) quando comparadas aos homens (10,5%). O transtorno de ansiedade foi a condição mais frequente nesse grupo (5,5%), seguido pelo déficit cognitivo grave (4,9%). Com exceção da dependência de substâncias e do transtorno da personalidade antissocial, a prevalência de cada condição psiquiátrica foi maior nas mulheres.[7] Já em idosos institucionalizados e em amostras clínicas, a prevalência de transtornos psiquiátricos é ainda maior. Em um estudo com 350 idosos com mais de 70 anos atendidos em unidades de atenção primária, a prevalência de qualquer forma de transtorno psiquiátrico foi de 33% (16%

para demência e 17% para as demais condições).[8]

No Brasil, Almeida Filho e colaboradores[9] também encontraram a mesma prevalência (33%) de qualquer forma de transtorno psiquiátrico em uma amostra probabilística de 139 indivíduos (com idades superiores a 55 anos) que viviam em um bairro de condição socioeconômica baixa de Salvador (BA). Transtornos neuróticos foram os sintomas mais prevalentes (23%), seguidos por transtornos orgânicos (5%) e alcoolismo (3%).

▶ O "PROJETO GÊNESIS" E A EPIDEMIOLOGIA TRANSCULTURAL

O "projeto Gênesis" constitui um dos maiores estudos brasileiros na área de epidemiologia psiquiátrica, sendo um de seus principais braços a investigação epidemiológica em psiquiatria geriátrica em diferentes culturas e comunidades, isoladas ou não, ancestrais ou modernas: indígenas carajá, quilombolas negros kalunga, indivíduos de zona rural e urbana, todos provenientes de comunidades do Brasil Central (Tab. 2.1).[6,10-12] Populações humanas isoladas e ancestrais fornecem um laboratório experimental natural para o estudo em curso da doença mental, bem como indícios de como era a psicopatologia nas sociedades primitivas. O "projeto Gênesis" é conduzido por nosso Núcleo de Epidemiologia Psiquiátrica Transcultural (NEPSIT) da Universidade Federal de Goiás (UFG), recebendo suporte da UNESCO e do CNPq.

▶ EPIDEMIOLOGIA DOS TRANSTORNOS DO HUMOR

DEPRESSÃO MAIOR E SINTOMAS DEPRESSIVOS

A depressão é um dos transtornos mentais mais prevalentes na terceira idade, talvez porque o cérebro envelhecido perca mecanismos protetores naturais contra o processo fisiopatológico da depressão. Idosos com sintomas depressivos significativos são expostos a uma série de consequências negativas, incluindo declínio funcional e incapacidade, diminuição na qualidade de vida, aumento da mortalidade, maior presença de comorbidades e risco de suicídio. A condição pode ocorrer em um espectro que varia desde formas muito leves (formas "subliminares") até depressão maior, diferindo apenas quantitativamente em relação à gravidade dos sintomas.[13]

Tem sido apontado que a depressão observada em jovens e idosos difere qualitativamente nos critérios fatores de risco e apresentação. Na depressão de início precoce, ocorrem mais casos com história familiar positiva, sendo detectada uma influência genética mais ostensiva; além disso, apresenta maior prevalência de traços alterados de personalidade, como o neuroticismo. Na depressão de início tardio, são mais comuns alterações no sono, perda de apetite, fadiga, sentimento negativo em relação ao futuro e déficit de memória. O diagnóstico da depressão de início tardio deve levar em conta essas disparidades entre adultos jovens e idosos.[13]

A prevalência de transtorno depressivo maior em determinado momento, em amostras da comunidade de adultos com idades superiores a 65 anos, varia de 1 a 5% na maioria dos estudos epidemiológicos de grande escala nos Estados Unidos e internacionalmente, com a maior parte das pesquisas relatando prevalência na extremidade inferior do intervalo.[14] A prevalência de depressão maior em amostras clínicas (registros de casos) é mais alta do que em estudos populacionais: em amostras médicas ambulatoriais, a prevalência varia de 5 a 10%; em pacientes internados, de 10 a 15%; em indivíduos tratados na atenção primária, de 6,5%; e em residências terapêuticas, de 14 a 42%.[3,14]

TABELA 2.1 RESUMO DE VÁRIOS ESTUDOS EPIDEMIOLÓGICOS BRASILEIROS EM PSIQUIATRIA GERIÁTRICA DO "PROJETO GÊNESIS"

População estudada	Tamanho da amostra	Resultados	Comentários
Idosos indígenas carajá de aldeias isoladas	n = 108	– Alcoolismo em 15,7% – Outras condições mentais em 16,7% – Demência em 6,4%	– A prevalência de alcoolismo entre idosos indígenas é maior que a da população geral. – A prevalência de demência encontrada é inferior à relatada para a população não indígena brasileira (7,1%). – A forma mais comum de demência tem características da doença de Alzheimer possível. – O estilo de vida saudável e a ausência de vários fatores de risco cardiovasculares podem ter contribuído para a prevalência menor de demência nessa amostra.
Idosos afrodescendentes quilombolas calunga de comunidade isolada	n = 38	– Apenas 2,6% com transtorno neurocognitivo	– A prevalência de transtorno cognitivo foi menor do que a observada em outros estudos epidemiológicos brasileiros na população geral. – Aspectos culturais relacionados a alimentação natural, exercícios e vida social e cultural rica podem explicar a baixa prevalência de demência.
Idosos ambulatoriais comparados a pré-senis	n = 248	– Demência de Alzheimer foi a causa mais prevalente (33,1%), seguida por demência frontotemporal (12,1%) e demência vascular (9,7%).	– Houve predomínio de sexo feminino (68,1%) e cor branca (73%); 45,6% apresentavam escolaridade primária (até 4 anos de estudo). História familiar de demência estava presente em 42,7% dos idosos; e de depressão, em 41,1%. A prevalência de alcoolismo entre idosos foram de 9,2%, e doenças cardiovasculares foram observadas em 33,5%.
Idosos com demência em hospital universitário	n = 80	– Demência vascular foi a causa mais prevalente de demência (17,5%), seguida pela demência de Alzheimer (12,2%).	– As demências vasculares predominam em amostras com condição socioeconômica baixa, quando na metodologia utiliza-se ressonância magnética (RM), possivelmente pelo menor controle dos índices pressóricos e pela maior representação de afrodescendentes.

Apesar de a prevalência de depressão maior em estudos populacionais ser baixa, a presença de sintomas depressivos ou depressão menor em idosos é mais alta. Em amostras da comunidade em geral, a prevalência de depressão menor varia de 3 a 26%; já em amostras médicas ambulatoriais, é estimada em 9,9%; em idosos hospitalizados, é calculada em 23%; e em residências terapêuticas, é estimada em 16 a 30%.[3]

As taxas de depressão são maiores em mulheres do que em homens. Algumas diferenças existem em relação à etnia, e os sintomas depressivos parecem mais comuns entre idosas latino-americanas, se comparadas a brancas não hispânicas.[15] Idosos indígenas norte-americanos apresentam também maiores taxas de depressão.

Uma revisão sistemática[13] recente de depressão em indivíduos acima de 75 anos residentes em comunidades mostrou que a prevalência de depressão maior variou de 4,6 a 9,3%, enquanto a de transtornos depressivos em geral, de 4,5 a 37,4%. Os resultados revelaram que os transtornos depressivos aumentam de modo substancial em faixas etárias mais altas, 85 a 89 anos (de 20 a 25%), bem como em idades acima de 90 anos (de 30 a 50%), respectivamente. As mulheres apresentaram mais depressão do que os homens, em uma razão de proporção que variou de 1,4 a 2,2. Tem sido apontado que o aumento das taxas de prevalência com o avançar da idade pode ser explicado por fatores associados ao envelhecimento, como maior proporção de mulheres, mais deficiência física, maior déficit cognitivo e nível socioeconômico mais baixo.[16]

A ocorrência de depressão maior em idosos é menor do que em indivíduos de meia-idade, porém os sintomas depressivos são mais comuns nos idosos do que nos mais jovens. Essa diferença pode ser explicada pelos critérios para diagnosticar depressão maior, que podem subestimar a depressão no idoso. Os critérios diagnósticos atuais parecem privilegiar a disforia, um sintoma menos frequente em idosos quando comparados a indivíduos mais jovens, e requer um julgamento de que quadros depressivos não sejam atribuíveis a efeitos fisiológicos diretos de condições médicas, medicamentos ou perda recente (eventos muito presentes na depressão do idoso).[14]

Blazer[16] mostrou que os sintomas depressivos diminuem em frequência com a idade. Depois do ajuste das variavéis confundidoras, como gênero, escolaridade, doença física e luto, foi observado que doença física e luto podem ser causas de depressão. Assim, o autor defende que a preponderância de evidências indica que a depressão torna-se menos comum e menos grave com a idade, mas que sintomas depressivos de menor gravidade podem ser tratados e não devem ser negligenciados. O reconhecimento de depressão menor em idosos é difícil devido à tendência dos idosos em apresentar alexitimia e somatização, que podem mascarar a depressão.

Fatores de risco

Várias associações de fatores de risco para depressão maior e sintomas depressivos tem sido identificadas em diferentes estudos. A maioria relata que sintomas depressivos estão relacionados com incapacidade funcional, comprometimento cognitivo leve, presença de doença crônica, divórcio, baixa renda, baixo nível educacional, convívio social prejudicado, sexo feminino, alteração neurobiológica relacionada à idade, morar sozinho, vulnerabilidade génetica, predisposição constitucional, história de infarto do miocárdio, acidente vascular cerebral, entre outros. A depressão parece predizer o declínio funcional e o início de incapacidade, entretanto o aumento da incapacidade parece preceder o aparecimento de sintomas depressivos em idosos.[3,17]

Entre os fatores protetores para depressão em idosos, podemos citar: nível educacional e socioecônomico elevado, engajamento em atividades prazerosas e envolvimento religioso ou espiritual.[16]

Beekman e colaboradores[17] analisaram os fatores de risco e correlacionaram com depressão maior e menor. Esses autores relataram que a depressão maior foi mais frequentemente associada com a exacerbação de perturbação crônica do humor de longa data, e a depressão menor foi mais relacionada a estresse vivenciado em fases tardias da vida.

Algumas comorbidades podem estar presentes em idosos com depressão, como transtorno de ansiedade, alcoolismo, prejuízo cognitivo (pródromo de declínio cognitivo e demência) e mortalidade; além disso, a depressão é um fator de risco para suicídio. Devido às suas consequências devastadoras, a depressão em idosos é um problema de saúde que merece consideração, uma vez que está associada com risco aumentado de morbidade, suicídio, declínio da função física, cognitiva e social, e todos esses critérios se associam a mortalidade aumentada.[16] As depressões menor e maior podem ser transtornos similares, que se diferenciam apenas em gravidade. Outras comorbidades possíveis que merecem ser mencionadas são: fobias específicas, transtorno obsessivo-compulsivo e mania.

TRANSTORNO BIPOLAR

O transtorno bipolar (TB) no idoso constitui uma das entidades mais negligenciadas nessa faixa etária. O subdiagnóstico de TB na velhice é uma constante nos serviços de psicogeriatria e ainda mais grave nos serviços de geriatria.

Dos idosos atendidos em clínica psiquiátrica, 4 a 17% sofrem de TB. A prevalência de TB em lar de idosos e em regime de internação é mais elevada do que na população geral, 9,7% e 8 a 10%, respectivamente. Dados de estudos epidemiológicos sugerem que o TB na população idosa varia de 0,1 a 1%.[18]

O TB geralmente afeta pessoas com mais de 30 anos, e estima-se que 90% delas apresentem idade inferior a 50 anos na ocorrência do primeiro episódio. Idosos com o transtorno podem ser agrupados em duas categorias. A primeira é o TB de início tardio cujo primeiro episódio ocorre após os 50 anos; a segunda é o TB de início precoce cujo início se dá antes dos 50 anos.

Um estudo recente investigou as diferenças das características clínicas em pacientes ambulatoriais adultos jovens (<65 anos) e idosos (>65 anos) com TB e observou que os últimos apresentaram TB tipo II com maior frequência; foram mais propensos a manifestar polaridade depressiva predominante e transtorno catatônico, psicótico e melancólico em sua história de vida; e exibiram, em sua maioria, o primeiro episódio de depressão ou mania após os 40 anos, com apenas uma pequena fração deles manifestando o início da doença na velhice.[18]

No Brasil, Zung e colaboradores[19] avaliaram as características clínicas e sociodemográficas de 135 pacientes idosos (>60 anos) atendidos em uma unidade psiquiátrica. Foi observado predomínio do gênero feminino e taxas altas de hipotireoidismo, câncer e diabetes melito em comparação aos dados publicados da população de idosos em geral. Os sintomas psicóticos (presentes em 65% da amostra) foram associados a níveis baixos de escolaridade, idade mais precoce de início do transtorno, mais episódios de mania e maior frequência de internações psiquiátricas. A idade média de início do TB foi maior quando comparada a outros estudos, e a natureza do primeiro episódio afetivo indicou uma maior frequência de episódios da mesma polaridade. Em outra pesquisa[20] realizada por nosso grupo do "projeto Gênesis", com 259 pacientes ambulatoriais com diagnóstico de TB, dos 43 sujeitos (16,6%) com idade superior a 60 anos, 12 (28%) apresentaram TB tipo I, e 31 (72%), TB tipo II.

▶ EPIDEMIOLOGIA DOS TRANSTORNOS DE ANSIEDADE

A ansiedade no idoso é mais comum que a depressão, embora tenha sido menos estudada. Há poucas informações de prevalência originadas de estudos populacionais, e pouco se sabe sobre os fatores de risco dos transtornos de ansiedade em idosos. Em uma amostra representativa dos Estados Unidos com indivíduos acima de 65 anos, a prevalência geral de transtorno de ansiedade (segundo critérios do *Manual diagnóstico e estatístico de transtornos mentais – quarta edição [DSM-IV]*), transtorno de ansiedade generalizada e qualquer fobia foi de 7, 1,2 e 4,7%, respectivamente.[21] Fobias específicas e transtorno de ansiedade generalizada foram mais prevalentes no grupo etário mais velho em diversos estudos.

Estudos realizados em países em desenvolvimento demonstraram variação substancial na prevalência de ansiedade, oscilando de 0,1% na China até 9,6% em áreas urbanas do Peru. Estimativas realizadas na América Latina parecem similares às dos países europeus e da América do Norte. A prevalência pode variar de acordo com a etnia e o tipo de imigração. Nos Estados Unidos, imigrantes idosos latinos e asiáticos apresentam maiores taxas de transtorno de ansiedade generalizada quando comparados a sujeitos nascidos no país.[22] A prevalência de transtornos de ansiedade parece maior em afro-americanos quando comparados a brancos ou hispânicos.[3]

Algumas pesquisas mostram que a idade de início desses transtornos ocorre geralmente na infância até a idade adulta precoce, mas o início tardio é raro. De maneira geral, sexo feminino, estado civil solteiro e presença de alguma doença são associados com aumento do risco de apresentar transtorno de ansiedade. Descrições de declínio cognitivo, particularmente perda de memória, parecem maiores em indivíduos com transtornos de ansiedade, o que permite questionar se são os sintomas fisiológicos relacionados ao déficit cognitivo que levam o idoso a ficar mais ansioso ou se os anos de ansiedade podem contribuir para uma deterioração neurológica com prejuízos cognitivos.[23]

Em idosos, os transtornos de ansiedade são frequentemente comorbidades de outras doenças psiquiátricas. Em um estudo com 182 pacientes com idade superior a 60 anos e diagnóstico de depressão maior, foi observada alta prevalência de transtorno de ansiedade atual e ao longo da vida. Além disso, 35,2% dos indivíduos tiveram pelo menos um diagnóstico de transtorno de ansiedade ao longo da vida, e 23,1% apresentavam diagnóstico atual do transtorno. As comorbidades mais comuns foram transtorno de pânico (9,3%), fobia específica (8,8%) e fobial social (6,6%). A agorafobia estava presente em 2,2% dos pacientes; o transtorno obsessivo-compulsivo, em 1,7%; e o transtorno de estresse pós-traumático, em 0,6%. O transtorno de ansiedade generalizada foi encontrado em 27,5% dos pacientes deprimidos.[24]

FATORES DE RISCO

As pesquisas dos fatores de risco para o desenvolvimento de transtornos de ansiedade em idosos são bastante limitadas. Alguns fatores de risco têm sido relatados: sexo feminino; presença de condições médicas crônicas; estado civil solteiro, divorciado ou separado (em comparação com casados); baixo nível de escolaridade; eventos estressantes na vida; limitações físicas nas atividades diárias; situações adversas na infância; e neuroticismo.[23]

Em um estudo realizado com indivíduos de mais de 60 anos e adultos mais jovens (menos de 60) afetados por um furacão ocorrido na Flórida, foi verificado que: os adultos jovens apresentam significativamente mais sintomas de estresse pós-traumático e transtorno de ansiedade generalizada em comparação aos idosos; o apoio social e a exposição traumática precoce foram associados com estresse pós-traumático e transtorno de ansiedade generalizada em ambos os grupos; o estresse pós-traumático foi relacionado a etnia hispânica apenas no grupo de adultos jovens e a menor renda no grupo de idosos; o transtorno de ansiedade generalizada foi exclusivamente associado com sexo feminino entre adultos jovens e relacionado à renda apenas no grupo de idosos. Esse estudo sugere que adultos jovens podem experimentar uma maior gravidade nos sintomas de transtorno de ansiedade quando comparados a idosos, bem como destaca que existem diferenças em relação a fatores de risco ao longo da vida.[25]

▶ EPIDEMIOLOGIA DAS PSICOSES

Sintomas psicóticos e paranoides são comuns em idosos. A prevalência de sintomas psicóticos varia de 4 a 10%[3] e é maior em idosos que vivem em instituições.

Até 70% dos pacientes com DA exibem sintomas psicóticos em algum momento durante o curso da patologia, que têm sido associados a progressão mais rápida da doença, maior gravidade nos déficits cognitivos, comprometimento sensorial, piora do estado geral de saúde e idade mais tardia de início. Marcha parkinsoniana, bradifrenia, declínio cognitivo geral exacerbado e perda da memória semântica foram identificados como preditores significativos de sintomas psicóticos. As formas mais comuns de psicoses nas demências são delírios persecutórios (p. ex., os pertences do indivíduo estão sendo subtraídos por alguém) e de presença de um hóspede em casa. Praticamente nunca são observados sintomas esquizofrênicos de primeira ordem. Os delírios são mais comuns na fase moderada e em mulheres, e o tipo específico de delírio varia durante o curso da DA. Na DA leve, os delírios paranoicos são mais frequentes em comparação a delírios de falso reconhecimento nos estágios moderado a grave da doença. Não é claro se esses delírios têm uma causa neuropatológica comum ou se refletem diferentes aspectos da patologia cerebral típica da DA. Os delírios paranoicos foram associados com menor intensidade de atrofia cortical, enquanto os delírios de falso reconhecimento estão relacionados à perda grave de neurônios hipocampais CA1.[2]

Embora a prevalência geral de sintomas psicóticos na velhice seja notável, a prevalência de esquizofrenia em idosos da comunidade é baixa, algo ao redor de 0,1%.[1] É bom lembrar que muitos autores discordam que a esquizofrenia possa ter início após os 45 anos, pois na terceira idade seria sempre residual ou de início pré-senil, e os sintomas constituiriam, na verdade, outros diagnósticos aparentados, tais como: parafrenia, transtorno esquizofreniforme de causa orgânica, pródromo de demência, sintomas psicóticos na demência, etc.

Segundo alguns autores (que acreditam na esquizofrenia de início tardio), essa prevalência baixa do transtorno deve ser em parte devida à nomenclatura psiquiátrica norte-americana (DSM) usada no momento em que esses estudos foram realizados. Muitos trabalhos usavam os critérios do Manual diagnóstico e estatístico de transtornos mentais – terceira edição (DSM-III), e os sintomas deviam estar presentes antes dos 45 anos de idade. As pessoas que não puderam lembrar quando os sintomas apareceram pela primeira vez e aquelas cujos sintomas apareceram pela primeira vez após os 45 anos (fenômeno muito raro) não foram diagnosticadas com esquizofrenia. Outra possível razão para a prevalência baixa é a mortalidade alta, particularmente por suicídio. Black e Fisher[27] descobriram que o risco de morte é maior em indivíduos jovens com esquizofrenia em comparação à população geral, o que resulta em menor quantidade de adultos com esquizofrenia que alcançam a velhice.

Algumas diferenças foram observadas entre os casos de início precoce e de início tardio de esquizofrenia. Um estudo avaliou pacientes em uma unidade de psicogeriatria: dos 288 indivíduos com idade superior a 65 anos, 2,4% tiveram um primeiro episódio marcante com 45 anos ou mais; os indivíduos com início tardio eram todos do gênero feminino, e, embora tivessem delírios bizarros e alucinações auditivas, os sintomas negativos foram raros.[28]

A proporção de pacientes do sexo feminino com esquizofrenia pós-tardia parece maior que a do sexo masculino (41 vs. 20%).[28] Além disso, mulheres apresentam, de maneira geral, mais sintomas psicóticos positivos, e aquelas com esquizofrenia de início tardio têm menos sintomas negativos graves que homens com início precoce e tardio e mulheres de início precoce. A idade de início da esquizofrenia se correlacionou com a gravidade de sintomas negativos, sendo que, quanto menor a idade de início, mais grave os sintomas.[29]

FATORES DE RISCO

Sintomas psicóticos e esquizofrenia têm sido associados com isolamento social, problemas de saúde, incapacidade ou deficiência física, estado civil divorciado ou viver sozinho, sintomatologia depressiva ou uso de medicamentos psicotrópicos, baixa escolaridade, déficits sensoriais, etnia afro-americana, baixa renda, sedentarismo e uso de álcool.[3]

➤ EPIDEMIOLOGIA DOS TRANSTORNOS NEUROCOGNITIVOS

Após os 65 anos, e muitas vezes bem antes dessa idade, alguns indivíduos já experimentaram as alterações patológicas iniciais que levam à deterioração na estrutura e função cerebrais. A prevalência da demência aumenta acentuadamente com a idade, e é em especial mais comum em mulheres. A prevalência de demência está crescendo em proporções alarmantes em todas as regiões do mundo e varia substancialmente conforme a metodologia empregada em cada estudo, incluindo os critérios de diagnóstico e as diferentes idades médias populacionais. No entanto, mesmo depois de controlar fatores confundidores, as diferenças na prevalência da demência ajustada por idade permanecem entre as regiões do mundo.[30]

Na América Latina, a prevalência de demência é mais alta do que o esperado para seu nível de envelhecimento populacional, constituindo uma das mais elevadas do planeta. Talvez esse fenômeno ocorra devido à combinação de baixo nível de escolaridade com elevado perfil de risco vascular. Entre os países desenvolvidos, o Japão parece ter a menor prevalência de demência. No Oriente Médio e na África, o número de casos de demência também aumentará consideravelmente até 2040.[30]

A prevalência de demência aumenta acentuadamente com o avançar da idade de 2 a 3% naqueles com idade entre 70 e 75 anos para 20 a 25% nos idosos com 85 anos ou mais.[31] Já em idades superiores a essa, há escassez de dados para afirmar se a prevalência de demência aumenta ou estabiliza. Sobretudo em idade muito avançada, as mulheres têm ligeiramente maior probabilidade de desenvolver demência do que os homens, em especial a DA. Já a demência vascular (DV) é mais comum em homens, uma vez que doenças cardíacas ateroscleróticas são mais frequentes em indivíduos do gênero masculino.[30]

Vários estudos mostraram que a prevalência geral de demência varia amplamente entre os países, sendo influenciada por fatores culturais e socioeconômicos. Estima-se existir 26 milhões de pessoas com demência, surgindo 4,6 milhões de novos casos por ano. Em indivíduos com mais de 65 anos, a prevalência global foi determinada em aproximadamente 5,4%, e há a incidência de 8,8 novos casos para cada mil pessoas por ano. O número de pacientes afetados com demência dobrará entre 2020 (42 milhões) e 2040 (81 milhões).[31]

A prevalência global de demência em estudos comunitários varia de 3 a 23%; em amostras clínicas, essa prevalência é mais alta. A DA e a DV são as formas predominantes de demência na maior parte dos estudos.[3] Na América Latina, a prevalência global foi estimada em 7,1%, semelhante à observada em países mais desenvolvidos, embora ocorra em indivíduos mais jovens e seja relacionada com baixo nível de escolaridade e baixa reserva cognitiva, que poderiam causar o aparecimento precoce de sinais clínicos da demência na população idosa dessa região.[32]

No Brasil, têm sido conduzidas excelentes pesquisas na área de epidemiologia das demências. Em um levantamento epidemiológico realizado na cidade de Catanduva (SP), Herrera e colaboradores,[33] utilizando um desenho em corte transversal, avaliaram 1.656 indivíduos com idade igual ou superior a 65 anos (25% da população idosa) por meio de Miniexame do Estado Mental (MEEM) e questionário de atividades de Pfeffer. As prevalências de demência e DA foram de 7,1 e 4,9%, respectivamente. A DA (55,1%) foi a causa mais frequente, seguida por demência mista (14,4%) e DV (9,3%). A prevalência de demência estava claramente relacionada com a idade; a DA foi mais comum em mulheres; e o nível educacional foi apontado como importante fator protetor da doença.

A prevalência também foi estimada em 166 emigrantes japoneses residentes em São Paulo, provenientes da província de Miyagi. Foi constatada uma prevalência de 7,8%, semelhante ao estudo de Herrera e colaboradores,[33] e concluiu-se que a prevalência das demências (DA e DV) não foi afetada por fatores ambientais.[34] Bottino e colaboradores[35] estimaram a prevalência de demência e descreveram as principais etiologias em uma amostra comunitária de indivíduos com mais de 60 anos da cidade de São Paulo. A idade média foi 71,5 anos (n = 1.563), e 58,3% tinham até quatro anos de escolaridade (68,7% do sexo feminino). A demência foi diagnosticada em 107 indivíduos, com uma prevalência observada de 6,8%. A DA foi a causa mais frequente de demência (59,8%), seguida pela DV (15,9%). A idade avançada e o analfabetismo foram significativamente associados à demência.

FATORES DE RISCO

De modo geral, a baixa escolaridade e outros fatores socioeconômicos têm sido associados com um risco aumentado para obesidade, sedentarismo, diabetes, hipertensão, dislipidemia e síndromes metabólicas, influenciando também o aumento no risco de DA e DV.[30] Contudo, alguns fatores de proteção para o desenvolvimento de demência também foram observados. A prevalência de DA foi encontrada com menor frequência em usuários de anti-inflamatórios, e a atividade física parece ser um fator protetor para o declínio cognitivo em idosos.[3]

O maior fator de risco para a demência é a idade, seguida por mutações genéticas. No entanto, cerca de 2% dos casos de DA são causados por mutações genéticas específicas, e 50% deles não apresentam o polimorfismo da apolipoproteína ε4, um fator de risco genético bem estabelecido para essa demência.[30] Por conseguinte, como ocorre com outras doenças crônicas, a causa de demência quase certamente encontra-se em uma combinação complexa de influências genéticas e exposições ambientais, e tais exposições provavelmente se acumulam ao longo da vida. Esses fatores representam um grande desafio e uma importante implicação para a intervenção preventiva da demência.

Em um estudo realizado no Brasil, na cidade de São Paulo, sobre a estimativa de prevalência da demência e sua associação com variáveis sociodemográficas, observou-se que taxas altas da doença foram associadas com idade avançada, baixa escolaridade, acidente vascular encefálico, traumatismo craniencefálico e diabetes melito tipo II, enquanto a presença de tumor, atividade laboral e leitura de livros foram consideradas fatores protetores para o desenvolvimento de demência.[35] Outros estudos mostraram que apenas o aumento na idade, a presença do alelo APOEε-4 e a síndrome de Down são fatores de risco para demência.[36]

▶ TRANSTORNOS NEGLIGENCIADOS NA EPIDEMIOLOGIA PSICOGERIÁTRICA

Vários transtornos ou síndromes psicogeriátricos não são contemplados nos estudos epidemiológicos disponíveis (Quadro 2.1). As maiores razões para isso são:

- O desinteresse dos grupos de pesquisa do primeiro mundo, os quais conduzem a maior parte das investigações epidemiológicas (até porque são estudos caros e de difícil orçamento em países em desenvolvimento), em examinar as síndromes ligadas a nossa cultura ou realidade epidemiológica (forma psíquica da neurocisticercose e outras doenças tropicais negligenciadas, como hanseníase e dengue; síndromes culturais ligadas a transe e possessão; síndrome astênica tropical).

QUADRO 2.1 **SÍNDROMES OU TRANSTORNOS PSICOGERIÁTRICOS NEGLIGENCIADOS PELA EPIDEMIOLOGIA**

Condições psiquiátricas
- Transtorno bipolar de início tardio (tipo VI de Akiskal)
- Síndrome de Cotard
- Parafrenia
- Psicoses involutivas
- Catatonia no idoso
- Síndrome de dependência ambiental
- Síndrome de Charles-Bonet
- Síndromes de falso reconhecimento (Capgras, Fregoli, sinal do espelho)
- Síndrome do hóspede fantasma
- Delírio de roubo ou de insuficiência
- Síndrome de Othelo
- Síndrome de Diógenes
- Síndrome de Clerambault
- Síndrome de Godot

Condições neuropsiquiátricas
- Síndrome de Kluver-Bucy
- Síndrome corticobasal
- Paralisia pseudobulbar

Condições relacionadas à medicina tropical
- Forma psíquica da neurocisticercose
- Síndrome astênica tropical

- O sistema DSM negligencia muitas formas de apresentação, incluindo entidades clássicas, como a síndrome de Cotard (muito prevalente em nossas casuísticas de psicogeriatria do projeto Genesis), síndrome de Diógenes, síndrome de Clerambault, bem como as catatonias e as parafrenias. Estados subsindrômicos são igualmente desconsiderados: angústia, ira, medo, labilidade neurovegetativa e ciclagem ultrarrápida.

▶ CONSIDERAÇÕES FINAIS

As estimativas de prevalência aqui abordadas mostram que, embora alguns grupos de transtornos psiquiátricos sejam menos prevalentes em idosos do que em faixas etárias mais jovens, essas condições não são incomuns na velhice, e suas formas subclínicas estão associadas com incapacidade funcional e diminuição na qualidade de vida. A porcentagem da população com mais de 65 anos aumentará drasticamente em um futuro próximo; por conseguinte, a prevalência de transtornos mentais também tende a aumentar, bem como a prevalência atual tende a ser maior do que a citada neste capítulo.

A demência é uma síndrome complexa, e muitos fatores de risco podem contribuir para sua patogênese, o que torna difícil elucidá-los. Como resultado da melhoria nos cuidados da saúde e nas mudanças no estilo de vida, a maior expectativa de vida tem levado a um crescente número de pessoas com demência. Nesta época pós-genoma, com o avanço da genotipagem por meio de novas tecnologias e ferramentas estatísticas, é possível avaliar extensivamente a associação entre fatores genéticos e risco de demência. Fatores ambientais (escolaridade, uso de álcool e medicamentos, tabagismo e atividade física), embora ainda não muito bem elucidados, parecem desempenhar um papel importante na patogênese da demência.[37]

As síndromes negligenciadas deveriam demandar mais estudos, sobretudo em nosso meio, uma vez que muitas dessas doenças não despertam interesse no mundo científico dominante anglo-saxão.

▶ REFERÊNCIAS

1. Veras R. Envelhecimento populacional contemporâneo: demandas, desafios e inovações. Rev Saúde Pública. 2009; 43(3):548-54.

2. Caixeta L. Doença de Alzheimer. Porto Alegre: Artmed; 2012.

3. Hybels CF, Blazer DG. Epidemiology of late-life mental disorders. Clin Geriatr Med. 2003;19(4): 663-96.

4. Vieira RT, Caixeta L, Machado S, Silva AC, Nardi AE, Arias-Carrión O, et al Epidemiology of early-onset dementia: a review of the literature. Clin Pract Epidemiol Ment Health. 2013;9:88-95.

5. Caixeta L. Transcultural perspectives of dementia. Lancet Neurol. 2011;10(4):306-7.

6. Vieira RT, Caixeta L. Clinical diagnosis of 80 cases of dementia in a university hospital. J Bras Psiquiatr. 2013;62(2):139-43.

7. Kessler RC, McGonagle KA, Zhao S, Nelson CB, Hughes M, Eshleman, et al. Lifetime and 12-month prevalence of DSM-III-R psychiatric disorders in the United States. Results from the National Comorbidity Survey. Arch Gen Psychiatry. 1994;51(1):8-19.

8. Olafsdóttir M, Marcusson J, Skoog I. Mental disorders among elderly people in primary care: the Linköping study. Acta Psychiatr Scand. 2001;104(1):12-8.

9. Almeida Filho N, Santana VS, Pinho AR. Estudo epidemiológico dos transtornos mentais em uma população de idosos, área urbana de Salvador, BA. J Bras Psiquiatr. 1984;33(2):114-20.

10. Caixeta L, Taveira D, Reis G. Prevalence of mental disorders among karajá indians in a primary psychiatry service. Eur Psychiatry. 2013; 28:1.

11. Caixeta L. Dementia prevalence in an indigenous population from Brazilian Amazon. Alzheimers Dement.2011;7(4):S604.

12. Vieira RT. Epidemiologia da demência pré-senil: características clínicas e sociodemográficas comparadas à demência senil [tese].Goiânia:UFG; 2012.

13. Luppa M, Sikorski C, Luck T, Ehreke L, Konnopka A, Wiese B, et al. Age- and gender-specific prevalence of depression in latest-life--systematic review and meta-analysis. J Affect Disord. 2012;136(3):212-21.

14. Fiske A, Wetherell JL, Gatz M. Depression in older adults. Annu Rev Clin Psychol. 2009;5:363-89.

15. Djernes JK. Prevalence and predictors of depression in populations of elderly: a review. Acta Psychiatr Scand. 2006;113(5):372-87.

16. Blazer DG. Depression in late life: review and commentary. J Gerontol A Biol Sci Med Sci. 2003;58(3):249-65.

17. Beekman ATF, de Beurs E, van Balkom AJLM, Deeg DJH, van Dyck R, van Tillberg W. Anxiety and depression in later life: cooccurrence and communality of risk factors. Am J Psychiatry. 2000;157(1):89-95.

18. Nivoli AM, Murru A, Pacchiarotti I, Valenti M, Rosa AR, Hidalgo D, et al. Bipolar disorder in the elderly: a cohort study comparing older and younger patients. Acta Psychiatr Scand. 2014;130(5):364-73.

19. Zung S, Cordeiro Q, Lafer B, Nascimento AF, Vallada H. Bipolar disorder in the elderly: clinical and socio-demographic characteristics. Scientia Medica. 2009;19(4):162-9.

20. Chaves MPR. Estudo clínico e epidemiológico das apresentações iniciais de pacientes com transtorno afetivo bipolar- tipo I e II. [dissertação]. Goiânia: UFG; 2013.

21. Gum AM, King-Kallimanis B, Kohn R. Prevalence of mood, anxiety, and substance-abuse disorders for older Americans in the national comorbidity survey-replication. Am J Geriatr Psychiatry. 2009;17(9):769-81.

22. Prina AM, Ferri CP, Guerra M, Brayne C, Prince M. Prevalence of anxiety and its correlates among older adults in Latin America, India and China: cross-cultural study. Br J Psychiatry. 2011;199(6):485-91.

23. Wolitzky-Taylor KB, Castriotta N, Lenze EJ, Stanley MA, Craske MG. Anxiety disorders in older adults: a comprehensive review. Depress Anxiety. 2010;27 (2):190-211.

24. Lenze EJ, Mulsant BH, Shear MK, Alexopoulos GS, Frank E, Reynolds CF. Comorbidity of depression and anxiety disorders in later life. Br J Psychiatry. 2011;199(6):485-91.

25. Vink D, Aartsen MJ, Comijs HC, Heymans MW, Penninx BW, Stek ML,et al. Onset of anxiety and depression in the aging population: comparison of risk factors in a 9-year prospective study. Am J Geriatr Psychiatry. 2009;17(8):642-52.

26. American Psychiatric Association. Diagnostic and statistical manual of mental disorders: DSM-III. 3rd ed. Washington: APA; 1980.

27. Black DW, Fisher R. Mortality in DSM-III R schizophrenia. Schizophr Res. 1992;7(2):109-16.

28. Yassa R, Dastoor D, Nastase C, Camille Y, Belzile L. The prevalence of late-onset schizophrenia in a psychogeriatric population. J Geriatr Psychiatry Neurol. 1993;6(2):120-5.

29. Lindamer LA, Lohr JB, Harris J, McAdams LA, Jeste DV. Gender-related clinical differences in older patients with schizophrenia. J Clin Psychiatry. 1999;60(1):61-7.

30. Rizzi L, Rosset I, Roriz-Cruz M. Global epidemiology of dementia: Alzheimer's and vascular types. Biomed Res Int. 2014;20:908-15.

31. Ferri CP, Prince M, Brayne C. Global prevalence of dementia: a Delphi consensus study. Lancet. 2005;366(9503):2112-7.

32. Nitrini R, Bottino CM, Albala C, Custodio Capuñay NS, Ketzoian C, et al. Prevalence of dementia in Latin America: a collaborative study of population-based cohorts. Int Psychogeriatr. 2009;21(4):622-30.

33. Herrera E Jr, Caramelli P, Silveira AS, Nitrini R.Epidemiologic survey of dementia in a community-dwelling Brazilian population. Alzheimer Dis Assoc Disord. 2002;16(2):103-8.

34. Meguro K, Meguro M, Caramelli P, Ishizaki J, Ambo H, Chubaci RY, et al. Elderly Japanese emigrants to Brazil before World War II: II. Prevalence of senile dementia. Int J Geriatr Psychiatry. 2001; 16(8):775-9.

35. Bottino CM, Azevedo D Jr, Tatsch M, Hototian SR, Moscoso MA, Folquitto J, et al. Estimate of dementia prevalence in a community sample from Sao Paulo, Brazil. Dement Geriatr Cogn Disord. 2008;26(4):291-9.

36. Lobo A, Saz P, Marcos G, Dia JL, De-La-Camara C, Ventura T, et al. The ZARADEMP Project on the incidence, prevalence and risk factors of dementia (and depression) in the elderly community: I. The context and the objectives. Eur J of Psychiatry. 2005;19(1):31-9.

37. Chen JH, Lin KP, Chen YC. Risk factors for dementia. J Formos Med Assoc. 2009;108(10):754-64.

Parte II

AVALIAÇÃO PSICOGERIÁTRICA DE VÁRIOS DOMÍNIOS

3

ENTREVISTA E AVALIAÇÃO PSICOPATO-LÓGICA EM PSICOGERIATRIA

LEONARDO CAIXETA

Quando percebo, não penso o mundo – ele se organiza diante de mim.

Merleau-Ponty

O olho do homem serve de fotografia ao invisível, como o ouvido serve de eco ao silêncio.

Machado de Assis

A psiquiatria é, de modo muito simplificado, uma atividade humana transformadora, com várias dimensões de análises, inúmeros estudos e procedimentos científicos, tecnológicos e humanísticos de cuidados com o corpo, a mente e a existência do ser humano.[1]

A avaliação psiquiátrica é constituída por dois momentos principais: história psiquiátrica (que abrange toda a curva vital até o presente, portanto uma referência longitudinal) e o exame do estado mental (que representa um corte transversal na descrição psicopatológica, ou seja, a observação fenomenológica em determinado período de tempo). Esses dois momentos da avaliação são sempre permeados e orientados pela relação médico-paciente. Esta é o centro da psiquiatria, seu elemento mais fundamental, um sítio de oportunidades onde se encontram duas realidades assimétricas, com formações distintas e expectativas nem sempre equivalentes.

O psiquiatra deve saber, melhor que qualquer outro especialista, que o paciente não traz apenas um cérebro doente, mas também as vivências psicológicas, a ansiedade e os problemas sociais que decorrem de seu padecimento. Dominar a arte médica da entrevista constitui uma habilidade imprescindível para construir uma boa relação e, com isso, obter as informações necessárias para o diagnóstico correto, bem como garantir a aderência ao tratamento. Infelizmente, porém, saber entrevistar demanda uma formação cuidadosa em psicopatologia e o cultivo de determinadas habilidades empáticas, mas bem poucos profissionais são suficientemente treinados em tal ciência (psicopatologia) e arte (habilidade empática). O conhecimento da psicopatologia não se adquire com o domínio de seu vocabulário técnico. Nos Quadros 3.1 e 3.2 são expostos alguns pontos sobre a forma e o conteúdo a serem observados para se conduzir uma entrevista bem-sucedida.

▶ ESTABELECENDO O *RAPPORT*

A criação do vínculo ou da aliança terapêutica depende da facilidade de acesso ao universo psíquico do paciente, uma habilidade muito subjetiva e que depende menos de técnica do que de vocação (pressupõe-se que esses atributos sejam mais facilmente encontrados nos psiquiatras, posto que escolheram uma especialidade que valoriza o contato humano). Para viabilizar tal conexão, o entrevistador deve sintonizar seu aparelho psíquico ao do paciente, liberando-se ao máximo de seus "preconceitos"

QUADRO 3.1 PONTOS ESSENCIAIS SOBRE A "FORMA" DA ENTREVISTA EM PSICOGERIATRIA

- Escolha um ambiente sereno, intimista, digno (difícil no sistema único de saúde [SUS]), confortável e acolhedor.
- Conceda um momento breve para fala livre do paciente ("período de reconhecimento ou aquecimento").
- Equilibre a escuta livre do idoso e o direcionamento da entrevista.
- Não deixe apenas o acompanhante falar ou responder às questões (suas percepções muitas vezes não coincidem com as do paciente e podem esconder a psicopatologia).
- Mostre-se aberto e atento à versão da história do idoso, mesmo que não contribua muito.
- Respeite as crenças e o contexto cultural do paciente, evite atitudes negativas e postura inquisitorial de delegado.
- Eduque o paciente sobre suas expectativas, sem confrontá-lo.
- Estabeleça contato físico (seja pelo exame físico ou por um abraço), os idosos apreciam isso.
- Não faça consultas rápidas, frias e impessoais (chame o paciente pelo nome), pois os idosos não gostam.
- Use o jaleco branco; o idoso reduz o preconceito e atribui maior competência ao psiquiatra.

QUADRO 3.2 PONTOS ESSENCIAIS SOBRE O "CONTEÚDO" DA ENTREVISTA EM PSICOGERIATRIA

- Inicie a entrevista pelos tópicos menos complexos e de abordagem mais fácil e, quando conquistar a confiança do paciente, aborde os temas mais delicados e problemáticos.
- Inicie pelos sintomas objetivos (dor, queixas somáticas, sono, apetite) e depois aborde os mais subjetivos e íntimos/constrangedores (sofrimento psíquico, anedonia, sintomas produtivos, ideação suicida, sexualidade).
- Faça uma transição suave entre assuntos neutros e tópicos delicados.
- Persiga os sintomas-guia, tentando esgotar cada campo semântico relacionado.
- Rastreie todos os grandes grupos de sintomas (revisão sistemática dos sintomas), mas evite a armadilha de transformar a entrevista em *checklist* (pecado capital do DSM-5).
- Não tente preencher todos os momentos de silêncio, aproveite para estudar a linguagem corporal nesses instantes.
- Não fique desconfortável com o choro nem tente mudar de assunto. Antes disso, tente retirar informações sobre ele, aprofundando-se na vivência do paciente.
- Fique atento à linguagem oral do idoso em sentido amplo (expressão, compreensão, pragmatismo, prosódia, direcionalidade e intencionalidade do discurso): muitas vezes, a forma do discurso é mais relevante e reveladora do que seu conteúdo.

e de seu sistema particular de linguagem operacional, calibrando sua teoria da mente para facilitar o mergulho no *modus operandi* do outro. É obrigatória a lembrança constante de que o paciente não vem pronto, acabado (como a mente treinada na medicina classificadora tenta pré-fabricar), e que, portanto, existe o desafio e o enigma de deixar a sensibilidade aberta a uma nova via de acesso que se organiza diante de cada novo paciente (uma nova realidade) que se apresenta.

Eventualmente, o estilo a ser adotado para conseguir o *rapport* depende de uma primeira e rápida avaliação visual do paciente. Evidentemente, pacientes paranoides ou confusos têm menos chances de empatia e, portanto, uma atitude mais fria e direta pode ser mais eficaz do que um bate-papo afetuoso.

Criar intimidade significa, muitas vezes, diminuir a estranheza da situação clínica. Muitos pacientes resistem ou têm preconceito com a consulta psiquiátrica, temer o diagnóstico de loucura ou achar um absurdo seus familiares desconfiarem de sua sanidade mental. Cabe ao psiquiatra amenizar esse clima de insegurança ou revolta, mostrando sua competência em administrar conflitos.

▶ A ESCUTA PSIQUIÁTRICA: FORMA E CONTEÚDO

> *Dou uma pequena pista para quem quer escutar: não se trata de ouvir uma série de frases que enumeram algo; o que importa é acompanhar a marcha de um mostrar.*
>
> Heidegger

O exame psiquiátrico difere da propedêutica de outras áreas (neurológica, geriátrica), pois não constitui uma simples entrevista técnica. O exame psiquiátrico pode incorporar em seu âmago elementos de um processo intuitivo que toca a mais profunda intimidade do outro, acolhe sua angústia de forma personalizada e, em tempo real, pode guardar propriedades terapêuticas, uma vez que esse acolhimento já se insinua como uma ação terapêutica em si. Nesse sentido, portanto, o exame psiquiátrico pode transcender o diagnóstico.[1]

Além disso, diferentemente de outras áreas, o exame psiquiátrico muitas vezes valoriza mais a "forma" do discurso que o "conteúdo". Por exemplo, o idoso pode negar que esteja deprimido (conteúdo), mas o incômodo perene proporcionado pelas queixas somáticas e a postura pessimista em relação à melhora produzem um pano de fundo (forma) que contradiz a negação do conteúdo depressivo e falam mais alto em favor da presença de uma alteração do humor (no caso, uma depressão mascarada). Outro exemplo: o idoso refere como queixa principal um transtorno do sono, mas se "acreditarmos" nessa leitura que faz de seu problema central, seremos despistados do mal que na verdade alimenta a rede de sintomas secundários que gravitam em torno do transtorno do humor. Muito frequentemente, o idoso traz queixas secundárias como as principais, e cabe, portanto, ao psiquiatra "ressignificar" e reler seus sintomas em um conjunto com racional psicopatológico, superando as aparências imediatas e evitando diagnósticos impulsivos que se ampararam na postura ingênua de assumir a informação como dado em si. É por isso que nem toda tontura representa labirintite (pode constituir um sintoma ansioso ou depressivo traduzido somaticamente), nem toda dor significa artrose (outro sinal de alarme que pode apontar a presença de depressão), tampouco toda depressão representa luto.

O exame psiquiátrico analisa, portanto, dois planos: um mais externo e superficial (dado pela linguagem falada do paciente e sua família) e outro mais profundo (dado principalmente pela linguagem não verbal e atmosfera psíquica do paciente), que se desenrola em ordem crescente de interioridade. A mente do psiquiatra deve lançar-se em um jogo dialético entre o que vê e o que sente, um diálogo constante entre o foco e o fundo. Esse exercício é essencialmente perceptivo (ver epígrafe de Merleau-Ponty que abre o capítulo) e não desemboca em um processo interpretativo ou analítico, apesar de pedir involuntariamente a ajuda do pensamento em alguma fase do processo. Esse é o método que a psiquiatria usa para trazer o subjetivo para mais perto de um retrato da realidade, sem perder sua natureza, como acontece quando a vida interior é demasiadamente simplificada pela pretensa objetividade da lógica verbal.

A escuta psiquiátrica também difere da psicanalítica ou psicológica, uma vez que nestas se estimula o ato de "interpretar" (p. ex., a depressão é sempre creditada a alguma perda ou luto ou reação a estímulos externos ou mecanismos inconscientes; a ansiedade é entendida como reação de estresse a uma vida turbulenta e sobrecarregada; as falhas de memória são interpretadas como bloqueio psíquico após algum evento vital gerador de um conflito neurótico). Em psiquiatria, a concentração recai em perceber e descrever os fenômenos mentais, uma postura que traz o subjetivo para uma perspectiva mais objetiva.[1] Muitos fenômenos psicopatológicos não podem ser compreendidos (como querem psicanalistas e psicólogos), tampouco escondem movimentos do inconsciente ou desejos reprimidos.

▶ A FORMA DA ENTREVISTA

A entrevista pode ser dividida em três fases:[2] 1) abertura, 2) intermediária e 3) fechamento. Em cada uma delas, desenvolvem-se procedimentos e trabalham-se conteúdos que são expostos no Quadro 3.3.

QUADRO 3.3 FASES DA ENTREVISTA E CONTEÚDOS A SEREM TRABALHADOS

1. Fase de abertura
   - Encontro com o paciente (facilitar a resolução do estranhamento inicial).
   - Sempre começar a entrevista com o paciente (e não com acompanhantes ou pelos exames).
   - Desenvolver o *rapport* (entender e empatizar com o paciente, oferecer confidencialidade, usar sua linguagem, trabalhar a vergonha ou as resistências, propiciar a exposição de sentimentos).
2. Fase intermediária
   - Promover a transição abrupta e redirecionar para a exploração de sintomas-guia.
   - Conhecer a personalidade do paciente.
   - Explorar temas sensíveis.
   - Manejar ansiedades e promover reasseguramento.
   - Juntar dados de exames complementares.
3. Fase de fechamento
   - Revelação diagnóstica: formular um diagnóstico e traduzi-lo em linguagem compreensível ao paciente.
   - Explicar as etapas do tratamento (plano terapêutico) e expor as alternativas terapêuticas.
   - Dirimir dúvidas do paciente e da família.
   - Proporcionar tempo para recomposição (após choro, crise e conflitos durante a consulta).

TEMPO E ESPAÇO

O tempo de consulta é uma variável importantíssima para uma entrevista bem-sucedida. A impressão diagnóstica em uma consulta de 15 minutos pode sugerir apenas ansiedade; em uma de 30 minutos, pode ampliar para depressão ansiosa; e, em uma hora, fica claro que a depressão constitui apenas a "ponta do *iceberg*" de um transtorno bipolar mais sutil (de "baixo barulho"). Em outras palavras, consultas mais longas habilitam o profissional a uma varredura mais ampla de sintomas e a uma pesquisa mais detalhada de antecedentes pessoais e familiares, bem como permitem experimentar com maior chance de acerto as flutuações de humor do paciente, já que há maior tempo de convivência com ele. Pode ser que o paciente inicie a entrevista em um determinado estado de humor e, uma hora depois, migre para o oposto: comece falando da expectativa de uma cirurgia plástica, mas termine com ideação suicida e ausência de perspectiva na vida; ou, ainda, inicie simpático e colaborativo, mas, conforme vai sendo testado, exponha impaciência, intolerância e irritabilidade.

Pacientes agitados, ansiosos, paranoides ou portadores de demência ou síndromes psico-orgânicas necessitam espaços mais amplos durante a entrevista. Indivíduos muito agressivos precisam respeitar uma distância de segurança do examinador. Aqueles em *delirium* (confusão mental) se orientam melhor em ambientes mais claros e com luz natural. É mais comum em psicogeriatria a presença de portadores de necessidades especiais, portanto, o ambiente deve ser adequado e adaptado.

ENTREVISTAS ABERTAS E FECHADAS

A princípio, a entrevista deve privilegiar perguntas mais abertas e que favoreçam a ampla observação de todos os domínios da vida psíquica (plano afetivo, conativo e cognitivo) do paciente. Perguntas abertas dão oportunidade para observarmos a organização do pensamento, a compreensão geral do que está ocorrendo (*gestalt*), o pragmatismo e o desenvolvimento das respostas, além do pano de fundo afetivo que envolve cada uma das histórias e temas, bem como para onde preferencialmente aponta o pensamento e qual o montante de energia que carregam cada um desses movimentos da mente.

Infelizmente, muitos pacientes não conseguem responder a perguntas abertas. Aqueles com pensamento mais desorganizado ou pouco pragmatismo necessitam de intervenções mais frequentes com perguntas mais diretivas e objetivas. Muitos precisam ser direcionados, já que focam mais aspectos periféricos ou irrelevantes, ou simplesmente porque são muito vagos. É importante evitar vocabulário rebuscado e perguntas demasiadamente complexas, extensas ou com sintaxe muito elaborada, já que muitos idosos têm escolaridade baixa e dificuldades fisiológicas de memória operacional, o que prejudica o processamento cognitivo desse tipo de questionamento.

Entrevistas mais fechadas com perguntas objetivas e pontuais estão especialmente indicadas em idosos com dificuldades cognitivas ou não colaborativos, como nas seguintes condições: demência, confusão mental (*delirium*), negativismo e agressividade.

▶ O CONTEÚDO DA ENTREVISTA

Aqui, deve-se escrutinar todos os elementos da vida psíquica, bem como os sintomas somáticos relacionados e os antecedentes. A partir dos sintomas-guia (p. ex., perda de memória), é necessário proceder com o interrogatório de todas as variáveis relacionadas a cada um deles (p. ex., há quanto tempo iniciou a amnésia, tipo de memória comprometida, intensidade, frequência, modo de aparição e evolução, desencadeantes, atenuantes, respostas a tratamentos instituídos, repercussão na funcionalidade, etc.). Na medida do possível, os diversos sintomas-guia devem ser articulados com vistas a futuros nexos fisiopatológicos ou psicopatológicos (p. ex., perda de memória e sintomas depressivos podem se relacionar de diversas formas e sentidos).

É importante, sempre que possível, reunir os sintomas-guia em conjuntos de síndromes, para depois serem guindados à condição de entidades nosológicas.

Na entrevista do idoso, é essencial investigar a funcionalidade em todos os domínios (comportamental, cognitivo e social). Funcionalidade é um termo "guarda-chuva" definido como a capacidade de determinar e executar atividades da vida diária.

CUIDADO COMO SE PERGUNTA

O modo de perguntar faz toda a diferença em psiquiatria. Perguntas mal formuladas muito frequentemente produzem falsos negativos (Quadro 3.4). Perguntas indutivas produzem falsos positivos (Quadro 3.5). Cuidado com a armadilha de formular um diagnóstico muito precocemente e, a partir daí, conduzir toda a entrevista para referendar esse diagnóstico com perguntas que inexoravelmente desembocam na resposta que o entrevistador deseja ouvir.

QUADRO 3.4 EXEMPLO DE FALSO NEGATIVO EM UMA INVESTIGAÇÃO PARA TRANSTORNO BIPOLAR

Entrevistador: A senhora já apresentou alegria excessiva?

Paciente: Não, sou uma pessoa muito equilibrada.

Entrevistador: Já pensou em suicídio?

Paciente: Não, pois sou evangélica e gosto da vida.

Comentário: Esse tipo de pergunta investiga apenas o transtorno bipolar tipo (TB) I (a minoria dos casos de TB). Para a exata investigação do TB tipo II, exige-se aprofundamento e uso de termos corretos. Seria melhor investigar assim:

Entrevistador: A senhora, em algum momento de sua vida, já ficou excessivamente irritada, visivelmente diferente de seu habitual, reagindo de modo exagerado a estímulos banais como se aquilo lhe atingisse muito mais do que aos outros?

Paciente: Não, sou calma.

Entrevistador: Vou me fazer mais claro. Pergunto não a respeito de sua personalidade que é estável e de temperamento calmo, mas se a senhora apresentou ao menos um período, ainda que breve, de nítida agitação interna, em que a senhora tenha reagido desproporcionalmente aos estímulos, como se existisse algo a provocando de modo constante?

Paciente: Acredito que sim.

Entrevistador: E oscilações de humor? A senhora fica com seu nível de energia muito diferente e variando ao longo do dia (ora aumentado, ora reduzido), a ponto de pessoas notarem suas oscilações?

Paciente: Com certeza, sim!

> **QUADRO 3.5 EXEMPLO DE FALSO POSITIVO EM UMA INVESTIGAÇÃO PARA DOENÇA DE ALZHEIMER**
>
> *Entrevistador:* O senhor tem estado muito esquecido, seu José?
>
> *Paciente:* Muito. É terrível esta condição. Não consigo gravar mais nada...
>
> *Entrevistador:* Há quanto tempo está com esquecimento?
>
> *Paciente:* Há seis anos.
>
> *Entrevistador:* Os familiares têm percebido o esquecimento?
>
> *Paciente:* Sim, inclusive estão preocupados porque existem muitos casos de Alzheimer na família.
>
> *Entrevistador:* O senhor se recorda das três palavras que lhe falei há cinco minutos?
>
> *Paciente:* Apenas de uma: tijolo.
>
> *Comentários:* Pacientes com demência de Alzheimer raramente reconhecem seu esquecimento; além disso, em geral reduzem, em vez de aumentar, a dimensão e a gravidade de seu déficit de memória. Se esse paciente apresentasse de fato Alzheimer, com história de início de amnésia há seis anos, deveria estar muito pior e visivelmente demenciado. Ademais, sua capacidade de registro estaria muito afetada e, no teste das três palavras, não se recordaria de qualquer uma. Outro ponto que deveria ter sido avaliado (e não foi no presente caso) é o grau de independência funcional do paciente, o quanto é autônomo em suas atividades da vida diária. O comprometimento funcional é obrigatório para o diagnóstico da síndrome demencial.

CUIDADO COM AS ARMADILHAS DA MEMÓRIA (PRECÁRIA) DO IDOSO

A regra para uma atitude cuidadosa e precavida durante a entrevista é o psiquiatra assumir uma postura de "São Tomé", isto é, até que se prove o contrário, deve duvidar de diagnósticos prévios, resultados de exames que não viu, relatos inexatos com uso de termos médicos mal utilizados e excessivamente desgastados, datas mal definidas e relatos contraditórios entre o paciente e seus familiares. Diagnósticos como pânico, transtorno obsessivo-compulsivo (TOC), depressão unipolar, estresse, fibromialgia e acidente vascular cerebral (AVC), labirintite, geralmente são mal formulados e merecem revisão. Uma atitude mais cuidadosa é refazer sistematicamente os diagnósticos a partir do ponto inicial, observando se todas as etapas da formulação diagnóstica foram respeitadas.

Os erros mais frequentes resultantes de entrevistas mal conduzidas são apresentados no Quadro 3.6.

REVELAÇÃO DIAGNÓSTICA

Não basta o conhecimento de uma lista de sinais e sintomas para alcançar o diagnóstico psiquiátrico. A revelação diagnóstica é um momento delicado da consulta em psicogeriatria e não deve ser encarada de forma superficial. Quase tão terrível quanto um diagnóstico equivocado, um diagnóstico mal revelado pode produzir reações catastróficas no paciente e em sua família.

Sempre que possível, o psiquiatra deve fornecer algum diagnóstico ao final da consulta, mesmo que de forma sucinta. Idealmente, o diagnóstico deve ser "mastigado" (traduzido em termos mais inteligíveis) para o paciente e seus acompanhantes, de forma serena, sem histeria e tendo o cui-

> **QUADRO 3.6 ERROS MAIS FREQUENTES OCASIONADOS POR ENTREVISTAS MAL CONDUZIDAS**
>
> - Subdiagnóstico de transtorno bipolar (não são feitas as perguntas corretas ou não são coletados os dados que dão suporte ao diagnóstico, ou, ainda, não é observada a oscilação do humor em consulta muito rápida).
> - Excesso de diagnóstico de depressão unipolar (em detrimento da depressão bipolar), pois a disforia e a hiper-reatividade a estímulos não são interpretadas como sintomas indicativos de ativação do humor.
> - Excesso de diagnóstico de demência de Alzheimer, em detrimento de outras formas de demência e do comprometimento cognitivo leve.
> - Falha em desvendar diagnósticos menos populares (síndrome de Diógenes, Cotard, Othelo, Charles-Bonet, Clérambault, Godot) por falta de cultura psiquiátrica.
> - Excesso de diagnósticos em um mesmo paciente, por falha em identificar um transtorno que justifique todas as síndromes.

dado de, anteriormente à revelação diagnóstica, avaliar se o paciente tem condições emocionais e cognitivas de conviver com aquele diagnóstico. Em alguns casos, está contraindicada a revelação diagnóstica de doenças graves e incuráveis (p. ex., Alzheimer e outras demências) a pacientes com risco de reações depressivas graves ou medidas desesperadas. Em outros, o preconceito diante de determinados diagnósticos (p. ex., transtorno bipolar, alcoolismo) pode fazer o paciente abandonar o tratamento psiquiátrico e se revoltar contra o psiquiatra, buscando refúgio em diagnósticos mais "politicamente corretos" de outros profissionais.

Muito frequentemente, o psicogeriatra é procurado para uma segunda opinião a respeito de um diagnóstico delicado ou complexo formulado por outro profissional. Cautela redobrada deve ser tomada nessas ocasiões. Infelizmente, o diagnóstico de demência de Alzheimer, por exemplo, ainda é formulado com descuido no Brasil (muitos profissionais desconhecem as outras formas de demência que também podem sobrevir com amnésia), o que tem graves implicações para a família do paciente e sua condução terapêutica. Muitos desses pacientes nem sequer apresentam uma demência, sendo apenas portadores de um comprometimento cognitivo leve ou um transtorno do humor.

▶ AVALIAÇÃO PSICOPATOLÓGICA: O EXAME DO ESTADO MENTAL E SEUS COMPONENTES

É comum, ao descrever estados mentais, dividir o exame psicopatológico em componentes (Quadro 3.7), seguindo-se mais ou menos a ordem em que são formalmente apresentados em uma observação clínica.

A avaliação cognitiva do exame do estado mental será descrita em mais detalhes

> **QUADRO 3.7 COMPONENTES DO ESTADO MENTAL**
>
> - Aparência e atitude
> - Atividade motora (psicomotricidade)
> - Orientação
> - Atenção e concentração
> - Fala e linguagem
> - Memória e outras funções cognitivas
> - Humor e afeto
> - Forma e conteúdo do pensamento
> - Sensopercepção
> - Compulsões e comportamentos repetitivos
> - *Insight* ou autoconsciência

no Capítulo 5 (Avaliação Neurológica em Idosos) e, por isso, não aprofundamos esse tópico aqui, não obstante serem importantíssimos no exame psicopatológico.

O exame psicopatológico não deve se preocupar apenas em listar e descrever sintomas, mas em configurar estruturas que podem posteriormente ser classificadas em síndromes. A redução eidética é um procedimento da fenomenologia que consiste em atingir a essência da vivência do fenômeno psicopatológico, uma técnica muito útil para organizar o conjunto de sintomas dentro de uma hierarquia por meio da qual se pode recorrer para estruturar o diagnóstico.

APARÊNCIA E ATITUDE

Desde o momento em que o paciente entra no consultório, são examinados sua aparência e atitude ou comportamento. Isso inclui o nível de consciência (nível de alerta), os autocuidados (encontra-se devidamente higienizado, mantém a vaidade ou está desleixado?), a conveniência do vestuário (alguma evidência de desinibição? Roupas de frio em um dia quente?) e seu grau de cooperação e hostilidade. A forma de contato inicial pode ser observada por meio do contato visual, cumprimento com a mão e postura. Naturalmente, como muitos sinais examinados, esses têm significado diagnóstico limitado quando isolados, mas precisam compor parte de uma estratégia integrada do exame do estado mental.

Além do comportamento do paciente, pode ser útil observar sua interação com o ambiente imediato. Os apáticos participam e se interessam pouco pela consulta, já os frontalizados ou hipomaníacos interrompem muito e são impulsivos, enquanto aqueles dependentes olham excessivamente para o familiar quando questionados, e seus acompanhantes estão sempre atentos; pacientes disfóricos ou negativistas discordam de modo sistemático de todas as informações prestadas por seus acompanhantes, e os orbitofrontais podem apresentar síndrome de dependência ambiental.

Um cenário clínico particularmente comum merece menção especial: o *delirium* (também conhecido como estado confusional agudo), que, em geral, produz um quadro clínico flutuante capaz de levar a observações e opiniões distintas em diferentes membros da equipe clínica. O paciente em *delirium* que está inquieto, agitado e com hiper-responsividade a estímulos raramente passa despercebido, uma vez que causa consideráveis problemas de manejo, além de tumultuar os serviços. O paciente em *delirium* hipoativo, por sua vez, embora mais comum, apresenta maior probabilidade de não ser corretamente diagnosticado por sua apatia, sonolência e calma, não causando tumulto nem chamando atenção.

Pistas na avaliação da aparência e atitude incluem:

- Biotipo: apesar de estar em desuso, a tipologia de Kretschmer pode oferecer indícios interessantes de uma correlação biopsicopatológica (biotipo longilíneo – mais associado às esquizofrenias e personalidades do grupo psicótico; biotipo pícnico – mais associado a transtornos do humor), desde que não seja usada de forma radical ou tola. Outras dicas: biotipo pícnico e apneia obstrutiva do sono; fácies hipocrática na anorexia nervosa, desnutrição por maus-tratos, no câncer ou na aids.
- Postura: postura estática nas demências subcorticais e nos parkinsonismos; postura cabisbaixa nos depressivos.
- Mímica: hipermimia nos hiperativos, hipomimia nos parkinsonianos e deprimidos. Sinal do enrugamento glabelar nos depressivos (Fig. 3.1).

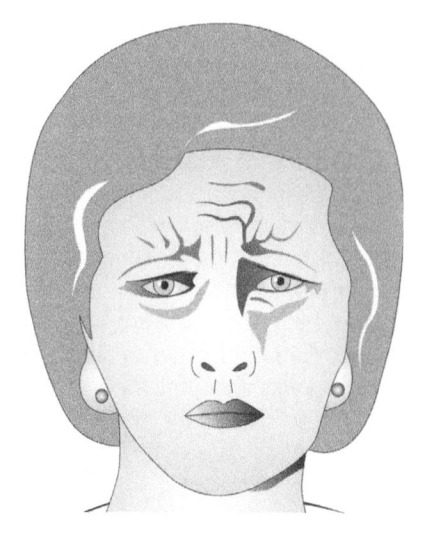

FIGURA 3.1 PREGA DE VERAGUTH OU SINAL ÔMEGA, CARACTERÍSTICO DA FÁCIES DEPRESSIVA.

- Aperto de mão: "mão ateleiótica" na esquizofrenia e na demência frontal (aperto de mão "frouxo", sem vitalidade e parecendo não assimilar a natureza e o simbolismo do gesto).
- Estigmas físicos: escaras no punho no paciente suicida, lesões psoriáticas no paciente bipolar, dermatite seborreica na doença de Parkinson.
- Atitude: irritada ou agressiva no paciente maníaco, distímico ou paranoide. Assoberbado ou altivo no narcisista ou no maníaco, ao contrário do paciente fóbico ou evitativo, que faz questão de se anular. Desconfiado no paranoide.
- Vestimenta e adornos: adornos excessivos ou inadequados no bipolar; desalinho nas demências e psicoses.

ATIVIDADE MOTORA

A atividade motora diz muito do que se passa no estado mental de quem está sendo examinado. A linguagem gestual traduz muito bem o mundo interno, não obstante existirem algumas armadilhas. Pacientes com parkinsonismo, por exemplo, apresentam pouca mímica facial e gestualização pobre, e isso pode remeter falsamente a uma impressão de humor depressivo. Ao contrário, pacientes hiperativos, com hipercinesia (p. ex., na coreia de Huntington) ou tremores, facilmente induzem de modo errôneo ao diagnóstico de ansiedade, quando, na verdade, não experimentam tal sentimento.

A atividade motora pode estar aumentada ou reduzida, bem como pode ser sem propósito (abrir e fechar gavetas como em alguns casos de demência), descontextualizada (comportamento de imitação ou utilização na síndrome de dependência ambiental), inadequada e compulsiva.

A agitação ou inquietação pode ser uma característica de ansiedade, hipomania, demência ou *delirium*. Uma forma bastante específica e extremamente angustiante de inquietação é a acatisia, quando o paciente tem um desejo forte e subjetivo de andar e não consegue sentar. O *wandering* é uma tendência de andar a esmo, não acompanhada de angústia, observado em casos de demência, sobretudo frontotemporal.

A apatia pode resultar em intensa redução da atividade motora e ser confundida com lentidão psicomotora e bradicinesia.

ORIENTAÇÃO

É surpreendente como a desorientação dos pacientes pode passar despercebida. O indivíduo aparentemente alerta pode saber que está no hospital, saber a hora (uma rápida olhada em um relógio), mas dizer com confiança o ano como sendo cinco décadas anteriores. A autodesorientação deve levantar a suspeita de demência grave, *delirium* ou transtorno dissociativo. Afásicos apresentam falso negativo na avaliação da orientação quando ela se apoia na linguagem (nesse caso, deve-se buscar testes mais ecológicos).

É necessário observar a orientação espacial também no momento em que o paciente deixa o consultório, examinando qual saída escolhe e o rumo que toma.

ATENÇÃO E CONCENTRAÇÃO

A atenção pode ser examinada de forma mais simplória pelo tempo em que se consegue manter o contato visual ou de maneira mais elaborada por meio de testes (*span* de dígitos, meses ao contrário, subtrações sucessivas). Baixa atenção pode tornar-se evidente durante a entrevista geral pela atitude alienada, pela mudança frequente de temas ou pela incapacidade de recontar algo que acabou de ser explicado.[3]

Problemas de concentração são comuns na depressão e na ansiedade. Fraco desempenho em uma série de testes com um padrão de desistência precoce ou de desespero com respostas do tipo "Não sei" podem sugerir a pseudodemência depressiva, embora se deva recordar que o prejuízo cognitivo da depressão representa um déficit em si, e não simplesmente um sintoma secundário à perda de iniciativa ou motivação.

FALA E LINGUAGEM

A fala é o principal instrumento de acesso à vida mental e, portanto, tem importância capital na psiquiatria, ainda que seja possível um bom exame psicopatológico mesmo em pacientes em mutismo ou afasia.

No exame, avaliam-se tanto a linguagem verbal quanto a não verbal, tanto a expressão quanto a compreensão. Deve-se atentar ao comprometimento ou não da fluência, ao débito verbal, ao acesso lexical e à compreensão (funções do hemisfério esquerdo dominante), bem como o ritmo, o pragmatismo e a prosódia da fala (funções do hemisfério não dominante). Podemos observar desde alterações dos elementos estruturais da fala (sintaxe, fonologia e semântica) até problemas mais modestos, como tangencialidade e cincunstancialidade (fala irrelevante).

O paciente que fala excessivamente (logorreia, verborragia) ou que conta histórias muito longas pode estar ansioso ou hipomaníaco, enquanto a lentidão ou monotonia do discurso sugere demência ou depressão. O discurso incoerente pode sugerir *delirium* ou outros transtornos mentais orgânicos. Uma fala pastosa ou arrastada (lembrando a de um bêbado) pode apontar para intoxicação exógena ou por benzodiazepínicos. Na doença de Alzheimer, pode-se observar discurso circunloquial; na demência semântica, jargonafasia (que pode ser confundida com a salada de palavras do esquizofrênico); na afasia progressiva não fluente, o agramatismo e as parafasias fonêmicas; na demência frontotemporal, palilalia, ecolalia e mutismo precoce; em várias demências corticais, anomias. Alterações na fala podem refletir um transtorno neurológico, como a disartria nas lesões dos gânglios da base ou a fala escandida nas lesões cerebelares.

O examinador deve estar vigilante para pistas de um estado mental anormal que podem estar presentes no conteúdo das respostas do exame cognitivo, como: "Escreva uma frase" ou "Descreva o que você vê nesta imagem". Assim, um paciente hipomaníaco pode descrever coisas em linguagem "brilhante" e entusiasta. O paciente paranoico pode revelar medos ou preocupações, e o indivíduo deprimido pode espontaneamente revelar sentimentos de culpa, desamparo, insuficiência ou tristeza, ou apresentar respostas tipo "Não sei", atestando negativismo e falta de colaboração em relação aos testes cognitivos.

MEMÓRIA

O exame de memória pode ser relativamente simples e superficial ou objeto de neuropsicologia detalhada e sofisticada. Questões gerais sobre eventos pessoais ou públicos recentes ("o que ouviu de importante no noticiário desta semana?") são úteis, assim como investigações mais específicas sobre qual foi o almoço no dia anterior, memória de rotas, conversas, roteiro de novelas, etc. Também pode ser incluído como parte de uma rotina um exame elementar e formal de memória, utilizando o familiar "três objetos" (memória verbal – como no Miniexame do Estado Mental [MEEM] – ou memória visual: três objetos são escondidos no consultório na frente do paciente cinco minutos antes de ser perguntado). Uma avaliação cognitiva mais estendida deve ser conduzida se a queixa principal for amnésia.

Respostas aproximadas e absurdas (denominadas "pararrespostas"), inicialmente descritas como parte da síndrome de Ganser, sugerem um estado dissociativo, por exemplo, "Quanto é dois mais dois?" "Cinco" ou "De que cor é o céu?" "Amarelo".

HUMOR E AFETO

O termo "afeto" é utilizado com uma série de significados complementares. Às vezes, ele está reservado para a descrição do estado de humor que prevalece em determinado ponto no tempo, enquanto o termo "humor" é usado para o estado geral durante um longo período de horas ou dias. Outros usam o termo afeto para fazer uma descrição mais "objetiva" do humor, talvez relacionado com o efeito que o humor do paciente pode ter sobre o examinador, em contraste com o estado de humor mais subjetivo do paciente. O sentido mais útil da palavra aparece provavelmente quando ela é usada para descrever menos o teor emocional ou a sensação (depressão, ansiedade, irritável, exaltação), e mais a adequação da reação emocional e o intervalo de variação durante a anamnese. Assim, pode-se falar de afeto embotado, achatado ou aplainado, constrito, incongruente ou inadequado.

As mais importantes alterações do humor são depressão, disforia (irritabilidade patológica) e elação ou exaltação. As ferramentas mais básicas para a obtenção de sintomas afetivos são o tempo e a capacidade de empatia. Infelizmente, esses elementos não estão sempre disponíveis de imediato. Quanto mais tempo se dispõe ao paciente, menos erros de diagnóstico ocorrem e menos exames complementares são solicitados. Em uma mesma consulta (desde que seja duradoura o suficiente!) poderemos observar oscilações de humor em amplitudes variadas, sendo importante detectar se são espontâneas ou reativas aos estímulos externos. Temas delicados devem ser perseguidos no intuito de testar a reatividade emocional do paciente.

A depressão constitui uma lentificação dos processos psíquicos dentro de um campo vivencial estreitado.[4] Muitas depressões em idosos se apresentam com sintomas predominantemente somáticos, mais do que apenas hipotimia declarada. Portanto, as características biológicas específicas (também chamadas de características melancólicas), como transtorno do sono (em especial insônia terminal), variações rítmicas do estado geral (fenômeno da piora matinal), perturbações do apetite, perda de peso e perda da libido, devem ser verificadas. Na depressão em idosos, frequentemente ocorrem desvios cognitivos congruentes com o humor depressivo: sentimentos de culpa recorrentes, desesperança imotivada e niilismo peremptório. Ansiedade e irritabilidade também são características de transtorno do humor e devem ser especificamente questionadas. A anedonia pode ser interpretada de forma equivocada como natural da velhice, quando, na verdade, constitui outro sintoma depressivo importante.

A elação (humor exaltado ou ativado) é uma aceleração dos processos psíquicos dentro de um campo vivencial alargado.[4] A elação de humor pode ser suspeita por verborragia, pressão de discurso, psicomotricidade intensificada, hiper-reatividade (aumento da reatividade a estímulos banais ou irrelevantes), irritabilidade, menor necessidade de sono e ideias exaltadas ou grandiosas. Menos frequente do que em adultos, pode também ocorrer hipersexualidade e outras formas de desinibição (palavrões, puerilidade, atitudes impulsivas e invasão de privacidade).

Súbitas mudanças de humor, muitas vezes fugazes e das quais o paciente pode ser facilmente distraído, são sugestivas de labilidade de afeto, que costuma ser observada em associação com lesão cerebral (cortical ou subcortical), não devendo ser confundida com o humor persistentemente rebaixado da depressão. O riso patológico é raro, estereotipado, diferente do riso social e com frequência associado a transtornos psiquiátricos funcionais (esquizofrenia) e orgânicos (deficiência intelectual, demência frontotemporal).

A ansiedade é uma aceleração dos processos psíquicos dentro de um campo vivencial estreitado.[4] É caracterizada por uma sensação subjetiva de desconforto e medo. Ela também pode ser específica e revelar medo de doenças como parte de hipocondria ou mesmo fobias específicas. Também pode ser parte de uma ansiedade generalizada ou depressão. Alguns autores consideram a ansiedade uma alteração primária do humor (talvez em um espectro com a depressão), e, se assim classificada, seria indiscutivelmente o transtorno do humor mais observado.

A avaliação dos pacientes com sentimentos de desespero, delírios niilistas e ideias suicidas pode apresentar uma dificuldade particular. Alguns desses sujeitos estão conscientes de que suas ideias de autoextermínio podem ser identificadas como evidência de doença mental ou indicativas de internação e, por isso, mostram-se relutantes em divulgá-las. O psiquiatra não deve relutar em investigar ativamente o risco de suicídio em todos os pacientes que façam parte do grupo de risco (ver Cap. 25 – Emergências e Iatrogenias em Psiquiatria Geriátrica).

Grupos de pacientes idosos nos quais o transtorno do humor pode ser particularmente difícil de diagnosticar incluem aqueles com alterações cognitivas (demências, esquizofrenia residual, encefalopatias), depressão mascarada e portadores de alexitimia. Os últimos podem ter uma experiência subjetiva muito diferente de transtorno do humor e não ter uma linguagem habitual para descrever suas experiências. Os transtornos afetivos às vezes precisam ser inferidos a partir de alterações de outros comportamentos, como, por exemplo, perda de interesse em rotinas triviais, perturbação do sono ou do apetite, ou irritabilidade e agressividade. Uma triagem empírica de tratamento pode ser necessária.

FORMA E CONTEÚDO DO PENSAMENTO

A forma do pensamento pode ser descrita em termos de direcionalidade e intencionalidade. O pensamento com formato desagregado ou com alogia em idosos sugere esquizofrenia residual; o pensamento incoerente, síndromes psico-orgânicas agudas (*delirium*, intoxicação exógena); a fuga de ideias e a arborização do pensamento, elação do humor (provável transtorno bipolar); e o pensamento circunloquial, demência.

Na avaliação do conteúdo do pensamento, deve-se considerar, em primeiro lugar, uma descrição das principais preocupações do paciente. Posteriormente, é importante investigar conteúdos de pensamento patológicos específicos, tais como delírios, ideias supervalorizadas, crenças prevalentes e obsessões (ideias intrusivas egodistônicas que irrompem à consciência). Por fim, pode ser útil explorar a crença do paciente especialmente no que diz respeito a causalidade, investigação e prognóstico da doença.

Assim como as alucinações, os delírios podem ser fragmentados ("Meus filhos me abandonarão em um asilo", "Roubaram meu dinheiro", "Estou sendo dilapidado", "Querem me matar") ou sistematizados (uma elaborada narrativa com personagens, argumentos, enredo e previsões). Os primeiros sugerem uma síndrome cerebral orgânica (aguda ou crônica), enquanto os últimos são mais característicos de psicoses funcionais crônicas, tais como parafrenia, paranoia e transtorno do humor com sintomas psicóticos. *As características centrais do delírio são a alteração do teste de realidade e a inflexibilidade com a qual a convicção é mantida; as evidências são recrutadas para apoiar a crença, nunca para desafiá-la.*

SENSOPERCEPÇÃO

Alterações da sensopercepção geralmente são egodistônicas, e, por isso, os pacientes podem relutar em responder perguntas diretas sobre alucinações (percepções sem objeto). É aconselhável, portanto, introduzir questões sobre alucinações depois que certo grau de intimidade foi estabelecido e qualquer suspeita ou hostilidade por parte do paciente foi atenuada. Como acontece com qualquer linha de questionamento, é aconselhável começar com dúvidas relativamente amplas ("Alguma experiência incomum?", "Algo distrai você?") antes de mudar para as perguntas mais diretas. A experiência pode precisar ser normalizada até certo ponto: "As pessoas, às vezes, dizem para mim que ouvem os outros falarem com elas ou sobre elas. Isso nunca aconteceu com você?" As alucinações auditivas devem ser esclarecidas quanto à natureza e, em particular, se existem vozes de "comando". Estas estão associadas com atuação sobre o conteúdo das alucinações e podem, portanto, ser relacionadas a um risco maior de violência para consigo ou para com os outros. As alucinações visuais são mais sugestivas de doença cerebral orgânica, enquanto as transitórias – alucinações mal formadas, polimórficas (variáveis em conteúdo) e não associadas a delírios sistematizados complexos – são características das síndromes cerebrais orgânicas, especialmente *delirium*. Em particular, as alucinações visuais sugerem síndromes psico-orgânicas e são observadas no *delirium*, na demência com corpos de Lewy e como fatores complicadores da doença de Parkinson e de seu tratamento com agonistas dopaminérgicos. E, em comparação com pacientes com transtornos psiquiátricos primários, em alguns transtornos orgânicos pode haver preservação do *insight* sobre a natureza anormal da experiência sensorial.

Alucinações congruentes com o humor (cheiros de podridão, vozes de acusação, visões do inferno) sugerem transtornos afetivos. Alucinações visuais são também observadas em pacientes com perda visual secundária a lesões periféricas (síndrome de Charles Bonnet).

COMPULSÕES E OUTROS COMPORTAMENTOS REPETITIVOS

É relativamente comum encontrar comportamentos estereotipados e repetitivos em idosos. Em geral, esses fenômenos nessa faixa etária não indicam TOC, mas síndromes psico-orgânicas. Pacientes com uma gama de condições que afetam as funções cognitivas, como as demências ou outras encefalopatias, podem mostrar um repertório restrito de comportamentos e intolerância à interrupção deles. Essa é uma característica particular de síndromes demenciais que afetam os lobos frontais (demência frontotemporal, demência semântica, degeneração corticobasal) e encefalopatias que atingem os gânglios da base (coreia de Huntington, doença de Fahr, touretismo, neuroinfecção, AVC). Esses comportamentos parecem fazer parte de um *continuum* com o TOC. A principal diferença é que pacientes com TOC primário têm uma forte sensação subjetiva de estranhamento ou ilogismo em relação a seus pensamentos ou medos e, com frequência, resistem ativamente a eles.

INSIGHT OU AUTOCONSCIÊNCIA

O *insight* está diretamente ligado à cooperação durante a avaliação psicogeriátrica, à aderência ao tratamento e à funcionalidade do indivíduo, portanto seu exame é estratégico. Pacientes com *insight* mais comprometido têm comprometimento notório nas atividades da vida diária e, por conseguinte, apresentam menor autonomia e maior dependência funcional.

O *insight* refere-se à consciência do próprio estado mórbido e da consequente percepção da necessidade de tratamento. Pacientes e cuidadores geralmente apresentam avaliações não superpostas do *insight*, sendo que os cuidadores tendem a avaliar o estado do paciente como mais comprometido do que este o considera, muito embora o contrário também possa acontecer. O *insight* pode também estar dissociado em um mesmo indivíduo: ele pode apresentar alteração do *insight* para as mudanças de comportamento, mas exibir *insight* preservado para as alterações cognitivas, ou vice-versa. Em geral, porém, o *insight* para as alterações de comportamento está mais comprometido e é mais fácil de se observar do que aquele para as alterações cognitivas. O *insight* comprometido pode ser observado nos transtornos psicóticos, na mania e nas demências que comprometem o lobo frontal. Nas demências frontais, o prejuízo no *insight* surge de forma precoce e até compõem os critérios diagnósticos desse grupo de demências.[5]

Alguns pacientes depressivos ou hipocondríacos podem apresentar *insight* aumentado em relação a seus problemas.

▶ CONSIDERAÇÕES FINAIS

A avaliação psicogeriátrica constitui a base para o diagnóstico competente e, por conseguinte, para o tratamento adequado em psiquiatria geriátrica. Quando mal conduzida, desemboca em uma série de armadilhas e equívocos que comprometem a correta organização e hierarquização dos dados clínicos, bem como todo o racional de condução do caso, prejudicando o paciente e distraindo a equipe médica para aspectos irrelevantes e prognósticos falsos.

A avaliação psiquiátrica dos idosos tem diferenças fundamentais em relação à avaliação de outras faixas etárias. Existem particularidades na entrevista e no exame psíquico, bem como a preocupação constante de avaliar a funcionalidade em todos os domínios (comportamental, cognitivo e social). Além disso, os objetivos a serem alcançados na avaliação e seus desafios devem ser contextualizados para esse segmento etário (Quadro 3.8). O estudo do imbricamento entre o aspecto biológico e o psicossocial na vida mental e comportamental dos idosos é crucial. Quando não são conhecidos adequadamente, tende-se a "biologizar" os problemas psicossociais ou, ao contrário, "psicossocializar" os problemas biológicos.

QUADRO 3.8 DESAFIOS DO EXAME PSICOPATOLÓGICO EM PSIQUIATRIA GERIÁTRICA

- Definição dos limites e da interação entre o biológico e o psicossocial
- Diferenciação entre síndromes orgânicas e funcionais
- Diferenciação entre apatia, depressão e bradicinesia (com hipomimia)
- Diferenciação entre sintomas dissociativos (conversivos) e neurológicos
- Diferenciação entre hipomania, mória e hiperatividade
- Diferenciação entre ansiedade, desinibição, inquietação, acatisia e *wandering*
- Diferenciação entre depressão e demência
- Diferenciação entre sintomas obsessivos e perseveração
- Diferenciação entre transtornos da linguagem (afasias) e do pensamento
- Diferenciação entre desenvolvimento e processo

► REFERÊNCIAS

1. Caixeta M, Caixeta L, Vargas C, Melo V, Melo C. O exame psiquiátrico. São Paulo: Rubio; 2011.

2. Mackinnon RA, Yudofsky SC. A avaliação psiquiátrica na prática clínica. Porto Alegre: Artes Médicas; 1988.

3. Caixeta M, Caixeta L, Caixeta V, Vargas C. Psicologia médica. São Paulo: Sparta; 2015.

4. Sonenreich C, Estevão G, Silva Filho LMA. Psiquiatria: propostas, notas, comentários. São Paulo: Lemos; 1999.

5. Caixeta L. Demências do tipo não Alzheimer: demências focais frontotemporais. Porto Alegre: Artmed; 2010.

► LEITURAS SUGERIDAS

Caixeta L. Doença de Alzheimer. Porto Alegre, Artmed; 2012.

Caixeta L, Ferreira SB, organizadores. Manual de neuropsicologia: dos princípios à reabilitação. São Paulo: Atheneu; 2012.

Caixeta L, Teixeira AL, organizadores. Neuropsicologia geriátrica: neuropsiquiatria cognitiva em idosos. Porto Alegre: Artmed; 2014.

Caixeta M. Psiquiatria clínica. São Paulo: Lemos; 2004.

Carlat DJ. Entrevista psiquiátrica. 2. ed. Porto Alegre:Artmed; 2007.

Malloy-Diniz LF, Fuentes D, Cosenza RM, organizadores. Neuropsicologia do envelhecimento: uma abordagem multidisciplinar. Porto Alegre: Artmed; 2013.

4

AVALIAÇÃO COGNITIVA E PSICOLINGUÍSTICA DO IDOSO

LEONARDO CAIXETA
VÂNIA SOARES
CÂNDIDA DIAS SOARES

A avaliação neuropsicológica (ANP) e psicolinguística é uma ferramenta que, com o exame neurológico e os testes laboratoriais, visa um mapeamento do estado cognitivo do paciente, definindo quais funções encontram-se comprometidas e quais estão preservadas dentro de uma dinâmica de interações entre os diversos domínios cognitivos. Baseia-se em um racional diagnóstico que permite usar como instrumentos diferentes tipos de baterias neuropsicológicas disponíveis de acordo com cada caso. Dessa forma, o profissional tem no exame neuropsicológico e psicolínguístico uma extensão, com mais detalhes, das funções cognitivas avaliadas na consulta médica.[1]

Assim, podemos afirmar que *o objetivo essencial da ANP é realizar inferências sobre as características funcionais e estruturais do cérebro, examinando a conduta de um indivíduo em situações definidas de estímulo-resposta*, ou seja, na testagem neuropsicológica (Quadro 4.1).[2] Já a avaliação psicolinguística é utilizada para análise da linguagem, cujo objetivo é considerar isoladamente a funcionalidade de cada um dos sistemas linguísticos: fonológico, sintático e semântico.

A abordagem psicolinguística oferece uma avaliação dos processos cujos déficits estão correlacionados aos transtornos da linguagem presentes em quadros de várias etiologias ou mesmo decorrentes do envelhecimento normal.

▶ O PROCESSO DA AVALIAÇÃO NEUROPSICOLÓGICA

ANAMNESE

A entrevista inicial é importante para uma ANP adequada. O primeiro contato é fundamental para estabelecer um vínculo que favoreça a colaboração ativa do paciente durante a avaliação. É também um momento em que se pode observar o desempenho do

QUADRO 4.1 OS OBJETIVOS PRINCIPAIS DA AVALIAÇÃO NEUROPSICOLÓGICA

- Estabelecer a presença ou não de déficit cognitivo.
- Avaliar o nível de funcionamento cognitivo atual relacionado aos níveis ocupacionais e pré-mórbido de funcionamento, verificando as possibilidades de retorno às atividades anteriores.
- Detectar alterações cognitivas sutis.
- Determinar as habilidades preservadas e as funções deterioradas.
- Colaborar com o planejamento do tratamento multiprofissional.
- Acompanhar a evolução do quadro.
- Sugerir as possíveis correlações entre as alterações observadas e as áreas comprometidas.[3]
- Uma variedade de instrumentos de testagem padronizada serve para esses propósitos. Esses testes envolvem a atenção e a memória em seus aspectos auditivos verbais e visuais, visuopercepção, gnose, funções executivas, destreza visuomotora, praxia, linguagem, entre outros, e incluem, por exemplo, as escalas avaliativas especialmente desenvolvidas para pessoas com demência.[4]
- Auxiliar no diagnóstico diferencial, permitindo uma informação fidedigna sobre o funcionamento cognitivo do paciente.

paciente em uma situação menos formal e menos estressante em comparação à administração dos testes. O contato com um familiar ou responsável é necessário para complementar os dados das rotinas e das informações que não foram reveladas pelo paciente.

A partir do encaminhamento do médico e da anamnese detalhada, o processo avaliativo é direcionado orientando a seleção da bateria dos testes necessários e o tempo de duração. As variáveis demográficas, como idade, profissão, escolaridade, são fatores que, por si só, revelam a história de vida do paciente e as alterações que possam ter ocorrido durante seu desenvolvimento.

Na história clínica, é importante considerar o uso de medicamentos, para avaliar o estado geral, pois o paciente pode estar sonolento, inquieto e agressivo. A aparência deve ser observada, tanto o modo de vestir como a marcha e a postura. A habilidade discursiva, de compreensão e de produção, a articulação e a prosódia são dados importantes na avaliação qualitativa.

No entanto, uma avaliação informal inicia assim que o paciente é encaminhado para o consultório. Devem ser observados o estado geral do paciente, a deambulação, o humor, a orientação temporoespacial e o estado de alerta.

SELEÇÃO DOS TESTES

O protocolo apropriado da ANP e da avaliação e neurolinguística é definido a partir de alguns critérios.

Deve ser considerado primeiramente o propósito da avaliação, a partir do encaminhamento clínico, dos dados levantados na anamnese e das condições gerais do paciente. O tempo é determinante na escolha dos testes a serem explorados, pois o paciente idoso em geral não tem autonomia nem disposição de permanecer por longo período na avaliação. Assim, uma bateria breve deve ser utilizada quando o estado geral do paciente não permite um aprofundamento detalhado.

O grau de escolaridade e a idade são fatores determinantes na seleção dos testes e na correção. O idoso com um nível de escolaridade superior merece atenção para não se obter um efeito solo, pois a educação ou mesmo a falta dela exercem influência significativa no desempenho das provas.[5]

BATERIAS QUANTITATIVAS *VERSUS* QUALITATIVAS

Ao discernir uma ANP, é importante considerar o tipo de informação que se deseja obter. Em função do tipo de informação colhida, as avaliações neuropsicológicas classificam-se em:

- Avaliações quantitativas e psicométricas, que permitem quantificar as deficiências do paciente. Esse tipo de informação é muito útil quando se suspeita de baixo prejuízo cognitivo, como nos casos de comprometimento cognitivo leve e estádios iniciais da doença de Alzheimer (DA), porque permitem saber se os rendimentos dos sujeitos são inferiores ou não, comparando-os a um grupo-controle sadio com características semelhantes.
- Avaliações qualitativas, nas quais o avaliador não se limita a analisar a pontuação final obtida pelo paciente, mas registra e analisa a maneira como o indivíduo resolve ou não consegue resolver as diferentes tarefas contidas no teste. Além disso, nessa avaliação, busca-se conhecer os procedimentos utilizados pelo paciente para realizar o teste e a forma como consegue resolver a problemática ali presente.[6]

▶ CONTRIBUIÇÕES DA AVALIAÇÃO NEUROPSICOLÓGICA NO DIAGNÓSTICO DIFERENCIAL

A ANP nada mais é do que uma investigação para definir possíveis problemas cognitivos e/ou alterações comportamentais gerados por disfunções cerebrais. É um procedimento inseparável do exame neurológico e do exame geral, porque um deve confirmar o outro.[7]

Para uma avaliação inicial, existem instrumentos utilizados em larga escala para rastreamento trivial que se caracterizam pelo rápido manuseio e investigam aspectos cognitivos de forma breve. Esses testes envolvem a atenção e a memória em seus aspectos auditivos-verbais e visuais, visuopercepção, gnose, funções executivas, destreza visuomotora, praxia, linguagem, entre outros, como, por exemplo, as escalas avaliativas especialmente desenvolvidas para pessoas com demência.[4]

No entanto, esses testes de rastreio têm limitações, pois não fazem diagnóstico etiológico, mas sindrômico, não englobando, de forma pormenorizada, várias áreas cognitivas.

O MINIEXAME DO ESTADO MENTAL

O Miniexame do Estado Mental (MEEM) é um dos testes mais empregados e estudados em todo o mundo. Tem sido utilizado em ambientes clínicos, na detecção de declínio cognitivo, para o seguimento de quadros demenciais e monitoramento de resposta ao tratamento.[8]

ALZHEIMER'S DISEASE ASSESSMENT SCALE

A Alzheimer's Disease Assessment Scale (ADAS)[9] é um instrumento de avaliação clínica que verifica alterações cognitivas e déficits comportamentais, bem como fornece um índice de gravidade global da demência. A ADAS contém 21 itens, que fo-

---

QUADRO 4.2 TESTES DE RASTREIO

- Miniexame do Estado Mental[10]
- Alzheimer's Disease Assessment Scale (ADAS)[9]
- Teste do desenho do relógio (TDR)[11]
- Teste de Fluência Verbal[12]
- Teste de Fluência Fonêmica e Semântica (FAS)[13]

> **QUADRO 4.3 MINIEXAME DO ESTADO MENTAL**
>
> **Orientação temporal**
> - Dia da semana (1 ponto)
> - Dia do mês (1 ponto)
> - Mês (1 ponto)
> - Ano (1 ponto)
> - Hora aproximada (1 ponto)
>
> **Orientação espacial**
> - Local genérico (residência, hospital) (1 ponto)
> - Local específico (andar) (1 ponto)
> - Bairro ou rua aproximada (1 ponto)
> - Cidade (1 ponto)
> - Estado (1 ponto)
>
> **Memória de fixação**
> - Repetir vaso, carro, tijolo (1 ponto para cada palavra repetida – 5 tentativas no máximo)
>
> **Atenção e cálculo**
> - Subtração: 100-7 sucessivamente por 5 vezes (1 ponto para cada acerto)
>
> **Memória de evocação**
> - Lembrar as 3 palavras repetidas no item memória de fixação (1 ponto para cada palavra)
>
> **Linguagem**
> - Nomear objetos: relógio e caneta (1 ponto para cada acerto)
> - Repetir: "Nem aqui, nem ali, nem lá" (1 ponto)
> - Seguir o comando verbal: "Pegue o papel com a mão direita, dobre ao meio e coloque no chão" (3 pontos)
> - Ler e seguir comando escrito: "Feche os olhos" (1 ponto)
> - Escrever uma frase (1 ponto)
> - Praxia construtiva
> - Copiar o desenho (1 ponto)
>
> **Pontos de corte – MEEM**
> - 18 pontos – para analfabetos
> - 21 pontos – 1 a 4 anos de escolaridade
> - 24 pontos – para 4 a 7 anos de escolaridade
> - 26 pontos – para aqueles com mais de 7 anos de escolaridade

ram selecionados considerando os índices de confiabilidade entre avaliadores e teste-reteste.

Embora a ADAS tenha sido desenvolvida especificamente para avaliar funções cognitivas e alterações comportamentais características da DA, ela pode ser utilizada para avaliar outros tipos de demência, verificando os sintomas que se sobrepõem.

Uma crítica a essa escala refere-se ao tempo de aplicação e à falta de itens para a avaliação da função executiva. O tempo para administrá-la é de aproximadamente 30 minutos.

> **Pontuação:**
> - 0 – Sugere desempenho cognitivo normal.
> - 5 – Reflete comprometimento grave ou alta frequência de um comportamento. Pontuações nos dois itens da memória (variação 0 a 22) são ocasionalmente apresentadas de modo separado.
> - Pontuações menores ou iguais a 10 podem ser consideradas no intervalo normal. Uma pontuação entre 16,5 e 16,8 demonstrou ser equivalente a uma contagem de MEEM de 23.

TESTE DO DESENHO DO RELÓGIO[11]

Avalia as funções temporoparietais, o planejamento, a percepção visual e a praxia construtiva.

O avaliador fornece uma folha de papel em branco e solicita que o paciente desenhe um relógio, com os números e, em seguida, faça os ponteiros, marcando 10 minutos para as 2 horas.

> **Pontuação: 5 pontos**
> **Desenho totalmente correto: 5 pontos**
> Desenho do círculo correto: 1 ponto
> Números na posição correta: 1 ponto
> Inclui todos os números: 1 ponto
> Horário correto: 1 ponto
> Pontuações abaixo de 4 pontos são indicativas de investigação mais detalhada.

TESTE DE FLUÊNCIA VERBAL-SEMÂNTICA E FONÊMICA[13]

Este teste avalia linguagem, memória semântica e funções executivas. No que se diz respeito às tarefas de fluência verbal, as principais capacidades executivas associadas são: a atenção, a iniciativa, a abstração, o planejamento, a flexibilidade mental e as estratégias de busca e de recuperação.[14]

É importante uma avaliação qualitativa, na qual se observa como o paciente categoriza os animais, como utiliza o tempo disponível para a execução do teste, sua capacidade de organização do pensamento e como acessa as palavras.

Fluência verbal: Solicita-se ao paciente que cite o maior número possível de animais, no prazo de um minuto.

> - Ponto de corte: 12
> - Analfabetos: 9
> - Escolaridade de 8 anos acima: 13

FLUÊNCIA FONÊMICA E SEMÂNTICA[8]

O Teste de Fluência Fonêmica e Semântica (FAS)[13] tem uso já estabelecido em avaliações de idosos e afásicos. É útil na pesquisa de disfunção executiva e de memória semântica. Regiões como o lobo frontal e as estruturas temporais estão envolvidas na execução desse tipo de tarefa e fornecem indícios de disfunção ou preservação dessas áreas.

O Teste FAS pode ser aplicado em crianças, adultos e idosos, e os resultados sofrem interferência de processamentos que envolvem o lobo frontal e o temporal. Na recuperação por letra, o processamento predominante é no lobo frontal, enquanto, na por categoria, é no temporal.[15]

Como aplicar: "Vou dizer uma letra do alfabeto. Quero que você cite quantas palavras puder que comecem com esta letra. Diga o mais rápido possível. Por exemplo, se eu disser 'B' você poderá falar 'boi, batata, bala...'. Não quero que use nomes próprios como Brasília ou Bárbara. Alguma pergunta? Comece quando eu disser a letra."

"A primeira letra é 'F'. Pode começar." (Quando finalizada a ordem para iniciar, comece a cronometrar.)

Tempo: Um minuto para cada letra. Procure dizer palavras de incentivo, como "muito bem" ao final de cada minuto. Se o examinado parar antes do final do tempo, encoraje-o. Se passar de 15 segundos, repita as instruções básicas e a letra.

Realizar o mesmo procedimento com as letras "A" e "S".

A partir do resultado obtido nos testes de rastreio, o profissional verifica a necessidade de um aprofundamento na ANP.

A seguir, a Tabela 4.1 sugere uma bateria de testes costumeiramente usada em uma avaliação mais detalhada.

▶ DESEMPENHO COGNITIVO NO IDOSO NORMAL

Atualmente, com o aumento da expectativa de vida, associar declínio cognitivo com idade não condiz com a realidade, pois muitos indivíduos mantêm a acuidade mental dentro de um patamar ideal. Contudo, é inegável que a idade avançada, com outras alterações no quadro geral, promove um nível de declínio cognitivo relativo e particular a cada indivíduo.

TABELA 4.1 **BATERIA DE TESTES GERALMENTE USADA EM AVALIAÇÃO DETALHADA**

Função neuropsicológica	Modalidade	Teste	Item
Atenção	Span atencional	Span Dígitos[4]	– Ordem direta (OD) – Ordem Inversa (OI)
	Sustentada	Sinos[19] Span Dígitos	– Completo – OD – OI
Raciocínio	Conceituação e abstração	Semelhanças[4]	– Completo
Percepção visual	Organização perceptual	Hooper[20]	– Completo
Visuoconstrução	Cópia de figura complexa	Figura complexa de Rey[21]	– Cópia – Evocação
Linguagem	Fluência verbal	FAS	– Completo
		Categoria animal	– Completo
	Abstração	Provérbios Semelhanças[4]	– Completo
Memória e aprendizagem	Memória lógica	WMS-R	– I e II
	Aprendizagem de palavras	RAVLT[21]	– Completo
	Memória operacional	Dígitos[21]	– OI
Funções motoras e executivas	Resistência à interferência	Stroop Test[21]	– Cartões 2 e 3
		Trail (tempo e erros)[21]	– A/B
	Planejamento	Labirinto/Sinos	– 1

Tais declínios afetam as funções cognitivas de forma heterogênea no processo de senescência.[16] A natureza da alteração, sua magnitude e a taxa de progressão variam de acordo com a função cognitiva em questão.[17] A heterogeneidade dos padrões pode ocorrer em diversos domínios, incluindo: memória episódica; atenção e fluência verbal;[18] velocidade de processamento; memória explícita, funções executivas atenção dividida; e eficiência da memória de trabalho[22] e da linguagem.[23]

Funções cognitivas como a capacidade de decisão, planejamento[18] e memória semântica[24] podem permanecer estáveis por um tempo maior, desde que não ocorram doenças degenerativas que afetem a linguagem.

No envelhecimento, tanto normal quanto patológico, as funções executivas tendem a estar prejudicadas. No normal, as alterações executivas ocorrem de modo gradual e lento até os 60 anos, tornando-se mais aceleradas a partir dos 70 anos. Uma possível explicação para esse declínio é o desgaste fisiológico natural dos lobos frontais.[25] No comprometimento cognitivo leve e nas demências, as alterações de natureza executiva estão presentes, porém de forma precoce e quantitativamente mais intensa.

Em termos genéricos, as funções executivas fazem referência a um conjunto de capacidades cognitivas implicadas na resolução de problemas ou no estabelecimento de um plano de ação em situações desafiadoras. Podem ser agrupadas em uma série de componentes:[26]

- Habilidade para formular e executar metas
- Planejamento
- Estratégias para atingir objetivos
- Flexibilidade de pensamento que possibilita alterações nos projetos

A redução nas perdas dessas funções afeta a capacidade do indivíduo de ter uma vida independente e socialmente aceita. A capacidade limitada para gerenciar a própria vida, atender suas necessidades e os compromissos a sua volta resulta em interpretações errôneas, que são traduzidas em críticas e isolamento social.

▶ REFERÊNCIAS

1. Caixeta L. Demência: abordagem multidisciplinar. São Paulo: Atheneu; 2006.

2. Benton AL, Varney NR, Hamsher KD. Visuo-spatial judgement: a clinical test. Arch Neurol. 1978;35(6):364-7.

3. Meneses MS, Teive HAG, organizadores. Doença de Parkinson. Rio de Janeiro: Guanabara Koogan; 2003.

4. Wechsler D. WAIS-R manual. New York: The Psychological; 1981.

5. Zarit SH, Pearlin LI, Schaie KW, editors. Personal mastery in social and life course contexts. New York: Springer; 2003.

6. Kaplan E. The process approach to neuropsychological assessment of psychiatric patients. J Neuropsychiatry Clin Neurosci. 1990;2(1):72-87.

7. Gil R. Neuropsicologia. 2. ed. São Paulo: Santos; 2005.

8. Anthony JC, LeResche L, Niaz, U, Von Korff MR, Folstein MF. Limits of the mini-mental state as a screening test for dementia and delirium among hospital patients. Psychol Med. 1982;12(2):397-408.

9. Rosen WG, Mohs RC, Davis KL. A new rating scale for Alzheimer's disease. Am J Psychiatry. 1984;141(11):1356-64.

10. Folstein MF, Folstein SE, McHugh PR. "Mini-mental state". A practical method for grading the cognitive state of patients for the clinician. J Psychiatr Res. 1975;12(3):189-98.

11. Shulman KI, Shedletsky R, Silver IL: The challenge of time: clock-drawing and cognitive function in the elderly. Int J Geriatr Psychiatry. 1986;1:135-40.

12. Brucki SMD, Malheiros SMF, Okamoto IH, Bertolucci PHF. Dados normativos para o uso do teste de fluência verbal categoria animais em nosso meio. Arq Neuropsiquiatr. 1997;55(1):56-61.

13. Spreen O, Strauss E. A compendium of neuropsychological tests. 2nd ed. New York: Oxford University; 1998.

14. Simões MR. Os testes de fluência verbal na avaliação neuropsicológica: pressupostos, funções examinadas e estruturas anatômicas envolvidas. Psychologica. 2003;32:25-48.

15. Martin A, Wiggs CL, Lalonde F, Mack C. Word retrieval to letter and semantic cues: a double dissociation in normal participants using interference tasks. Neuropsychologia. 1994;32(12):1487-94.

16. Fillit HM, Butler RN, O'Connell AW, Albert MS, Birren JE, Cotman CW, et al. Achieving and maintaining cognitive vitality with aging. Mayo Clin Proc. 2002;77(7):681-96.

17. Albert M. Age-related changes in cognitive function. In: Albert M, Knoefel J, editors. Clinical neurology of aging. 2nd ed. Oxford: Oxford University; 1994. p. 314-27.

18. Alwin D, Hoffer S. Opportunities and challenges for interdisciplinary research. In: Hofer S, Alwin D, editors. Handbook of cognitive aging: interdisciplinary perspectives. Los Angeles: Sage; 2008. p. 2-33.

19. Gauthier L, Dehaut F, Joanette Y. The Bells Test: a quantitative and qualitative test for visual neglect. Int J Clin Neuropsychol. 1989;11:49-54.

20. Hooper HE. Hooper Visual Organization Test (VOT). Los Angeles: Western Psychological Services; 1983.

21. Lezak MD. Neuropsychological assessment. 3rd ed. Oxford University; 1995.

22. Rabbitt P, Lowe C. Patterns of cognitive ageing. Psychol Res. 2000;63(3-4):308-16.

23. Federmeier KD, Van Petten C, Schwartz TJ, Kutas M. Sounds, words, sentences: age-related changes across levels of language processing. Psychol Aging. 2003;18(4):858-72.

24. Nyber L, Backman L. Cognitive aging: a view from brain imaging. In: Dixon RA, Backman L, Nilsson L, editors. New frontiers in cognitive aging. Oxford: Oxford University 2004. p.135-60.

25. Woodruff-Pak DS. Neuropsychology of aging. Oxford: Blackwell; 1997.

26. Sullivan JR1, Riccio CA, Castillo CL. validity of the tower tasks as measures of executive function in adults: a meta-analysis. Appl Neuropsychol. 2009;16(1):62-75.

► LEITURAS SUGERIDAS

Argimon, IL, Timm LA, Rigoni MS, Oliveira MS Instrumentos de avaliação de memória em idosos: uma revisão. Rev Bras Ciênc Envelhec Hum. 2005;2(2):28-35.

Brucki SM, Nitrini R, Caramelli P, Bertolucci PH, Ivan H. Okamoto IH. Suggestions for utilization of the mini -mental state examination in Brazil. Arq Neuropsiquiatr. 2003;61(3B):777-81.

Cummings JL. Frontal-subcortical circuits and human behavior. Arch Neurol. 1993;50(8):873-80.

Kaplan E, Goodglass H, Weintraub S. The Boston naming test. Philadelphia: Lea & Febiger; 1983.

Mattis S. Dementia rating scale (DRS). Odessa: Psychological Assessment Resources; 1988.

Thompson JC, Stopford CL, Snowden JS, Neary D. Qualitative neuropsychological performance characteristics in frontotemporal dementia and Alzheimer's disease. J Neurol Neurosurg Psychiatry. 2005;76(7):920-7.

5
AVALIAÇÃO NEUROLÓGICA EM IDOSOS

LEONARDO CRUZ DE SOUZA
PAULO CARAMELLI
ANTONIO LUCIO TEIXEIRA

"Hic sunt dracones" ("aqui há dragões") é uma expressão latina que figura na cartografia medieval para indicar territórios perigosos e desconhecidos, possivelmente habitados por criaturas monstruosas. *Mutatis mutandis,* a semiologia neurológica é um domínio que desperta receio temerário em um número não negligenciável de clínicos, os quais se abstêm do exame neurológico na prática médica. O objetivo deste capítulo é fornecer as diretrizes gerais dessa avaliação no paciente idoso. O conhecimento do exame neurológico e sua prática fornecem elementos imprescindíveis na investigação clínica em psiquiatria geriátrica, sendo de suma importância que suas bases sejam dominadas e praticadas por profissionais que trabalham nessa área.

▶ DIAGNÓSTICO CLÍNICO EM NEUROLOGIA: MÉTODO

A avaliação neurológica compreende a anamnese e o exame neurológico, os quais fornecem elementos que visam a formulação do raciocínio diagnóstico em três níveis: o anatômico (correspondente ao sítio da lesão responsável por determinado sinal), o sindrômico ou funcional (correspondente ao quadro fisiopatológico) e o etiológico (correspondente à doença capaz de explicar as manifestações clínicas observadas). A doutrina semiológica clássica aconselha o médico a esboçar o diagnóstico por meio da anamnese e do exame físico, e o profissional, ao fazê-lo, deve procurar, então, expressá-lo em termos anatômico, funcional e etiológico.[1] Para tanto, a anamnese e o exame neurológico devem ser cuidadosos e detalhados.

▶ ANAMNESE

Como ocorre em todas as especialidades médicas, uma boa história muitas vezes permite ao clínico formular hipóteses diagnósticas ou, até mesmo, em alguns casos, definir o diagnóstico do paciente. Entretanto, é comum haver equívocos diagnósticos quando a anamnese é incompleta ou imprecisa.

Inicialmente, o médico deve obter informações relativas à identificação do paciente. Em neurologia, além dos dados habituais (nome, sexo, idade, profissão, estado civil, naturalidade e procedência), a escolaridade e a dominância manual são elementos importantes. O nível educacional é relevante para a interpretação dos resultados em testes de avaliação cognitiva, já que influencia sobremaneira o respectivo desempenho. Informações sobre *hobbies* praticados ao longo da vida podem ser igualmente preciosas, pois hábitos de lazer associados a maior demanda cognitiva (p. ex., leitura, tocar instrumento musical) influenciam a reserva cognitiva do indivíduo, exercendo possivelmente um papel protetor em relação a doenças neurodegenerativas.[2,3]

Após a coleta dos dados de identificação, o médico deve solicitar ao paciente que forneça um relato detalhado de sua(s) queixa(s) em suas próprias palavras. Deve-se intervir o mínimo possível, exceto em situações nas quais o indivíduo gasta muito tempo com detalhes irrelevantes ou, em contrapartida, quando informa pouco ou de modo incompleto a respeito de sintomas importantes. Estes devem ser mais explorados por meio de questões específicas sobre o tipo de sintoma, a duração, o modo de instalação (se súbito, agudo ou insidioso), o curso clínico (com melhora, estável, intermitente, remitente ou progressivo), a presença de sintomas associados e, neste caso, a sequência cronológica de instalação, além de possíveis fatores desencadeadores e sintomas prodrômicos. É importante, ainda, definir o impacto do(s) sintoma(s) sobre a qualidade de vida do paciente, sobre seu desempenho profissional e funcional (atividades instrumentais e básicas da vida diária), sobre sua família, possíveis consequências socioeconômicas e legais, além dos eventuais efeitos sobre o humor e o comportamento.

Sintomas neurológicos específicos e de clara relevância clínica e epidemiológica devem ser explorados durante a anamnese, como dor/cefaleia, fraqueza muscular, alterações de sensibilidade (tanto sintomas negativos, como perda de sensibilidade, quanto positivos, como parestesias), tontura, perda de consciência, dificuldades de equilíbrio e de locomoção, perda visual ou diplopia, alterações esfincterianas, déficit de memória ou de outras funções cognitivas (linguagem, habilidades visuoespaciais e funções executivas, entre outras). Sintomas como insônia, sonolência excessiva, de ansiedade e depressão também devem ser investigados.

Além de inquirir o paciente sobre sintomas específicos, a anamnese neurológica possibilita ainda analisar aspectos relacionados ao comportamento, como personalidade, emoção, pensamento e juízo, que comumente estão alterados em transtornos psiquiátricos, mas que também podem estar comprometidos em algumas doenças neurológicas. A observação atenta da expressão facial, da atitude, do tom de voz, dos gestos e do comportamento motor, bem como das reações emocionais durante a entrevista, oferece informações diagnósticas valiosas.

A história clínica deve ser obtida inicialmente a partir do relato espontâneo do próprio paciente, excetuando-se situações em que há comprometimento cognitivo grave ou rebaixamento do nível de consciência; nesses casos a entrevista deve ser feita com um familiar ou acompanhante bem informado.

A anosognosia (a ausência de consciência das próprias dificuldades) e a frequente tendência de o paciente minimizar seus déficits, associadas ao constrangimento do acompanhante em expor as limitações do cônjuge/parceiro na sua presença, tornam imprescindível uma entrevista separada com o acompanhante, a fim de apurar as informações e obter uma avaliação mais precisa da repercussão das dificuldades do paciente na vida diária e na autonomia.

► EXAME NEUROLÓGICO

O exame neurológico deve ser precedido por um exame clínico geral, com especial atenção aos dados vitais e à análise cardiovascular. É importante que se proceda a ausculta cardíaca cuidadosa, observando-se o ritmo e a presença de sopros cardíacos. A pressão arterial deve ser aferida em decúbito dorsal, com o paciente sentado e em pé, de modo a identificar hipotensão ortostática que, em idosos, pode ser causa de sintomas neurológicos, como tontura. A ausculta das carótidas não deve ser omitida, considerando-se que a aterosclerose carotídea é um fator de risco para eventos cerebrovasculares.

O exame neurológico propriamente dito é organizado a partir de funções. Isso porque, a partir do conceito clássico da neuroanatomia funcional – "uma região, uma função" –, ao examinar determinada função, o clínico estaria investigando a integridade de um circuito ou de uma região específica do sistema nervoso. Assim, o exame neurológico pode ser dividido didaticamente em seis momentos: 1) exame do estado mental; 2) exame das funções dos nervos cranianos; 3) exame da função motora; 4) exame da função sensitiva; 5) provas cerebelares; e 6) equilíbrio e marcha. Há consenso em relação à lógica da sistematização do exame neurológico, que é baseada na busca de relações anatomoclínicas, e não nas manobras semiotécnicas. No entanto, a sequência da avaliação obedece às contingências clínicas do paciente e do contexto em que o exame é realizado (consultório, enfermaria, centro de terapia intensiva).

EXAME DO ESTADO MENTAL

O exame do estado mental pode ser subdividido operacionalmente na avaliação do nível de consciência e na do conteúdo desta.

O nível de consciência refere-se ao estado de alerta do indivíduo, descrevendo sua capacidade de interagir com o meio. O estado de alerta depende da integridade do sistema ativador reticular ascendente, o qual é constituído por grupamentos neuronais situados na região mediana do tronco encefálico e que se projetam para o tálamo e, deste, difusamente para regiões corticais. Assim, processos patológicos que desviam a linha média do encéfalo, como tumores intracranianos ou edema cerebral, cursam com alteração do nível de consciência. Substâncias exógenas (drogas) ou metabólitos relacionados à disfunção de órgãos ou sistemas fisiológicos (como os liberados na insuficiência hepática, renal ou na sepse) interferem na função do sistema ativador reticular ascendente, sem, contudo, determinar alterações estruturais.

Na prática clínica, diante de um paciente com alteração de nível de consciência, a presença de sinais focais ou localizatórios sugere um quadro estrutural, enquanto sua ausência indica uma maior probabilidade de causas metabólicas. A flutuação do nível de consciência corrobora a hipótese de quadro metabólico.[4]

A Escala de Coma de Glasgow permite uma avaliação rápida, objetiva e confiável do nível de consciência.[5,6] Essa escala pontua a resposta ocular (1 a 4), verbal (1 a 5) e motora (1 a 6) do indivíduo a estímulos crescentes em intensidade, podendo variar de 3 a 15. Na prática clínica (especialmente em serviços de urgência e de medicina intensiva), a Escala de Coma de Glasgow é usada para definir o diagnóstico de coma, que corresponde a uma pontuação menor ou igual a oito.

O exame do conteúdo da consciência compreende a avaliação do estado mental e das funções cognitivas. Enquanto a primeira corresponde, pelo menos em parte, ao exame do estado mental tradicionalmente realizado na prática psiquiátrica, com ênfase nos aspectos mais subjetivos, como emoções, sentimentos, motivação e abstração, que são abordados pela psicopatologia fenomenológica, a segunda diz respeito à investigação de habilidades cognitivas fundamentadas em um substrato neural bem estabelecido, como a linguagem e a memória.

O Miniexame do Estado Mental (MEEM) é o teste de rastreio cognitivo mais amplamente empregado na prática clínica.[7] De fácil aplicação, permite uma avaliação global das funções cognitivas do paciente, sendo um instrumento muito útil ao clínico, e compreende questões sobre orientações temporal e espacial, atenção, memória verbal, cálculo, construção visual e linguagem. As baterias CERAD (Consortium to Establish a Registry for Alzheimer's Disease) e MOCA (Montreal Cognitive Assessment)[8,9] também são úteis como avaliações gerais das funções cognitivas. Testes mais específicos para determinada função cognitiva podem ser empregados conforme o caso. A avaliação cognitiva em idosos é abordada com detalhes no Capítulo 4.

EXAME DAS FUNÇÕES DOS NERVOS CRANIANOS

Os nervos cranianos constituem 12 pares de nervos que emergem da base do cérebro (nervos I e II) ou do tronco encefálico (nervos III a XII). Além de responder por importantes funções neurológicas, situam-se em regiões-alvo de vários processos patológicos, justificando o estudo individualizado de cada um deles. A Tabela 5.1 apresenta as funções de cada nervo craniano e as manobras semiológicas que permitem avaliar sua integridade.

EXAME DA FUNÇÃO MOTORA

O objetivo do exame da motricidade é avaliar as seguintes variáveis: força, tônus, trofismo, reflexos superficiais, reflexos osteotendíneos e transtornos do movimento.

Força muscular

O modo mais habitual de se examinar a força é por meio de manobras de oposição, em que se solicita ao paciente contrair o músculo em questão. A força pode ser graduada em: 5 – normal; 4 – vence resistência parcial; 3 – vence a gravidade; 2 – move articulação, mas não vence a gravidade; 1 – o músculo contrai, mas não move a articulação; e 0 – sem contração.[10] No entanto, há situações em que não se detectam alterações nas manobras de oposição, ainda que exista decréscimo na força muscular.[11] Quando se suspeita dessa situação, solicita-se ao paciente que feche os olhos e mantenha os braços estendidos e supinados em frente ao corpo, técnica conhecida como manobra de braços estendidos. A fraqueza muscular leve apresenta-se como pronação ou mesmo queda do membro afetado. É possível fazer algo similar em membros inferiores, solicitando-se ao paciente em decúbito dorsal que mantenha simultaneamente as coxas fletidas e as pernas estendidas, técnica conhecida como manobra de Mingazzini. Nesse caso, a fraqueza apresenta-se como queda do membro afetado.

A fraqueza muscular parcial é conhecida como paresia (graus 2 a 4), enquanto a ausência de movimento (graus 0 e 1) é denominada plegia. Monoparesia/plegia é o termo usado para descrever o envolvimento de único membro, podendo ser braquial (membro superior) ou crural (membro inferior). O sítio anatômico responsável por monoparesias/plegias é muito variável, indo desde nervo periférico até córtex cerebral contralateral. A paraparesia/plegia envolve a fraqueza de ambos os membros

TABELA 5.1 **NERVOS CRANIANOS, SUAS RESPECTIVAS FUNÇÕES E MÉTODOS DE AVALIAÇÃO**

Nervo craniano	Função	Teste
I Olfatório	Olfação	Questionar alteração do olfato.
II Óptico	Visual	Testar acuidade e campo visuais por confrontação. Realizar exame de fundo de olho.
III Oculomotor	Motricidade ocular intrínseca (pupila) e extrínseca	Testar resposta pupilar à luz e à acomodação; testar movimentação dos olhos (movimentos de perseguição e sacádicos).
IV Troclear	Motricidade ocular extrínseca	Testar movimentação dos olhos (olhar para baixo medialmente).
V Trigêmeo	Sensibilidade da face	Testar sensibilidade tátil da face e o reflexo corneano.
VI Abducente	Motricidade ocular extrínseca	Testar movimentação dos olhos (abdução do olho).
VII Facial	Mímica facial e gustação ($^2/_3$ anteriores da língua)	Avaliar a mímica facial e questionar alteração da gustação.
VIII Vestíbulo-coclear	Equilíbrio (vestibular) e audição (coclear)	Questionar acuidade auditiva e testar o equilíbrio.
IX Glossofaríngeo	Gustação ($^1/_3$ posterior da língua) e na deglutição	Ver nervo vago.
X Vago	Fonação, articulação de palavras e deglutição	Avaliar a simetria do palato, a voz e a articulação das palavras, questionar disfagia.
XI Acessório	Movimentação dos músculos trapézio e esternocleidomastoideo	Testar elevação dos ombros e rotação da cabeça.
XII Hipoglosso	Movimentação da língua	Solicitar a protrusão da língua.

inferiores, sendo raro ocorrer paraparesia/plegia braquial, como, por exemplo, na siringomielia. Ressalta-se que a paraparesia/plegia é, até prova em contrário, indicativo de doença da medula espinal. A hemiparesia/plegia refere-se à fraqueza ou à ausência de força envolvendo metade (dimídio) do corpo. Na maioria das vezes, a lesão responsável por esse padrão de fraqueza situa-se no compartimento supratentorial contralateral, ou seja, entre a cápsula interna e o córtex cerebral. Menos comumente, pode situar-se na metade oposta do tronco encefálico ou, de modo mais raro, na metade ipsilateral da medula cervical a partir do segmento C5.

Tônus muscular

O tônus muscular refere-se à contração basal da musculatura estriada esquelética, sendo determinado pelo reflexo de estiramento e pelas propriedades viscoelásticas das fibras musculares. O tônus é examinado por meio de movimentação passiva ou balanço passivo das articulações.

Hipotonia é o termo utilizado para descrever a redução do tônus muscular, podendo-se empregar o vocábulo atonia quando o decréscimo é intenso. A causa clássica de hipotonia é lesão do neurônio motor inferior (ver adiante). No entanto, outras situações podem produzir esse achado semiológico, como doenças musculares (miopatias), fase aguda de lesão do neurônio motor superior, doenças cerebelares e algumas formas de coreia.

Hipertonia é o aumento do tônus muscular. As duas principais causas de hipertonia são lesão do neurônio motor superior e disfunção do sistema nigroestriatal. A primeira forma é chamada de hipertonia elástica ou espasticidade e se caracteriza por ser dependente de velocidade, isto é, quanto mais rápido o movimento da articulação, maior a hipertonia; é também assimétrica, ou seja, o movimento em um dos sentidos da articulação está associado a maior resistência. Por exemplo, pacientes que sofreram obstrução da artéria cerebral média desenvolvem espasticidade contralateral no membro superior que resulta em postura em flexão do cotovelo, pois a hipertonia é maior no bíceps do que no tríceps (a hipertonia é maior em musculatura com ação antigravitacional).[11] A disfunção do sistema nigroestriatal é denominada rigidez ou hipertonia plástica, sendo uma das características semiológicas do parkinsonismo. Ao contrário da espasticidade, a rigidez não depende da velocidade e é simétrica.

Trofismo muscular

O trofismo muscular é indicador da vitalidade do músculo, sendo mantido por substâncias tróficas liberadas pelo neurônio motor inferior. O exame do trofismo muscular é realizado por meio de inspeção visual e palpação, observando-se seu volume. Sua redução denomina-se hipotrofia ou, em casos mais intensos, atrofia. Sua causa mais comum é lesão do neurônio motor inferior, mas há outros aspectos promotores, como miopatias e desuso resultante de lesão de neurônio motor superior ou mesmo imobilização do membro. Deve-se ressaltar que a hipotrofia por desuso costuma ser leve. O aumento do trofismo, hipertrofia, é raramente causado por doença neurológica.

Reflexos superficiais

São respostas involuntárias obtidas por estímulos da pele. De modo geral, todos os reflexos superficiais avaliam a integridade dos neurônios motores superiores. O reflexo superficial mais conhecido é o reflexo cutâneo plantar, obtido pela estimulação firme da planta do pé. O estímulo tem início na parte posterior e lateral da região plantar, alcançando a base do quinto artelho, quando continua até próximo da base do hálux. A resposta fisiológica a partir do 13º mês de vida é a flexão do hálux; eventualmente, pode haver ausência de movimento (resposta indiferente), que, se for bilateral, pode ser fisiológica. Resposta em extensão do hálux, em geral associada com extensão dos demais artelhos, caracteriza o sinal de Babinski, manifestação de lesão de neurônio motor superior. Por vezes, não é simples distinguir a retirada do artelho ou do mesmo pé por cócegas em relação ao sinal de Babinski. O último geralmente tem latência muito curta, enquanto há intervalo maior entre estímulo e retirada por cócegas, e nesta não há extensão dos artelhos. Deve-se afirmar que o sinal de Babinski existe ou está presente (ou não existe ou está ausente), não sendo apropriado declarar "Babinski positivo (ou negativo)".

O sinal de Hoffmann pode ser considerado como correspondente ao sinal de Babinski em membros superiores. É obtido pelo pinçamento abrupto da falange distal do terceiro dedo. A resposta que caracteriza o sinal é a flexão do polegar no lado estimulado, geralmente significando disfunção do neurônio motor superior. O sinal de Hoffmann é bem menos frequente que o sinal de Babinski.

Reflexos osteotendíneos

Os reflexos osteotendíneos também são denominados reflexos profundos, miotáticos ou de estiramento. Referem-se a respostas involuntárias obtidas por meio de alongamento dos fusos neuromusculares, ativando fibras Ia que se dirigem à medula espinal ou ao tronco encefálico, onde fazem sinapse com motoneurônios alfa que voltam ao músculo que contém o fuso estirado. Esses reflexos são testados pela percussão de tendão muscular com o martelo de reflexos, sendo denominados conforme o músculo envolvido. Os mais comumente testados são o mentoniano (percussão no mento, tendo como via aferente e eferente o nervo trigêmeo), o bicipital, o tricipital, o estilorradial (estímulo no processo estiloide do rádio), o patelar e o aquileu. Conforme a resposta, os reflexos osteotendíneos podem ser classificados da seguinte forma: 5 – hiperativo com clônus sustentado; 4 – hiperativo com clônus esgotável; 3 – hiperativo sem clônus; 2 – normal; 1 – hipoativo; 0 – ausente. O termo clônus refere-se à existência de múltiplas contrações musculares em resposta a uma única percussão do tendão muscular.

Arreflexia é o termo para descrever a ausência de reflexo, enquanto hiporreflexia refere-se à redução de sua amplitude. Ambos são sinais clássicos de lesão ou disfunção de neurônio motor inferior. Ressalta-se que alguns indivíduos sem doença neurológica aparente podem ter reflexos hipoativos. Na fase aguda de lesão de neurônio motor superior, pode-se também observar redução ou mesmo ausência de reflexos osteotendíneos. Intensidades 2 e 3 são consideradas normais, ainda que uma amplitude maior possa refletir ansiedade. Valores 4 e 5 são francamente anormais, indicando disfunção de neurônio motor superior e sendo denominados hiper-reflexia. Além de clônus, outra característica da hiper-reflexia é o aumento da área reflexógena, ou seja, o reflexo passa a ser obtido não apenas pelo estímulo do respectivo tendão muscular, mas também pelo estímulo de áreas adjacentes. Pode-se perder, assim, a especificidade topográfica do reflexo. As duas áreas clássicas para pesquisa de aumento de área reflexógena são o ponto médio clavicular (com interposição do dedo) para o reflexo bicipital e a face anterior da tíbia para o reflexo patelar. Pode ocorrer também que, ao se tentar obter o reflexo patelar, por exemplo, além de contração do quadríceps, observe-se contração de outros músculos, como os adutores.

Síndromes dos neurônios motores

Esquematicamente, considera-se que a motricidade voluntária é controlada por dois neurônios. Os neurônios motores superiores estão localizados no córtex cerebral, sobretudo no giro pré-central, mas também no pós-central e nas áreas motoras suplementares, descendo ao longo dos tratos corticoespinais ou piramidais. Já os neurônios motores inferiores, que recebem sinapses dos neurônios motores superiores e de outras fontes, localizam-se em núcleos motores de nervos cranianos no tronco encefálico (nervos III, IV, V, VI, VII, IX, X, XI e XII) e na coluna anterior da medula espinal. Esta versão é muito esquemática e claramente incorreta sob os pontos de vista neuroanatômico e neurofisiológico contemporâneos, mas é muito apropriada para a abordagem clínica e semiológica.

A síndrome do neurônio motor inferior é caracterizada por paresia ou plegia, hipotonia muscular, hipo/atrofia muscular, hipo ou arreflexia osteotendínea e fasciculações. Essa síndrome é também chamada de paralisia flácida. Fasciculações consistem em contrações espontâneas de partes (fascículos) dos músculos, ocorrendo em lesões do corno anterior da medula espinal. As causas mais comuns de síndrome do neurônio motor inferior são as neuropatias periféricas e as doenças do neurônio motor, como a esclerose lateral amiotrófica.

Na síndrome do neurônio motor superior, encontram-se as seguintes características: paresia ou plegia, hipertonia muscular (espasticidade), hipotrofia muscular por desuso, hiper-reflexia osteotendínea, sinal de Hoffmann e sinal de Babinski. Sinônimos para essa síndrome são paralisia espástica ou síndrome piramidal. Pode-se observar hipotonia e hipo/arreflexia na fase aguda da síndrome. Causas de síndrome do neurônio motor superior são doenças da medula espinal (mielopatia), doença cerebrovascular, patologias desmielinizantes (como esclerose múltipla), condições degenerativas (como esclerose lateral amiotrófica), neoplasias e outras lesões expansivas do encéfalo.

Há dois casos especiais de síndrome do neurônio motor que merecem ser citados. O núcleo motor do nervo facial tem padrão particular de inervação pelo sistema piramidal: o segmento responsável pela inervação da metade superior da face (sobretudo pálpebras e fronte) recebe fibras não apenas do hemisfério cerebral oposto, mas também do hemisfério ipsilateral. Dessa forma, lesão do sistema piramidal acima da ponte resulta em paralisa facial contralateral, mas envolve apenas a metade inferior da face. É a chamada paralisia facial central, forma de síndrome do neurônio motor superior. A lesão do núcleo do facial ou de suas fibras, que pode ser causada por neoplasias, desmielinização, doença vascular da ponte ou mesmo neuropatias periféricas, determina paralisia facial periférica. Essa é forma específica de síndrome de neurônio motor inferior, sendo ipsilateral à lesão e envolvendo as metades superior e inferior da face. A causa mais comum da paralisia facial periférica é a mononeuropatia periférica do nervo facial de causa idiopática, conhecida como paralisia de Bell.[12]

O núcleo ambíguo, situado no bulbo e do qual saem fibras que, por meio dos nervos IX, X e XI, controlam os músculos da faringe e laringe, também tem inervação peculiar, visto que toda sua extensão recebe inervação bilateral. Assim, apenas lesões bilaterais dos tratos piramidais causam síndrome do neurônio motor superior envolvendo o núcleo ambíguo. Essa forma especial de síndrome, geralmente causada por múltiplos infartos, denomina-se síndrome pseudobulbar e se caracteriza por disfagia, disartria, incontinência emocional (i.e., sem que haja afeto correspondente e de maneira automática, os pacientes apresentam choro e/ou riso) e aumento do reflexo do vômito. A lesão do núcleo ambíguo e/ou suas fibras causa a paralisia bulbar, forma de síndrome de neurônio motor inferior, caracterizada por ser ipsilateral à lesão, apresentando disfagia, disartria e abolição do reflexo do vômito. A paralisia bulbar pode ser resultante de infarto na área lateral do bulbo (síndrome de Wallenberg), neoplasia do bulbo, doença degenerativa como esclerose lateral amiotrófica e neuropatia periférica.

Distúrbios do movimento ou síndromes extrapiramidais

Neste item, são abordadas as manifestações decorrentes de disfunção dos núcleos da base. Tradicionalmente, utiliza-se o termo "síndromes extrapiramidais" para descrever de modo coletivo esse grupo de alterações neurológicas. No entanto, com a crítica à existência de um sistema extrapiramidal, o termo tem sido progressivamente abandonado em favor de perturbações do movimento, transtornos do movimento ou movimentos anormais. Há duas categorias de transtornos do movimento: a síndrome hipocinética e as síndromes hipercinéticas.

Há vários sinônimos para síndrome hipocinética: síndrome rígido-acinética, síndrome parkinsoniana e parkinsonismo. Sua base anatômica é o sistema nigroestriatal que se origina na parte compacta da substância negra e termina no estriado, isto é, o conjunto de putame e núcleo caudado, cujo principal neurotransmissor é a dopamina. A deficiência nos níveis de dopamina é a característica bioquímica comum a todas as causas de síndromes parkinsonianas.

Semiologicamente, a síndrome rígido-acinética é diagnosticada pela presença de bradicinesia e, ao menos, mais um dos outros três sinais centrais de parkinsonismo: rigidez, tremor e instabilidade postural. A bradicinesia caracteriza-se por lentidão e redução da amplitude da execução de movimentos. Ela é considerada a manifestação fundamental do parkinsonismo por ter a melhor correlação com a redução dos níveis de dopamina no sistema nigroestriatal. A rigidez muscular (ou hipertonia plástica) foi descrita anteriormente na seção sobre o exame do tônus muscular. O tremor característico do parkinsonismo é observado em repouso apresenta baixa frequência (geralmente entre 3 e 5 Hz), podendo afetar mãos, pés e mento, ainda que raras vezes envolva a cabeça. A instabilidade postural é o sinal central menos comum, porém é o que apresenta consequências mais graves, pois pode resultar em quedas. A ocorrência de instabilidade postural reduz significativamente a expectativa de vida dos pacientes com parkinsonismo. Outras manifestações de parkinsonismo são fácies em máscara ou hipomimia facial (redução da expressão facial em virtude da rigidez da musculatura), micrografia (redução do tamanho da letra), disartria hipofonética (a voz torna-se baixa, pouco clara e monótona), disfagia e seborreia facial.[11]

A causa mais comum de síndrome rígido-acinética é o parkinsonismo idiopático ou doença de Parkinson.[13] Na comunidade, a doença de Parkinson é responsável por pouco mais de 50% dos casos de parkinsonismo, enquanto esse número sobe para 70% em ambulatórios neurológicos.

A segunda categoria de causas de síndrome rígido-acinética envolve os parkinsonismos secundários. Nesse grupo, a forma mais importante é o parkinsonismo induzido por substâncias bloqueadoras do sistema nigroestriatal, que é a segunda causa mais comum de parkinsonismo no Brasil.[14] Entre tais substâncias encontram-se os neurolépticos típicos (haloperidol, clorpromazina), os bloqueadores de canal de cálcio (como flunarizina e cinarizina) e os antiarrítmicos (como a amiodarona).

O terceiro grupo de causas de síndrome rígido-acinética é o parkinsonismo *"plus"*, ou atípico. Nessa categoria, estão várias doenças degenerativas caracterizadas pela combinação de síndrome parkinsoniana e outros sinais neurológicos, como ataxia cerebelar, síndrome do neurônio motor superior, oftalmoparesia supranuclear, disautonomia. Em comum, todas as condições desse grupo têm prognóstico ruim, com rápida deterioração clínica. As duas doenças mais frequentes do grupo são a paralisia supranuclear progressiva e a atrofia de múltiplos sistemas. Há, ainda, uma quarta categoria de causas de síndrome parkinsoniana, conhecida como parkinsonismo heredodegenerativo, em que estão doenças hereditárias raras, que se caracterizam por parkinsonismo combinado com outros sinais neurológicos. A causa mais importante desse grupo é a doença de Wilson. Ressalta-se que a distinção das causas de parkinsonismo baseia-se essencialmente na identificação de perfis clínicos específicos. Por exemplo, cerca de 70% dos pacientes com doença de Parkinson apresentam tremor de repouso, enquanto, em contrapartida, menos de 5% dos doentes com paralisia supranuclear progressiva têm esse sinal neurológico.[15]

Para o objetivo deste texto, são abordadas as seguintes síndromes hipercinéticas: tremor, distonia, coreia e tiques. Existem, porém, outras, a saber: mioclonias, estereotipias e miorritmia.

O tremor é definido como um movimento rítmico, oscilatório, produzido por contrações de músculos agonistas e antagonistas. A forma mais comum de classificar tremores é por sua fenomenologia, existindo, então: de repouso, postural e cinético. O tremor de repouso foi discutido na síndrome parkinsoniana. O postural é observado caracteristicamente na manobra de braços estendidos, sendo caracterizado por flexão e extensão de punhos, adução e abdução de dedos, com frequência em torno de 10 a 11 Hz. O tremor postural não é uma manifestação de disfunção dos núcleos da base, e sim do sistema olivo-cerebelar, que une o núcleo olivar inferior com o cerebelo. As duas causas mais comuns de tremor postural são tremor fisiológico exacerbado e tremor essencial. Todos os seres humanos apresentam tremor de membros gerado por marca-passos cerebrais, mas geralmente é invisível. Em certas circunstâncias, como ansiedade excessiva e uso de medicamentos como corticosteroides e broncodilatadores, o tremor torna-se visível, sendo denominado tremor fisiológico exacerbado.

O tremor cinético é observado quando se solicita ao paciente tocar com a ponta do índex o índex do examinador e, em seguida, o próprio nariz, e reflete disfunção do sistema que une o núcleo denteado do cerebelo com o núcleo ventral anterior do tálamo. Como esse sistema é amplo anatomicamente, lesões no cerebelo, no pedúnculo cerebelar superior, no tegmento do mesencéfalo (nas proximidades do núcleo rubro) e mesmo no tálamo podem causar tremor cinético. No passado, usavam-se termos como tremor rubral e tremor mesencefálico para denominá-lo. Além de doenças estruturais (como doença vascular, tumores, granulomas, desmielinização e traumatismo craniano) nas áreas citadas, existem outras causas para tremor cinético, como doenças degenerativas do cerebelo, uso de substâncias como álcool, além de tremor essencial.

O tremor essencial é a causa mais comum de tremor cinético, afetando até 5% da população com mais de 40 anos de idade.[16] Na maioria das vezes, é uma doença genética, autossômica dominante, sem lesões anatômicas definidas, em que há combinação de tremor postural e cinético, sem outros achados semiológicos, mas com a característica de a maioria de seus portadores notarem melhora do tremor quando sob efeito agudo de bebidas alcoólicas.

As distonias se caracterizam pela existência de movimentos de torção e/ou posturas anormais resultantes da contração padronizada, repetitiva e previsível de determinado grupo de músculos. Tradicionalmente, considera-se que o sítio anatômico cuja disfunção resulta em distonias é o putame. No entanto, lesões no córtex cerebral, outros locais dos núcleos da base, tronco encefálico, cerebelo, região cervical da medula espinal e mesmo nervo periférico associam-se ocasionalmente a distonias. O modo mais comum de classificar as distonias é pela distribuição topográfica. As distonias focais são as mais comumente encontradas, afetando uma única parte do corpo. Conforme a região acometida, há nomes especiais para denominá-las. Por exemplo, quando é o pescoço, a forma mais comum de distonia, chama-se distonia cervical ou torcicolo espasmódico. Se ocorre no músculo orbicular dos olhos, resultando em piscamento excessivo e fechamento involuntário, o termo é blefaroespasmo. Quando na mão, mas presente apenas durante a escrita, o termo é cãibra do escrivão. Já as distonias segmentares afetam duas partes do corpo adjacentes. A forma mais conhecida é a síndrome de Meige, que envolve pálpebras e metade inferior do rosto. Nas distonias multifocais, há várias regiões afetadas, mas elas não são contíguas. Como a etimologia da palavra sugere, em hemidistonias há envolvimento de um hemicorpo. Por fim, as distonias generalizadas caracterizam-se por contrações em todo o corpo, sendo obrigatório que os dois membros inferiores e pelo menos outra parte do corpo sejam acometidos.

O esquema de classificação etiológico das distonias é semelhante ao utilizado em parkinsonismo: primárias, *"plus"*, heredogenerativas e secundárias. Nas distonias primárias, que podem ser genéticas ou idiopáticas, a única alteração semiológica é a distonia. Nas *"plus"*, em que praticamente todas as formas são genéticas, além de distonia existem outros movimentos anormais, como parkinsonismo e mioclonias. Nas distonias heredodegenerativas, doenças hereditárias causam distonia e outros sinais neurológicos e mesmo extraneurológicos. Uma vez mais, a causa mais importante é a doença de Wilson. Nas distonias secundárias, existem causas adquiridas, e as mais comuns são fármacos (neurolépticos típicos, bloqueadores do canal de cálcio, como flunarizina e cinarizina, e benzamidas modificadas usadas como antieméticos, como a metoclopramida) e doença cerebrovascular. Pelo menos 60% das distonias são idiopáticas ou genéticas, sendo a grande exceção as hemidistonias, que, em 90% das vezes, associam-se com lesão estrutural supratentorial contralateral.

O termo coreia deriva do grego e significa dança. De fato, o fluxo contínuo e imprevisível de contrações musculares que caracteriza essa hipercinesia lembra uma dança. Sua base anatômica clássica é hipoatividade do núcleo subtalâmico, que ocorre por lesão direta ou em consequência de disfunção de outros setores dos núcleos da base que se conectam com o núcleo subtalâmico. As coreias são classificadas conforme a etiologia em formas genéticas e não genéticas.[17] A condição genética mais comum é a coreia de Huntington, que é autossômica dominante e se caracteriza pela combinação de coreia e outros movimentos anormais, demência e transtornos do comportamento. Já as causas não genéticas subdividem-se em numerosas categorias: vasculares, imunológicas, infecciosas, endócrino-metabólicas e induzidas por substâncias.

Em adultos, a causa mais comum de coreia não genética é a doença cerebrovascular. Na maioria das vezes, os pacientes são diabéticos e apresentam doença de pequenos vasos, com lesão no núcleo subtalâmico ou em outras regiões dos núcleos da base. A apresentação fenomenológica é a hemicoreia, que, quando muito intensa, é denominada hemibalismo. Em crianças, a coreia não genética é quase invariavelmente causada por febre reumática, sendo denominada coreia de Sydenham.

Os tiques podem envolver movimentos (tiques motores) ou sons (tiques vocais ou fônicos). O que define a fenomenologia dos tiques é o fato de os movimentos ou sons, que integram o repertório comportamental humano, tornarem-se patológicos por sua frequência ou inapropriação conforme o contexto. Em relação à frequência, humanos habitualmente piscam 12 vezes por minuto. Em alguém que apresenta o tique motor mais comum, piscar excessivo, esse número sobe para 18 ou mais. Em relação ao comportamento inapropriado, o pigarrear é um exemplo ilustrativo. A maioria dos humanos pigarreia em resposta a desconforto na faringe, mas os portadores desse tique o fazem de forma contínua, sem que haja qualquer alteração local na faringe.

Em geral, os tiques têm início na infância, podendo ser supressíveis voluntariamente por algum tempo, ao fim do qual o paciente sente-se obrigado a fazê-los. Podem ser precedidos por sensação desagradável local (tique sensorial), que é aliviada pela execução do movimento. Formas específicas de tiques incluem falar obscenidades (coprolalia), fazer gestos obscenos (copropraxia), além de repetir sons ou gestos de outros (ecolalia e ecopraxia, respectivamente). Há forte associação entre tiques e alterações comportamentais como obsessões, compulsões, hiperatividade e déficit de atenção. Os tiques não são "nervosos", isto é, são de origem psicológica, mas refletem disfunção dos núcleos da base, em especial hiperatividade dopaminérgica no estriado. A maioria dos tiques é idiopática, causada por síndrome de Tourette ou doença neurológica, hereditária, marcada por vários tiques motores e, ao menos, um tique vocal.[18] Há ainda causas secundárias de tiques, como doença cerebrovascular e uso de substâncias, grupo denominado de tourettismo.

EXAME DA FUNÇÃO SENSITIVA

Considerando a existência de três circuitos sensitivos – espinotalâmico anterior, espinotalâmico lateral e grácil/cuneiforme –, há, pelo menos, três modalidades sensoriais a serem investigadas, respectivamente: tátil, dolorosa/térmica e proprioceptiva. Alguns autores tendem a agrupar as sensibilidades tátil e dolorosa/térmica, denominando-as sensibilidade superficial. A sensibilidade proprioceptiva é também conhecida como sensibilidade profunda.

A sensibilidade tátil pode ser investigada passando um algodão sobre determinado segmento corporal, enquanto a dolorosa pode ser examinada com uma agulha descartável. No caso da sensibilidade proprioceptiva, o subtipo de sensibilidade vibratória (ou palestesia) pode ser investigado com um diapasão, e a sensibilidade posicional, verificando se o indivíduo reconhece a posição no espaço de um dedo seu movimentado passivamente pelo examinador. Deve-se sempre comparar a sensação percebida em um membro com o contralateral, assim como segmentos proximais e distais, atentando-se para o padrão de distribuição da alteração da sensibilidade – se correspondente a dermátomos ou a nervos periféricos.

Determinados processos patológicos podem acometer preferencialmente uma modalidade sensorial, como, por exemplo, a deficiência de vitamina B12, que pode cursar com alterações mais proeminentes da sensibilidade proprioceptiva em relação às demais.

Hipoestesia é o termo que designa a redução da sensibilidade, e anestesia, sua abolição. Hiperestesia refere-se ao aumento da sensibilidade, e alodinia corresponde à sensação de dor diante de estímulos não tradicionalmente relacionados à dor. As disestesias ou parestesias designam uma série de sensações anormais, como dormência, formigamento e queimação.

O exame da sensibilidade compreende, ainda, a pesquisa dos sinais de irritação meníngea (rigidez de nuca, sinal de Brudzinski e sinal de Kernig) e radicular (sinal de Lasègue). O sinal de Brudzinski consiste na flexão da coxa ao se tentar fletir passivamente a região cervical; e o sinal de Kernig, na resistência à extensão passiva da perna quando o paciente se encontra em decúbito dorsal, com as coxas semifletidas formando ângulo reto com o tronco. O sinal de Lasègue, que sugere compressão de raízes lombossacrais, caracteriza-se pela irradiação de dor lombar para a parte posterior da coxa quando o membro inferior ipsilateral é elevado passivamente pelo examinador.

PROVAS CEREBELARES

As alterações cerebelares são ipsilaterais à lesão anatomopatológica, pois o controle cerebelar do movimento ocorre por vias duplamente cruzadas. Existem várias manobras para avaliação cerebelar, entre elas:

índex-índex, índex-nariz, índex-dedo, manobra de Holmes ou do rechaço e equilíbrio estático. A clássica dismetria cerebelar é um erro no julgamento da distância, velocidade, força e direção do movimento por lesões hemisféricas cerebelares. Tremores podem ocorrer, sendo mais comumente do tipo cinético. Alterações cerebelares podem atingir a musculatura ocular extrínseca (nistagmo), a fala (disartria) e o tônus muscular (hipotonia).

EQUILÍBRIO E MARCHA

O equilíbrio é estudado com o paciente na posição ortostática. É possível observar desequilíbrio ao fechamento dos olhos, o denominado sinal de Romberg. A marcha depende de uma organização funcional de várias estruturas do sistema nervoso central e do sistema nervoso periférico, incluindo a integridade do cerebelo e dos núcleos da base. As características da marcha são: parética ou ceifante, em tesoura, atáxica, miopática, escarvante, talonante, parkinsoniana (pequenos passos) e magnética.

▶ CONSIDERAÇÕES FINAIS

O exame neurológico segue um roteiro bem definido de técnicas ou manobras semiológicas que permitem avaliar as diferentes funções do sistema nervoso central e do sistema nervoso periférico. Testes adicionais podem ser utilizados em contextos clínicos específicos, dependendo da queixa ou do quadro clínico do paciente.

A partir dos achados do exame neurológico, são definidos os diagnósticos sindrômicos e topográficos, fundamentais para a formulação de hipóteses diagnósticas etiológicas e para a indicação de exames complementares apropriados, quando necessário. O exame neurológico, uma vez integrado ao exame clínico em psiquiatria geriátrica, fornece elementos preciosos ao raciocínio diagnóstico, sendo uma ferramenta essencial na investigação diagnóstica e no acompanhamento dos pacientes.

▶ REFERÊNCIAS

1. Vale TC, Fernandes BF, Gomez RS, Teixeira AL. Propedêutica neurológica. In: Vale TC, Fernandes BF, Gomez RS, Teixeira AL, organizadores. Fundamentos de neurologia. Belo Horizonte: Coopmed; 2014.

2. Stern Y. Cognitive reserve and Alzheimer disease. Alzheimer Dis Assoc Disord. 2006;20(2):112-7.

3. Stern Y. Cognitive reserve in ageing and Alzheimer's disease. Lancet Neurol. 2012;11(11):1006-12.

4. Inouye SK. Delirium in older persons. N Engl J Med. 2006;354(11):1157-65.

5. Teasdale G, Murray G, Parker L, Jennett B. Adding up the Glasgow Coma Score. Acta Neurochir Suppl (Wien). 1979;28(1):13-6.

6. Teasdale G, Jennett B. Assessment of coma and impaired consciousness. A practical scale. Lancet. 1974;2(7872):81-4.

7. Folstein MF, Folstein SE, McHugh PR. "Mini-mental state". A practical method for grading the cognitive state of patients for the clinician. J Psychiatr Res. 1975;12(3):189-98.

8. Bertolucci PH, Okamoto IH, Brucki SM, Siviero MO, Toniolo Neto J, Ramos LR. Applicability of the CERAD neuropsychological battery to brazilian elderly. Arq Neuropsiquiatr. 2001;59(3-A):532-6.

9. Nasreddine ZS, Phillips NA, Bedirian V, Charbonneau S, Whitehead V, Collin I, et al. The Montreal Cognitive Assessment, MoCA: a brief screening tool for mild cognitive impairment. J Am Geriatr Soc. 2005;53(4):695-9.

10. Paternostro-Sluga T, Grim-Stieger M, Posch M, Schuhfried O, Vacariu G, Mittermaier C, et al. Reliability and validity of the Medical Research Council (MRC) scale and a modified scale for testing muscle strength in patients with radial palsy. J Rehabil Med. 2008;40(8):665-71.

11. Teixeira AL, Cardoso F, Caramelli P. Exame neurológico. In: Lisboa RM, editor. Tratado de semiologia médica. Rio de Janeiro: Guanabara Koogan; 2014.

12. Gilden DH. Clinical practice. Bell's Palsy. N Engl J Med. 2004;351(13):1323-31.

13. Lees AJ, Hardy J, Revesz T. Parkinson's disease. Lancet. 2009;373(9680):2055-66.

14. Barbosa MT, Caramelli P, Maia DP, Cunningham MC, Guerra HL, Lima-Costa MF, et al. Parkinsonism and Parkinson's disease in the elderly: a community-based survey in Brazil (the Bambui study). Mov Disord. 2006;21(6):800-8.

15. Wenning GK, Litvan I, Tolosa E. Milestones in atypical and secondary Parkinsonisms. Mov Disord. 2011;26(6):1083-95.

16. Louis ED, Ferreira JJ. How common is the most common adult movement disorder? Update on the worldwide prevalence of essential tremor. Mov Disord. 2010;25(5):534-41.

17. Cardoso F, Seppi K, Mair KJ, Wenning GK, Poewe W. Seminar on choreas. Lancet Neurol. 2006;5(7):589-602.

18. Kurlan R. Clinical practice. Tourette's Syndrome. N Engl J Med. 2010;363(24):2332-8.

6

EXAMES LABORATORIAIS E NEUROIMAGEM EM PSICOGERIATRIA: O QUE SOLICITAR E POR QUÊ?

LEONARDO DA SILVA PRESTES
LEONARDO CAIXETA

Certas frações da minha vida assemelham-se já a salas desguarnecidas de um palácio demasiadamente vasto que um proprietário empobrecido renuncia a ocupar todo.

Marguerite Yourcenar
(*Memórias de Adriano*)

O diagnóstico em psiquiatria permanece eminentemente clínico e subjetivo; logo, o profissional deve se guiar pelo exame psíquico de seu paciente, analisando os aspectos dimensionais e/ou categoriais para chegar a uma hipótese diagnóstica e valendo-se de exames complementares comprobatórios ou mesmo de suspeição das entidades nosológicas. Mesmo com o avanço das neurociências, raramente encontramos etiologias e, portanto, o diagnóstico é apoiado sobretudo nas síndromes suspeitadas, como acontece em outras áreas médicas.[1] Em psicogeriatria, esse raciocínio sofre uma importante mudança. Trata-se de uma população com alta carga de morbidades clínicas e uso de vários medicamentos, podendo existir uma correlação importante entre as alterações clínicas e a saúde mental. Como explicita de forma poética a escritora belga Marguerite Yourcenar, várias salas desguarnecidas podem estar em um vasto palácio que o proprietário já não consegue ocupar!

O processo de envelhecimento leva ao aumento da prevalência das doenças metabólico-degenerativas, oncológicas e cardiocirculatórias, sendo que várias síndromes psiquiátricas podem surgir como parte do corolário sintomatológico de tais condições. Acometimentos do parênquima cerebral decorrentes de alterações circulatórias podem levar a graves alterações comportamentais.[2] As síndromes psico-orgânicas constituem um capítulo muito importante na psicogeriatria (muitas condições psiquiátricas na velhice têm etiologia orgânica: *delirium*, demências, psicoses e transtornos do humor de causa orgânica, etc.).

Não apenas pelo diagnóstico diferencial ou mesmo pelas comorbidades clínicas dos pacientes geriátricos, é necessário uma boa compreensão das alterações laboratoriais que podem decorrer dos tratamentos medicamentosos nessa população, sendo os distúrbios metabólicos as mais importantes.

▶ EXAMES NECESSÁRIOS NA PRIMEIRA AVALIAÇÃO

Exames laboratoriais devem ser realizados para analisar a saúde física do paciente psiquiátrico de uma forma geral. Além do mais, é importante o médico ter pleno conhecimento da situação basal antes da introdução da terapêutica com psicofármacos, para fins de acompanhamento. Na população geriátrica, tal avaliação é fundamental, mesmo que o paciente pareça fisicamente bem. Além disso, é uma avaliação relativamente simples, buscando as doenças que estão relacionadas com maior frequência aos sintomas psiquiátricos (Quadro 6.1)

Em relação aos quadros infecciosos, sejam eles de qualquer etiologia e localização, é necessário lembrar que, nos idosos, são importantes causadores de *delirium*, mesmo que não atinjam primariamente o sistema nervoso central, podendo gerar condições que vão desde adinamia e prostração até mesmo síndromes maniformes, quase psicóticas.[3]

Uma rotina de avaliação médica adequada para idosos deve incluir a realização de: hemograma, função renal, dosagem de vitamina B12 e folato, função tireoidiana e função hepática. Deve-se, ainda, solicitar inicialmente glicemia de jejum, lipidograma, ionograma e prolactina.

HEMOGRAMA

Série vermelha:

- A anemia é uma condição definida por baixo nível de hemoglobina. Nos adultos, um em cada 10 com mais de 50 anos apresenta critérios para anemia. Essa proporção dobra acima dos

QUADRO 6.1 DOENÇAS CLÍNICAS QUE PODEM CURSAR COM QUADROS PSÍQUICOS	
Doenças endócrino--metabólicas	Hipo e hipertireoidismo, doença de Cushing, síndrome da secreção inapropriada do hormônio antidiurético, hipo e hiperparatiroidismo, feocromocitoma
Doenças neurológicas	Epilepsia, doença cerebrovascular, quadros demenciais, esclerose múltipla, coreia de Huntington, doença de Parkinson e outros parkinsonismos, neoplasias encefálicas, traumatismo craniano e suas sequelas, doença de Wilson, miastenia grave
Deficiências nutricionais	Deficiências de tiamina, folato, cianocobalamina, niacina
Doenças inflamatórias e autoimunes	Lúpus eritematoso sistêmico, artrite reumatoide, vasculites, psoríase, doença de Crohn, retocolite ulcerativa, doença de Behçet, miopatias
Doenças renais	Insuficiência renal aguda e crônica
Doenças infecciosas	Meningites (principalmente as crônicas) e encefalites, neurolues, complexo HIV/aids, hepatites, doença de Lyme
Doenças hematológicas	Anemias, mieloma múltiplo, linfomas (principalmente na presença de comprometimento do sistema nervoso central), leucemias

85 anos, sendo mais encontrada em afrodescendentes. Quadros de anergia, adinamia, indisposição, anedonia e prejuízos cognitivos, como lentificação do processo mental, desatenção e dismnésia operacional e episódica (uma síndrome depressiva clara), são relatados na literatura como associados à anemia.[4,5]

- A presença de anemia megaloblástica (indicada pelo aumento do volume corpuscular médio [VCM]) pode sugerir avitaminose por deficiência de B12 ou ácido fólico, que pode ocasionar vários quadros psiquiátricos, a saber: transtorno neurocognitivo leve ou maior (demência), depressão, astenia e apatia. O VCM aumentado também pode sugerir a presença de alcoolismo atual (os alcoolistas habitualmente apresentam deficiência de vitaminas do complexo B, devido à desnutrição, o que repercute no aumento do VCM).
- A presença expressiva de acantócitos indica acantocitose (melhor elucidada pela pesquisa de acantócitos no sangue periférico), que pode apresentar-se com déficits cognitivo-comportamentais.

Série branca:

- A leucocitose pode indicar infecções e leucemias que, por sua vez, podem causar demência ou estar associadas a quadros de *delirium*. A leucopenia pode sugerir aids ou outros quadros infecciosos agudos (p. ex., infecção por dengue ou por Gram-negativos), hipovitaminoses ou outras síndromes aplásicas.

FUNÇÃO RENAL

A dosagem das escórias renais (ureia e creatinina) é extremamente importante. Seu aumento pode causar hiporexia, inapetência, fraqueza, anergia, anedonia, lentificação cognitiva, confusão mental, estados ansiosos, quadros hipomaníacos e alterações do nível de consciência. A avaliação do funcionamento do órgão também é fundamental, pois muitos medicamentos dependem da excreção renal, que já está naturalmente comprometida na população idosa.[6]

CIANOCOBALAMINA (VITAMINA B12) E FOLATO

A vitamina B12 funciona como coenzima nas reações de conversão da homocisteína e desempenha funções metabólicas e neurotróficas importantes. Sua deficiência está relacionada com alterações hematológicas (anemia megaloblástica), neurológicas (polineuropatias periféricas, lesões medulares, quadros demenciais) e psiquiátricas (geralmente síndromes depressivas). Suas fontes para o ser humano são os alimentos de origem animal, sobretudo as carnes vermelhas. A vitamina B12 é disponibilizada em alimentos; sua absorção ocorre no íleo e depende da presença de fator intrínseco liberado pelas células parietais do estômago. As causas conhecidas de deficiência de vitamina B12 incluem: dieta deficiente na vitamina; má absorção por uso prolongado de inibidores da bomba de prótons ou antagonistas histaminérgicos; ausência ou redução no fator intrínseco, como na anemia perniciosa e pós-gastrectomia, enterite ileal, doença de Crohn, ressecção ileal; e deficiência de transcobalamina II (transportador responsável por via alternativa de absorção da vitamina). A vitamina B12 e o folato atuam como moléculas precursoras das monoaminas serotonina, noradrenalina e dopamina.[7,8]

FUNÇÃO TIREOIDIANA (DOSAGEM DE TSH E T4 LIVRE)

Alterações tireoidianas estão reconhecidamente relacionadas a alterações psíquicas, indo desde quadros depressivos a estados de grande agitação psicomotora e maníacos, passando por situações de intensa ansiedade e angústia. Tanto o hiper quanto o hipotireoidismo podem levar a tais situações, mas geralmente o último está relacionado às síndromes depressivas, e o primeiro, aos quadros de ansiedade e maniformes. De especial importância são os quadros de hipotireoidismo subclínico, pois apresentam relação significativa com síndromes depressivas. O hipotireoidismo subclínico ocorre quando existe uma elevação do hormônio estimulador da tireoide (TSH), mas com uma contagem normal de tiroxina (T4 livre), sem sintomas clássicos de hipotireoidismo, como obstipação, ganho de peso e alterações de pele e cabelos.[9] Alguns estudos demonstram uma tendência à ciclagem rápida nos pacientes com transtorno bipolar.[10]

FUNÇÃO HEPÁTICA

Com o envelhecimento, ocorre um decréscimo progressivo na capacidade de metabolização do fígado, um aspecto que deve ser levado em conta na avaliação e programação terapêutica dos pacientes psicogeriátricos. Contudo, quadros de insuficiência hepática também podem se relacionar na gênese de condições psíquicas, notadamente síndromes depressivas e estados confusionais. Uma avaliação laboratorial envolvendo dosagem de transaminases (transaminase glutâmico-oxalacética [TGO] e transaminase glutamicopirúvica [TGP]), de gamaglutamiltransferase (gama GT), das bilirrubinas e da albumina, bem como tempo de atividade de protrombina (os três últimos são marcadores de função hepática), ajuda no diagnóstico diferencial e planejamento terapêutico. Em casos de maiores suspeitas de encefalopatia hepática, a dosagem sérica de amônia mostra-se útil.[11]

CASO CLÍNICO 1

Paciente de 73 anos, do lar, com três anos de escolaridade, mãe de oito filhos, proveniente de uma cidade pequena do interior, apresentou nos últimos meses quadro progressivo de desânimo, fraqueza, anedonia. De modo gradual, abandonou suas atividades, inicialmente as prazerosas, mas, no último mês, demonstrou dificuldades em realizar os afazeres domésticos, como cozinhar e cuidar da casa. Foram observadas hiporexia e náuseas intensas sempre que se alimenta, com perda ponderal de cerca de 15% do peso corporal em seis meses, bem como insônia inicial, acompanhada de desconforto intenso nos membros inferiores, o que piora sobremaneira a qualidade do sono. Sempre foi uma mulher extremamente ativa, sem relato de outros episódios semelhantes no passado. Revelou ser diabética há cerca de 10 anos e usa metformina, 1.500 mg/dia, mas sem controle adequado, já que a última visita ao clínico ocorreu há mais de dois anos. Ao exame físico, encontrava-se descorada e demonstrava apatia e lentificação significativas. Não se queixava de tristeza claramente, mas dizia estar triste e desesperançosa pela situação em que se encontrava. Após a investigação laboratorial, foram detectadas a ureia de 185 mg/dL e creatinina de 4,8 mg/dL. Estabeleceu-se a hipótese diagnóstica de insuficiência renal crônica, e a paciente foi encaminhada com urgência ao serviço de nefrologia.

Comentários
Neste caso, há um quadro que poderia facilmente ser caracterizado como uma síndrome depressiva típica do idoso, com muitos sintomas físicos, poucas queixas claras de tristeza, hiporexia e perda ponderal, além de insônia. Contudo, o antecedente de diabetes sem controle adequado e a presença de um quadro de síndrome de pernas inquietas, muito frequente nos pacientes renais crônicos, já chamam atenção para um comprometimento orgânico maior.

URINA I

Auxilia no diagnóstico do *delirium* por infecções, quando existe uma mudança abrupta no padrão cognitivo e/ou comportamental. A urina I deve ser complementada com a urocultura.

Algumas outras situações específicas devem ser levadas em conta, como a dosagem de proteína C reativa (PCR) em pacientes com relato de doenças autoimunes prévias, como lúpus ou artrite reumatoide, pois fornecem uma noção sobre a existência de controle adequado de tais patologias. A PCR é uma proteína plasmática produzida no fígado e serve como marcadora de fase aguda de processo inflamatório. Sua elevação pode revelar uma forte atividade de doença reumática.[12] A pesquisa de doenças infecciosas, como sífilis (por meio do Venereal Disease Research Laboratory [VDRL], que indica atividade da doença, e de testes treponêmicos, como o FTA-ABS) e complexo HIV/aids, é necessária em determinadas situações, como quadros de início súbito ou história de comportamento sexual de risco no passado.

▶ ELETRENCEFALOGRAMA EM PSICOGERIATRIA

O uso de eletrencefalograma (EEG) em psicogeriatria ainda é pouco conhecido, mal indicado e, às vezes, equivocadamente interpretado no contexto geral dos transtornos psiquiátricos. Não obstante ter sido inventado por um psiquiatra (Hans Berger), infelizmente, na atualidade, os psiquiatras demonstram pouca intimidade com esse método diagnóstico. Ele pode ser muito útil e mesmo vital em algumas situações clínicas da psicogeriatria (Quadro 6.2), como também em pesquisa. Entretanto, o EEG não deve ser solicitado de forma indiscriminada, como ainda ocorre em alguns serviços de neurologia ou psiquiatria, nos

---

QUADRO 6.2 INDICAÇÕES DE ELETRENCEFALOGRAMA EM PSICOGERIATRIA

Delirium ou confusão mental

Rebaixamento do nível de consciência

Suspeita de crises parciais complexas

Diagnóstico diferencial das pseudocrises convulsivas

Diagnóstico diferencial dos estados de estupor

Auxílio diagnóstico nas intoxicações medicamentosas

---

quais se solicita o método para investigar qualquer indivíduo com transtorno psiquiátrico.

A seguir, são descritos os contextos em psicogeriatria nos quais o EEG é uma indicação adequada.

DELIRIUM OU CONFUSÃO MENTAL

O EEG constitui o método mais útil para o diagnóstico *per se* da síndrome de confusão mental ou *delirium* (apesar de nem sempre auxiliar na etiologia da síndrome, situação em que os exames de neuroimagem estrutural podem oferecer pistas mais úteis).

O EEG no *delirium* evidencia lentificação do ritmo de base do traçado eletrencefalográfico (Fig. 6.1), o que, obviamente, não é patognomônico dessa condição.[13]

REBAIXAMENTO DO NÍVEL DE CONSCIÊNCIA

Idosos atendidos em contexto de emergência psiquiátrica podem eventualmente se apresentar com rebaixamento do nível de consciência, como, por exemplo, em condições neuropsiquiátricas que evoluem com as seguintes apresentações:

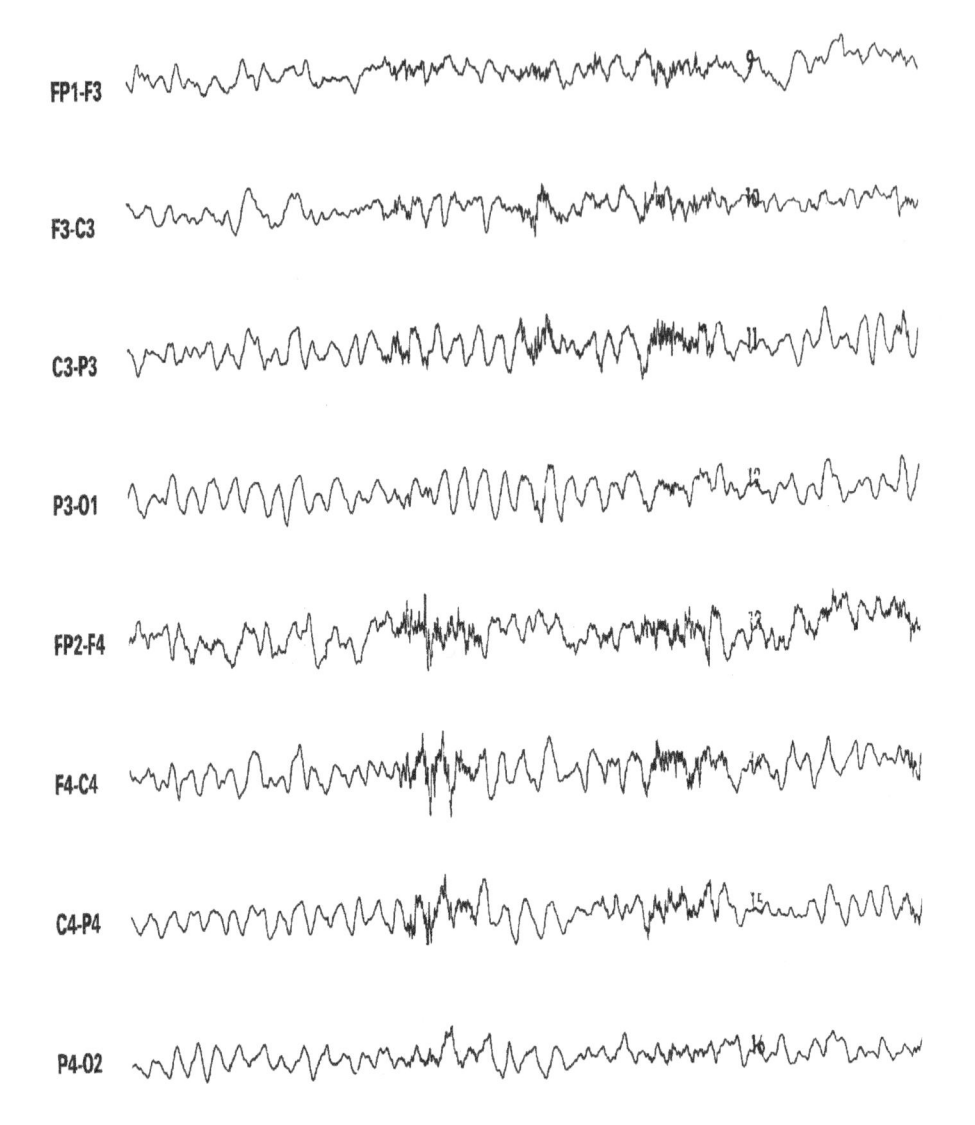

FIGURA 6.1 **ELETRENCEFALOGRAMA FEITO EM VIGÍLIA DE PACIENTE COM** *DELIRIUM* **(CONFUSÃO MENTAL) EVIDENCIANDO LENTIFICAÇÃO DO RITMO DE BASE. É POSSÍVEL NOTAR TAMBÉM A PRESENÇA DE ARTEFATOS ELETROMIOGRÁFICOS EM TODO O TRAÇADO, O QUE É INEVITÁVEL EM SE TRATANDO DE PACIENTES CONFUSOS E, PORTANTO, NÃO COOPERATIVOS.**

- Agitação psicomotora nas encefalites (encefalite herpética, encefalite límbica)
- Alcoolismo associado à encefalopatia hepática
- Hematoma subdural crônico (após traumatismo craniano)
- Catatonia maligna devida à encefalopatia antirreceptor N-metil-D-aspartato (NMDA)
- Intoxicações medicamentosas (iatrogenia ou tentativa de suicídio)

SUSPEITA DE CRISES PARCIAIS COMPLEXAS

As crises parciais complexas às vezes se apresentam com uma fenomenologia indistinguível de quadros psiquiátricos, podendo ser confundidas com ataques de pânico e outros transtornos de ansiedade, surtos psicóticos, crises dissociativas, transe e possessão, etc. O EEG pode, portanto, ser útil na distinção dessas possibilidades, uma vez que se mostrará alterado apenas nas epilepsias.[13]

DIAGNÓSTICO DIFERENCIAL DAS PSEUDOCRISES CONVULSIVAS

As pseudocrises convulsivas constituem estados psicopatológicos cuja fenomenologia se assemelha com crises epilépticas verdadeiras, porém não constituem uma condição neurológica, mas psiquiátrica, pertencendo ao capítulo dos transtornos dissociativos. O EEG nessa condição é normal e constitui o melhor exame para diferenciar as pseudocrises das crises convulsivas verdadeiras.

OUTRAS INDICAÇÕES

O EEG pode também auxiliar no diagnóstico da doença de Creutzfeld-Jakob e de encefalopatias metabólicas. Na doença de Alzheimer e em algumas outras formas de demência, os achados são inespecíficos, geralmente relacionados à lentificação difusa do traçado. Os achados ficam mais exuberantes quanto mais avançado for o estágio da demência.

▶ MONITORAMENTO DE PACIENTES IDOSOS

O monitoramento laboratorial dos pacientes psiquiátricos é de grande importância. Vários dos psicofármacos podem gerar alterações metabólicas, hepáticas e renais e influenciar de forma grave na qualidade de vida dessa população. Porém, cabe ao médico saber sobre esses riscos, informar ao paciente e manter uma rotina de acompanhamento laboratorial cuidadosa. Na população idosa, isso se torna cada vez mais importante. São pacientes que costumam ter outras patologias, fazer uso concomitante de diversos medicamentos, apresentar certo comprometimento hepático e renal e, muitas vezes, sofrer de alterações metabólicas como diabetes, dislipidemia e obesidade.

Os antidepressivos estão relacionados à hiponatremia, principalmente os inibidores seletivos da recaptação de serotonina (ISRSs) e a venlafaxina, porém essa condição pode ocorrer também com outros fármacos duais, como a mirtazapina e a duloxetina.[14] É fundamental dar atenção ao uso concomitante de diuréticos, o que aumenta sobremaneira o risco de hiponatremia.

Os antipsicóticos, sobretudo os atípicos, estão relacionados com alterações metabólicas, como dislipidemia, hiperglicemia e ganho de peso. Em idosos que costumam já apresentar esse corolário, o acompanhamento deve ser bastante rigoroso, para que não aumente o risco cardiovascular. Um maior risco de desenvolver diabetes melito tipo II (DMTII) é encontrado principalmente nos usuários de olanzapina e clozapina. A dislipidemia pode ocorrer de forma bastante frequente, com destaque à hipertrigliciridemia associada ao uso da quetiapina. Porém, essas alterações podem atingir pacientes expostos a toda a classe dos antipsicóticos, não sendo específicas de qualquer uma das medicações antipsicóticas. Algumas medidas clínicas são muito úteis, como pesar o paciente e medir a circunferência abdominal, procedimentos que podem ser facilmente realizados em todas as avaliações ambulatoriais.[15,16] A leucopenia pode ocorrer com o uso de clozapina, atingindo cerca de 1% dos pacientes. Deve-se manter o mesmo cuidado que em pacientes mais jovens, com hemogramas semanais até a 18ª semana e, depois, exames mensais. Pode ocorrer uma elevação na prolactina, que portanto também deve ser monitorada, lembrando que já se trata de uma população geralmente portadora de osteopenia – a qual irá se agravar com a hiperprolactinemia, aumentando o risco de fraturas ósseas decorrentes de quedas. Todos esses efeitos colaterais se relacionam com as doses (i.e., são dose-dependentes). Os estudos demonstram menor interferência metabólica do aripiprazol, ziprasidona e asenapina, logo esses fármacos podem ser utilizados com um pouco mais de segurança nos pacientes que já apresentam alterações.

Os anticonvulsivantes, frequentemente utilizados no tratamento de transtornos do humor e alterações comportamentais de diversas etiologias, merecem especial atenção pelo risco de discrasias sanguíneas (p. ex., neutropenia com carbamazepina e plaquetopenia com divalproato), alterações hepáticas e hiponatremia (sobretudo com oxcarbazepina).

O lítio pode e deve ser usado em pacientes idosos, desde que se tenha o cuidado de analisar a real indicação, as comorbidades clínicas (como alterações da função renal e tireoidianas) e o uso de medicamentos que podem aumentar o risco de toxicidade, como diuréticos e anti-inflamatórios não hormonais, agentes que são largamente utilizados, mas, em grande parte das vezes, sem indicação médica formal. Uma rotina mais rigorosa de início e o aumento da dose são necessários, bem como maior frequência da dosagem da litemia. O risco de hiperparatiroidismo e hipercalcemia deve ser aventado nos idosos sob uso de lítio.[17] Deve ser realizado acompanhamento rigoroso das funções renais e tireoidianas.

Na Tabela 6.1, são apresentados os principais exames a solicitar e sua periodicidade com cada classe de medicamentos.

▶ FARMACOGENÉTICA EM PSICOGERIATRIA

Os estudos atuais demonstram que é possível uma boa aplicabilidade da genotipagem em psiquiatria, notadamente no transtorno depressivo maior, proporcionando de forma direta a escolha a respeito de qual medicamento será mais eficaz em determinado paciente. Contudo, no geral, essa é uma realidade ainda distante da prática clínica diária, tanto pelos custos, quanto pela falta de estudos com dimensão adequada de amostras e melhor definição dos subtipos de depressão, pois se trata de uma doença com uma heterogeneidade de condições importante.[18]

▶ NEUROIMAGEM: QUANDO SOLICITAR?

Mesmo em psicogeriatria, não faz parte da rotina ambulatorial a solicitação de exames de neuroimagem, nem estruturais (tomografia computadorizada e ressonância magnética) tampouco funcionais (tomografia por emissão de pósitrons [PET] e tomografia computadorizada por emissão de fóton único [SPECT]). Porém, os idosos são uma população de maior risco para lesões encefálicas, não somente pela idade avançada, mas também pela alta taxa de comorbidades cardiocirculatórias, metabólicas e oncológicas.

Algumas situações clínicas em psicogeriatria indicam a necessidade de um exame de neuroimagem: 1) condições clínicas de início súbito; 2) alterações de humor atípicas; 3) quadros com evolução em escada – ou seja, piora clínica seguida de um período de manutenção do estado até novo agravamento; 4) alterações neurológicas – rigidez, tremores, instabilidade postural e alteração da marcha e déficit motor; 5) déficit cognitivo, sobretudo quando desproporcional a um eventual transtorno depressivo associado; 6) síndromes psicóticas de início tar-

TABELA 6.1 **MEDICAMENTOS UTILIZADOS, EFEITOS E ROTINA DE MONITORAMENTO LABORATORIAL**

Medicamento	Efeitos comuns	Monitoramento laboratorial	Periodicidade
Antidepressivos	Hiponatremia	Dosagem de sódio e potássio	Trimestral
Antipsicóticos atípicos	Síndrome metabólica (hiperglicemia, dislipidemia e obesidade); hiperprolactinemia	Glicemia de jejum e pós-prandial; lipidograma	Trimestral
		Prolactina	Semestral
Clozapina	Síndrome metabólica; leucopenia	Glicemia de jejum e pós-prandial; lipidograma	Trimestral
		Hemograma	Semanal por 18 semanas e mensal posteriormente
Carbamazepina e oxcarbazepina	Hiponatremia; agranulocitose; alterações hepáticas (pouco frequentes)	Dosagem de Na e K; hemograma	Trimestral
		TGO e TGP	Semestral
		Dosagem sérica**	A critério do clínico
Divalproato	Agranulocitose; plaquetopenia; alterações hepáticas; elevação de TSH	Hemograma; TGO e TGP,	Trimestral
		TSH e T4 livre	Semestral
		Dosagem sérica** e dosagem de amônia	A critério do clínico
Lítio*	Hipotireoidismo; insuficiência renal; diabetes insípido; hiperparatireoidismo	Ureia; creatinina; Na e K; cálcio; TSH e T4 livre	Trimestral

*Sugere-se dosagem inicial da litemia após duas semanas de início do medicamento e depois mensalmente, até que se possa espaçar o intervalo entre os exames, dependendo da avaliação individual de cada caso.
**Dosagens séricas de anticonvulsivantes ou de outros medicamentos, como antidepressivos, tricíclicos, não precisam ser realizadas como rotina, mas são fundamentais na suspeita de intoxicação ou de não adesão ao tratamento.
Na: sódio; K: potássio; TSH: hormônio estimulador da tireoide; TGO: transaminase glutâmico-oxalacética; TGP: transaminase glutamicopirúvica.

dio; 7) transtorno de controle de impulsos de início tardio (incluindo alcoolismo); 8) ausência de antecedentes psiquiátricos. O Quadro 6.2 apresenta um resumo das principais indicações dos exames de neuroimagem.

O conceito de depressão vascular já está bem estabelecido, sendo considerada uma espécie de depressão de início tardio, relacionada a lesões arterioscleróticas na substância branca encefálica (principalmente regiões frontais) e nos núcleos da base, além de lesões focais mais extensas. Essa suspeita recai em pacientes que apresentam quadros depressivos iniciados após os 50 anos, sem relatos prévios nem história familiar, apatia e abulias mais intensas que o esperado, disfunção executiva e déficit mnemônico acentuado, presença de sinais neurológicos (alterações de marcha, lentificação, sinais de liberação piramidal) e história de doenças que predispõem à arteriosclerose (diabetes, hipertensão arterial, dislipidemia, tabagismo e outras). A investigação

> **QUADRO 6.2 CRITÉRIOS PARA SOLICITAR EXAMES DE NEUROIMAGEM ESTRUTURAL EM PSICOGERIATRIA**
>
> Quadro de início súbito ou evolução em "escada"
>
> Presença de sinais de acometimento neurológico (parkinsonismo, crises epilépticas, tiques, déficit motor focal, alteração no controle dos esfíncteres e sinais de liberação piramidal e/ou presença de reflexos axiais de face no exame físico)
>
> Ausência de alterações psiquiátricas na história pregressa
>
> Condições delirantes/psicóticas de início tardio
>
> Déficit cognitivo (memória, atenção, linguagem, etc.) desproporcional ao quadro afetivo
>
> Presença de comorbidades graves (neoplasia maligna, hipertensão arterial sistêmica (HAS) e diabetes melito de difícil controle, dislipidemia, doença tromboembólica, tabagismo inveterado, traumatismo craniencefálico)
>
> Transtornos do controle de impulsos

de neuroimagem nesses pacientes revela hiperintensidade de substância branca periventricular e/ou subcortical, com lesões confluentes e grande número de lesões lacunares ou mesmo áreas de infarto cortical ou subcortical, principalmente no hemisfério esquerdo, sendo pior quanto mais frontal for a lesão.[19-21] A depressão vascular deve também ser considerada em pacientes que apresentam histórico de depressão mas passam a ter quadro sintomatológico mais grave a partir dos 50 anos. A Figura 6.2 ilustra imagens típicas de tal quadro.

Os quadros psicóticos podem ser decorrentes de lesões isquêmicas no hemisfério direito, sobretudo em regiões frontoparietais e límbicas, apesar de pouco comuns. Alucinações e delírios persecutórios se relacionam mais ao *Delirium* e podem ocorrer na vigência de um acidente vascular cerebral. Porém, a encefalite límbica ganha especial importância, podendo ser de origem infecciosa (herpes-vírus), autoimune e paraneoplásica, sendo esta a principal etiologia em idosos. Logo, é necessário pensar nessa hipótese não só em quadros psicóti-

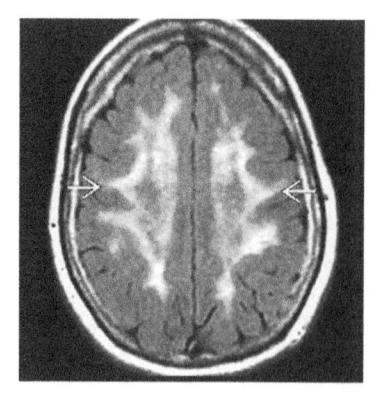

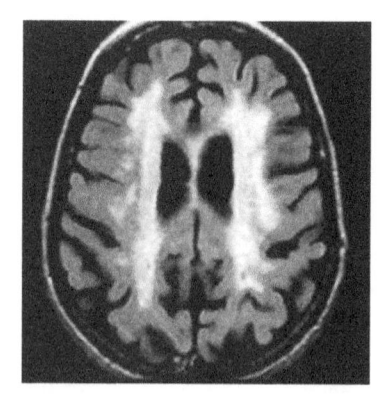

FIGURA 6.2 RM (CORTES AXIAIS EM FLAIR) EVIDENCIANDO MICROANGIOPATIA GRAVE NA SUBSTÂNCIA BRANCA) DOENÇA DE BINSWANGER).

cos ou maniformes, mas também em casos de apatia grave.[22]

Pacientes com alterações comportamentais progressivas e história de traumatismo craniano devem ser submetidos a investigação por imagem, mesmo que tenha sido um trauma considerado leve. É fundamental prestar especial atenção nessa situação, principalmente em usuários de anticoagulantes (como a varfarina) e antiagregantes plaquetários (ácido acetilsalicílico, clopidogrel), uma vez que o risco de incidência de hematoma subdural crônico aumenta (Fig. 6.3).

A realização de exame de neuroimagem funcional, como a SPECT cerebral, não é preconizada como rotina, seja por dificuldade de acesso e alto custo do procedimento, seja porque é muito inespecífico em muitos casos, colaborando pouco para o diagnóstico de transtornos psiquiátricos funcionais. Pode ser muito útil, contudo, no diagnóstico diferencial entre as diversas formas de demência. Em outros casos, como, por exemplo, nos estádios iniciais de algumas formas de demência que ainda não se apresentam com lesões estruturais evidentes, pode mostrar-se um auxílio valioso para o diagnóstico precoce.

São descritos seis padrões de perfusão principais:[13] 1) padrão A: normal (Fig. 6.4); 2) padrão B: hipoperfusão temporal posterior e parietal bilateral (Fig. 6.5); 3) padrão C: hipoperfusão temporal e parietal bilateral com extensão frontal (Fig. 6.6); 4) padrão D: hipoperfusão em um hemisfério; 5) padrão E: hipoperfusão frontal bilateral (Fig. 6.7); 6) padrão F: hipoperfusão localizada em região cerebral específica. Em geral, cada forma de demência se relaciona

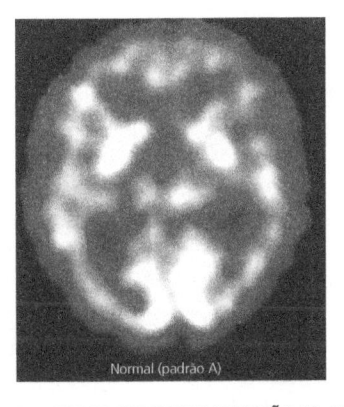

FIGURA 6.4 **SPECT CEREBRAL (PADRÃO A). CORTE TRANSVERSAL MOSTRA PADRÃO NORMAL E SIMÉTRICO DE FLUXO SANGUÍNEO CEREBRAL EM CÓRTEX CEREBRAL, NÚCLEOS DA BASE E TÁLAMO.**

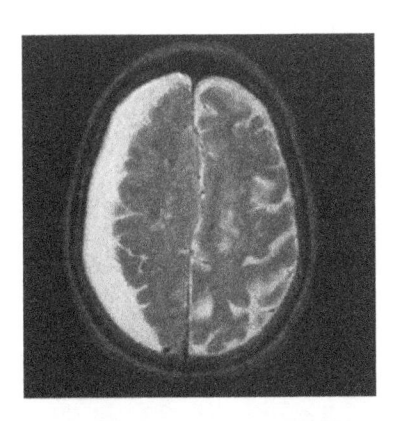

FIGURA 6.3 **RM (CORTE AXIAL EM T2) EVIDENCIANDO HEMATOMA SUBDURAL CRÔNICO NO LADO ESQUERDO DA FIGURA, ASSOCIADO A SONOLÊNCIA PROGRESSIVA, CEFALEIA, HEMIPARESIA E CONFUSÃO MENTAL.**

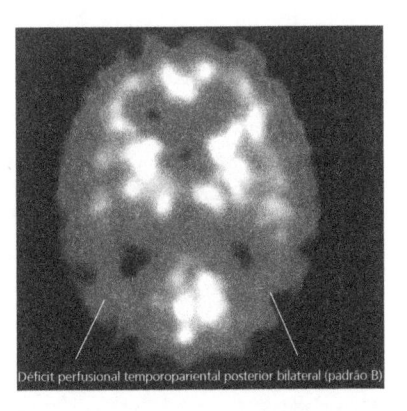

FIGURA 6.5 **SPECT CEREBRAL (PADRÃO B). CORTE TRANSVERSAL MOSTRA DÉFICIT BILATERAL E SIMÉTRICO DE FLUXO SANGUÍNEO CEREBRAL COMPROMETENDO O CÓRTEX TEMPOROPARIETAL POSTERIOR (CÓRTEX DE ASSOCIAÇÃO).**

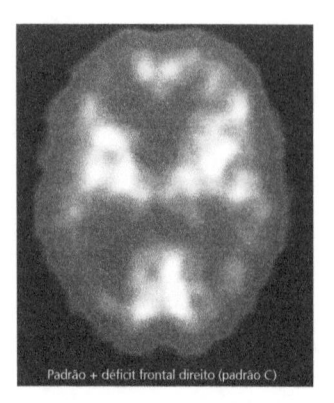

FIGURA 6.6 SPECT CEREBRAL (PADRÃO C). CORTE TRANSVERSAL MOSTRA DÉFICIT DE FLUXO EM CÓRTEX DE ASSOCIAÇÃO COM EXTENSÃO PARA CÓRTEX FRONTAL DIREITO.

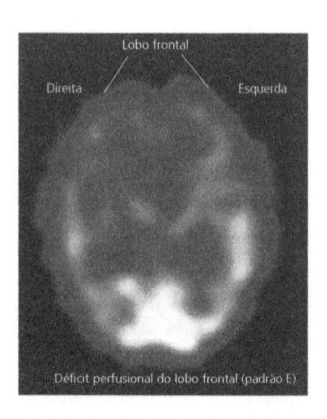

FIGURA 6.7 SPECT CEREBRAL (PADRÃO E). CORTE TRANSVERSAL MOSTRA DÉFICIT DE FLUXO SANGUÍNEO CEREBRAL REGIONAL ACENTUADO NOS LOBOS FRONTAIS.

a um padrão específico (ou mais). Assim, a demência frontotemporal associar-se ao padrão E; a doença de Alzheimer, mais comumente aos padrões B e C (mas também ao A e D); a demência vascular, ao padrão F, e assim por diante (descrições mais detalhadas serão fornecidas nos capítulos sobre cada forma de demência).

Na Figura 6.8 é ilustrado o caso de uma paciente que, aos 71 anos de idade, iniciou um quadro típico de síndrome de pânico associada à agorafobia. A síndrome evoluiu com um déficit progressivo de linguagem, sendo feito posteriormente o diagnóstico de afasia progressiva primária. Observa-se uma hipoperfusão frontotemporal mais acentuada à esquerda, demonstrando um baixo fluxo sanguíneo nessas regiões indicativo de um déficit funcional.[23]

▶ CONSIDERAÇÕES FINAIS

Na psicogeriatria, a função do psiquiatra como médico clínico ganha real importância. Um conhecimento básico sobre clínica médica, portanto, mostra-se fundamental. Conhecer as patologias mais comuns, en-

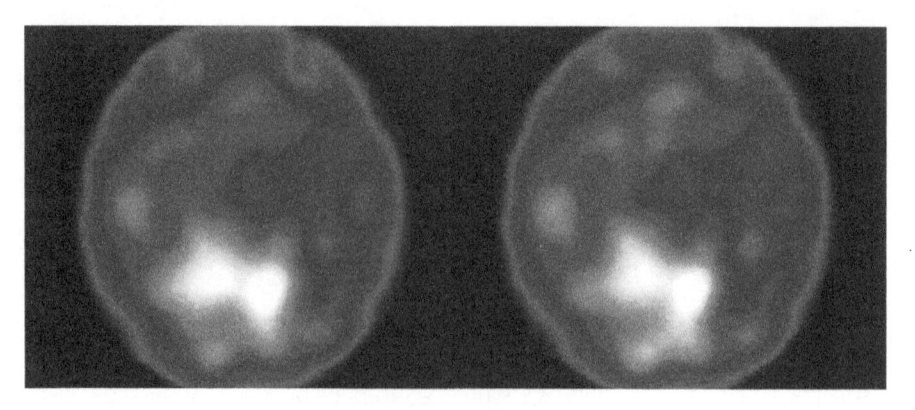

FIGURA 6.8 SPECT CEREBRAL DE UMA PACIENTE COM AFASIA PROGRESSIVA PRIMÁRIA, MOSTRANDO HIPOPERFUSÃO FRONTOTEMPORAL ACENTUADA À ESQUERDA.

CASO CLÍNICO 2

Paciente do sexo feminino, 63 anos de idade, escolaridade de 11 anos, professora do ensino médio aposentada, com relato de baixa tolerância às frustrações, irritabilidade e disforia ocasional. Síndrome dístimica clara, evoluiu com elação do humor, fala acelerada, gastos compulsivos, insônia, inquietude mas sem apresentar agressividade, e humor muito melhor que no passado. Referiu episódios de grande desconforto toracoabdominal, seguidos de uma sensação de medo muito intenso, que, por vezes, era acompanhada de parestesia do membro superior direito. Esses episódios tinham curta duração (menos de dois minutos) e não apresentavam sintomatologia residual. O quadro dismnésia episódica e desatenção, com placidez acentuada, e a paciente passou a apresentar delírios persecutórios (acreditava que a diretora da escola onde trabalhava a estava perseguindo, porque fazia parte de uma grande organização criminosa). Foi inicialmente diagnosticada como portadora de transtorno bipolar em fase maníaca e medicada com 10 mg ao dia de olanzapina e 600 mg/dia de carbonato de lítio. Apresentou piora súbita do quadro clínico, evoluindo para alucinações visuais, com crises de muito medo, associadas a parestesia e hemi-hipoestesia de dimidio direito, e certa dificuldade de fala. Foi aumentada a dose de olanzapina para 20 mg/dia, quando a paciente evolui para crises epilépticas parciais complexas com generalização secundária, que culminou em um estado de mal epiléptico, sendo internada na unidade de terapia intensiva. Na investigação por ressonância magnética de crânio, foi feito o diagnóstico de encefalite límbica. Após avaliação complementar, não foi detectado quadro infeccioso. Em investigação posterior, estabeleceu-se diagnóstico de câncer de mama. A paciente foi tratada por meio de pulsoterapia com metilprednisolona, associada ao tratamento anticonvulsivante, com boa resposta.

Comentários

A paciente realmente apresentava uma história típica de distimia, levando a pensar em um primeiro episódio maníaco, o que não é frequente em sua idade. Porém, desde o início, havia o relato de crises epilépticas parciais simples, típicas de envolvimento do lobo temporal (desconforto toracoabdominal, sensação de medo, alteração de sensibilidade do membro superior direito), que não deixavam sintomatologia pós-comicial. Na evolução, houve piora após introdução e aumento do antipsicótico, medicamento que pode piorar estados epilépticos, levando a alucinações visuais e agravamento das crises convulsivas. Por fim, estabeleceu-se o diagnóstico de uma síndrome paraneoplásica, a forma mais comum de encefalite límbica na faixa etária da paciente. A ressonância mostra o acometimento mesial temporal bilateral.

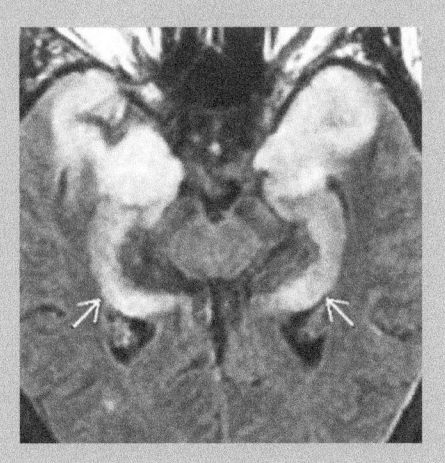

FIGURA 6.9 RESSONÂNCIA MAGNÉTICA MOSTRANDO ACOMETIMENTO MESIAL TEMPORAL BILATERAL.

tender como elas podem atingir o funcionamento psíquico da população geriátrica e inteirar-se sobre os medicamentos mais usados, inclusive passando a conhecer melhor suas propriedades farmacológicas, são habilidades necessárias para a vivência ambulatorial.

Deve-se prestar especial atenção sempre que um diagnóstico de origem orgânica precisa ser descartado quando se trabalha com idosos. O acompanhamento dos efeitos colaterais dos psicofármacos deve ser rigoroso, pois corre-se o risco de cometer uma falta terrível ao postulado hipocrático de *"primum non nocere"*.

▶ AGRADECIMENTOS

Ao doutor William de Carvalho Almeida, neurorradiologista, pelo gentil auxílio com a parte de neuroimagem deste capítulo.

▶ REFERÊNCIAS

1. Nussbaum AM. Guia para o exame diagnóstico segundo o DSM-5. Porto Alegre: Artmed; 2015.

2. Forlenza OV. Psiquiatria geriátrica: do diagnóstico precoce à reabilitação. São Paulo: Atheneu; 2007.

3. Inouye SK, Westendorp RGJ, Saczynski JS. Delirium in elderly people. Lancet. 2014;383(9920):911-22.

4. Pan WH, Chang YP, Yeh WT, Guei YS, Lin BF, Wei IL, et al. cooccurrence of anemia, marginal vitamin B6, and folate status and depressive symptoms in older adults. J Geriatr Psychiatry Neurol. 2012;25(3):170-8.

5. Jonassaint CR, Varma VR, Chuang Y-F, Harris GC, Yasar S, Polinder-Bos H, et al. Lower hemoglobin is associated with poorer cognitive performance and smaller brain volume in older adults. J Am Geriatr Soc. 2014;62(5):972-3.

6. Almeida AM, Meleiro AMAS. Depressão e insuficiência renal crônica: uma revisão. J Bras Nefrol. 2000;22(1):21-29

7. Ng TP, Feng L, Niti M, Kua EH, Yap KB. Folate, vitamin B12, homocysteine, and depressive symptoms in a population sample of older chinese adults. J Am Geriatr Soc. 2009;57(5):871-6.

8. Fabregas BC, Vitorino FD, Teixeira AL. Deficiência de vitamina B12 e transtorno depressivo refratário. J Bras Psiquiatr. 2011;60(2):141-3.

9. Chueire VB. Estudo da prevalência do hipotiroidismo subclíinico e sua relação com depressão em pacientes idosos [dissertação]. Campinas: UNICAMP; 2000.

10. Bonnin CM, Martinez-Aran A, Sanchez-Moreno J, Torrent C, Franco C, Pacchiarotti I, et al. Bipolar disorder, cognitive functioning and hypothalamic-pituitary-thyroid axis. Actas Esp Psiquiatr. 2010;38(4):223-8.

11. Miotto EC, Campanholo KR, Machado MAR, Benute GGR, Lucia MCS, Fráguas Jr R, et al. Cognitive performance and mood in patients on the waiting list for liver transplantation and their relation to the model for end-stage liver disease. Arq Neuropsiquiatr. 2010;68(1):62-6.

12. Aguiar FJB, Ferreira-Júnior M, Sales MM, Cruz-Neto LM, Fonseca LAM, Sumita NM, et al. Proteína C reativa: aplicações clínicas e propostas para utilização racional. Rev Assoc Med Bras. 2013;59(1):85-92.

13. Caixeta L. Tratado de neuropsiquiatria, neurologia cognitiva e do comportamento e neuropsicologia. 2. ed. São Paulo: Atheneu; 2014.

14. Jung YE, Jun TY, Kim KS, Bahk WM. Hyponatremia associated with selective serotonin reuptake inhibitors, mirtazapine, and venlafaxine in Korean patients with major depressive disorder. Int J Clin Pharmacol Ther. 2011;49(7):437-43.

15. Elkis H, Gama C, Suplicy H, Tambascia M, Bressan R, Lyra R, et al. Consenso Brasileiro sobre antipsicóticos de segunda geração e distúrbios metabólicos. Rev Bras Psiquiatr. 2008;30(1):77-85.

16. Mitchell AJ, Delaffon V, Vancampfort D, Correll CU, De Hert M. Guideline concordant monitoring of metabolic risk in people treated with antipsychotic medication: systematic review and meta-analysis of screening practices. Psychol Med. 2012;42(1):125-47.

17. Lehmann SW, Lee J. Lithium-associated hypercalcemia and hyperparathyroidism in the elderly: what do we know? J Affect Disord. 2013;146(2):151-7.

18. Fabbri C, Di Girolamo G, Serretti A. Pharmacogenetics of antidepressant drugs: an update after almost 20 years of research. Am J Med Genet B Neuropsychiatr Genet. 2013;162B(6):487-520.

19. Aparício MAA, Avila R, Bottino CMC. Depressão cerebrovascular. In: Forlenza OV, organizador. Psiquiatria geriátrica. São Paulo: Atheneu; 2007. p. 71-7.

20. Fabregas BC, Dias FMV, Fontenelle LF, Teixeira AL. Neuropsiquiatria do acidente vascular encefálico. In: Teixeira AL, Kummer A, organizadores. Neuropsiquiatria clínica. Rio de Janeiro: Rubio; 2012. p. 287-94.

21. Smith PJ, Blumenthal JA, Babyak MA, Watkins LL, Hinderliter A, Hoffman BM, et al. Cerebrovascular risk factors and cerebral hyperintensities among middle-aged and older adults with major depression. Am J Geriatr Psychiatry. 2010;18(9):848-52.

22. Porto FH G, Coutinho AMN, Lucato LT, Spíndola L, Ono CR, Brucki SMD, et al. Paraneoplastic limbic encephalitis with prominent neuropsychiatric apathy. J Neurol Sci. 2014;337(1-2):224-7.

23. Caixeta L, Caixeta M. Primary progressive aphasia beginning with a psychiatric disorder. Clinics. 2011;66(8):1505-8.

7
ESCALAS DE AVALIAÇÃO CLÍNICA EM PSICOGERIATRIA

SERGIO TAMAI

Atualmente, há dezenas de escalas disponíveis para avaliar as diversas dimensões do estado mental e do funcionamento em idosos. Essa vasta gama de possibilidades se torna um desafio clínico para a determinação da escala mais adequada.

Antes da escolha da escala propriamente dita, algumas questões devem ser respondidas.

➤ QUAL A FINALIDADE DA APLICAÇÃO DA ESCALA?

Embora possa parecer óbvia, essa pergunta geralmente é esquecida e leva a escolhas inadequadas. O objetivo pode ser auxiliar no diagnóstico, avaliar a gravidade dos sintomas ou, ainda, monitorar a evolução do quadro clínico.

➤ O QUE SE PRETENDE AVALIAR?

Em relação ao paciente psicogeriátrico, há cinco dimensões relevantes do ponto de vista clínico: cognição, humor, alterações comportamentais, atividades da vida diária e sobrecarga do cuidador. Cada uma pode ser avaliada separadamente por um instrumento específico ou como parte de uma análise multidimensional.

Uma vez definido o propósito da avaliação e o que se pretende estudar, existem ainda mais dois aspectos a se considerar para a definição da escala a ser utilizada.

➤ QUEM APLICARÁ A ESCALA?

As escalas podem ser autoaplicadas, administradas por um entrevistador ou baseadas em dados obtidos de informantes ou outras fontes, tais como registros em prontuário. Cada uma dessas modalidades apresenta limitações. Por exemplo, as escalas autoaplicadas pressupõem que o paciente tem capacidade para compreender instruções verbais ou escritas, além de cooperar. Aquelas administradas por um entrevistador consomem tempo e, muitas vezes, dependem de treinamento prévio. As escalas baseadas em outras fontes dependem de informantes confiáveis.

▶ CONDIÇÕES PARA APLICAÇÃO DA ESCALA

É necessário considerar o tempo disponível para aplicação da escala e das condições do paciente. Indivíduos comprometidos clinicamente e com capacidade reduzida de manutenção da atenção não devem ser submetidos a escalas que demandem muito tempo para serem conduzidas.

Na Tabela 7.1 estão listadas as escalas mais utilizadas na prática clínica para avaliar as dimensões relevantes já citadas, quem aplica, o tempo gasto em média para realizá-las e a descrição de cada uma.

▶ MINIEXAME DO ESTADO MENTAL

É o instrumento de rastreio para cognição mais utilizado e já foi validado para a população brasileira. Fornece informações sobre diferentes aspectos da cognição, contendo questões agrupadas em sete categorias, cada uma planejada com o objetivo de avaliar funções cognitivas específicas como a orientação temporal (5 pontos), a orientação espacial (5 pontos), o registro de três palavras (3 pontos), a atenção e o cálculo (5 pontos), a recordação de três palavras (3 pontos), a linguagem (8 pontos) e a capacidade construtiva visual (1 ponto). O escore do Miniexame do Estado Mental (MEEM) pode variar de 0, que indica o maior grau de comprometimento cognitivo dos indivíduos, até 30 pontos, o que, por sua vez, corresponde à melhor capacidade cognitiva.

O ponto de corte mais utilizado para indicar comprometimento cognitivo é 24 pontos. Alguns autores sugerem 25 pontos para aumentar a sensibilidade para demência leve. O ponto de corte deve ser ajustado para o nível de escolaridade, porque pode gerar falsos positivos entre aqueles menos escolarizados. Alguns autores já declararam que o corte de 24 pontos mostrou-se excelente para pessoas com escolaridade acima de 9 anos, enquanto o corte 17 foi ótimo para aqueles com escolaridade mais baixa.

▶ TESTE DO DESENHO DO RELÓGIO

Apesar de não existir uma padronização quanto a sua administração e correção, o Teste do Desenho do Relógio (TDR) é amplamente utilizado como um instrumento de rastreio cognitivo. As diferenças de modalidade de aplicação variam em função da instrução para realizar a tarefa, da hora marcada, bem como do sistema de pontuação utilizado. Do ponto de vista cognitivo, supõe-se que o TDR avalie habilidades visuoespaciais, habilidades construtivas e funções executivas.

Por ser um instrumento mais abrangente e que utiliza tarefas que envolvem desenho, indicação e leitura das horas, o TDR pode ser útil na identificação precoce de demência também em indivíduos pouco escolarizados. Assim, o TDR pode complementar o MEEM em uma avaliação cognitiva.

▶ FLUÊNCIA VERBAL

No Teste de Fluência Verbal, solicita-se que o indivíduo cite o maior número de animais em 60 segundos. Estudos brasileiros estabeleceram a validade desse teste e relataram pontos de corte para diferentes níveis

TABELA 7.1 ESCALAS MAIS UTILIZADAS NA PRÁTICA CLÍNICA

Uso	Escala	Quem aplica	Tempo
Cognição rastreio	Miniexame do Estado Mental (MEEM)	Médico	5 – 10 minutos
Cognição rastreio	Teste do Desenho do Relógio (TDR)	Interpretação do teste por clínico	2 minutos
Cognição rastreio	Teste de Fluência Verbal (animais)	Interpretação do teste por clínico	1 minuto
Estadiamento de demência	Avaliação Clínica de Demência (CDR - Clinical Dementia Rating)	Médico	40 minutos
Sintomas psicológicos e comportamentais	Inventário Neuropsiquiátrico (NPI - Neuropsychiatric Inventory)	Médico com informações dadas pelo cuidador	10 minutos
Sintomas psicológicos e comportamentais	Comportamentos Patológicos na Doença de Alzheimer (Behave-AD – Behavioral Pathology in Alzheimer's Disease)	Médico	20 minutos
Depressão	Escala Geriátrica de Depressão (GDS – Geriatric Depression Scale)	Autoaplicado	5 – 10 minutos
Depressão	Escala Cornell para Depressão em Demência (Cornell Scale for Depression in Dementia)	Médico entrevistando paciente e cuidador	10 minutos ao paciente 20 minutos ao cuidador
Depressão	Escala para Centro de Estudos Epidemiológicos em Depressão (CES-D – Center for Epidemiologic Studies Depression Scale)	Autoaplicado	7 – 12 minutos
Depressão	Escala de Avaliação de Depressão de Montgomery-Åsberg (MADRS – Montgomery-Åsberg Depression Rating Scale)	Entrevistador treinado	20 minutos
Atividades instrumentais da vida diária	Questionário de Avaliação de Saúde de Standford (HAQ – The Health Assessment Questionnaire)	Aplicado ao cuidador	5 – 8 minutos
Atividades instrumentais da vida diária	Questionário de Atividades Funcionais de Pfeffer (The Functional Activities Questionnaire)	Aplicado ao cuidador	5 – 8 minutos
Atividades da vida diária	Índice de Independência em Atividades da vida Diária (IADL – The Index of Independence in Activities of Daily Living)	Aplicado ao cuidador	10 minutos
Atividades da vida diária	Índice de Barthel (The Barthel Index)	Aplicado o cuidador	10 minutos
Sobrecarga em cuidadores	Entrevista de Sobrecarga de Zarit (Zarit Burden Interview)	Aplicado ao cuidador	20 – 30 minutos
Sobrecarga em cuidadores	Questionário sobre saúde em geral (GHQ – General Health Questionnaire)	Aplicado ao cuidador	10 minutos

de escolaridade. Para idosos brasileiros analfabetos, espera-se a citação de nove animais; para até três anos de escolaridade, 12 animais; de 4 a 7 anos, 12 animais; e acima de 8 anos, 13 animais.

▶ AVALIAÇÃO CLÍNICA DE DEMÊNCIA

A Avaliação Clínica de Demência (CDR – Clinical Dementia Rating) examina a cognição e o comportamento, além da capacidade de realizar adequadamente as atividades da vida diária. Os indivíduos são comparados ao próprio desempenho passado, o que o leva a prescindir de pontos de corte. Esse instrumento está dividido em seis categorias cognitivas: memória, orientação, julgamento ou resolução de problemas, relações sociais, atividades domésticas ou de lazer e autocuidado (Tab. 7.2). Cada uma dessas seis categorias deve ser pontuada em: 0 (nenhuma alteração); 0,5 (questionável); 1 (demência leve); 2 (demência moderada); e 3 (demência grave) – exceto a categoria autocuidado, que não tem a pontuação 0,5. A categoria memória é a principal, ou seja, com maior significado, e as demais são secundárias. A classificação final da CDR é obtida pela análise dessas categorias, seguindo um conjunto de regras apresentadas no Quadro 7.1.

▶ INVENTÁRIO NEUROPSIQUIÁTRICO

O objetivo do Inventário Neuropsiquiátrico (NPI – Neuropsychiatric Inventory) é colher informação sobre a psicopatologia de pacientes com disfunções cerebrais. Embora o NPI tenha sido desenvolvido para aplicação em pacientes com demência, ele também pode ser útil na avaliação de transtornos do comportamento em outras condições cerebrais. O NPI está dividido em 10 alterações psicopatológicas e duas neurovegetativas (Tab. 7.3).

O NPI é fundamentado nas informações fornecidas por um cuidador que mantenha contato frequente com o paciente. Para cada alteração psicopatológica, há quatro aspectos:

- Frequência
- Gravidade
- Total (frequência vs. gravidade)
- Estresse do cuidador

A frequência é graduada como:

1) Raramente – menos de uma vez na semana
2) Às vezes – uma vez por semana
3) Frequente – várias vezes na semana, mas não todo dia
4) Muito frequente – uma vez ou mais por dia

QUADRO 7.1 REGRAS PARA PONTUAÇÃO NA CLASSIFICAÇÃO DA AVALIAÇÃO CLÍNICA DE DEMÊNCIA

Memória (M): categoria principal (CP); demais categorias: categoria secundária (CS)

1. Se pelo menos 3 **CSs**. são = **M**, então **CDR** = **M**.
2. Se 3 ou + **CSs** são > (ou <) a **M**, então **CDR** = maioria das **CSs** > (ou <) **M**.
3. Sempre que 3 **CSs** têm pontuação de um lado de **M** e as outras duas têm pontuações do outro lado, **CDR** = **M**.
4. Se **M** = 0,5 e 3 ou + **CS** são pontuadas ≥1, então **CDR** = 1.
5. Se **M** = 0,5, então o **CDR** não pode ser 0 (zero), devendo ser 0,5 ou 1.
6. Se **M** = 0, então **CDR** = 0, exceto se 2 ou + **CSs** forem ≥ 0,5, então **CDR** = 0,5.

TABELA 7.2 CLASSIFICAÇÃO DAS CATEGORIAS DA AVALIAÇÃO CLÍNICA DE DEMÊNCIA

Prejuízo	Nenhum (0)	Questionável (0,5)	Leve (1)	Moderado (2)	Grave (3)
Memória	Sem perda de memória ou perda leve e inconstante.	Esquecimento constante, recordação parcial de eventos.	Perda de memória moderada, mais para eventos recentes, o que interfere nas atividades da vida diária.	Perda grave de memória, apenas assunto bem aprendido é recordado.	Perda de memória grave. Apenas fragmentos são recordados.
Orientação	Orientação completa.	Completamente orientado com dificuldade leve em relação ao tempo.	Dificuldade moderada com relação ao tempo, orientado em áreas familiares.	Dificuldade grave com relação ao tempo, desorientado quase sempre no espaço.	Apenas orientado em relação a pessoas.
Julgamento e solução de problemas	Resolve problemas diários, como questões financeiras; julgamento preservado.	Dificuldade leve para solucionar problemas, similaridades e diferenças.	Dificuldade moderada em lidar com problemas, similaridades e diferenças, julgamento social mantido.	Dificuldade grave em lidar com problemas, similaridades e diferenças, julgamento social prejudicado.	Incapaz de fazer julgamento ou resolver problemas.
Relações sociais	Função independente no trabalho, nas compras, nos grupos sociais.	Leve dificuldade nessas habilidades.	Não é independente nessas habilidades, parece normal em uma inspeção casual.	Não há independência fora de casa, parece bem o bastante para sair de casa.	Não há independência fora de casa, parece doente o bastante para sair de casa.
Lar e passatempos	Vida em casa, passatempos e interesses intelectuais bem preservados.	Vida em casa, passatempos, interesses intelectuais levemente prejudicados.	Prejuízo leve em tarefas em casa; tarefas mais difíceis, passatempo e interesses abandonados.	Apenas tarefas simples são preservadas; interesses muito restritos e pouco mantidos.	Sem função significativa em casa.
Cuidados pessoais	Completamente capaz de cuidar-se.	Completamente capaz de cuidar-se.	Necessita de ajuda.	Requer assistência para se vestir e fazer a higiene.	Muita ajuda para cuidados pessoais, incontinências frequentes.

TABELA 7.3 DIMENSÕES PATOLÓGICAS DO INVENTÁRIO NEUROPSIQUIÁTRICO	
Transtornos do comportamento	Alterações neurovegetativas
1. Delírios 2. Alucinações 3. Agitação/agressão 4. Depressão/disforia 5. Ansiedade 6. Elação/euforia 7. Apatia/indiferença 8. Desinibição 9. Irritabilidade/labilidade 10. Comportamento motor aberrante	1. Transtornos do sono 2. Perturbações no apetite

A gravidade é pontuada como:

1) Leve – há pouca alteração no paciente.
2) Moderada – a alteração no paciente é sensível, mas pode ser controlada pelo cuidador.
3) Severa – a alteração no paciente é intensa e não pode ser controlada pelo cuidador.

A pontuação para cada alteração psicopatológica é: frequência *versus* gravidade.

O estresse do cuidador é pontuado como:

0 - Não existente
1 - Mínimo (não exige mudança na rotina do cuidador)
2 - Leve (exige certa mudança na rotina do cuidador)
3 - Moderado (altera significativamente a rotina do cuidador)
4 - Grave (disruptivo, exigindo muito tempo do cuidador)
5 - Muito grave ou extremo (muito disruptivo, fonte de estresse do cuidador e exige todo o seu tempo)

A pontuação total do NPI é calculada pela soma dos pontos das 10 alterações psicopatológicas. Podem-se adicionar as pontuações dos aspectos neurovegetativos, e isso deve ser especificado no resultado. O estresse do cuidador não é incluído na pontuação total do NPI, pois deve ser relatado em separado.

► ESCALA DE COMPORTAMENTOS PATOLÓGICOS NA DOENÇA DE ALZHEIMER

A Escala de Comportamentos Patológicos na Doença de Alzheimer (Behave-AD – Behavioral Pathology in Alzheimer's Disease)[1] é um instrumento de 25 itens que mede transtornos do comportamento em sete categorias diferentes:

- Ideação paranoide e delirante
- Alucinações
- Perturbações na atividade
- Agressividade
- Alterações no ritmo circadiano
- Transtornos afetivos
- Ansiedades e fobias

Cada sintoma apresenta quatro alternativas de escore:

0 = Ausente
1 = Presente
2 = Presente, geralmente com componente emocional
3 = Presente, em geral com componentes emocional e físico

A confiabilidade da escala foi avaliada em pelo menos três diferentes estudos, com índices de confiabilidade entre examinadores de 0,95 a 0,96.[2]

▶ ESCALA GERIÁTRICA DE DEPRESSÃO

A Escala Geriátrica de Depressão (GDS – Geriatric Depression Scale) foi desenvolvida como um teste de rastreio simples de depressão em idosos. É um questionário autoaplicável, fácil e rápido de ser realizado, e que ignora sintomas somáticos da depressão que poderiam ser originados de outras condições médicas que acometem os idosos e que gerariam vieses na avaliação.

O teste original consiste em 30 questões que devem ser respondidas com "Sim" ou "Não" e se referem a como o paciente se sente nos últimos sete dias. Pontuações de 0 a 10 são consideradas dentro da normalidade; de 11 a 20 indicam depressão leve; e de 21 a 30 apontam depressão de moderada a grave. Existem versões mais curtas com 15, 10, 4 e até 1 questão. A versão de 15 questões é provavelmente a mais utilizada, e as pontuações, nesse caso, entre 0 e 4 são consideradas normais; de 5 a 9 indicam depressão leve; e de 10 a 15, depressão moderada a grave.

▶ ESCALA CORNELL PARA DEPRESSÃO EM DEMÊNCIA

A Escala Cornell para Depressão em Demência (Cornell Scale for Depression in Dementia) foi desenvolvida especificamente para avaliar depressão em pacientes com demência. As informações são obtidas por meio duas entrevistas semiestruturadas: uma entrevista com um cuidador e outra com o paciente. Para cada item da entrevista, o clínico dá uma nota. Os sintomas pesquisados se referem a como o paciente vem se comportando ou se sentindo nos últimos sete dias. Cada item é pontuado em relação à gravidade em uma escala de 0 a 2 (0 = ausente, 1 = leve ou intermitente, 2 = grave). Pontuações acima de 10 indicam depressão provável. Pontuações acima de 18 apontam uma depressão de modo definitivo. Pontuações abaixo de 6 pontos indicam ausência de depressão.

▶ ESCALA PARA CENTRO DE ESTUDOS EPIDEMIOLÓGICOS EM DEPRESSÃO

A Escala para Centros de Estudos Epidemiológios em Depressão (CES-D-Center for Epidemiologic Studies Depression Scale) é uma escala de 20 itens, autoaplicada e desenvolvida para identificar depressão na população em geral. A administração da escala leva de 7 a 12 minutos dependendo do paciente. As questões são pontuadas em uma escala de 0 a 3 e referem-se à frequência com que os sintomas foram sentidos nos sete dias anteriores. Os pontos para cada questão são somados e geram um resultado total que varia de 0 a 60. Em idosos, pontuações acima de 19 são indicativas de depressão.

▶ ESCALA DE AVALIAÇÃO DE DEPRESSÃO DE MONTGOMERY-ÅSBERG

A Escala de Avaliação de Depressão de Montgomery-Åsberg (MADRS – Montgomery-Åsberg Depression Rating Scale) deriva de uma outra escala (Åsberg's Comprehensive Psychopathological Rating Scale) e foi desenvolvida para avaliar a eficácia do tratamento para depressão. Assim, ela é mais utilizada para avaliar a evolução da gravidade do transtorno em pacientes já previamente diagnosticados. Uma caraterística dessa escala é não levar em conta sintomas físicos da depressão, o que a torna útil na avaliação de pacientes com doenças físicas comórbidas em que poderiam ocorrer sobreposição de sintomas. Esse fato está justificando seu uso na população idosa.

Os 10 itens da escala são pontuados durante uma entrevista com o paciente, entretanto o clínico pode utilizar informações obtidas de cuidadores. A aplicação da escala demora de 20 minutos até uma hora.

Cada item apresenta uma escala de gravidade de 0 a 6; dessa forma, a pontuação final, que é a soma dos resultados obtidos para cada item, varia de 0 a 60.

Pontuações de 0 a 6 indicam ausência de sintomas; de 7 a 19, depressão leve; de 20 a 34, depressão moderada; e de 35 a 60, depressão grave.

▶ QUESTIONÁRIO DE AVALIAÇÃO DE SAÚDE DE STANDFORD

O Questionário de Avaliação de Saúde de Standford (HAQ – Stanford Health Assessment Questionnaire) mede a dificuldade na execução das atividades da vida diária. Ele foi originariamente formulado para a avaliação de pacientes adultos com artrite reumatoide, mas tem sido utilizado também no exame de idosos de maneira em geral.

O HAQ inclui 20 questões sobre o funcionamento diário durante os sete dias anteriores e cobre as seguintes áreas: vestir-se e arrumar os cabelos; levantar-se; alimentar-se; caminhar; higienizar-se; levantar ou abaixar para alcançar objetos; e atividades externas.

A escala pode ser autoadministrada ou aplicada por meio de entrevista. Cada resposta é pontuada em uma escala de quatro níveis, que variam de "sem qualquer dificuldade" até "incapaz de realizar". O maior resultado em cada um dos nove componentes é somado e dividido por oito para gerar uma pontuação contínua, chamada de Índice de Incapacidade Funcional.

De 0,0 a 0,5: paciente completamente autossuficiente; de 0,5 a 1,25: paciente razoavelmente autossuficiente, mas experimenta alguma dificuldade em executar atividades da vida diária; de 1,25 a 2,0: paciente ainda autossuficiente, mas apresenta muitos problemas com as atividades; de 2,0 a 3,0: paciente dependente em relação às atividades da vida diária (Tab. 7.4).

▶ QUESTIONÁRIO DE ATIVIDADES FUNCIONAIS DE PFEFFER (THE FUNCTIONAL ACTIVITIES QUESTIONNAIRE)

O Questionário de Atividades Funcionais de Pfeffer (Robert I. Pfeffer, 1982) deve ser preenchido por um cuidador e contém 10 itens relacionados com o exercício de tarefas diárias necessárias para uma vida independente. Para cada atividade, quatro níveis são específicos, variando da dependência (3 pontos) à independência (0 ponto). Para atividade não realizada pela pessoa, o informante deve especificar se o paciente é incapaz de realizá-la (1 ponto) ou pode realizá-la se requerida (0 ponto). A pontuação total é a soma dos itens. As pontuações variam de 0 a 30, e escores maiores indicam pior desempenho. O teste não é influenciado pela escolaridade, e uma nota superior a 5 pontos indica dependência funcional (Tab. 7.5).

▶ ÍNDICE DE INDEPENDÊNCIA EM ATIVIDADES DA VIDA DIÁRIA (THE INDEX OF INDEPENDENCE IN ACTIVITIES OF DAILY LIVING)

O Índice de Independência em Atividades da Vida Diária (IADL – The Index of Independence in Activities of Daily Living) foi criado por Sidney Katz, em 1963, para avaliar a capacidade funcional dos idosos. Katz estabeleceu uma lista de seis itens que são hierarquicamente relacionados e refletem o inverso dos padrões de desenvolvimento infantil – ou seja, a perda da função no ido-

TABELA 7.4 QUESTIONÁRIO DE AVALIAÇÃO DE SAÚDE DE STANDFORD (HAQ)

	Você é capaz de:	Sem dificuldade	Com alguma dificuldade	Com muita dificuldade	Incapaz de fazer
1	1. Vestir-se, inclusive amarrar os cadarços dos sapatos e abotoar as roupas?	0	1	2	3
	2. Lavar a cabeça e os cabelos?	0	1	2	3
2	3. Levantar-se de maneira ereta de uma cadeira de encosto reto e sem braços?	0	1	2	3
	4. Deitar-se e levantar-se da cama?	0	1	2	3
3	5. Cortar um pedaço de carne?	0	1	2	3
	6. Levar à boca um copo ou uma xícara cheia de café, leite ou água?	0	1	2	3
	7. Abrir um saco de leite comum?	0	1	2	3
4	8. Caminhar em lugares planos?	0	1	2	3
	9. Subir degraus?	0	1	2	3
5	10. Lavar e secar o corpo após o banho?	0	1	2	3
	11. Tomar banho de chuveiro?	0	1	2	3
	12. Sentar-se e levantar-se de um vaso sanitário?	0	1	2	3
6	13. Levantar os braços e pegar um objeto de aproximadamente 2,5 kg, que está posicionado pouco acima da cabeça?	0	1	2	3
	14. Curvar-se para pegar as roupas no chão?	0	1	2	3
7	15. Segurar-se em pé no ônibus ou metrô?	0	1	2	3
	16. Abrir potes ou vidros de conserva que tenham sido previamente abertos?	0	1	2	3
	17. Abrir e fechar torneiras?	0	1	2	3
8	18. Fazer compras na redondeza onde mora?	0	1	2	3
	19. Entrar e sair de um ônibus?	0	1	2	3
	20. Realizar tarefas como usar uma vassoura para varrer e um rodo para tirar água?	0	1	2	3

TABELA 7.5 **QUESTIONÁRIO DE ATIVIDADES FUNCIONAIS DE PFEFFER**	
0. Normal	0. Nunca o fez, mas poderia fazê-lo
1. Faz, com dificuldade	1. Nunca o fez, e agora teria dificuldade
2. Necessita de ajuda	
3. Não é capaz	

	0	1	2	3	0	1
Ele(ela) é capaz de preparar uma comida?						
Ele(ela) manuseia o próprio dinheiro?						
Ele(ela) é capaz de manusear os próprios remédios?						
Ele(ela) é capaz de comprar roupas, comida, coisas para a casa sozinho (a)?						
Ele(ela) é capaz de esquentar a água para o café e apagar/desligar o fogo/fogão?						
Ele(ela) é capaz de manter-se em dia com as atualidades e os acontecimentos da comunidade ou da vizinhança?						
Ele(ela) é capaz de prestar atenção, entender e discutir um programa de rádio ou televisão, um jornal ou uma revista?						
Ele(ela) é capaz de lembrar-se de compromissos, eventos familiares, feriados?						
Ele(ela) é capaz de passear pela vizinhança e encontrar o caminho de volta para casa?						

Ele (ela) pode ser deixado(a) em casa sozinho(a) de forma segura?

0. Normal	0. Nunca ficou, mas pode ficar
1. Sim, com precauções	1. Nunca ficou, mas agora tem dificuldade
2. Sim, por curtos períodos	
3. Não pode	

PONTUAÇÃO
MÍNIMO: 0 MÁXIMO: 30 Escore > 5 = Prejuízo funcional

---

so começa pelas atividades mais complexas, como vestir-se, banhar-se, até chegar as de autorregulação como alimentar-se e as de controle esfincteriano.

O IADL, pode ser obtido utilizando-se uma escala de quatro níveis, na qual cada atividade recebe pontuação que varia de 0 para a independência a 3 para dependência total. O índice ainda pode ser pontuado no formato dependente/independente.

1) LAVAR-SE:

☐ Toma banho sem necessitar de ajuda.
☐ Precisa apenas de ajuda para lavar alguma parte do corpo.
☐ Precisa de ajuda para lavar mais que uma parte do corpo ou para entrar ou sair do chuveiro.

2) VESTIR-SE:

☐ Apanha a roupa e veste-se por completo sem necessitar de ajuda.
☐ Apenas necessita de ajuda para calçar os sapatos.
☐ Precisa de ajuda para apanhar a roupa e não se veste por completo.

3) HIGIENIZAR-SE:

☐ Utiliza o vaso sanitário, limpa-se e veste a roupa sem ajuda.
☐ Precisa de ajuda para ir ao vaso sanitário, para se limpar e para vestir a roupa.
☐ Não consegue utilizar o vaso sanitário.

4) MOBILIZAR-SE:

☐ Entra e sai da cama, senta-se e levanta-se sem ajuda.

☐ Entra e sai da cama e senta-se e levanta-se da cadeira com ajuda.
☐ Não se levanta da cama.

5) SER CONTINENTE:

☐ Controla completamente os esfíncteres, anal e vesical, não apresentando perdas.
☐ Tem incontinência ocasional.
☐ É incontinente ou usa sonda vesical, necessitando de vigilância.

6) ALIMENTAR-SE:

☐ Come sem qualquer ajuda.
☐ Necessita de ajuda só para cortar os alimentos ou para passar manteiga no pão.
☐ Necessita de ajuda para comer ou é alimentado parcial ou totalmente, por sonda ou por via endovenosa.

▶ ÍNDICE DE BARTHEL

O Índice de Barthel mede o grau de independência funcional em cuidados pessoais e mobilidade e foi desenvolvido para monitorar a *performance* em pacientes de longa permanência em hospitais. Os itens foram escolhidos para indicar o nível de cuidados de enfermagem requeridos pelo paciente.

O Índice de Barthel é preenchido por um profissional da saúde por meio de observação direta ou de registros em prontuário. Seus 10 itens cobrem atividades relacionadas aos cuidados pessoais e mobilidade. Cada um é pontuado em termos de o paciente poder executar a atividade de maneira independente, com alguma assistência ou dependente de auxílio. A pontuação varia de 0 a 100 em incrementos de 5 pontos, em pontuações maiores indicando maior independência.

Pontuações de 0 a 20 indicam dependência total; de 21 a 60, dependência grave; de 61 a 90, dependência moderada; e de 91 a 99 dependência leve (Tab. 7.6).

▶ ENTREVISTA DE SOBRECARGA DE ZARIT

A Entrevista de Sobrecarga de Zarit (Zarit Burden Interview) é uma escala de 22 itens que avalia a sobrecarga de cuidadores de pacientes com incapacidades funcionais e/ou transtornos do comportamento em uma situação doméstica (Quadro 7.2).

Os 22 itens referem-se a preocupações ligadas a saúde, vida pessoal e relacionamentos sociais, situação econômica, relacionamentos interpessoais e sensação de bem-estar.

O instrumento é de autoaplicação, mas pode ser preenchido por um entrevistador que lê os itens para o cuidador, o qual indica a resposta.

Cada item é pontuado de 0 a 4 em relação à frequência, logo: 0 = nunca, 1 = raramente, 2 = às vezes, 3 = muito frequentemente e 4 = quase sempre. O último item da escala também é pontuado de 0 a 4, mas as respostas indicam a intensidade do sentimento de sobrecarga devido a seu papel como cuidador (0 = nem um pouco, 1 = um pouco, 2 = moderadamente, 3 = muito e 4 = extremamente).

A pontuação total é obtida somando-se os resultados de todos os itens. O resultado pode variar de 0 a 88, sendo que, quanto maior a pontuação, maior a sobrecarga.

▶ QUESTIONÁRIO SOBRE SAÚDE EM GERAL

O Questionário sobre Saúde em Geral (GHQ – The General Health Questionnaire) foi elaborado para avaliar quatro aspectos de estresse: depressão, ansiedade, prejuízo nas interações sociais e hipocondria (sintomas somáticos).

A versão contém 60 itens, entretanto existem versões mais curtas, com 30, 20 e 12 itens, que são as mais utilizadas na prática clínica (Tabs. 7.7 a 7.9).

TABELA 7.6 **ÍNDICE DE BARTHEL**

Atividade	Pontuação
Alimentação: 0 = Incapacitado 5 = Precisa de ajuda para cortar, passar manteiga no pão, etc. ou de dieta modificada 10 = Independente	
Banho: 0 = Dependente 5 = Independente ou usa o chuveiro	
Atividades da vida diária: 0 = Precisa de ajuda com a higiene pessoal 5 = Independente rosto/cabelo/dentes/barbear	
Vestir-se: 0 = Dependente 5 = Precisa de ajuda, mas consegue fazer uma parte sozinho 10 = Independente (incluindo botões, *zippers*, laços, etc.)	
Intestino: 0 = Incontinente (necessidade de enemas) 5 = Acidente ocasional 10 = Continente	
Trato urinário: 0 = Incontinente 5 = Acidente ocasional 10 = Continente	
Uso do banheiro: 0 = Dependente 5 = Precisa de alguma ajuda 10 = Independente	
Transferência (da cama para cadeira e vice-versa) 0 = Incapacitado, sem equilíbrio para ficar sentado 5 = Muita ajuda (uma ou mais pessoas para poder sentar) 10 = Pouca ajuda (verbal ou física) 15 = Independente	
Mobilidade em superfícies planas: 0 = Imóvel ou menos de 50 metros 5 = Cadeira de rodas, independente, incluindo esquinas, mais de 50 metros 10 = Caminha com a ajuda de uma pessoa (verbal ou física) mais de 50 metros 15 = Independente, mas pode usar auxílio como bengala, mais de 50 metros	
Escadas: 0 = Incapacitado 5 = Precisa de ajuda (verbal, física ou é carregado) 10 = Independente	

QUADRO 7.2

INSTRUÇÕES: A seguir, encontra-se uma lista de afirmativas que reflete como as pessoas algumas vezes sentem-se quando cuidam de outro indivíduo. Depois de cada afirmativa, indique com que frequência o senhor/a senhora se sente de tal maneira (nunca = 0, raramente = 1, algumas vezes = 2, frequentemente = 3 ou sempre = 4). Não existem respostas certas ou erradas.

1. O senhor/a senhora sente que S* pede mais ajuda do que ele(ela) necessita?
2. O senhor/a senhora sente que, por causa do tempo que gasta com S, não tem tempo suficiente para si mesmo(a)?
3. O senhor/a senhora se sente estressado(a) entre cuidar de S e suas outras responsabilidades com a família e o trabalho?
4. O senhor/a senhora se sente envergonhado(a) com o comportamento de S?
5. O senhor/a senhora se sente irritado(a) quando S está por perto?
6. O senhor/a senhora sente que S afeta negativamente seus relacionamentos com outros membros da família ou amigos?
7. O senhor/a senhora sente receio pelo futuro de S?
8. O senhor/a senhora sente que S depende de você?
9. O senhor/a senhora se sente tenso(a) quando S está por perto?
10. O senhor/a senhora sente que sua saúde foi afetada por causa de seu envolvimento com S?
11. O senhor/a senhora sente que não tem tanta privacidade como gostaria por causa de S?
12. O senhor/a senhora sente que sua vida social tem sido prejudicada porque está cuidando de S?
13. O senhor/a senhora não se sente à vontade de ter visitas em casa por causa de S?
14. O senhor/a senhora sente que S espera que cuide dele/dela, como se você fosse a única pessoa de quem ele/ela pode depender?
15. O senhor/a senhora sente que não tem dinheiro suficiente para cuidar de S, somando-se suas outras despesas?
16. O senhor/a senhora sente que será incapaz de cuidar de S por muito mais tempo?
17. O senhor/a senhora sente que perdeu o controle de sua vida desde a doença de S?
18. O senhor/a senhora gostaria de simplesmente deixar que outra pessoa cuidasse de S?
19. O senhor/a senhora se sente em dúvida sobre o que fazer por S?
20. O senhor/a senhora sente que deveria estar fazendo mais por S?
21. O senhor/a senhora sente que poderia cuidar melhor de S?
22. De uma maneira geral, quanto o senhor/a senhora se sente sobrecarregado(a) por cuidar de S?**

*No texto, S refere-se a quem é cuidado pelo entrevistado. Durante a entrevista, o entrevistador usa o nome da pessoa.
**Neste item, as respostas são: nem um pouco = 0, um pouco = 1, moderadamente = 2, muito = 3, extremamente = 4.
Fonte: Zarit e Zarit.[3]

TABELA 7.7 QUESTIONÁRIO SOBRE SAÚDE EM GERAL (GHQ-12)

Você recentemente:

1. Tem sido capaz de se concentrar?
2. Tem perdido o sono por causa de preocupações?
3. Tem se sentido útil?
4. Tem sido capaz de tomar decisões?
5. Está sob tensão constante?
6. Não consegue superar adversidades?
7. Tem apreciado as atividades normais?
8. Tem enfrentado os problemas?
9. Tem estado infeliz e deprimido?
10. Perdeu a confiança em si mesmo?
11. Pensa que você não tem valor?
12. Vem se sentindo razoavelmente feliz?

TABELA 7.8 QUESTIONÁRIO SOBRE SAÚDE EM GERAL (GHQ-20)

Em adição aos 12 itens do GHQ-12, a versão de 20 itens inclui:

13. Tem estado sobrecarregado e ocupado?
14. Tem saído de casa como de costume?
15. Tem feito as coisas bem?
16. Tem se sentido satisfeito/a executando uma tarefa?
17. Tem tornado as coisas difíceis?
18. Tem sentido que tudo está sobre você?
19. Tem se sentido nervoso e com a corda no pescoço?
20. Tem sentido que os nervos não estão bem?

TABELA 7.9 QUESTIONÁRIO SOBRE SAÚDE EM GERAL (GHQ-30)

Em adição aos 20 itens do GHQ-12 e GHQ-20, a versão de 30 itens inclui:

21. Tem se sentido inquieto/a, com noites perturbadoras?
22. Tem lidado com as coisas tão bem como a maioria das pessoas?
23. Tem sentido o calor e o afeto das pessoas?
24. Tem sentido facilidade em estar com as pessoas?
25. Tem gasto muito tempo conversando?
26. Tem sentido a vida como uma luta constante?
27. Tem se sentindo apavorado/a ou em pânico?
28. Tem sentido a vida inteiramente sem esperanças?
29. Tem se sentido esperançoso/a acerca do futuro?
30. Tem sentido que a vida não vale a pena?

► REFERÊNCIAS

1. Reisberg B, Borenstein J, Salob SP, Ferris SH, Franssen E, Georgotas A. Behavioral symptoms in Alzheimer's disease: phenomenology and treatment. J Clin Psychiatry. 1987;48 Suppl:9-15.

2. Reisberg B, Auer SR, Monteiro IM. Behavioral pathology in Alzheimer's disease (BEHAVE-AD) rating scale. Int Psychogeriatr. 1996;8 Suppl 3:301-8.

3. Zarit S, Zarit J. Instructions for the Burden Interview. Pennsylvania: University Park; 1987.

► LEITURAS SUGERIDAS

Atalaia-Silva KC, Lourenço RA. Translation, adaptation and construct validation of the Clock Test among elderly in Brazil. Rev Saude Publica. 2008;42(5):930-7.

Brucki SM, Nitrini R, Caramelli P, Bertolucci PH, Ivan H. Okamoto IH. Suggestions for utilization of the mini-mental state examination in Brazil. Arq Neuropsiquiatr. 2003;61(3B):777-81.

McDowell I. Measuring health: a guide to rating scales and questionnaires. 3rd. ed. New York: Oxford University; 2006.

Montaño MB, Ramos LR. Validity of the portuguese version of clinical dementia rating. Rev Saude Publica. 2005;39(6):912-7.

Scazufca M. Versão brasileira da escala Burden Interview para avaliação de sobrecarga em cuidadores de indivíduos com doenças mentais. Rev Bras Psiquiatr. 2002;24(1):12-7.

Yesavage JA, Brink TL, Rose TL, Lum O, Huang V, Adey M, et al. Development and validation of a geriatric depression screening scale: a preliminary report. J Psychiatr Res. 1982-1983;17(1):37-49.

Parte III

SÍNDROMES CLÍNICAS E TRANSTORNOS PSICOGERIÁTRICOS

8
DOENÇA DE ALZHEIMER E SUAS VARIANTES

LEONARDO CAIXETA

➤ EPIDEMIOLOGIA

Existem aproximadamente 44 milhões de pessoas com a doença de Alzheimer (DA) no mundo, 1,2 milhão delas no Brasil. Até 2030, o número de brasileiros com a doença deverá dobrar. A DA é a forma de demência mais comum na terceira idade no Ocidente e constitui o protótipo das demências corticais primariamente degenerativas.[1]

A prevalência de DA aumenta progressivamente com a idade – que constitui seu principal fator de risco –, e os números encontrados no Brasil aproximam-se muito daqueles obtidos nos países ocidentais, industrializados ou não. Após os 65 anos, a incidência de demência praticamente dobra a cada cinco anos de idade. A prevalência de DA no Brasil, encontrada nas diversas faixas etárias, é: de 65 a 69 anos (0,3%), 70 a 74 anos (2,1%), 75 a 79 anos (5,6%) e 80 a 84 anos (11,5%). A incidência da condição entre brasileiros é de 7,7 casos para cada mil habitantes por ano. Esses números correspondem ao extremo inferior do leque de estimativas de incidência encontradas nos países europeus, aproximando-se mais do que é observado nos países do Leste Asiático.[2]

Em relação ao universo total de tipos de demência encontrados em um ambulatório especializado nesse transtorno, os casos de DA respondem por aproximadamente 35% de todas as formas de demência senil, e apenas por 10% dos casos de demência pré-senil (Fig. 8.1).[3]

➤ PATOLOGIA

Os marcadores histopatológicos da DA são as placas senis e os emaranhados neurofibrilares. As placas senis são lesões extracelulares, enquanto os emaranhados neurofibrilares constituem lesões intraneuronais. A gênese das placas senis está relacionada à clivagem anormal da proteína beta-ami-

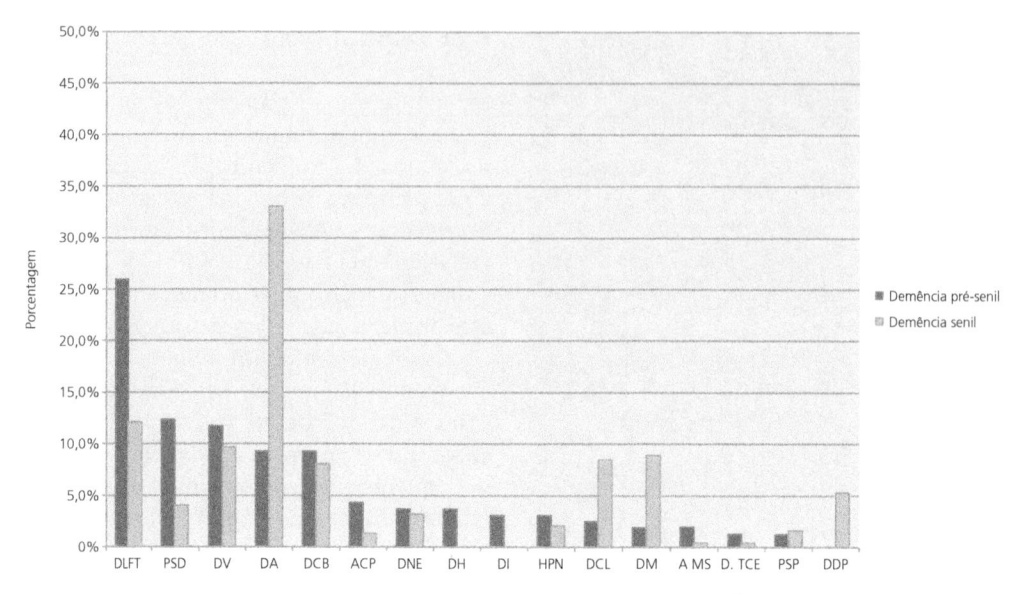

FIGURA 8.1 PORCENTAGEM DE CASOS DE DOENÇA DE ALZHEIMER EM RELAÇÃO A OUTRAS FORMAS DE DEMÊNCIA SENIL E PRÉ-SENIL.
DA: doença de Alzheimer; DLFT: degenerações lobares frontotemporais; PSD: pseudodemência depressiva; DV: demência vascular; DCB: degeneração córtico-basal; ACP: atrofia cortical posterior; DCL: demência com corpos de Lewy; HPN: hidrocefalia de pressão normal; DH: doença de Huntington; DNE: demência não especificada; DDP: Demência na doença de Parkinson; PSP: paralisia supranuclear progressiva; AMS: atrofia de múltiplos sistemas; D. TCE: demência do TCE.
Fonte: Vieira e Caixeta.[3]

loide (constituinte normal da membrana celular dos neurônios), ao passo que a origem dos emaranhados neurofibrilares refere-se à fosforilação anormal da proteína tau (proteína constituinte do citoesqueleto neuronal). Existe uma correlação entre a evolução clínica da DA e a progressão de suas lesões neuropatológicas (Fig. 8.2).

▶ GENÉTICA

Dados fundamentados em levantamentos populacionais estimam que 25 a 40% dos pacientes com DA têm pelo menos um familiar de primeiro grau também acometido pela doença. As primeiras evidências vêm dos estudos genético-epidemiológicos. As pesquisas em famílias demonstram um risco para desenvolver DA quatro vezes maior em parentes de pacientes quando comparados a familiares de indivíduos da população geral. Os estudos em gêmeos sinalizam um risco aumentado em cerca de cinco vezes para gêmeos monozigóticos (compartilham praticamente 100% da carga genética) quando comparados a dizigóticos (compartilham cerca de 50% da carga genética). A concordância para DA em gêmeos monozigóticos é em torno de 50%. Calcula-se que o componente genético (herdabilidade) da condução corresponda a cerca de 50% do total de fatores responsáveis pelo desenvolvimento da doença, levando-se em consideração na análise todos os seus tipos.[4]

A DA é um transtorno psiquiátrico bastante heterogêneo em sua manifestação clínica. No entanto, um dos aspectos mais importantes dessa heterogeneidade para os estudos genéticos é a idade de aparecimento dos sintomas. Os pacientes são subdivididos em dois grandes grupos: os de início precoce, ou seja, com o aparecimento do

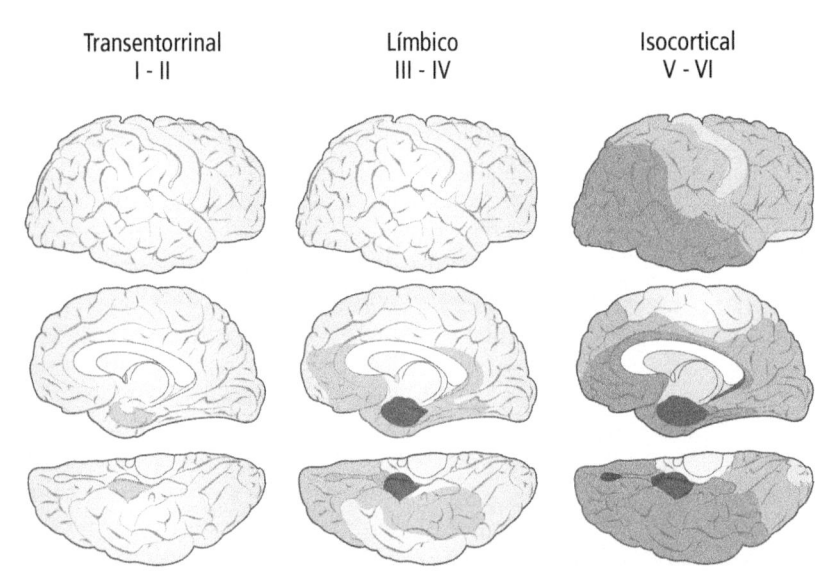

Transentorrinal	Límbico	Isocortical
I - II	III - IV	V - VI

FIGURA 8.2 PADRÕES DE DISTRIBUIÇÃO DE LESÕES DA DA (EMARANHADOS NEUROFIBRILARES) EM DIFERENTES ESTÁDIOS DA DEMÊNCIA. SEIS ESTÁDIOS (I-VI) PODEM SER DISTINGUIDOS. ESTÁDIOS I E II MOSTRAM ALTERAÇÕES QUE SÃO PRATICAMENTE CONFINADAS A UMA ÚNICA CAMADA DA REGIÃO TRANSENTORRINAL (TRANSENTORRINAL I-II). A PRINCIPAL CARACTERÍSTICA DOS ESTÁDIOS III-IV É O COMPROMETIMENTO GRAVE DAS CAMADAS ENTORRINAL E TRANSENTORRINAL PRÉ-ALFA (LÍMBICO III-IV). OS ESTÁDIOS V-VI SÃO MARCADAS POR DESTRUIÇÃO ISOCORTICAL (ISOCORTICAL V-VI). O AUMENTO DA DENSIDADE DO SOMBREAMENTO INDICA O AUMENTO DA GRAVIDADE DAS ALTERAÇÕES NEUROPATOLÓGICAS.

quadro clínico antes dos 65 anos, e os de início tardio, com manifestação dos sintomas após os 65 anos de idade. A importância dessa divisão vem do fato de a idade de início dos sintomas apresentar uma grande correlação entre os membros afetados de uma mesma família, ou seja, há uma agregação de determinado tipo de caso nas diferentes famílias, mostrando que eles devem ter uma base genética distinta e que existe também a participação de genes diferentes.[4]

GENÉTICA DA DOENÇA DE ALZHEIMER DE INÍCIO TARDIO

A DA senil (a partir dos 65 anos), antigamente denominada "demência senil" (em contraposição à DA, que era apenas uma forma de demência pré-senil), representa por volta de 90% dos casos da doença e é quase sempre esporádica. Na maior parte dessas ocorrências, o padrão de herança genética é complexo, ou seja, não há um único gene que determina o aparecimento do quadro. De modo provável, há a participação de vários genes, que interagem com fatores ambientais e, possivelmente, também entre si. Um desses genes, que funcionam como fator de risco para o desenvolvimento da doença, já foi descoberto: é o gene da apolipoproteína E (APOE). Quando do tipo familiar, não há um padrão de herança genética definido. Os polimorfismos da APOE constituem fatores de risco para o desenvolvimento da DA senil. Sabe-se que existe um aumento da frequência alélica ε4 da APOE em pacientes com a doença (seja familiar ou esporádica, senil ou pré-senil), sendo, portanto, um importante fator de risco genético.[4]

▶ QUADRO CLÍNICO

MANIFESTAÇÕES COGNITIVAS

O déficit de memória é a queixa mais comum dos pacientes com DA e de seus cuidadores. Isso é mais comumente visto no domínio da memória episódica anterógrada (recente), ou seja, a capacidade de retenção de novas informações sobre experiências pessoais diárias; em outras palavras, são memórias com referência autobiográfica. Os déficits de memória episódica refletem a atrofia nas regiões mesotemporais, especialmente na formação hipocampal, o que também é evidente na avaliação volumétrica cerebral em exames de neuroimagem. Testes que requerem o aprendizado e resgate de listas de palavras são muito sensíveis para o déficit de memória episódica na a doença precoce.[5] Nos testes de memória (seja verbal ou visual) aplicados em indivíduos com a doença, a curva de aprendizado é praticamente plana (p. ex., muitos ensaios são necessários para se aprender uma nova informação), os erros de intrusão são comuns (p. ex., evocar palavras que não estão na lista, apesar de semanticamente relacionadas) e o reconhecimento está muito comprometido. Pode haver uma taxa acelerada de esquecimento. Em outras palavras, os achados são típicos de um prejuízo cortical, e não subcortical: déficits de armazenamento e de codificação são soberanos, e não déficits primários de recuperação de memória.[6] Prejuízos nas memórias imediata e remota (ou primária), por sua vez, tornam-se mais evidentes apenas em estágios mais avançados. Confabulações (enxertos de memórias que podem ser tanto falsas em seu conteúdo quanto mal colocadas no contexto, ainda que verdadeiras, e inapropriadamente evocadas ou interpretadas) ocorrem com frequência em pacientes com DA. Podem ser tanto espontâneas quanto provocadas ou momentâneas, quando se referem às intrusões ou distorções evocadas quando a memória está sendo avaliada.

As atenções seletiva e dividida estão frequentemente comprometidas na DA, às vezes de forma precoce. Em contraste, a atenção sustentada é relativamente poupada nos estágios iniciais. De fato, o estado das funções atencionais pode ser uma característica relevante no diagnóstico diferencial com a demência com corpos de Lewy, sendo em geral mais preservadas na DA do que nesta.

O transtorno da linguagem na DA varia de acordo com o estágio e o subtipo clínico de apresentação da doença. Quanto ao estágio, inicialmente o discurso fluente está preservado, com predomínio de déficits lexicossemânticos, mas, às vezes, evolui para afasia global. Quanto ao subtipo, em sua variante denominada afasia progressiva primária (forma logopênica), pode apresentar-se desde o início com alterações marcantes da linguagem.[1] Dificuldades de encontrar palavras são comuns nos estágios iniciais da DA. O fenômeno "está na ponta da língua, mas não consigo dizer" pode ser evidente: por exemplo, ao se pedir que o paciente nomeie gravuras, a primeira letra ou fonema pode ser lembrado, mas não o restante da palavra (anomia), algumas vezes com o uso de circunlóquios. Erros de nomeação são, em sua maioria, semânticos, e raramente fonológicos ou visuais.[7]

A perda progressiva da riqueza da linguagem pode ser evidente a ponto de a produção do discurso ser considerada "vazia", sem conteúdo específico e empobrecida tanto em transmissão quanto em obtenção de informação. Poucas informações semânticas sobre itens que não podem ser nomeados são geradas. De acordo com o mencionado, a fluência verbal é geralmente mais acometida no paradigma categoria (semântica) do que em relação a letras (fonologia). Em comparação aos aspectos semânticos da linguagem, habilidades fonológicas e sintáticas são relativamente preservadas na DA inicial, apesar de, em alguns casos, deteriorarem-se com o progresso da doença. Repetição e fala motora podem estar relativamente intactas, ao passo que a compreensão da palavra escrita ou falada pode estar acometida de modo progressivo e evidente. Tentativas foram feitas para encaixar o transtorno da linguagem da DA na categoria de afasia (p. ex., afasia anômica em estágios iniciais, afasia extrassilviana ou afasia sensorial transcortical nas fases finais), mas a implicação de que o transtorno na DA seja congruente com alguma dessas síndromes afásicas típicas pode não ser sempre justificada.

A percepção mostra-se comprometida nos estágios moderados da DA, podendo produzir desde fenômenos corriqueiros (não reconhecer objetos de uso pessoal), até situações mais bizarras, como quando um paciente confundiu sua mulher com um chapéu. Déficits visuoperceptivos e visuoespaciais raras vezes são clinicamente evidentes nos estágios iniciais da doença, com exceção dos pacientes que inauguram seu quadro com agnosia visual, a variante visual da DA, ou com atrofia cortical posterior (ACP),[8] com presença, nos exames de neuroimagem funcional, de hipoperfusão cortical na área visual.

Vários transtornos do processamento visual podem ocorrer na DA, sendo sua natureza exata dependente do envolvimento do hemisfério esquerdo ou direito e de suas duas vias de processamento visual: dorsal (occipitoparietal, que informa sobre "onde") e ventral (occipitotemporal, que informa sobre "o quê"). O acometimento predominante do hemisfério direito pode produzir heminegligência visual esquerda, ao passo que, se a lesão ocorrer no hemisfério esquerdo, há relação com a síndrome de Gerstmann, alexia pura e hemiacromatopsia direita. Cegueira cortical e síndrome de Anton (anosognosia) também foram relatadas. Ressalva-se que tanto a síndrome de Balint quanto a de Gerstmann estão relacionadas à disfunção visuoespacial e à síndrome apráxica encontradas na DA.[6] Com relação aos déficits visuoespaciais, podemos enumerar dificuldades na orientação espacial primeiramente em lugares estranhos e depois mesmo em espaços familiares (o paciente se perde na vizinhança ou dentro da própria casa). Além disso, com o avanço da doença, perde-se a habilidade de desenhar "mapas mentais" para se localizar quando em deslocamento.[6] Nas fases moderadas e tardias da doença, observa-se também prejuízo nas funções visuoconstrutivas (p. ex., desenhar um relógio ou figuras geométricas ou arranjar cubos mediante um modelo proposto).

Tanto apraxia ideomotora quanto ideacional e construtiva (Fig. 8.3) podem ocorrer na DA, com a prevalência crescendo com o agravamento da doença.[1] Ações transitórias de membros (p. ex., pedir para o paciente mostrar como utilizar um pente, uma escova de dente, uma tesoura) provavelmente mostrarão prejuízos; imitação de gestos sem sentido pode ser um teste sensível para apraxia. A apraxia conceitual, definida como prejuízo no conhecimento de quais ferramentas e objetos são necessários para realizar um procedimento com movimento hábil, é comum na DA.

A disfunção executiva detectável geralmente ocorre nas fases intermediárias, momento em que os lobos frontais estão mais comprometidos. Os pacientes apresentam dificuldades na tomada de decisão e na resolução de problemas, bem como podem exibir déficits de julgamento, raciocínio abstrato, planejamento, organização e execução de comportamentos complexos orientados para um objetivo, persistência em uma tarefa ou manuten-

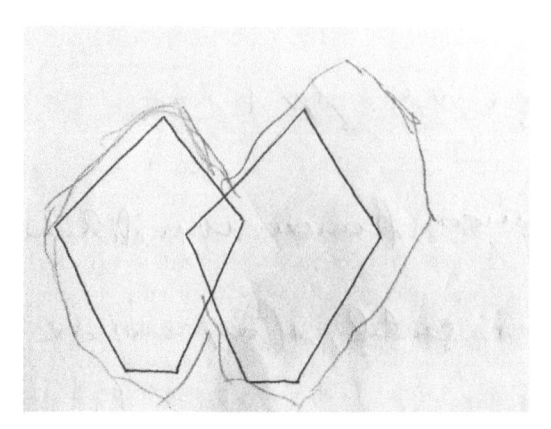

FIGURA 8.3 EXEMPLO DE APRAXIA CONSTRUTIVA NA DOENÇA DE ALZHEIMER ("CLOSE IN").

ção de um padrão de respostas apesar de estímulos distratores. Essas mudanças podem ocorrer precocemente no curso da doença em alguns pacientes, e costumam ser observadas quando procuradas de modo específico.[1]

A Tabela 8.1 exibe um resumo das principais características cognitivas da DA.

MANIFESTAÇÕES COMPORTAMENTAIS

As alterações de comportamento são extremamente frequentes na DA. Além disso, são os sintomas que mais causam desconforto aos cuidadores do paciente (muito mais do que as queixas de memória), bem como constituem o principal motivo de interna-

TABELA 8.1 **PRINCIPAIS CARACTERÍSTICAS COGNITIVAS DA DOENÇA DE ALZHEIMER**

Aspectos qualitativos da testagem	Paciente colaborativo. Tenta, mas erra. Esquece que esquece. Repete comentários.
Inteligência geral, QI	Queda no QI em relação ao quoeficiente pré-mórbido; QI de *performance* geralmente mais comprometido do que o verbal.
Memória	Principal característica da doença: comprometimento da memória episódica (codificação, armazenamento) com gradiente temporal; comprometimento moderado da memória semântica (fluência verbal para categorias).
Atenção	Atenção dividida comprometida. Fôlego atencional geralmente baixo.
Função executiva	Pode haver comprometimento precoce no julgamento, na tomada de decisão, no raciocínio abstrato e na resolução de problemas
Linguagem	Erros de nomeação semântica, circunlóquios; fonologia e sintaxe relativamente preservadas; apresentações afásicas são raras
Percepção	Pode haver apresentações com agnosia (ACP): síndrome de Balint, agnosia topográfica, apraxia de se vestir, agnosia visual, alexia pura, prosopagnosia
Praxia	Apraxia ideomotora e ideacional são menos comuns em fases iniciais da doença; apresentações apráxicas inaugurando a doença são raras.

Fonte: Caixeta e Teixeira.[9]

ção. Entre as alterações mais frequentes estão: apatia e depressão, irritabilidade e agressividade verbal e física, ansiedade, desinibição, comportamentos repetitivos, andar incessante, delírios, alucinações, falsos reconhecimentos e alterações do ciclo sono-vigília e dos padrões alimentares.

Os números referentes às alterações de comportamento variam de acordo com diferentes autores, e os aqui expostos refletem as médias encontradas nos trabalhos mais importantes. Na DA, as alterações de comportamento ocorrem em 90% dos casos; apatia, em 60% dos pacientes. Sintomas depressivos podem ser encontrados em até 80% dos indivíduos com DA em algum momento da evolução da doença, enquanto a depressão maior (síndrome) tem manifestação menos comum, em torno de 24%. A mania é considerada rara nesses pacientes (3,5%); ansiedade é observada em 40%; agressividade, em 20%, andar incessante, em 20%; insônia, em 30%; ilusões (falsos reconhecimentos, ilusões de presença), em 30%; alucinações, em 23%, a maior parte sendo do tipo visual (13%); e delírios, em 30%, em sua maioria de conteúdo persecutório.[4]

Até 60% dos pacientes experimentam sintomas psicóticos em algum momento durante o curso da DA. Esses sintomas têm sido associados a uma progressão mais rápida da doença, maior gravidade dos sintomas cognitivos, comprometimento sensorial, piora do estado geral de saúde e idade mais tardia de início. Em um estudo longitudinal da DA, marcha parkinsoniana, bradifrenia, declínio cognitivo geral exagerado e declínio da memória semântica foram identificados como preditores substanciais de sintomas psicóticos.[10] As formas mais comuns de psicoses são delírios persecutórios (p. ex., de que seus pertences estão sendo subtraídos por alguém) e delírio de presença de um hóspede em casa. Na DA leve, delírios paranoicos são mais frequentes em comparação a delírios de falso reconhecimento, mais comuns nos estágios moderado a grave da doença. Não é claro se tais delírios têm uma causa neuropatológica comum ou se refletem diferentes aspectos da patologia cerebral típica da DA. Os delírios paranoicos foram associados com menor intensidade da atrofia cortical, enquanto os de falso reconhecimento estão ligados a uma grave perda de neurônios hipocampais CA1. Foi descrita maior densidade de placas senis e emaranhados neurofibrilares (NFTs) no córtex mesiofrontal e no pré-*subiculum* em pacientes psicóticos com DA, apoiando a teoria da disfunção dos circuitos do lobo frontal ("modelo de hipofrontalidade") como responsável por sintomas psicóticos com redução de serotonina, noradrenalina e acetilcolinesterase.[4] Outros acreditam que sintomas psicóticos na DA não ocorrem até os NFTs surgirem no neocórtex. Estudos de neuroimagem associam os sintomas delirantes na DA principalmente com os lobos frontal e temporal. É relatada proeminente atrofia bilateral simétrica ou assimétrica, à esquerda ou à direita, nessas regiões cerebrais anteriores. Tais resultados sugerem que os sintomas psicóticos na DA são um produto complexo da neuropatologia, o que não é restrito a uma área específica do cérebro, mas, sim, envolve as redes corticais frontais dorsolaterais e o circuito límbico cingular anterior. O envolvimento dos circuitos frontais é apoiado por conclusões neuropsicológicas de que os pacientes com sintomas psicóticos têm pontuação mais baixa nos testes frontais do que aqueles não psicóticos com DA.[4] Alguns dos sintomas produtivos e síndromes psicóticas que podem ocorrer na DA são mostrados no Quadro 8.1.

Diversas síndromes comportamentais têm sido relatadas em pacientes com DA:[4]

- Síndrome de Klüver-Bucy. Associada a lesões dos polos temporais e caracteri-

QUADRO 8.1 SÍNDROMES PSICÓTICAS E SINTOMAS PRODUTIVOS QUE PODEM OCORRER NA DOENÇA DE ALZHEIMER

1. **Crença de que a casa onde vive não é sua verdadeira residência.** O paciente pede para ser levado à sua verdadeira residência, podendo ficar agitado.
2. **Delírio de roubo.** O paciente crê que seus pertences (que na verdade perde) estão sendo roubados, geralmente pela empregada ou pelos cuidadores.
3. **Hóspedes fantasmas.** O paciente acredita ou tem alucinação de que hóspedes estranhos, que não são bem-vindos, estão morando em sua casa.
4. **Síndrome de Othelo.** O paciente apresenta ciúme patológico (como no caso da primeira paciente descrita por Alois Alzheimer).
5. **Síndromes de falso reconhecimento.** A mais importante é a síndrome de Capgras (síndrome do sósia), na qual o paciente acredita que outra pessoa, geralmente o cônjuge ou um parente próximo, foi substituída por um impostor de aparência idêntica. Em torno de 30% dos pacientes com DA apresentam essa síndrome.
6. **Delírio de pobreza.** O paciente acredita que não possui recursos financeiros suficientes para a própria sobrevivência ou que passará fome.
7. **Delírio de abandono.** O paciente acredita que será abandonado pela família ou deixado em um asilo.
8. **Síndrome de Clérambault.** Também chamada de "erotomania", isto é, o paciente acredita de modo delirante que outra pessoa, com quem tem pouco ou nenhum contato, está apaixonada por ele.

---

zada por hiperoralidade (hiperfagia e tendência compulsiva a levar objetos à boca), hipermetamorfose (compulsão para examinar os objetos de um ambiente novo), placidez e hipersexualidade. Não necessariamente todos os constituintes da síndrome convivem em um único paciente ou se apresentam com a mesma assiduidade. Os transtornos alimentares, por exemplo, aparecem em torno de 10% dos casos de DA, enquanto a desinibição sexual pode ser detectada em cerca de 7% dos casos, e a hiperoralidade, em 6%.

- Reação catastrófica de Goldstein. Reação de ansiedade intensa e desproporcional diante de estímulos banais (p. ex., um paciente que reage à limpeza e à organização de seu quarto com intensa agitação psicomotora, agressividade física e verbal).

- Síndrome de Godot. Ansiedade antecipatória patológica apresentada pelos pacientes diante de eventos/compromissos futuros, como, por exemplo, comparecer à consulta médica.

▶ CRITÉRIOS DIAGNÓSTICOS

O diagnóstico de DA admite três graus de certeza: definitivo (DA definida), provável e possível. O rótulo definitivo é dado na ocasião do exame neuropatológico por meio de necropsia ou de marcadores biológicos (atualmente indicados apenas para pesquisa, já que sua especificidade vem sendo questionada, e seu custo é caríssimo). Na prática clínica, o que se usa são os graus de DA provável ou possível, expostos nos Quadros 8.2 e 8.3. A Tabela 8.2 apresenta os critérios de demência pela DA incorporando os dados sobre marcadores biológicos.[11]

QUADRO 8.2 CRITÉRIOS CLÍNICOS PARA DEMÊNCIA PROVÁVEL POR DOENÇA DE ALZHEIMER

A demência provável por DA é diagnosticada quando o paciente:

1. Atende aos critérios para demência descritos no texto e apresenta as seguintes características:

    A. Início insidioso. Os sintomas não surgem repentinamente, eles têm uma evolução gradual, com duração de meses a anos.

    B. História nitidamente marcada por piora da cognição.

    C. Os déficits cognitivos iniciais e mais proeminentes, que são evidentes na história e no exame, enquadram-se em uma das seguintes categorias:

    a. Apresentação amnéstica. A apresentação sindrômica mais comum em pacientes com DA. Os déficits devem incluir comprometimento do aprendizado e da recordação de informações recentemente adquiridas. Também deve haver evidência de disfunção cognitiva em pelo menos um dos domínios cognitivos descritos anteriormente.

    b. Apresentações não amnésticas:

    – Linguística. Os déficits mais comuns são os relacionados à dificuldade de encontrar palavras, mas prejuízos também em outros domínios cognitivos devem estar presentes.

    – Visuoespacial. A cognição espacial é a mais comprometida. O paciente apresenta agnosia para objetos, reconhecimento de faces prejudicado (prosopagnosia), simultagnosia (síndrome de Balint) e alexia. Déficits em outros domínios cognitivos também devem estar presentes.

    – Disfunção executiva. Comprometimento do raciocínio e do julgamento e dificuldade de resolução de problemas são os déficits mais proeminentes. Déficits em outros domínios cognitivos também podem estar presentes.

    D. O diagnóstico de "provável demência por DA" **não deve** ser aplicado quando houver evidência de doença cerebrovascular substancial concomitante, definida por: (a) história de acidente vascular cerebral relacionado temporalmente ao início ou à piora do comprometimento cognitivo; presença de vários ou extensos infartos ou diversos sinais hiperintensos na substância branca; (b) características centrais de demência com corpos de Lewy; (c) características proeminentes de variações de comportamento por demência frontotemporal; (d) características marcantes das variantes semântica ou não fluente da afasia primária progressiva; (e) evidência de alguma outra doença neurológica concomitante, comorbidade não neurológica ou uso de medicamentos que possam alterar a cognição do paciente.

Nota: Todos os pacientes que se enquadram nos critérios para "provável DA", segundo a classificação NINCDS–ADRDA de 1984, encaixam-se nos critérios apresentados neste texto para "demência por provável DA".
Fonte: McKhann e colaboradores.[11,12]

▶ VARIANTES CLÍNICAS DA DOENÇA DE ALZHEIMER

O acometimento da memória, em especial da memória recente, é o sintoma de apresentação mais comum da DA, geralmente manifestado por meio da repetição de informações ou questões em um curto intervalo, acompanhado por dificuldade de aprendizado de novas informações, como o uso de novos aparelhos domésticos (p. ex., o controle da TV). Apesar de a apresentação inicial às vezes ser uma síndrome amnésica isolada, em geral com um gradiente temporal com informações recentes mais intensamente afetadas, é mais comum que outros domínios

> **QUADRO 8.3 CRITÉRIOS CLÍNICOS PARA DEMÊNCIA POR POSSÍVEL DOENÇA DE ALZHEIMER**
>
> **Curso atípico**
> O curso atípico preenche os critérios clínicos principais em termos da natureza dos prejuízo cognitivos para demência por DA, mas tem um início súbito de prejuízo cognitivo, demonstra detalhes na história insuficientes ou apresenta documentação cognitiva objetiva de declínio progressivo também insuficiente,
>
> **OU**
>
> **Apresentação etiologicamente mista**
> Apresentação etiologicamente mista preenche todos os critérios clínicos centrais para DA, mas exibe:
>
> a. Doença cerebrovascular concomitante, definida por uma história de evento cerebrovascular temporalmente relacionado com o início ou piora do prejuízo cognitivo; presença de vários e extensos infartos; diversos focos de hipersinal na substância branca; ou
>
> b. Características de demência com corpos de Lewy, além da própria demência; ou
>
> c. Outra doença neurológica, uma comorbidade médica não neurológica ou uso de medicamento que possa exercer efeito substancial na cognição.
>
> **Nota:** O diagnóstico de provável DA pelo critério NINCDS-ADRDA de 1984 não precisa, necessariamente, preencher o atual quesito para possível DA. O paciente deve ser reavaliado.
> **Fonte:** McKhann e colaboradores.[11,12]

cognitivos se encontrem comprometidos quando testados em âmbito formal, sobretudo a linguagem e as funções visuoespaciais. A Figura 8.4 ilustra o aspecto clássico de neuroimagem funcional na DA, o padrão B de Holman,[13] comparando-se com o padrão encontrado no envelhecimento normal e na demência frontotemporal (padrão E).

Há várias apresentações não amnésticas do processo fisiopatológico da DA, nes-

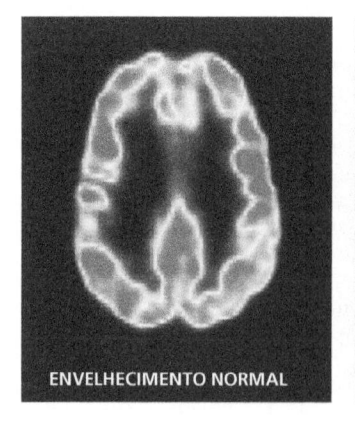

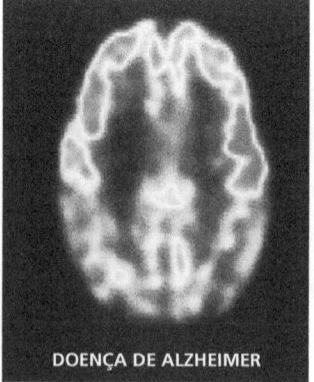

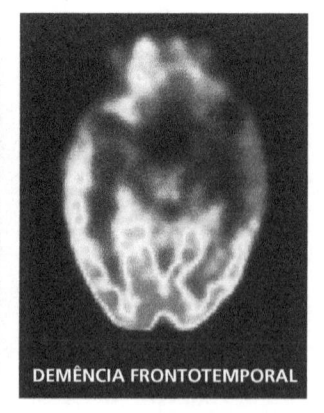

FIGURA 8.4 NEUROIMAGEM FUNCIONAL NO DIAGNÓSTICO DIFERENCIAL ENTRE ENVELHECIMENTO NORMAL, DOENÇA DE ALZHEIMER E DEMÊNCIA FRONTOTEMPORAL. NOTAR O PADRÃO DE HIPOPERFUSÃO POSTERIOR (DENOMINADO PADRÃO "B") NA DOENÇA DE ALZHEIMER, QUE CORRESPONDE EXATAMENTE AO CONTRÁRIO DO OBSERVADO NA DEMÊNCIA FRONTOTEMPORAL.

TABELA 8.2 **CRITÉRIOS DE DEMÊNCIA PELA DOENÇA DE ALZHEIMER INCORPORANDO OS DADOS SOBRE MARCADORES BIOLÓGICOS**

Categoria diagnóstica	Probabilidade do biomarcador de indicar etiologia por DA	Aß (PET ou LCS)	Lesão neuronal (tau no LCS, FDG-PET, RM estrutural)
1. DA provável			
Fundamentada em critérios clínicos	Não informativo	Não disponível, conflitante ou indeterminado	Não disponível, conflitante ou indeterminado
Com três níveis de evidência do processo fisiopatológico da DA	Intermediário	Não disponível ou indeterminado	Positivo
	Intermediário	Positivo	Não disponível ou indeterminado
	Alto	Positivo	Positivo
2. DA possível (apresentação clínica atípica)			
Fundamentada em critérios clínicos	Não informativo	Não disponível, conflitante ou indeterminado	Não disponível, conflitante ou indeterminado
Com evidência do processo fisiopatológico da DA	Alto, mas não descarta uma segunda etiologia	Positivo	Positivo
3. Improvável demência por DA	Baixo	Negativo	Negativo

DA: doença de Alzheimer; Aß: beta-amiloide; PET: tomografia por emissão de pósitrons; LCS: líquido cerebrospinal; FDG: ^{18}fluorodesoxiglicose; RM: ressonância magnética.
Fonte: McKhann e colaboradores.[11]

se caso representando outras variantes – e não subtipos[14] – da doença. A seguir, vamos descrever as variantes ou formas atípicas de DA.

VARIANTE VISUAL DA DOENÇA DE ALZHEIMER (ATROFIA CORTICAL POSTERIOR)

A apresentação com acometimento visuoespacial primário, descrita como "atrofia cortical posterior" (ACP) ou como "variante visual da DA",[15] é bem conhecida, apesar de outras patologias também servirem de substrato para a ACP.[8] Perturbações do processamento visual podem ocorrer com relativa preservação da memória e da linguagem na ACP. O acometimento da via dorsal, o padrão mais comumente observado em uma série de pacientes com tal atrofia, resulta na síndrome de Balint e em apraxia, ao passo que o acometimento da via ventral produz agnosia visual, alexia pura e prosopagnosia (incapacidade de reconhecer fisionomias familiares). A segregação de casos em vias dorsal e ventral, entretanto, pode ser clinicamente difícil. O padrão de neuroimagem é de atrofia mais posterior, parieto-occipital (Fig. 8.5).

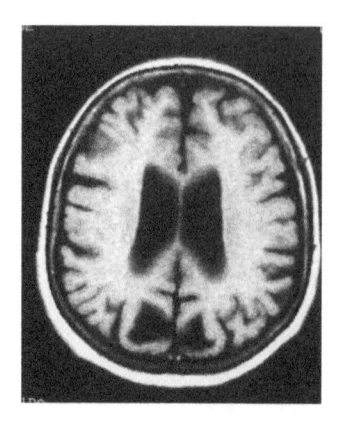

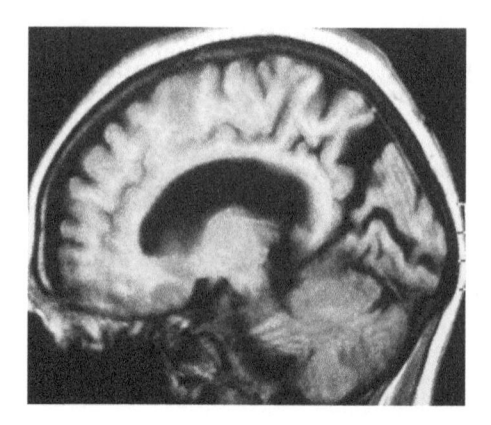

FIGURA 8.5 **RESSONÂNCIA MAGNÉTICA (CORTES AXIAL E SAGITAL PESADOS EM T1) MOSTRANDO ACHADO TÍPICO DE ACP (ATROFIA POSTERIOR DE PREDOMÍNIO OCCIPITAL – NO CORTE AXIAL – E PARIETOCCIPITAL – NO CORTE SAGITAL).**

VARIANTE LOGOPÊNICA DA AFASIA PROGRESSIVA PRIMÁRIA

A afasia progressiva primária (APP) foi relatada como quadro inicial da DA, além de uma das apresentações clínicas das degenerações lobares frontotemporais.[16,17] Para determinar as diferenças evolutivas desse fenótipo, foram separados dois subtipos de APP: afasia não fluente agramática (que geralmente evolui para demência frontotemporal ou degeneração corticobasal) e afasia logopênica (que progride para DA). A última se apresenta com discurso mais fluente (apesar da intensa anomia com longas pausas e dificuldade de acesso lexical, as quais podem prejudicar a fluência de forma pontual, mas não generalizada), alteração da memória ecoica (dificuldade na repetição de frases longas, denotando comprometimento da alça fonológica), sem agramatismo nem apraxia da fala, mas com atrofia predominantemente temporoparietal de hemisfério esquerdo (Fig. 8.6), geralmente preservando o hipocampo. A compreensão de palavras e o conhecimento dos objetos

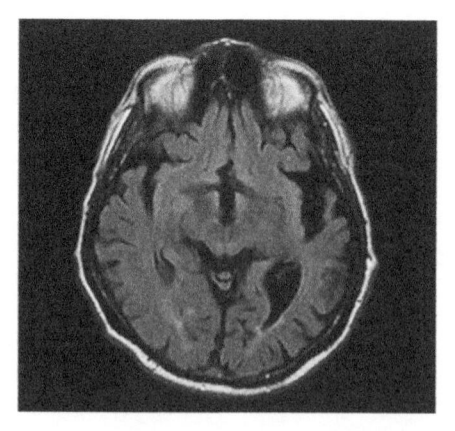

FIGURA 8.6 **RM (CORTE AXIAL EM T1) COM ACHADOS CLÁSSICOS DA AFASIA LOGOPÊNICA: ATROFIA DE PREDOMÍNIO TEMPOROPARIETAL DE HEMISFÉRIO ESQUERDO (LADO DIREITO DA FIGURA).**

(semântica) também estão intactos. Essa forma atípica de DA costuma ter evolução mais rápida do que as formas clássicas.[4]

VARIANTE FRONTAL DA DOENÇA DE ALZHEIMER (FENOCÓPIA DA DEMÊNCIA FRONTOTEMPORAL)

Uma variante frontal de DA com fenótipo clínico que se superpõe com a demência frontotemporal foi descrita em 5% dos casos de DA.[18] Essa descrição se baseia no achado retrospectivo de déficits precoces e desproporcionalmente graves em testes que acessam o funcionamento do lobo frontal em um subconjunto de casos notadamente conhecidos de DA, com maior quantidade de NFTs no córtex frontal. A disfunção executiva muito saliente, suficiente para suscitar um diagnóstico clínico de demência frontotemporal, pode ser encontrada em alguns casos de DA familiar com certas mutações do gene da pré-senilina 1, mas é difícil dizer se esse fenótipo ocorre comumente na DA esporádica.[19]

VARIANTE APRÁXICA (APRAXIA PROGRESSIVA PRIMÁRIA)

A apraxia como o sintoma mais precoce e exuberante de DA é raro em comparação a prejuízos cognitivos de outras áreas, mas, em alguns fenótipos da doença, pode ocorrer apraxia de forma relativamente isolada, como dado clínico suficiente para causar confusão diagnóstica com degeneração

CASO CLÍNICO

CDL, 79 anos, branca, viúva, destra, costureira aposentada, escolaridade de oito anos, há sete anos começou a apresentar esquecimentos leves (tinha dificuldade para armazenar novas informações, esquecia de dar recados, esquecia de alguns compromissos recentemente agendados, não se recordava de episódios ocorridos no dia anterior e esquecia nomes) que não comprometiam suas atividades da vida diária (Fig. 8.7a). Sua amnésia era principalmente para material verbal (o que se correlaciona com atrofia do hipocampo esquerdo).

Há 10 anos, CDL começou a ter dificuldades de memória no dia a dia: esquecia de pesar seu prato no restaurante por quilo, confundia-se nas receitas de bolo, omitindo ou repetindo ingredientes, etc. Além disso, começou a errar muito nos seus moldes de costura, confundia os cortes e não conseguia finalizar as roupas encomendadas. Há seis anos, CDL piorou os sintomas de amnésia anterógrada, com muita dificuldade para reter novas informações, o que passou a comprometer seu aprendizado e sua vida independente. Assim, tornou-se mais dependente de cuidadores para algumas atividades da vida diária, sobretudo aquelas com demandas mais complexas (estadiamento clínico da demência [CDR, *clinical dementia rating*] = 1).

Atualmente, aos 83 anos, encontra-se em CDR 3 (Fig. 8.7b), restrita à casa, com apatia grave, e apresenta amnésia retrógrada grave (inclusive para material autobiográfico), alterações de linguagem (parafasias semânticas e fonêmicas, anomia grave, redução do débito verbal, alteração de compreensão, ecolalia), desinibição comportamental (inadequação sexual e verbal, desrespeito a regras sociais, faz gracejos e assobia para todos), puerilidade intensa (emite grunhidos e choramingos, como se fosse um bebê), inquietação motora (atividades sem propósito, comportamentos repetitivos), inapetência e redução do peso, totalmente dependente nos cuidados de higiene e outras atividades da vida diária, apraxia do vestuário (Fig. 8.7b), defeca em qualquer local da casa, manipula fezes, prosopagnosia (não reconhece os filhos), agnosias visuais e desorientação espacial grave. Sua única irmã também apresentou DA, mas teve evolução muito mais rápida.

▶

CASO CLÍNICO (continuação)

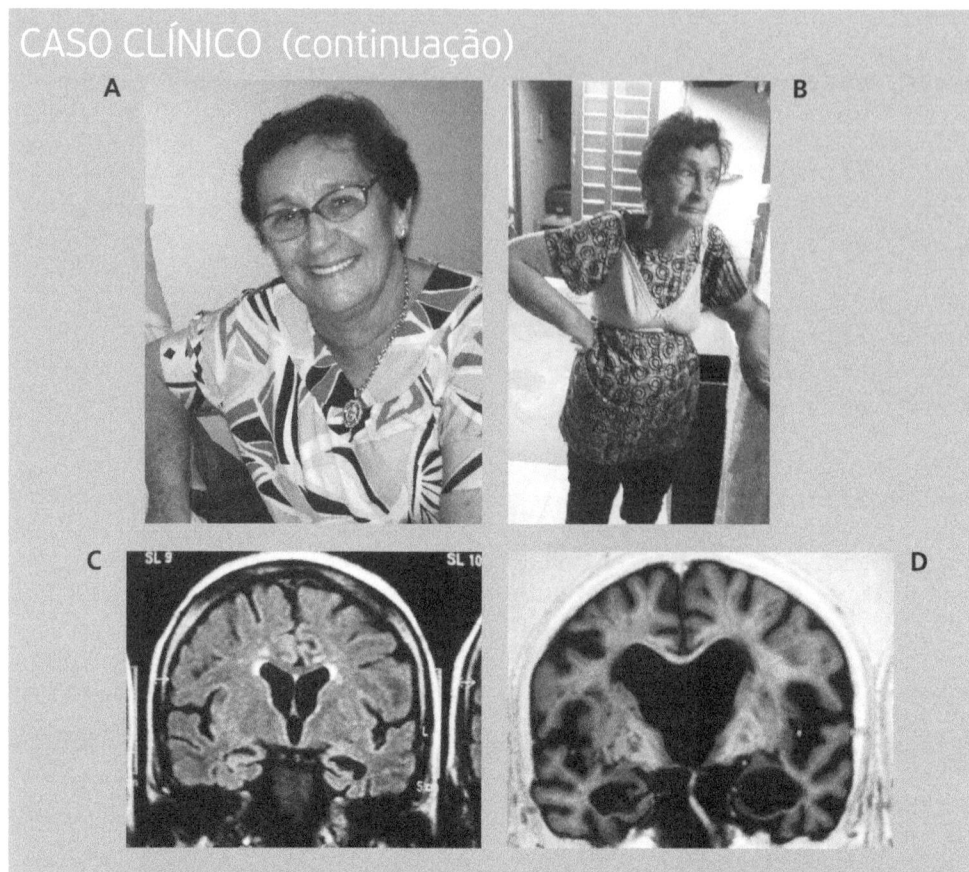

FIGURA 8.7 CASO CDL, EM DOIS MOMENTOS: A) AOS 73 ANOS, COM TRANSTORNO NEUROCOGNITIVO LEVE (TNL); B) AOS 83 ANOS, COM DEMÊNCIA DE ALZHEIMER (DA) EM FASE AVANÇADA. ESTA FIGURA É BEM DIDÁTICA PARA ILUSTRAR A DIFERENÇA ENTRE TNL E DA. ASPECTOS A SEREM OBSERVADOS: FISIONOMIA (PRESENÇA DE RISO SOCIAL QUANDO COM TNL E HIPOMIMIA COM DA; OLHAR VIVO QUANDO COM TNL E OLHAR PERDIDO, SEM VALÊNCIA AFETIVA, QUANDO COM DA), CUIDADOS DE BELEZA, APRESENTAÇÃO E VESTUÁRIO (DENOTANDO MANUTENÇÃO DA VAIDADE QUANDO APRESENTAVA TNL), POSTURA AFETIVA, ENERGIA VITAL (MAIS PERCEPTÍVEL TAMBÉM NA FASE COM TNL). OBSERVAR APRAXIA DO VESTUÁRIO NA FASE EM QUE APRESENTA DA. RESSONÂNCIA MAGNÉTICA (CORTES CORONAIS PESADOS EM *FLAIR* E T1, RESPECTIVAMENTE) DO CASO, EM DOIS MOMENTOS: C) APRESENTANDO TNL E EVIDENCIANDO INEQUÍVOCA ATROFIA EM HIPOCAMPO ESQUERDO; E D) COM DA, EM FASE AVANÇADA. A RESSONÂNCIA MAGNÉTICA "C" CORRESPONDE AO MOMENTO "A" DA FOTO DA PACIENTE, ENQUANTO A "D" CORRESPONDE AO MOMENTO "B".

Comentários

Este é um caso típico de DA provável, com história familiar positiva, e iniciando-se com TNL na velhice, com queixa principal de amnésia episódica anterógrada e evolução gradual para DA.

Na fase intermediária da DA, o surgimento de vários sintomas de desinibição frontal pode confundir o diagnóstico com demência frontotemporal, porém, nesta, a alteração de comportamento é de aparecimento precoce (figurando desde o início da doença), além de a faixa etária de comprometimento ser a meia-idade, e não a terceira idade.

A irmã da paciente teve evolução muito mais agressiva e rápida, talvez por não ter usado anticolinérgico, diferentemente de CDL, que tomou o medicamento desde a fase de TNL.

corticobasal.[19] A APP pode manifestar-se como uma apraxia de membros, associada a atrofia focal dos lobos parietais.[20] Os pacientes exibem dificuldade acentuada na implementação de ações com os membros e na coordenação de movimentos bimanuais, o que compromete em muito as atividades da vida diária. O restante do exame neurológico é absolutamente normal.

► REFERÊNCIAS

1. Caixeta L. Tratado de neuropsiquiatria, neurologia cognitiva e do comportamento e neuropsicologia. 2. ed. São Paulo: Atheneu; 2014.

2. Nitrini R, Caramelli P, Herrera E Jr, Bahia VS, Caixeta LF, Radanovic M, et al. Incidence of dementia in a community-dwelling Brazilian population. Alzheimer Dis Assoc Disord. 2004;18(4):241-6.

3. Vieira RTV, Caixeta L. Comparison of clinical and sociodemographic characteristics between Early-and Late-Onset Dementia in a case series of 410 outpatients from Central Brazil. No prelo.

4. Caixeta L. Doença de Alzheimer. Porto Alegre: Artmed; 2012.

5. Degenszajn J, Caramelli P, Caixeta L, Nitrini R. Encoding process in delayed recall impairment and rate of forgetting in Alzheimer's disease. Arq Neuropsiquiatr. 2001;59(2A):171-4.

6. Morris RG, Becker JT, editors. Cognitive Alzheimer´s disease. 2nd ed. Oxford: Oxford University; 2004.

7. Caixeta L, Ferreira SB, organizadores. Manual de neuropsicologia: dos princípios à reabilitação. São Paulo: Atheneu; 2012.

8. Caixeta LF, Taleb AC, Ghini BG, Soares VL, Caixeta VM, Vargas C. Posterior cortical atrophy – a prototypical case of dementia beginning with visual symptoms: case report. Arq Bras Oftalmol. 2013;76(5):314-6.

9. Caixeta L, Teixeira AL, organizadores. Neuropsicologia geriátrica: neuropsiquiatria cognitiva em idosos. Porto Alegre: Artmed; 2014.

10. Paulsen JS, Salmon DP, Thal LJ, Romero R, Weisstein-Jenkins C, Galasko D, et al. Incidence of and risk factors for hallucinations and delusions in patients with probable AD. Neurology. 2000;54(10):1965-71.

11. McKhann GM, Knopman DS, Chertkow H, Hyman BT, Jack CR Jr, Kawas CH, et al. The diagnosis of dementia due to Alzheimer's disease: recommendations from the National Institute on Aging-Alzheimer's Association workgroups on diagnostic guidelines for Alzheimer's disease. Alzheimers Dement. 2011;7(3):263-9.

12. McKhann GM, Drachman D, Folstein M, Katzman R, Price D, Stadlan EM. Clinical diagnosis of Alzheimer's disease: report of the NINCDS-ADRDA Work neuropsychology of Group under the auspices of Department of Health and Human Services Task Force on Alzheimer's Disease. Neurology. 1984;34(7):939-44.

13. Nitrini R, Buchpiguel CA, Caramelli P, Bahia VS, Mathias SC, Nascimento CM, Degenszajn J, Caixeta L. SPECT in Alzheimer's disease: features associated with bilateral parietotemporal hypoperfusion. Acta Neurol Scand. 2000;101(3):172-6.

14. Jorm AF. Subtypes of Alzheimer's Dementia: a conceptual analysis and critical review. Psychol Med. 1985;15(3):543-53.

15. Benson DF, Davis RJ, Snyder BD. Posterior cortical atrophy. Arch Neurol. 1988;45(7):789-93.

16. Caixeta L. Demências do tipo não Alzheimer: demências focais frontotemporais. Porto Alegre: Artmed; 2010.

17. Larner AJ. 'Dementia unmasked': atypical, acute aphasic, presentations of neurodegenerative dementing disease. Clin Neurol Neurosurg. 2005;108(1):8-10.

18. Johnson JK, Head E, Kim R, Starr A, Cotman CW. Clinical and pathological evidence for a frontal variant of Alzheimer disease. Arch Neurol. 1999;56(10):1233-9.

19. Larner AJ. Neuropsychological neurology – the neurocognitive impairments of neurological disorders. Cambridge: Cambridge University; 2008.

20. Kondo M. Primary progressive apraxia. Brain Nerve. 2011;63(10):1069-77.

► LEITURAS SUGERIDAS

Evans JJ, Heggs AJ, Antoun N, Hodges JR. Progressive prosopagnosia associated with selective right temporal lobe atrophy: a new syndrome? Brain. 1995;118 (Pt 1):1-13.

Hansen L, Salmon D, Galasko D, Masliah E, Katzman R, DeTeresa R, et al. The Lewy body variant of Alzheimer´s disease: a clinical and pathological entity. Neurology. 1990;40(1):1-8.

Nitrini R, Caramelli P, Herrera E Jr, Bahia VS, Caixeta LF, Radanovic M, et al. Incidence of dementia in a community-dwelling Brazilian population. Alzheimer Dis Assoc Disord. 2004;18(4):241-6.

9

COMPRO-
METIMENTO
COGNITIVO LEVE

FLORINDO STELLA
LEONARDO CAIXETA

Um dos dilemas mais frequentes da clínica psicogeriátrica é definir em que categoria diagnóstica o idoso com queixas cognitivas pode ser enquadrado dentro de um *continuum* de apresentações fenotípicas, que variam desde o esquecimento benigno da senescência até a demência (ou transtorno neurocognitivo maior [TNM], segundo a terminologia do *Manual diagnóstico e estatístico de transtornos mentais – quinta edição* [DSM-5]), passando pelo transtorno neurocognitivo leve (TNL) (Fig. 9.1).[1]

Se o psicogeriatra fizer um diagnóstico equivocado de demência, quando, na verdade, está diante de um TNL, poderá condenar o paciente e sua família a um luto desnecessário e angustiante. Todavia, considerar uma demência como TNL pode protelar medidas mais assertivas de enfrentamento da doença degenerativa, bem como produzir falsas expectativas de prognóstico.

É importante diferenciar o TNL das alterações cognitivas associadas ao envelhecimento fisiológico e que não representam déficits cognitivos clinicamente relevantes. Durante o envelhecimento, são encontradas algumas alterações de memória que podem ser consideradas normais, desde que não estejam associadas a declínio progressivo nem a comprometimento da funcionalidade do sujeito.

► CONCEITO DE TRANSTORNO NEUROCOGNITIVO LEVE

O TNL é uma entidade clínica recentemente designada pelo DSM-5,[1] mas baseada no conceito de comprometimento cognitivo leve (CCL) e definida por um decremento objetivo e perceptível no funcionamento cognitivo, o qual vai além das mudanças normais observadas no envelhecimento, porém sem prejuízo nas atividades de vida diária.[2]

O racional que deu origem à criação do conceito de CCL por Petersen e colabora-

Envelhecimento normal → Transtorno neurocognitivo leve → Transtorno neurocognitivo maior

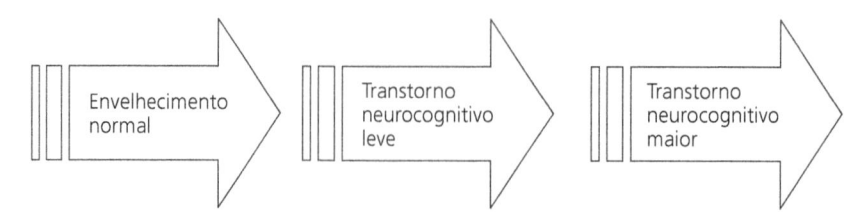

FIGURA 9.1 *CONTINUUM* DE MANIFESTAÇÃO DE DÉFICITS COGNITIVOS.

dores[3] e, posteriormente, da entidade TNL pelo DSM-5[1] foi a possibilidade de obter um diagnóstico mais precoce da presença de alterações cognitivas não associadas ao envelhecimento fisiológico e, por conseguinte, ampliar a chance de intervenção precoce quando ainda não ocorreu dano neuronal apreciável e, por fim, identificar indivíduos com alto risco de desenvolver doença de Alzheimer (DA).

O DSM-5[1] fornece um enquadramento comum para o diagnóstico de transtornos neurocognitivos, primeiro descrevendo as principais síndromes cognitivas e, em seguida, definindo critérios para delinear subtipos etiológicos específicos de transtornos neurocognitivos leve e maior. A abordagem do DSM-5 baseia-se na expectativa de que os psiquiatras e grupos de pesquisa acolham uma linguagem comum para lidar com os transtornos neurocognitivos. Uma vez que a utilização desses critérios torna-se mais generalizada, uma classificação internacional comum para tais condições poderia surgir pela primeira vez, promovendo, assim, a comunicação eficiente entre os clínicos e os investigadores.[4]

Historicamente, as alterações cognitivas no idoso receberam várias designações até se chegar ao TNL.[5] Inicialmente, em 1962, surgiu o termo *esquecimento benigno da senescência,* ao qual correspondiam episódios de esquecimentos na vida cotidiana, decorrentes do envelhecimento fisiológico no idoso normal e sem relevância clínica. Posteriormente, em 1986, surgiu o conceito de *comprometimento de memória associado à idade*, no qual as alterações de memória para eventos recentes igualmente eram associadas ao envelhecimento fisiológico e sem o preenchimento de critérios clínicos para o diagnóstico de demência. Em 1994, a International Psychogeriatric Association, em colaboração com a Organização Mundial da Saúde, sugeriu um novo construto, designado *declínio cognitivo associado ao envelhecimento*, no qual foram incorporadas várias alterações cognitivas. A Classificação internacional de doenças (CID-10) estabeleceu o termo TNL, que inclui queixas de alterações de memória e dificuldades de aprendizagem ou de concentração.[5] Posteriormente, Petersen e colaboradores[3] formularam o construto de CCL, e o DSM-5[1] (2013) criou critérios diagnósticos para o TNL (Quadro 9.1).

Neste capítulo, usaremos CCL e TNL de forma intercambiável, posto que o segundo foi criado muito recentemente em franca alusão ao primeiro e a quase totalidade dos estudos disponíveis na atualidade sobre esse tema foi produzida sob a rubrica de CCL.

O conceito clássico de CCL, proposto há vários anos, refere-se a alterações cognitivas, particularmente de memória episódica para eventos recentes, em sujeitos que mantêm suas atividades cotidianas relativamente preservadas e não preenchem os critérios clínicos para o diagnóstico de demência. Petersen[6] propôs que a caracterização do CCL deva se basear, em resumo, nos seguintes critérios:

QUADRO 9.1 **CRITÉRIOS DO DSM-5 PARA TRANSTORNO NEUROCOGNITIVO LEVE**
A. Evidências de declínio cognitivo pequeno a partir de nível anterior de desempenho em um ou mais domínios cognitivos (atenção complexa, função executiva, aprendizagem e memória, linguagem, perceptomotor ou cognição social) com base em: 　1. preocupação do indivíduo, de um informante com conhecimento ou do clínico de que ocorreu declínio na função cognitiva; e 　2. prejuízo pequeno no desempenho cognitivo, de preferência documentado por teste neuropsicológico padronizado ou, em sua falta, outra avaliação quantificada. B. Os déficits cognitivos não interferem na capacidade de ser independente nas atividades cotidianas (i.e., estão preservadas atividades instrumentais complexas da vida diária, como pagar contas ou controlar medicamentos, mas pode haver necessidade de mais esforço, estratégias compensatórias ou acomodação). C. Os déficits cognitivos não ocorrem exclusivamente no contexto de *delirium*. D. Os déficits cognitivos não são mais bem explicados por outro transtorno mental (p. ex., transtorno depressivo maior, esquizofrenia).
Fonte: American Psychiatric Association.[1]

- Queixa cognitiva preferencialmente confirmada por familiar ou pessoa próxima ao sujeito.
- Confirmação objetiva das queixas cognitivas por meio de testes específicos, cujas alterações não são suficientes para o diagnóstico de demência.
- Funções cognitivas globais preservadas.
- Atividades da vida diária preservadas ou minimamente alteradas.

De acordo com o domínio cognitivo, o CCL foi, ainda, classificado como *comprometimento cognitivo leve amnéstico*, *comprometimento cognitivo de múltiplos domínios* e *comprometimento cognitivo de um único domínio não amnéstico*.[7]

Entretanto, os critérios para o diagnóstico clínico que, atualmente, têm servido de referência são aqueles adotados pelo Grupo de Trabalho em Comprometimento Cognitivo Leve:[8]

- O indivíduo não é considerado nem normal e nem doente.
- Há evidência de declínio cognitivo constatado objetivamente por testagem cognitiva ao longo do tempo, ou por queixa subjetiva do indivíduo e/ou por informante, em concordância com a constatação objetiva do declínio.
- As atividades funcionais da vida diária estão preservadas, sendo que as tarefas instrumentais complexas estão intactas ou minimamente alteradas.
- O *CCL amnéstico* caracteriza-se por alteração isolada de memória episódica, com preservação de outros processos cognitivos.
- No *CCL não amnéstico de um único domínio*, a memória episódica está preservada, porém o indivíduo pode apresentar alteração em outro processo cognitivo, como linguagem, atenção, processos executivos ou funções visuoespaciais.
- No *CCL de múltiplos domínios*, podem estar presentes simultaneamente vários tipos de alterações cognitivas, incluindo memória episódica e outros processos cognitivos, como linguagem, atenção, funções executivas e habilidades visuoespaciais.

Além disso, cabe destacar que esses subtipos de TNL se inserem em um contexto abrangente designado como comprometimento cognitivo não demência (CCND) (Fig. 9.2). Convém mencionar, ainda, que o TNL pode evoluir por diferentes trajetórias: *estável*, quando a alteração cognitiva se mantém ao longo dos anos sem agravamento e sem retorno à condição de plena normalidade; *reversível*, quando a alteração cognitiva retorna à plena condição de normalidade; e *conversor para demência*, quando se constata um declínio cognitivo persistente e progressivo de memória episódica e de outras funções cognitivas, com comprometimento também progressivo da capacidade funcional.

A prevalência de TNL tem variado de acordo com diferentes estudos, com peculiaridades quanto a amostras, instrumentos de avaliação cognitiva e procedimentos metodológicos. Alguns trabalhos admitem uma prevalência do TNL, considerado globalmente, em torno de 20%.[9] Por subtipo, o CCL amnéstico tem prevalência de 6%, e o CCL de múltiplos domínios, em torno de 16%.

▶ AVALIAÇÃO DO TNL E RISCO DE CONVERSÃO PARA TNM

Alguns autores consideram o TNL como uma condição intermediária entre a normalidade cognitiva e o início de TNM.[10-12] Nos últimos anos, várias questões intrigantes têm sido levantadas a respeito da significação clínica do TNL. Embora nem todos os indivíduos com TNL progridam para demência, uma das questões diz respeito a admitir-se que o TNL consistiria em um pródromo de demência do tipo Alzheimer. Outra questão relevante refere-se à caracterização dos biomarcadores da DA e que podem estar presentes em indivíduos com TNL. A pergunta é se essa condição não representaria um processo neurodegenerativo em um quadro ainda pré-demencial.

Os estudos têm mostrado que as taxas de conversão do TNL para DA são amplamente variadas, dependendo dos critérios clínicos adotados, das características das amostras estudadas e do período de acompanhamento. Segundo Lopez e colaboradores,[9] em torno de 10% de indivíduos com TNL convertem anualmente para DA. Fischer e colaboradores[13] identificaram, durante 30 meses, diferentes taxas de conversão anual para DA em indivíduos com subtipos específicos de TNL. Assim, no CCL do tipo amnéstico, a conversão chegou a 48,7%, e naqueles com CCL não amnéstico, a taxa foi de 28,6%. Em um estudo longitudinal de 10 anos, em sujeitos com idade entre 40 e 85 anos, Visser e colaboradores[14] verificaram que 48% dos indivíduos com CCL amnéstico converteram para demência.

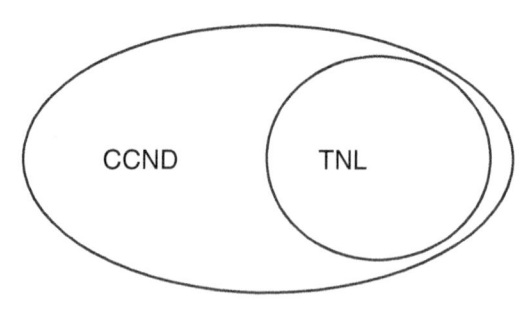

FIGURA 9.2 COMPROMETIMENTO COGNITIVO NÃO DEMÊNCIA (CCND) E TRANSTORNO NEUROCOGNITIVO LEVE (TNL).

Um estudo prospectivo, apresentado por Geda,[15] mostrou que sintomas neuropsiquiátricos são preditores clínicos importantes de progressão de TNL para demência. Indivíduos com TNL e depressão têm um risco aumentado de 63% de desenvolver demência quando comparados a pessoas com TNL sem depressão. Ademais, indivíduos com TNL e apatia têm duas vezes mais risco de demência do que pessoas com TNL sem apatia. E, finalmente, aqueles sujeitos com TNL e episódios de agitação também apresentam risco aumentado em quase três vezes de evoluir para demência em comparação a pessoas com TNL sem episódios de agitação. Geda[15] sugere que, para o diagnóstico do TNL, incluam-se a avaliação e o tratamento dos sintomas neuropsiquiátricos, em especial, depressão, apatia e agitação. Entretanto, ainda não se determinou se, com o tratamento dessas condições clínicas, haveria a interrupção da conversão de TNL para TNM.

Mesmo sabendo-se que o TNL representa um risco de conversão para DA, pode não ser verdadeiro admitir-se que o TNL seja, necessariamente, uma condição prodrômica dessa doença.[16]

De toda maneira, para a avaliação do CCL amnéstico, os critérios clínicos adotados têm sido fundamentados na proposta classicamente assumida:[3,6,10]

- Queixa de memória episódica para eventos recentes.
- Confirmação da queixa em relação à memória com familiar ou pessoa próxima ao sujeito.
- Confirmação da queixa em relação à memória por meio de investigação cognitiva baseada em testes específicos.
- Preservação cognitiva global e da funcionalidade geral do sujeito ou com discretas alterações.
- Ausência de demência à avaliação clínica.

Finalmente, com base em um consenso de especialistas, Winblad e colaboradores[8] especificaram vários critérios operacionais para uma melhor compreensão do diagnóstico de CCL em suas diversas modalidades. Assim, os autores sugeriram o seguinte:

- Ao longo do tempo, o indivíduo pode se queixar de alterações cognitivas, fenômeno confirmado por pessoas próximas a ele.
- A testagem cognitiva periódica deve confirmar as queixas de alterações cognitivas.
- As alterações cognitivas podem, eventualmente, interferir no desempenho de atividades instrumentais mais complexas, porém, não incapacitam o indivíduo de exercer suas tarefas cotidianas.

Não convém classificar o indivíduo com TNL no padrão de normalidade, tampouco ele se insere na condição de demência. Winblad e colaboradores[8] admitem que as alterações cognitivas são leves e eventuais e não prejudicam o exercício das atividades cotidianas em geral. Porém, elas podem interferir no desempenho de tarefas instrumentais com grau relativamente elevado de complexidade, sem, entretanto, oferecer suporte para os critérios clínicos de diagnóstico de demência.

Em vista do risco significativo de conversão para TNM, hoje há a tendência em se instituir critérios mais complexos para a identificação daqueles indivíduos com TNL que eventualmente se inseririam nesse subgrupo. Assim, há a necessidade de avaliação periódica que combine o julgamento clínico com a investigação neuropsicológica sistematizada e a presença de determinados biomarcadores, entre eles fatores genéticos, componentes laboratoriais e neuroimagem, uma vez que, quando associado à disfunção hipocampal ou a outros biomarcadores, o TNL indica risco aumentado de progressão para DA.[17]

A verificação, ao longo do tempo, de alterações amnésticas e a presença de biomarcadores (diminuição do hipocampo confirmada por volumetria, presença do alelo ß-4 da apolipoproteína E, redução do líquido cerebrospinal do peptídeo ß-amiloide e elevação da proteína tau-total e tau-fosforilada) representam fortes preditores de DA e sugerem o diagnóstico precoce dessa patologia. Ainda em relação à avaliação, cabe destacar que o CCL amnéstico associado aos biomarcadores para DA apresentam risco elevado de conversão para tal condição. O CCL não amnéstico, caracterizado por outros tipos de declínio, incluindo atenção e funções executivas, sem o envolvimento de memória episódica, pode converter para outros tipos de demência, tais como a frontotemporal.

Nesse contexto, os especialistas que atuam com sujeitos com TNL, admitem que:

- É possível que o TNL seja o início da fase sintomática pré-demencial.
- Pacientes que apresentam DA provavelmente teriam passado pela fase pré-demencial.
- Na testagem neuropsicológica, deve-se considerar a persistência da alteração cognitiva ao longo do tempo como mais relevante do que a adoção de "pontos de corte" ou do uso de 1,5 ou um desvio padrão.
- A avaliação longitudinal deve ser sempre considerada.
- Além de disfunções na memória, é recomendável pesquisar outras alterações cognitivas, como na linguagem e em funções executivas, sem a imposição da primazia da avaliação mnemônica.
- Para a acurácia do risco de conversão de TNL para DA, é conveniente a pesquisa de biomarcadores,[17] como mencionado a seguir.
  - *Marcadores moleculares neuropatológicos* associados à DA, principalmente no líquido cerebrospinal: redução da proteína ß-amiloide e elevação da proteína tau-total e da tau-fosforilada;
  - *marcadores "secundários": topográficos/estruturais* (RM) corroborando a presença de redução do volume do hipocampo e do córtex entorrinal e *marcadores funcionais,* com redução do consumo de glicose, segundo a tomografia por emissão de pósitrons (FDG-PET), caracterizando disfunção do hipocampo e do córtex entorrinal.

Um esquema geral desse padrão de avaliação de sujeitos com TNL e em risco de conversão para DA está descrito na Tabela 9.1.

▶ TRATAMENTO

CONTROVÉRSIAS DA INTERVENÇÃO FARMACOLÓGICA

Acredita-se que indivíduos com TNL associado a vários biomarcadores, como redução do volume do hipocampo segundo neuroimagem estrutural, alteração funcional particularmente em região temporal, redução da proteína ß-amiloide e aumento da proteína tau-total e tau-fosforilada no líquido cerebrospinal, tendem a converter para DA.[18,19] Fármacos com a finalidade de mudar o curso da DA ainda estão em desenvolvimento, e provavelmente seriam mais ativos quando prescritos no início da doença.

Embora se constatem evidências de benefícios significativos no tratamento da DA com anticolinesterásicos, os estudos sobre o uso desses medicamentos em indivíduos com TNL não chegam a um consenso.

Até o presente momento, não há determinação, pelos órgãos oficiais, de prescrição de anticolinesterásicos ou de outro medicamento para indivíduos com TNL. Vários estudos têm apontado o benefício dos anticolinesterásicos na atenuação da conversão do TNL para TNM, enquanto outros não têm reportado esse ganho. Algumas hipóteses têm sido propostas para explicar possíveis evidências da falta de eficácia desses agentes para minimizar a progressão do TNL para TNM.

Uma metanálise realizada por Diniz e colaboradores[18] abrangeu ensaios clínicos randomizados sobre o uso de anticolinesterásicos (rivastigmina, donepezil e galantamina), em um total de 173 publicações, com o envolvimento de 3.574 sujeitos com TNL. A finalidade principal do estudo era verificar se o uso de anticolinesterásicos retarda a progressão do TNL para DA. Os autores constataram que, dos sujeitos tratados com anticolinesterásicos, 15,4% converteram para DA, enquanto, daqueles que não fizeram uso desses medicamentos, 20,4% converteram para a doença. O risco relativo de progressão para DA clinicamente diagnosticada no grupo tratado foi de 0,75, e, no grupo não tratado, o risco elevou-se para 1,36, com diferença significativa entre ambos (p <0,001). Diniz e colaboradores[18] concluíram que o uso em tempo prolongado de anticolinesterásicos em sujeitos com TNL pode atenuar o risco de progressão para DA. Critérios diagnósticos do TNL não bem estabelecicdos, protocolos de avaliação cognitiva não especificamente estruturada para cada ensaio clínico, heterogeneidade da amostra estudada e desconsideração dos biomarcadores para DA sugestivos de pré-demência, além de subdoses dos anticolinestesrásicos, podem contribuir para a ineficácia de tais agentes.[18,20]

TABELA 9.1 **ESTRATÉGIAS DE AVALIAÇÃO DE SUJEITOS COM TRANSTORNO NEUROCOGNITIVO LEVE E EM RISCO DE CONVERSÃO PARA DOENÇA DE ALZHEIMER**

Avaliação clínica	– Investigação clínica das queixas cognitivas (memória e outros processos cognitivos). – Constatação das queixas com familiares ou pessoas próximas ao sujeito. – Aferição do grau de preservação das atividades funcionais.
Avaliação neuropsicológica	– Aplicação de bateria abrangente e, se necessário, testagem de sistemas cognitivos específicos com suspeita de alterações, principalmente memória episódica, linguagem, habilidades visuoespaciais e funções executivas.
Biomarcadores	– Biomarcadores genéticos: presença do alelo ß-4 da apolipoproteína E e pesquisa da proteína precursora de amiloide (APP). – Biomarcadores no líquido cerebrospinal: diminuição da proteína ß-amiloide e elevação da proteína tau-total e tau-fosforilada. – Biomarcadores por neuroimagem estrutural (RM): volumetria de hipocampo e córtex entorrinal. – Biomarcadores por neuroimagem funcional: redução do consumo de glicose segundo a PET (FDG-PET), principalmente no hipocampo e no córtex entorrinal.

Um estudo desenvolvido por Petersen e colaboradores[7] mostrou uma taxa menor de progressão de TNL para DA em indivíduos que usavam donepezil em comparação àqueles que não usavam.

Em outra investigação, Mahley e colaboradores[21] constataram que os indivíduos com TNL portadores do alelo ß4 da apoliproteína E, um biomarcador da DA, responderam favoravelmente à prescrição de donepezil. Esses sujeitos apresentaram, com o tratamento, redução do risco de progredir para a doença.

Na mesma linha, em um estudo controlado e desenvolvido por Ferris e colaboradores,[22] o uso de rivastigmina por sujeitos com TNL reduziu significativamente a expansão ventricular cerebral, a perda de substância branca e a taxa de atrofia cerebral global. Os autores sugerem que a rivastigmina teria efeito modificador do curso neurodegenerativo de indivíduos que progridem de TNL para TNM.

No entanto, há relatos de trabalhos nos quais não se confirmaram os benefícios dos anticolinesterásicos para a redução da taxa de conversão de TNL para TNM em indivíduos portadores do alelo ß4 da apoliproteína E, como verificado por Feldman e colaboradores.[23]

De acordo com a metanálise realizada por Diniz e colaboradores[18] mencionada, os dados até então disponíveis sugerem que a prescrição de anticolinesterásicos por longo tempo pode retardar a conversão de TNL para TNM. Os autores destacam, ainda, os seguintes aspectos:

- Os critérios de diagnóstico do CCL não estão, por ora, padronizados suficientemente para aplicação nos diferentes centros de pesquisa.
- O TNL pode se configurar como um *continuum* a partir de alterações cognitivas que progridem de déficits muito leves a comprometimento mais acentuado, sem, porém, o preenchimento dos critérios clínicos para demência.
- O tempo de conversão de TNL para TNM é muito variável, e tal fator provavelmente teria influenciado o desenvolvimento dos estudos clínicos randomizados com os anticolinesterásicos. Talvez esse aspecto tenha contribuído para o fato de determinados estudos não terem confirmado os possíveis benefícios dos anticolinesterásicos para a redução da taxa de conversão de TNL para TNM.
- O TNL inicialmente diagnosticado não se configura de modo obrigatório em um fenômeno de natureza progressiva para o TNM, uma vez que existem sujeitos cujo declínio cognitivo progride de modo muito lento; há outros que se mantêm estáveis, isto é, não avançam para o declínio cognitivo; e existem, ainda, pessoas com alterações cognitivas que retornam à condição de normalidade.
- Além disso, nos critérios diagnósticos de TNL dos estudos analisados por Diniz e colaboradores,[18] não foram rotineiramente incorporados os biomarcadores da progressão de declínio cognitivo para TNM. Cabe destacar que vários biomarcadores têm sido considerados como fortes preditores de DA em sujeitos com alterações cognitivas, como a redução, no líquido cerebrospinal, da proteína ß-amiloide e a elevação da proteína tau-total e tau-fosforilada, bem como a constatação de atrofia do hipocampo.

INTERVENÇÃO NÃO FARMACOLÓGICA

Uma das estratégias de intervenção não farmacológica, voltada para pacientes com DA, consiste na reabilitação neuropsicológica – um *approach* que combina psicoterapia, ambiente terapêutico, grupos de aprendizagem em família, esquemas para instruções dos pacientes e estimulação da memória e de outras funções cognitivas.[24] Estudos controlados exclusivos para indivíduos com TNL ainda são escassos. Santos e colaboradores[25] examinaram um programa multiprofissional de estimulação cognitiva em sujeitos com TNL, com duração de 15 semanas, sob um total de 150 horas. Além de estimulação cognitiva, os pesquisadores inseriram, no programa, outras estratégias, tais como, estimulação funcional, habilidades de comunicação, arteterapia e atividade física. Os autores constataram uma pequena, mas relevante, melhora na cognição global dos participantes.

Recentemente, um estudo de psicoterapia de grupo com sujeitos com TNL, desenvolvido durante oito semanas, com sessões de duas horas semanais, evidenciou melhor aceitação da condição pelos pacientes, redução dos sentimentos de abandono e organização mais apropriada da vida pessoal e ocupacional, além do treinamento em estratégias de memória.[26]

Ademais, vários estudos controlados têm apontado os benefícios de programas de exercício físico, principalmente aeróbico, na redução do risco de demência e na melhora cognitiva de sujeitos com alterações cognitivas sem demência. Middleton e colaboradores[27] desenvolveram um estudo de *coorte* para a observação do impacto da atividade física em sujeitos sem demência. Esses autores, embora não tenham encontrado associação entre exercício físico moderado e TNL amnéstico, constataram redução do risco de comprometimento cognitivo vascular sobretudo em mulheres que praticavam regularmente exercício físico com intensidade leve a moderada.

Todavia, em um estudo abrangente com idosos da comunidade, Verghese e colaboradores[28] não encontraram redução do risco de conversão de TNL amnéstico para DA em sujeitos que praticavam atividades físicas (tênis, natação, bicicleta, dança, caminhada e subida de escadas) com frequência variada, após 5,6 anos de acompanhamento.

Entretanto, em um estudo prospectivo de seis anos de seguimento sobre o risco de demência, abrangendo 1.740 idosos da comunidade, Larson e colaboradores[29] relataram que aqueles que praticavam regularmente exercício aeróbico, como caminhada, ciclismo e natação, mais de três vezes por semana, apresentavam menor risco de DA.

Por sua vez, Lautenschlager e colaboradores[30] desenvolveram um ensaio clínico randomizado e controlado dirigido a idosos sem demência. O estudo tinha como finalidade avaliar os efeitos de um programa de caminhada de seis meses na cognição de um grupo de participantes, e comparar os resultados aos de um grupo-controle. Os autores verificaram que houve melhora tanto no desempenho físico como na cognição naqueles que participaram do programa de exercício físico e que tinham alguma alteração cognitiva, em comparação ao grupo-controle, sedentário. De modo interessante, eles constataram, ainda, que aqueles idosos que continuavam praticando caminhadas regularmente mantinham estáveis o desempenho físico e a cognição. Heyn e colaboradores[31] realizaram uma metanálise com base em publicações referentes a idosos que praticavam exercício físico, predominantemente caminhada, e constataram melhora cognitiva, tanto nos que apresentavam comprometimento cognitivo sem demência como naqueles que já tinham o diagnóstico de demência.

Do ponto de vista neurobiológico, vários aspectos têm sido apontados na tentativa de explicar os benefícios dos programas de intervenção motora para a cognição. Colcombe e colaboradores[32] conduziram um estudo com neuroimagem funcional em idosos saudáveis sedentários. Em comparação aos que permaneceram sedentários, aqueles que passaram a praticar exercícios aeróbicos regularmente, do tipo caminhada, apresentaram ativação de várias áreas cerebrais, como regiões corticais e de substância branca frontais, área motora suplementar e lobo temporal superior esquerdo. Em outro estudo, Erickson e colaboradores[33] avaliaram sujeitos com um maior nível de aptidão física, medida pelo consumo máximo de oxigênio (VO_2 máximo), e detectaram aumento do volume do hipocampo e melhora da memória espacial. Os autores sugerem que, provavelmente, esse aumento estaria associado ao fato de o exercício físico aeróbico estimular a neuroplasticidade no giro denteado do hipocampo. Por sua vez, Ruscheweyh e colaboradores[34] desenvolveram um estudo controlado envolvendo várias modalidades de atividade física durante seis meses, três vezes por semana. Eles verificaram que aqueles que praticavam exercício aeróbico obtiveram melhora na memória episódica e ativação dos córtices pré-frontal e do cíngulo anterior, bem como aumento do fator neurotrófico derivado do cérebro (BDNF). Porém, não constataram mudanças desses parâmetros no grupo-controle. Os autores associaram a melhora cognitiva, processada pelas áreas corticais ativadas, ao aumento da perfusão cerebral. Além disso, sugeriram que haveria, ainda, a ativação de mecanismos neurobiológicos, como a redução do estresse oxidativo e da cascata inflamatória no parênquima cerebral, além da estimulação da neuroplasticidade cerebral caracterizada pela elevação dos níveis séricos de BDNF.

O controle desses componentes neurobiológicos por meio de intervenções do tipo exercício físico ou estimulação cognitiva contribuiria para a prevenção do risco de demência. Estudos experimentais, com animais adultos de laboratório, demonstraram que ambientes enriquecidos com estimulação física prolongada estimulam a produção de BDNF, a sinaptogênese e a neurogênese no giro denteado do hipocampo, com melhora do desempenho em aprendizagem e memória.[35]

▶ CONSIDERAÇÕES FINAIS

O diagnóstico de TNL (ou CCL) constitui-se em um procedimento relevante, uma vez que sujeitos com essa condição apresentam maior risco de conversão para TNM, se comparados aqueles sem tal diagnóstico.

O TNL costuma seguir diferentes trajetórias, a saber:

- O transtorno pode representar um quadro transitório, em que o sujeito retorna à condição de normalidade cognitiva.
- A alteração cognitiva pode se manter estável, sem retorno à normalidade e sem piora das funções cognitivas.
- O TNL pode progredir para um padrão de declínio cognitivo que se caracteriza pela conversão para demência.

Como nem todos os indivíduos com TNL evoluem para TNM, é preciso cautela ao se estabelecer um diagnóstico de demência, em especial DA, uma vez que, até o momento, representa uma condição incurável.

Atualmente, não há indicação formal para o tratamento de TNL com anticolinesterásicos. Entretanto, alguns estudos mostram redução do risco de conversão para TNM em indivíduos que fazem uso desses fármacos. Provavelmente, tais indivíduos pertenceriam ao grupo com DA ainda na fase pré-clínica. Todavia, intervenções não farmacológicas, como estimulação cognitiva e um estilo de vida saudável, são recomendáveis.

Quanto à pesquisa sobre TNL, a tendência atual consiste em investigar se essa condição representa ou não uma fase inicial de demência, especialmente da DA. Como tentativa de equacionamento dessa questão, além da identificação do declínio de memória ou de outras alterações cognitivas, preconiza-se pesquisar a ocorrência de biomarcadores da DA. Assim, o declínio de memória associado à redução do hipocampo e do córtex entorrinal, bem como a constatação, no líquido cerebrospinal, da diminuição da proteína ß-amiloide e elevação das proteínas tau-total e tau-fosforilada, sugere fortemente o diagnóstico de DA. Novos medicamentos, com propriedade de mudança do processo neurodegenerativo antes da instalação da demência, certamente irão contribuir de forma inestimável para o tratamento dessa patologia.

▶ REFERÊNCIAS

1. American Psychiatric Association. Manual diagnóstico e estatístico de transtornos mentais: DSM-5. 5. ed. Porto alegre: Artmed; 2014.

2. Sachs-Ericsson N, Blazer DG. The new DSM-5 diagnosis of mild neurocognitive disorder and its relation to research in mild cognitive impairment. Aging Ment Health. 2015;19(1):2-12.

3. Petersen RC, Smith GE, Waring SC, Ivnik RJ, Tangalos EG, Kokmen E. Mild cognitive impairment: clinical characterization and outcome. Arch Neurol. 1999;56(3):303-8.

4. Sachdev PS, Blacker D, Blazer DG, Ganguli M, Jeste DV, Paulsen JS, et al. Classifying neurocognitive disorders: the DSM-5 approach. Nat Rev Neurol. 2014;10(11):634-42.

5. Stella F. Comprometimento cognitivo leve. In: Caixeta L. Doença de Alzheimer. Porto Alegre: Artmed; 2012.

6. Petersen RC. Mild cognitive impairment as a diagnostic entity. J Intern Med. 2004;256(3):183-94.

7. Petersen RC, Thomas RG, Grundman M, Bennett D, Doody R, Ferris S, et al. Vitamin E and donepezil for the treatment of mild cognitive impairment. N Engl J Med. 2005;352(23):2379-88.

8. Winblad B, Palmer K, Kivipelto M, Jelic V, Fratiglioni L, Wahlund LO, et al. Mild cognitive impairment – beyond controversies, towards a consensus: report of the International Working Group on Mild Cognitive Impairment. J Intern Med. 2004;256(3):240-6.

9. Lopez OL, Breitner J, Lyketsos C, Jones B, Kawas C, Carlson M, et al. Prevalence and classification of mild cognitive impairment in the Cardiovascular Health Study: part 1. Arch Neurol. 2003;60(10):1385-9.

10. Petersen RC, Doody R, Kurz A, Mohs RC, Morris JC, Rabins PV. Current concepts in mild cognitive impairment. Arch Neurol. 2001;58(12):1985-92.

11. Morris JC, Storandt M, Miller JP, Mckeel DW, Price JL, Rubin EH. Mild cognitive impairment represents early-stage Alzheimer disease. Arch Neurol. 2001;58(3):397-405.

12. Hansson O, Zetterberg H, Buchhave P, Londos E, Blennow K, Minthon L. Association between CSF biomarkers and incipient Alzheimer's disease in patients with mild cognitive impairment: a follow-up study. Lancet Neurol. 2006;5(3):228-34.

13. Fisher P, Jungwirth S, Zehetmayer S, Weissgram S, Hoenigschnabl S, Gelpi E, et al. Conversion from subtypes of mild cognitive impairment to Alzheimer dementia. Neurology. 2007;68(4):288-91.

14. Visser PJ, Kester A, Jolles J, Verhey F. Ten-year risk of dementia in subjects with mild cognitive impairment. Neurology. 2006;67(7):1201-7.

15. Geda YD. Agitation, depression, apathy predictors of progression from MCI to dementia. International Conference of Alzheimer's Disease (ICAD); 2010 Jul 10-15; Honolulu, Hawaii; 2010.

16. Forlenza OV, Diniz BS, Stella F, Teixeira AL, Gattaz WF. Mild cognitive impairment. Part 1: clinical characteristics and predictors of dementia. Rev Bras Psiquiatr. 2013;35(2):178-85.

17. Forlenza OV, Diniz BS, Teixeira AL, Stella F, Gattaz W. Mild cognitive impairment. Part 2: Biological markers for diagnosis and prediction of dementia in Alzheimer's disease. Rev Bras Psiquiatr. 2013;35(3):284-94.

18. Diniz BS, Pinto JA Jr, Gonzaga ML, Guimarães FM, Gattaz WF, Forlenza OV. To treat or not to treat? A meta-analysis of the use of cholinesterase inhibitors in mild cognitive impairment for delaying progression to Alzheimer's disease. Eur Arch Psychiatry Clin Neurosci. 2009;259(4):248-56.

19. Lorenzi M, Denohue M, Paternicò D, Scarpazza C, Ostrowitzki S, Blin O, et al. Enrichment through biomarkers in clinical trials of Alzheimer's drugs in patients with mild cognitive impairment. Neurobiol Aging. 2010;31(8):1443-51, 1451.e1.

20. Lu PH, Edland SD, Teng E, Tingus K, Petersen RC, Cummings JL, et al. Donepezil delays progression to AD in MCI subjects with depressive symptoms. Neurology. 2009;72(24):2115-21.

21. Mahley RW, Weisgraber KH, Huang Y. Apolipoprotein E4: a causative factor and therapeutic target in neuropathology, including Alzheimer's disease. Proc Natl Acad Sci U S A. 2006;103(15):5644-51.

22. Ferris S, Nordberg A, Soininen H, Darreh-Shori T, Lane R. Progression from mild cognitive impairment to Alzheimer's disease: effects of sex, butyrylcholinesterase genotype, and rivastigmine treatment. Pharmacogenet Genomics. 2009;19(8):635-46.

23. Feldman HH, Ferris S, Winblad B, Sfikas N, Mancione L, He Y, et al. Effect of rivastigmine on delay to diagnosis of Alzheimer's disease from mild cognitive impairment: the InDDEx study. Lancet Neurol. 2007;6(6):501-12.

24. Manzine PR, Pavarini SCI. Cognitive rehabilitation: literature review based on levels of evidence. Dement Neuropsychol. 2009;3(3):248-55.

25. Santos GD, Ortega LFV, Yassuda MS, Oliveira AM, Chaves GFS, Ciasca EC, et al. Evaluation of a multiprofessional program of cognitive stimulation in patients with mild cognitive impairment. Dement Neuropsychol. 2009;Suppl 1:48-9.

26. Joosten-Weyn Banningh LW, Prins JB, Vernooij-Dassen MJ, Wijnen HH, Olde Rikkert MG, Kessels RP. Group therapy for patients with mild cognitive impairment and their significant others: results of a waiting-list controlled trial. Gerontology. 2011;57(5):444-54.

27. Middleton L, Kirkland S, Rockwood K. Prevention of CIND by physical activity: different impact on VCI-ND compared with MCI. J Neurol Sci. 2008;269(1-2):80-4.

28. Verghesse J, LeValley A, Derby C, Kuslansky G, Katz M, Hall C, et al. Leisure activities and the riskof amnestic mild cognitive impairment in the elderly. Neurology. 2006;66(6):821-7.

29. Larson EB, Wang L, Bowen JD, McComick WC, Teri L, Crane P, et al. Exercise is associated with reduced risk for incident dementia among persons 65 years of age and older. Ann Intern Med. 2006;144(2):73-81.

30. Lautenschlager NT, Cox KL, Flicker L, Jonathan K. Foster JK, van Bockxmeer FM, et al. Effect of physical activity on cognitive function in older adults at risk for Alzheimer disease: a randomized trial. JAMA. 2008;300(9):1027-37.

31. Heyn P, Abreu BC, Ottenbacher KJ. The effects of exercise training on elderly persons with cognitive impairment and dementia: a meta-analysis. Arch Phys Med Rehabil. 2004;85(10):1694-704.

32. Colcombe SJ, Erickson KI, Scalf PE, Kim JS, Prakash R, McAuley E, et al. Aerobic exercise training increases brain volume in aging humans. J Gerontol A Biol Sci Med Sci. 2006;61(11):1166-70.

33. Erickson KI, Prakash RS, Voss MW, Chaddock L, Hu L, Morris KS, et al. Aerobic fitness is associated with hippocampal volume in elderly humans. Hippocampus. 2009;19(10):1030-9.

34. Ruscheweyh R, Willner C, Kruger K, Duning T, Warnecke T, Sommer J, et al. Physical activity and memory functions: an interventional study. Neurobiol Aging. 2011;32(7):1304-19.

35. van Praag H, Shubert T, Zhao C, Cage FH. Exercise enhances learning and hippocampal neurogenesis in aged mice. J Neurosci. 2005;25(38):8680-5.

▶ LEITURAS SUGERIDAS

Anderson HS. Mild cognitive impairment. Medicine. 2010;8:1-9.

Lima-Silva TB, Yassuda MS. The relationship between memory complaints and age in normal aging. Dement Neuropsychol. 2009;3(2):94-100.

10

DEMÊNCIAS FRONTO-TEMPORAIS E OUTRAS DEMÊNCIAS DO TIPO NÃO ALZHEIMER

LEONARDO CAIXETA

No meio do caminho de nossa vida
Encontrei-me numa selva obscura.
A reta via estava perdida

Dante Alighieri

Como sugeria Dante no primeiro verso de *Divina Comédia*, o "inferno" de nossas vidas pode ter início na meia-idade, quando nos "extraviamos" da boa via da virtude e da saúde. Podemos nos apropriar dessa linguagem simbólica para ilustrar um grupo de demências que geralmente incide sobre a meia-idade: as degenerações lobares frontotemporais (DLFTs), além de outras demências não Alzheimer. Sua importância em psiquiatria geriátrica recai no fato de que existem também casos de início tardio, bem como quadros que iniciam precocemente, mas que se estendem até a velhice.

As três formas clínicas das DLFTs são: demência frontotemporal, afasia progressiva primária (APP) e demência semântica. Além dessas, veremos também, neste capítulo, as demências associadas ao parkinsonismo (demência com corpos de Lewy e demência na doença de Parkinson.

▶ DEMÊNCIA FRONTOTEMPORAL (VARIANTE COMPORTAMENTAL DA DFT)

QUADRO CLÍNICO

Os elementos centrais da demência frontotemporal (DFT) são mudança da personalidade (polarizada para apatia ou desinibição) e alteração do comportamento, apresentando declínios no desempenho na conduta social interpessoal (transgressão de costumes sociais, atitudes inadequadas e até atos delinquentes) e na regulação de conduta pessoal (negligência da higiene pessoal), embotamento emocional e perda de *insight*.[1,2] Inclui também rigidez mental e inflexibilidade (grande aderência a rotinas, rituais, horários) e, paradoxalmente, impersistência. Além disso, pode-se observar mudanças em hábitos dietéticos com hiperoralidade (eventualmente com aumento da ingestão de álcool) e uma predileção por doces e carboidratos, perseverações motoras e verbais, desinibição e inércia comportamental, além de transtorno do controle de impulsos: cleptomania e transtorno do jogo.

A síndrome não é homogênea, e subtipos clínicos podem ser definidos de acordo com as características comportamentais e motoras: tipo desinibido, com acometimento predominante da região pré-frontal orbitofrontal; tipo apático, com acometimento predominante da região pré-frontal mesial e do cíngulo anterior; e tipo esterotípico, com acometimento predominante do estriado.[3]

Manifestações comportamentais

Pacientes com DFT geralmente são difíceis de avaliar, dada sua notória falta de colaboração e engajamento emocional, ou mesmo pela presença da alteração de comportamento que, em alguns casos (agressividade, intensa agitação ou apatia), pode inviabilizar o exame psiquiátrico. Respostas do tipo "não sei" podem ser frequentes, especialmente para tarefas que requerem esforço, o que é característico da falta de aplicação de esforço mental, ou economia de esforço, evidente na testagem clínica. Os tipos de erros verificados no decorrer da avaliação (erros que denotam disfunção frontal – organização pobre, concretismo, confabulações, superficialidade) podem dar pistas sobre a possibilidade de DFT em detrimento, por exemplo, de DA.[4]

- Síndrome de desinibição. Esta síndrome pode se manifestar dentro de uma variedade de fenomenologias: desinibição motora (hiperatividade, pressão de discurso, necessidade reduzida de sono), desinibição dos instintos (síndrome de Klüver-Bucy), desinibição emocional (euforia, elação, irritabilidade), desinibição intelectual (delírios megalomaníacos e paranoides, fuga de ideias) e/ou desinibição sensorial (alucinações auditivas e visuais). A maior parte destas apresentações (exceto a desinibição sensorial) se relaciona ao comprometimento das porções orbitais dos lobos frontais, as quais mantêm conexões estreitas e copiosas com o lobo límbico.
- Síndrome apática. Traduzida clinicamente pela falta de motivação/ mobilização experimentada pelos pacientes e em geral confundida com depressão. Relaciona-se a lesões frontomesiais e/ou do cíngulo anterior.
- Síndrome de dependência ambiental. Comportamento desencadeado pela apresentação visual/táctil de um objeto ao paciente, o que dá ensejo a sua apreensão e utilização, independentemente da congruência dessa atitude com o contexto social em que se insere (p. ex., mediante a apresentação de uma escova de dentes, o paciente toma o objeto para si e reage como se estivesse escovando seus dentes, ainda que seja banguela e não tenha recebido qualquer solicitação por parte do examinador). O paciente, portanto, comporta-se em um ambiente não familiar como se fizesse parte dele, realizando tarefas que são ditadas não por seu papel social, mas pelas pistas que o ambiente providencia. Essa síndrome está associada ao comprometimento do córtex orbitofrontal.
- Síndrome de Panúrgio. Tendência de adotar comportamentos gregários, não apenas em situações normais, como nos movimentos de multidões (popularmente denominado de "maria vai com as outras"), mas em situações patológicas nas quais os lobos frontais estão comprometidos e o indivíduo perde sua autonomia, passando a adotar compor-

tamentos automáticos, estereotipados e dependentes do ambiente imediato.

Manifestações cognitivas

A síndrome disexecutiva constitui a alteração neuropsicológica mais saliente da DFT, manifestando-se por uma composição variada de sintomas que podem incluir: dificuldade na tomada de decisão (os pacientes não demonstram conhecimento dos riscos relacionados às opções) e na resolução de problemas, prejuízo do *insight* e no controle mental, déficits de planejamento, julgamento, antecipação, abstração e organização de tarefas dirigidas a uma meta, bem como na memória de trabalho (*working memory*).[5]

Na DFT inicial, existe pouco comprometimento de funções executivas ou, em certos casos, de apenas alguns subdomínios executivos (p. ex., o indivíduo pode obter êxito em testes de controle mental, mas não em testes de abstração). Pacientes com a forma clínica desinibida tendem a apresentar desempenho neuropsicológico superior em comparação àqueles com forma apática, não obstante a tendência aos erros gerados por impulsividade. Na DFT moderada, por sua vez, comportamento de risco com aumento do tempo de tomada de decisão pode ser o único achado, com outros testes sensíveis à função do lobo frontal apresentando resultados normais.[1]

Nos estágios mais avançados da DFT, podem aparecer prejuízos cognitivos mais globais, como aqueles da DA, e testes de funções corticais mais posteriores podem apontar déficits secundários provavelmente ao déficit executivo[6] ou à extensão do processo degenerativo para áreas mais posteriores.

A atenção dificilmente se encontra preservada, e manifestações como distratibilidade ou hipoprossexia podem ser componentes cognitivos secundários a alguma alteração comportamental, como, por exemplo, inquietação motora ou apatia. As respostas podem ser rápidas e impulsivas, denotando redução da acuidade e do fôlego atencionais, ou demasiado lentas em pacientes apáticos. A redução do contato visual, presente já em fases precoces da DFT, pode sinalizar as primeiras alterações da atenção compartilhada nessa doença.

Uma característica invariavelmente presente na DFT é a redução progressiva e precoce do débito verbal, que passa por uma linguagem lacônica, monossilábica, para culminar no mutismo total. Tal perda da linguagem expressiva também é denominada de "dissolução da linguagem", "perda da espontaneidade e da capacidade geradora de fala" ou "afasia dinâmica".[1] Nesses casos, o paciente perde a capacidade de geração da linguagem, uma forma de adinamia, mostrando-se inapto de criar, organizar e planejar novas respostas; em vez disso, usa fórmulas automáticas ou superaprendidas.

Os pacientes com DFT têm dificuldades na utilização da linguagem no contexto social. Não apresentam automonitoramento da própria fala, quebram regras conversacionais de interação social e não conseguem realizar as alternâncias na fala considerando o conteúdo prévio do interlocutor. A linguagem, para esses indivíduos, parece ter perdido seu papel social. Os pacientes com uma síndrome predominantemente apática não demonstram interesse em se comunicar, enquanto, na síndrome desinibida, observa-se uma produção excessiva de palavras que fluem de modo desorganizado.

Classicamente, a memória episódica (memória límbica) e as funções perceptivas estão preservadas na DFT.[2] A orientação espacial e outras habilidades visuoespaciais estão intactas. O aumento da habilidade artística, inclusive, tem sido notado em alguns casos de DFT.[1] Pacientes com DFT têm tendência ou compulsão a andar longas distâncias (*wandering*) e, no entanto, não se perdem.

Na Tabela 10.1 são apresentadas as principais características neuropsicológicas da doença.

DIAGNÓSTICO

As diferentes formas de demência podem ser distinguidas em vida com um nível elevado de precisão diagnóstica, de acordo com estudos recentes que avaliaram o grau de correspondência clínico-patológica para os diversos subtipos da doença.[7] Além disso, a caracterização clínica cuidadosa permite inclusive a predição do subtipo histopatológico de algumas formas de demência, como é o caso do grupo das DLFTs. O diagnóstico precoce pode ser difícil, pois testes neuropsicológicos e exames de neuroimagem estrutural e funcional às vezes não são sensíveis às mudanças precoces da DFT, as quais, por sua vez, podem estar associadas a variadas histopatologias.[1] A Figura 10.1, apresenta um algoritmo diagnóstico para auxiliar em casos de suspeita de demência.

Em 2011, um consórcio internacional desenvolveu diretrizes revisadas para o diagnóstico da variante comportamental da DFT com base na literatura recente e em experiência coletiva.[8] O Quadro 10.1 delineia os novos critérios para a variante comportamental da DFT.

Nessa variante, tanto a tomografia computadorizada (TC) de crânio quanto a ressonância magnética (RM) podem evidenciar atrofia de predomínio frontal e/ou temporal anterior (Fig. 10.2).

TRATAMENTO

Não existe tratamento específico, apenas controle de alguns sintomas que podem ser muito estressantes para a família. Anticolinérgicos e memantina não devem ser usados. Inicialmente, o psiquiatra deve verificar se está diante do subtipo desinibido ou apático.

TABELA 10.1	**PRINCIPAIS CARACTERÍSTICAS COGNITIVAS DA DEMÊNCIA FRONTOTEMPORAL**
Aspectos qualitativos da testagem	Economia de esforço. Falta de engajamento. Respostas impulsivas. Padrão de erros com organização pobre, concretismo, confabulações e superficialidade.
Inteligência geral, QI	QI pode estar normal ou diminuído devido à falta de esforço mental.
Função executiva	Principal grupo de alterações. Falta de *insight*; prejuízo no planejamento, no julgamento, na abstração, na organização, na resolução de problemas; perseveração, falha na inibição de respostas inapropriadas.
Atenção	Prejuízo da manutenção da atenção; distratibilidade, apatia, automonitoramento pobre, impulsividade.
Memória	Memória do dia a dia normal; Amnésia episódica geralmente ausente; Amnésia do tipo frontal (dificuldade de evocação, mas com reconhecimento preservado).
Linguagem	Síndrome PEMA (palilalia, ecolalia, mutismo e amimia); diminuição da fluência verbal (categorial e fonética).
Percepção	Geralmente normal.
Praxia	Geralmente preservada.
Cálculo	Preservado.

Diagnóstico de demências degenerativas

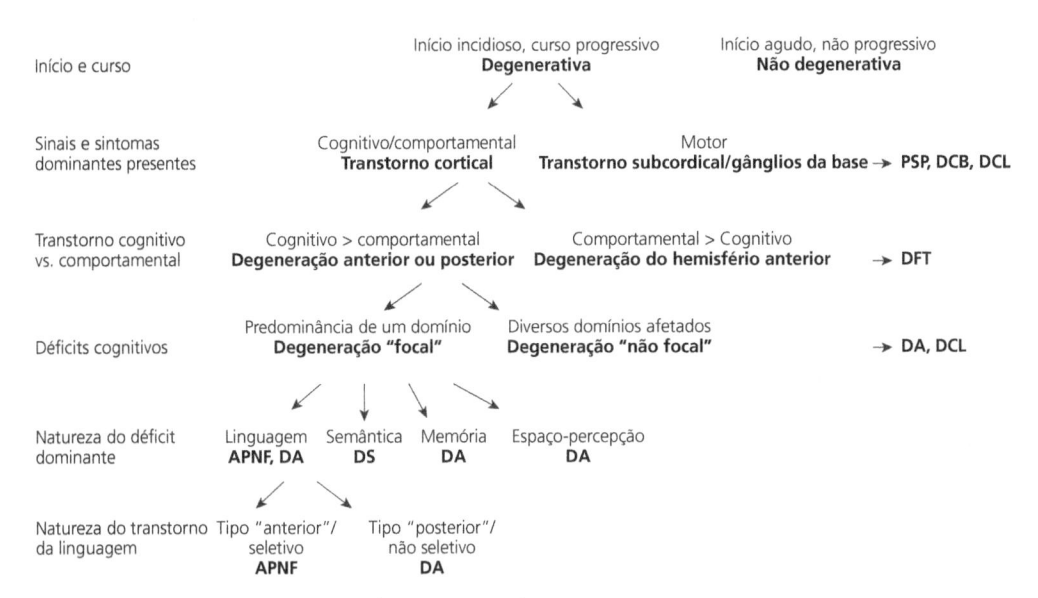

Início e curso		Início incidioso, curso progressivo **Degenerativa**	Início agudo, não progressivo **Não degenerativa**
Sinais e sintomas dominantes presentes		Cognitivo/comportamental **Transtorno cortical**	Motor **Transtorno subcordical/gânglios da base** → PSP, DCB, DCL
Transtorno cognitivo vs. comportamental		Cognitivo > comportamental **Degeneração anterior ou posterior**	Comportamental > Cognitivo **Degeneração do hemisfério anterior** → DFT
Déficits cognitivos		Predominância de um domínio **Degeneração "focal"**	Diversos domínios afetados **Degeneração "não focal"** → DA, DCL
Natureza do déficit dominante	Linguagem **APNF, DA**	Semântica **DS**	Memória **DA**	Espaço-percepção **DA**
Natureza do transtorno da linguagem	Tipo "anterior"/ seletivo **APNF**	Tipo "posterior"/ não seletivo **DA**		

FIGURA 10.1 ALGORITMO DE DIAGNÓSTICO DE DEMÊNCIAS DEGENERATIVAS.
DA: doença de Alzheimer; DCB: degeneração corticobasal; DCL: demência com corpos de Lewy; APNF: afasia progressiva não fluente; PSP: paralisia supranuclear progressiva; DS: demência semântica; DFT: demência frontotemporal.

QUADRO 10.1 CRITÉRIOS DE CONSENSO INTERNACIONAL PARA VARIANTE COMPORTAMENTAL DA DEMÊNCIA FRONTOTEMPORAL

I. Doença neurodegenerativa
O seguinte sintoma deve estar presente para cumprir os critérios para DFT:
   A. Mostra deterioração progressiva do comportamento e/ou cognição por observação clínica ou história (fornecida por um informante experiente).

II. DFT possível
Três dos seguintes sintomas comportamentais/cognitivos (A a F) devem estar presentes para satisfazer os critérios. A confirmação requer que os sintomas sejam eventos persistentes ou recorrentes, em vez de únicos ou raros.
   A. Desinibição comportamental precoce (dentro de três anos). Um dos seguintes sintomas (A.1 a A.3) deve estar presente:
      A.1. Comportamento socialmente inadequado
      A.2. Perda de boas maneiras ou decoro
      A.3. Atos impulsivos, apelativos ou descuidados
   B. Apatia ou inércia precoce. Um dos seguintes sintomas (B.1 a B.2) deve estar presente:
      B.1. Apatia
      B.2. Inércia
   C. Perda precoce de simpatia ou empatia. Um dos seguintes sintomas (C.1 a C.2) deve estar presente:
      C.1. Diminuição da resposta a necessidades e sentimentos de outras pessoas
      C.2. Diminuição do interesse social, da interação ou do calor pessoal

▶

QUADRO 10.1 CRITÉRIOS DE CONSENSO INTERNACIONAL PARA VARIANTE COMPORTAMENTAL DA DEMÊNCIA FRONTOTEMPORAL (continuação)

D. Comportamento perseverativo, estereotipado ou compulsivo/ritualístico precoce. Um dos seguintes sintomas (D.1 a D.3) deve estar presente:
  D.1. Movimentos repetitivos simples
  D.2. Comportamentos complexos, compulsivos ou ritualísticos
  D.3. Discurso estereotipado
E. Hiperoralidade e mudanças na dieta. Um dos seguintes sintomas (E.1 a E.3) deve estar presente:
  E.1. Preferências alimentares alteradas
  E.2. Compulsão alimentar, aumento do consumo de álcool ou cigarros
  E.3. Exploração oral ou ingestão de objetos não comestíveis
F. Perfil neuropsicológico: déficits executivos com relativa preservação da memória e das funções visuoespaciais. Todos os seguintes sintomas (F.1 a F.3) devem estar presentes:
  F.1. Déficits em tarefas executivas
  F.2. Relativa preservação da memória episódica
  F.3. Relativa preservação das habilidades visuoespaciais

III. DFT provável
Todos os seguintes sintomas (A a C) devem estar presentes para satisfazer os critérios:
  A. Preenche os requisitos para uma DFT possível
  B. Exibe declínio funcional significativo (evidenciado por relatório do cuidador ou escores da Escala de Avaliação de Demência Clínica ou de questionários de atividades funcionais)
  C. Resultados de neuroimagem consistentes com DFT. Uma das seguintes opções (C.1 a C.2) deve estar presente:
    C.1. Atrofia frontal e/ou temporal anterior na ressonância magnética ou tomografia computadorizada
    C.2. Hipoperfusão frontal e/ou temporal anterior ou hipometabolismo na SPECT ou PET

IV. DFT com patologia definitiva de DLFT
O critério A e os critérios B ou C devem estar presentes.
  A. Preenchimento dos requisitos para uma DFT possível ou provável
  B. Evidência histopatológica de DLFT em biópsia ou necropsia
  C. Presença de uma mutação patogênica conhecida

V. Critérios de exclusão para DFT
Os critérios A e B devem ser respondidos negativamente para qualquer diagnóstico de DFT. O critério C pode ser positivo para possível DFT, mas deve ser negativo para provável DFT.
  A. O padrão de déficits é mais bem explicado por outras condições do sistema nervoso ou médicas não degenerativas
  B. A perturbação comportamental é mais bem explicada por outro diagnóstico psiquiátrico
  C. Presença de biomarcadores fortemente indicativos de DA ou outro processo neurodegenerativo

SPEC: tomografia computadorizada por emissão de fóton único; PET: tomografia por emissão de pósitrons.
Fonte: Rascovsky e colaboradores.[8]

O subtipo desinibido gera muito mais transtornos e deve ser abordado com trazodona (50 a 600 mg/dia) para controle do *wandering* (tendência de andar a esmo), da inquietação e da insônia. Caso não resolva, pode ser tentado um antipsicótico atípico, como quetiapina (50 a 300 mg/dia), para situações mais brandas, e clozapina (25 a 100

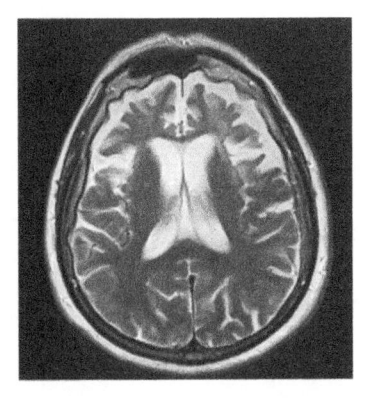

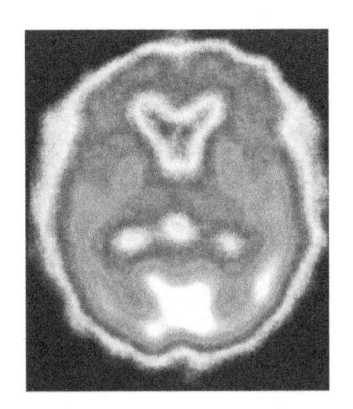

FIGURA 10.2 RM (AXIAL T2) E SPECT (AXIAL) MOSTRANDO RESPECTIVAMENTE ATROFIA E HIPOPERFUSÃO FOCAL FRONTAL BILATERAL EM CASO TÍPICO DE DFT.

mg), para situações mais graves, incluindo agitação psicomotora e agressividade. Hiperfagia e comportamentos repetitivos podem ser tratados com inibidores seletivos da recaptação de serotonina (ISRSs) até doses altas (20 a 60 mg/dia) ou topiramato (50 a 200 mg/dia). A hipersexualidade, por sua vez, pode ser manejada com ciproterona (50 a 100 mg, a cada 12 horas por três meses).

Já o subtipo apático necessita de psicoestimulantes (lisdexanfetamina, 30 a 70 mg/dia, ou metilfenidato, 10 a 40 mg/dia) ou outros agentes noradrenérgicos e/ou dopaminérgicos (desipramina, 50 a 100 mg; modafinil, 200 mg; bupropiona, 150 a 300 mg; selegilina, 10 mg; pramipexol, 0,25 a 1 mg/dia) na tentativa de reduzir a apatia e a desatenção, além de melhorar a memória de trabalho.

▶ AFASIA PROGRESSIVA NÃO FLUENTE, AFASIA PROGRESSIVA PRIMÁRIA

Esta síndrome foi originalmente descrita por Arnold Pick, em 1892, e depois redescoberta e repaginada por Mesulam.[9] É caracterizada por afasia não fluente em um cenário de relativa preservação de outras funções cognitivas e atividades da vida diária, ao menos nos dois primeiros anos da doença.

As variantes linguísticas da DFT às vezes são agrupadas sob o termo genérico "afasia progressiva primária" (APP). A APP, atualmente, é dividida em três subgrupos: a) variante não fluente/agramática (vnfa-APP), também conhecida como afasia progressiva não fluente (APNF) ou APP agramática; b) variante semântica (vs-APP), também conhecida como demência semântica (DS); e c) variante logopênica (vl-APP), também conhecida como afasia progressiva logopênica (os pacientes com essa forma frequentemente apresentam DA na necropsia – ver Cap. 8, Doença de Alzheimer e suas variantes).

A heterogeneidade clínica é muito comum.[1] A maior parte das ocorrências é esporádica, apesar de alguns casos familiares terem sido publicados; discordância desses dados em gêmeos monozigóticos também foi publicada, o que sugere heterogeneidade genética. Também há registro na literatura de APP que evoluiu com o tempo para o fenótipo de degeneração corticobasal (DCB) ou paralisia supranuclear progressiva.[1]

Manifestações comportamentais

Dada a atrofia preferencial no hemisfério esquerdo, é muito comum que pacientes com APNF apresentem sintomas ansiosos (incluindo pânico) ou principalmente depressivos (mesmo como pródromos), o que pode causar impacto secundário em várias funções e no desempenho geral da avaliação neurocognitiva.[10]

Manifestações cognitivas

Como o nome indica, a linguagem constitui o principal domínio cognitivo alterado nessa doença. A afasia pode, algumas vezes, passar ao examinador a sensação de um distúrbio do pensamento ou salada de palavras (características da esquizofrenia), ou, ainda, pode passar despercebida quando muito leve ou quando o cuidador se antecipa a responder todas as perguntas, bem como quando a conversa se mantém em um nível muito superficial, em que o paciente oferece respostas prontas, pois não se vê obrigado a "construir" respostas mais elaboradas, situação que favorece o aparecimento da afasia de forma mais nítida. Obviamente, será encontrada discrepância entre as *performances* não verbal e verbal no QI, sendo a primeira mais preservada do que a segunda.[11]

Existe uma desconexão entre os processos fonológicos e sintáticos resultantes da APNF. A locução é hesitante e realizada com esforço, com parafasias fonêmicas e erros transposicionais. A compreensão está intacta – ou pelo menos inicialmente –, como pode ser verificado em testes de combinação palavra-figura, apesar de a sintaxe complexa se mostrar um desafio ao paciente. Com o progredir da doença, haverá mais problemas de compreensão. A repetição está gravemente comprometida, assim como a nomeação ao confronto ou diante de descrição, apesar da informação semântica sobre o item que não se conseguiu nomear poder ser dada e o nome correto poder ser escolhido entre alternativas; trata-se, portanto, de um problema de acesso lexical ou de seleção fonológica. A fluência verbal categórica mostra-se geralmente melhor do que a fonológica. Déficits de escrita e de leitura espelham prejuízos da linguagem escrita. Perda de prosódia dá à locução uma qualidade telegráfica, que é progressiva, até se chegar ao mutismo.

A memória funcional, do dia a dia, costuma estar intacta, apesar de resultados em testes de memória estarem prejudicados em razão da afasia, em especial nos testes de memória verbal. A memória de reconhecimento de faces está comumente preservada. De maneira semelhante, o comprometimento da fluência verbal do tipo categórica se deve mais a déficits de linguagem do que a prejuízos na memória semântica.

A praxia está, em geral, intacta, mas, quando a APNF constitui um pródromo da DCB, a apraxia pode surgir de forma relativamente precoce e, via de regra, na mão dominante.

Na Tabela 10.2 são apresentadas as principais características neuropsicológicas da APNF.

DIAGNÓSTICO

Os critérios de consenso internacional para APP e APNF são apresentados respectivamente nos Quadros 10.2 e 10.3.[8]

TRATAMENTO

Não existe tratamento específico, apenas controle de alguns sintomas. A ansiedade e a depressão, já referidas como frequentes, podem ser manejadas com ISRSs. A desipramina (50 a 100 mg/dia), em alguns casos, pode melhorar o débito verbal e a apatia.

TABELA 10.2 **PRINCIPAIS CARACTERÍSTICAS NEUROPSICOLÓGICAS DA AFASIA PROGRESSIVA NÃO FLUENTE**

Aspectos qualitativos da testagem	Afasia pode ser confundida com transtorno do pensamento. Depressão e ansiedade são quadros comuns.
Inteligência geral, QI	Diminuição do QI geral; QI verbal geralmente mais comprometido do que o de *performance*, devido ao comprometimento de linguagem.
Linguagem	Deterioração fonológica e sintática; compreensão está preservada; queda na fluência verbal (fonética pior que categórica).
Função executiva	Queda da fluência verbal, ou sem alterações nas fases iniciais.
Memória	Essencialmente intacta; resultados ruins podem refletir o comprometimento da linguagem.
Atenção	Essencialmente intacta.
Percepção	Essencialmente intacta.
Praxia	Essencialmente intacta.

QUADRO 10.2 **CRITÉRIOS DE CONSENSO INTERNACIONAL PARA AFASIA PROGRESSIVA PRIMÁRIA**

Os critérios 1 a 3 devem ser respondidos positivamente para o diagnóstico de APP:

1. A característica clínica mais proeminente é a dificuldade de linguagem. Por exemplo, dificuldade de acesso ao léxico, parafasias, fala com esforço, déficits gramaticais e/ou de compreensão.
2. Esses déficits são a principal causa de prejuízos nas atividades da vida diária. Por exemplo, problemas com a atividade de comunicação relacionados com a fala e a linguagem, como o uso do telefone; ou a realização de tarefas do cotidiano que exigem comunicação verbal.
3. A afasia deve ser o déficit mais proeminente no início dos sintomas e para as fases iniciais da doença.

Critérios de exclusão

Os critérios 1 a 4 devem ser respondidos negativamente para o diagnóstico de APP:

1. O padrão de déficits é mais bem explicado por outra disfunção não degenerativa do sistema nervoso ou outras condições médicas. Por exemplo, neoplasia, doença cerebrovascular, hipotireoidismo.
2. O déficit cognitivo é mais bem explicado por um diagnóstico psiquiátrico. Por exemplo, depressão, transtorno bipolar, esquizofrenia, transtorno da personalidade preexistente.
3. Proeminente déficit inicial da memória episódica e da memória visual, bem como prejuízo visuoperceptual. Por exemplo, incapacidade de copiar desenhos de linhas simples.
4. Proeminente transtorno inicial do comportamento. Por exemplo, desinibição acentuada, desapego emocional, hiperoralidade ou comportamentos repetitivos/compulsivos.

Fonte: Rascovsky e colaboradores.[8]

QUADRO 10.3 CRITÉRIOS DE CONSENSO INTERNACIONAL PARA VARIANTE NÃO FLUENTE AGRAMÁTICA DA AFASIA PROGRESSIVA PRIMÁRIA

Pelo menos uma das características principais (1 e 2) devem estar presentes, e pelo menos duas das seguintes outras características (3 a 5) devem estar presentes:

1. Agramatismo na produção da linguagem.
2. Fala esforçada, com interrupções e distorções inconsistentes, supressões, substituições, inserções ou transposições dos sons da fala, especialmente em palavras polissilábicas (muitas vezes considerados reflexo da "apraxia da fala").
3. Compreensão de frases sintaticamente complexas prejudicada.
4. Compreensão de palavras isoladas preservada.
5. Conhecimento de objetos preservado.

Diagnóstico de suporte – neuroimagem
Os seguintes critérios devem estar presentes:

1. Diagnóstico clínico da forma não fluente agramática da APP.
2. Imagem deve mostrar um ou mais dos seguintes resultados:
   a) Atrofia predominantemente frontoinsular posterior esquerda na ressonância magnética.
   b) Hipoperfusão ou hipometabolismo predominantemente frontoinsular posterior esquerdo na SPECT ou PET.

Fonte: Rascovsky e colaboradores.[8]

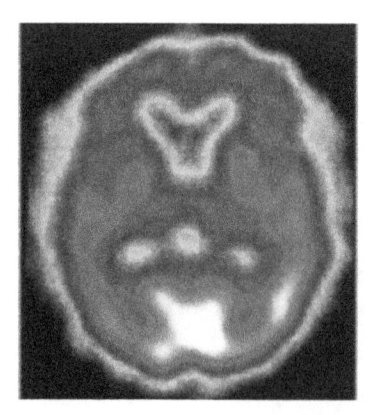

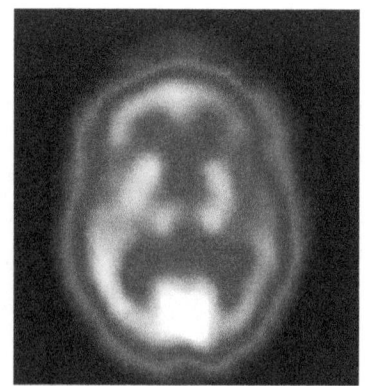

FIGURA 10.3 RM (AXIAL, T2) E SPECT (AXIAL) TÍPICAS DE APP EVIDENCIANDO RESPECTIVAMENTE ATROFIA E HIPOPERFUSÃO FRONTOINSULAR FOCAL NO HEMISFÉRIO ESQUERDO (CORRESPONDE AO LADO DIREITO DE CADA FIGURA).

▶ DEMÊNCIA SEMÂNTICA, AFASIA FLUENTE PROGRESSIVA, VARIANTE TEMPORAL DA DEMÊNCIA FRONTOTEMPORAL

Provavelmente, trata-se da mais rara das DLFTs, e, em geral, evolui, em seus estágios mais avançados, para uma DFT. Para uma revisão mais completa dessa síndrome, sugerimos a leitura do artigo de Caixeta e Mansur[12] ou o livro de Caixeta.[1]

Manifestações comportamentais

Dada a atrofia preferencial dos lobos temporais (sobretudo o esquerdo), é muito comum que pacientes com demência semântica (DS) apresentem comportamentos repetitivos: sintomas obsessivos e comportamentos estereotipados e ritualísticos.[12] São propensos, também, a hipocondria ou dores sem base orgânica.

Manifestações cognitivas

Como o nome indica, a linguagem constitui o principal domínio cognitivo alterado nesta doença. Os pacientes podem passar ao examinador a sensação de que não escutam (repetem muito: "hã?!"), quando, na verdade, não compreendem. Muitas vezes, o desempenho geral pode parecer baixo de modo surpreendente (em contraste com as atividades da vida diária praticamente normais), uma vez que a maioria dos testes depende da preservação da linguagem, uma função-meio na qual se apoiam várias funções-fim. Portanto, cuidado especial deve ser tomado na interpretação dos achados da testagem neuropsicológica.

Como principal característica da doença, existe uma deterioração seletiva nos aspectos lexicossemânticos da linguagem. A "perda de memória para palavras" é comumente a queixa que apresenta o quadro, em que parentes e cuidadores dão exemplos da perda de entendimento de palavras por parte do paciente ("O que é uma taça?", "O que é um dominó?"). Uma anomia acentuada é evidente à testagem. Além disso, ao contrário da DA, pacientes com DS são comumente incapazes de prover quaisquer informações sobre objetos que eles não podem nomear: um indivíduo com DA é incapaz de nomear a figura de um tucano, mas pode dizer que ele voa e que é encontrado no Brasil; porém, tais detalhes não estão disponíveis ao indivíduo com DS com perda do acesso à memória semântica. Oferecer ao paciente pistas ou alternativas com múltiplas escolhas semanticamente relacionadas não o auxilia. A repetição, em geral, está preservada, por exemplo, para palavras e frases superaprendidas, apesar de não haver capacidade de compreender o que está sendo repetido. Tarefas de fluência verbal estão gravemente prejudicadas, sendo que o domínio fonético é, em geral, menos grave do que o categórico, pois este depende do acesso à memória semântica. Pode também haver dificuldade em reconhecer rostos familiares (prosopagnosia progressiva).[13]

O discurso conversacional é fluente, sintática e gramaticalmente correto, mas pode demonstrar anomia e uso de categorias superordenadas (p. ex., todos os animais são chamados de cães). Com o progresso da condição, as locuções podem se tornar paulatinamente breves e estereotipadas.

A leitura costuma demonstrar erros de regularização ao se lerem palavras com correspondência sonora irregular (com a escrita diferente da pronúncia), como, por exemplo, "tóxico" ou "máximo", gerando o fenômeno da dislexia de superfície, o que indica uma quebra da ligação entre as palavras e sua semântica, quadro altamente sugestivo de DS.

A função visuoperceptiva pode estar comprometida nas fases moderadas e avançadas da doença, quando o processo patológico começa a se estender para regiões temporais mais posteriores e inferiores (interessando a via ventral, temporo-occipital, de processamento de informações sobre "o quê" e "quem") e regiões parietais (próximas à encruzilhada temporoparieto-occipital). Nesses casos, podem ocorrer prosopagnosia, agnosia visual afasia de compreensão. É importante lembrar, no entanto, que a falha no reconhecimento de objetos na DS reflete, na maioria dos casos, um prejuízo primariamente semântico, e não perceptivo.

Na Tabela 10.3 são apresentadas as principais características neuropsicológicas da DS.

DIAGNÓSTICO

Os critérios diagnósticos para a DS (ou vs--APP) foram atualizados por um grupo internacional de investigadores,[8] que usou duas categorias diagnósticas: diagnóstico clínico e diagnóstico de suporte com neuroimagem (Fig. 10.4). Os critérios devem ser atendidos conforme definido no Quadro 10.4, não podendo estar presente nenhum dos critérios de exclusão para APP.

TRATAMENTO

Não existe tratamento específico, apenas controle de alguns sintomas. A hipocondria, as queixas somáticas (principalmente dor), a ansiedade e os comportamentos repetitivos podem ser manejados com ISRSs ou antipsicóticos atípicos (quetiapina, 50 a 200 mg/dia).

▶ DEMÊNCIA COM CORPOS DE LEWY E DEMÊNCIA NA DOENÇA DE PARKINSON

A demência com corpos de Lewy (DCL) é uma forma de parkinsonismo *plus* associada a rica sintomatologia psiquiátrica (alucinações visuais, confusão mental). A doença de Parkinson (DP) é considerada uma patologia neuropsiquiátrica, dada a exuberância de sintomas comportamentais e cognitivos, os quais são comuns e progridem em vários pacientes até demência.[14]

A DP e a DCL são doenças de idosos. A idade do paciente, mais que a época de surgimento, é um fator de risco para a demência na DP (DDP), e sintomas como rigidez e alterações na fala, marcha e postura

TABELA 10.3 PRINCIPAIS CARACTERÍSTICAS COGNITIVAS DA DEMÊNCIA SEMÂNTICA

Aspectos qualitativos da testagem	Testes que se apoiam na linguagem sofrem impacto, mesmo que não existam prejuízos primários naquele domínio cognitivo.
Linguagem	Principal domínio alterado. Anomia distinta; baixa fluência verbal (categorial > fonética). Compreensão prejudicada; sintaxe e gramática preservadas; dislexia superficial (erros de regularização).
Memória	Ausência de amnésia para eventos recentes; memória semântica gravemente prejudicada.
Atenção	Essencialmente intacta.
Percepção	Essencialmente intacta. Prosopagnosia nas fases intermediárias.
Praxia	Essencialmente intacta.
Função executiva	Preservada no início. Prejuízo da fluência verbal.

Fonte: Caixeta e Teixeira.[15]

QUADRO 10.4 CRITÉRIOS DE CONSENSO INTERNACIONAL PARA VARIANTE SEMÂNTICA DA AFASIA PROGRESSIVA PRIMÁRIA

As características principais (1 e 2) devem estar presentes, e pelo menos três das outras características seguintes (3 a 6) devem estar também presentes:

1. Prejuízo na nomeação por confrontação (de imagens ou objetos), especialmente para itens de baixa familiaridade ou de baixa frequência.
2. Compreensão prejudicada de palavras isoladas.
3. Prejuízo no conhecimento dos objetos, particularmente para itens de baixa frequência ou de pouca familiaridade.
4. Dislexia e/ou disgrafia de superfície.
5. Repetição preservada.
6. Discurso motor (sem distorções) e gramática preservados.

Diagnóstico de suporte – neuroimagem
Os dois critérios seguintes devem estar presentes:

1. Diagnóstico clínico da variante semântica da afasia progressiva primária.
2. Imagem deve mostrar um ou mais dos seguintes resultados:
   a. Atrofia predominante do lobo temporal anterior na ressonância magnética.
   b. Hipoperfusão ou hipometabolismo predominantemente temporal anterior na SPECT ou PET.

Fonte: Rascovsky e colaboradores.[8]

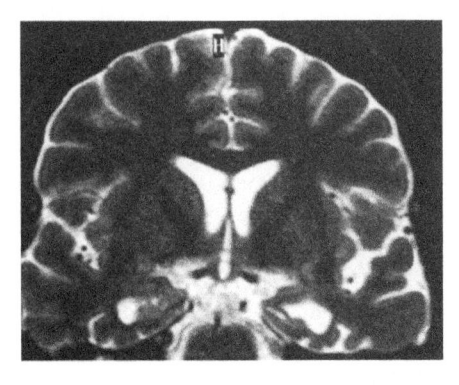

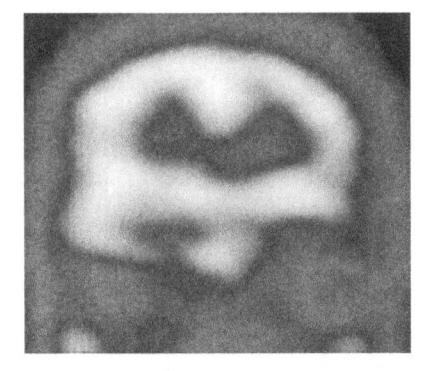

FIGURA 10.4 RM (T2, CORONAL) E SPECT (CORONAL) CLÁSSICAS DE DEMÊNCIA SEMÂNTICA, EVIDENCIANDO, RESPECTIVAMENTE, ATROFIA E HIPOPERFUSÃO FOCAL BITEMPORAL ASSIMÉTRICA (MAIS EVIDENTE NA ÁREA TEMPORAL ESQUERDA), ACOMETENDO TAMBÉM O HIPOCAMPO. NOTAR QUE ESSE PADRÃO PODE SER CONFUNDIDO COM AQUELE ENCONTRADO NA DOENÇA DE ALZHEIMER.

estão associados ao advento subsequente da demência, ao contrário de quando a doença é dominada pelo tremor.[16] Classicamente, a DDP foi rotulada como uma demência subcortical, em contraposição à demência cortical da DA. Déficits cognitivos podem ser encontrados em pacientes com DP não demenciados. A incidência de DDP encontra-se ao redor de 30% de todos os casos.[14]

QUADRO CLÍNICO

O principal aspecto da DDP é a apatia associada a lentidão do processamento cognitivo e disfunção executiva; portanto, alguns pacientes podem se mostrar muito apáticos durante a testagem, o que pode ser confundido com comportamento depressivo ou de economia de esforço. O examinador deve ter paciência, pois, em geral, as respostas são demoradas (daí a necessidade de se valorizar o tempo de resposta cronometrado), não obstante muitas vezes estarem corretas. Os fenômenos motores da doença podem atrapalhar a execução de alguns testes que se apoiam nessas habilidades (p. ex., escrita, produção gráfica, praxias, coordenação fina, entre outros).

Inatenção, distratibilidade visual e perseveração são mais comuns na DCL que na DA. O QI verbal geralmente é melhor do que o QI de *performance*. Ao se realizar o Miniexame do Estado Mental (MEEM), testes visuoespaciais e atencionais podem estar mais prejudicados, e a memória, relativamente preservada.[17]

Existe evidência de que pacientes com DP se dispersam mais prontamente, têm menos mecanismos eficazes para resistir à interferência e apresentam dificuldades em estabelecer um novo foco atencional.[18] Testes da memória de trabalho na DP mostram déficits, com a memória de trabalho espacial aparentemente mais vulnerável do que a verbal ou a visual, as quais são afetadas em fase mais tardia do curso natural da doença. A bradifrenia (lentificação do pensamento ou prolongamento do tempo de processamento de uma informação) é reconhecida como uma característica cardinal das demências subcorticais e, talvez, na DP, ande em paralelo com a lentificação motora (bradicinesia). Depressão concomitante ou demência leve podem também, pelo menos em parte, ser responsáveis pela bradifrenia.

Nível de consciência (estado de alerta) flutuante, clinicamente distinguível de *delirium*, é uma das principais características da DCL, sendo incluída em seus critérios diagnósticos. Isso pode levar a uma variabilidade relevante no desempenho em testes cognitivos durante as sessões de testagem. O diagnóstico clínico de consciência flutuante é correlacionado com medidas psicofisiológicas de desempenho atencional variável. Essa "plataforma atencional instável" pode ser responsabilizada pelos comprometimentos nas funções atencionais, mnemônicas e executivas. Subtipos de cognição flutuante que diferenciam DCL de DA incluem sonolência diurna e letargia, sono diurno inferior a 2 horas, "encarar o tempo" por longos períodos e episódios de discurso desorganizado.[18]

Comprometimentos da função executiva são proeminentes, assim como da atenção, na DP, na DDP e na DCL. Os pacientes apresentam muita dificuldade no controle mental (detectada nos testes de meses ao contrário e cálculo do MEEM), no pragmatismo e na tomada de decisão. A memória de trabalho encontra-se frequentemente comprometida de forma grave, denotando envolvimento de circuitos frontos-subcorticais, muito comum nos diversos tipos de parkinsonismo. A disfunção executiva pode se manifestar como lentificação psicomotora e prejuízos no raciocínio abstrato.

Déficits visuoperceptivos e visuoespaciais são descritos na DP, DDP e DCL, mas são desproporcionais aos encontrados na DA. Esses déficits podem refletir problemas atencionais subjacentes e/ou disfunção executiva, afetando o planejamento e a formação de estratégia, e/ou podem estar associados à hipoperfusão cortical occipital observada em exames de imagem funcionais. O desenho de pentágonos na DCL e DDP é pior que na DA ou DP, aparentemente relacionado, na DCL, a déficits de percepção e praxia.[17,18]

Na Tabela 10.4 são apresentadas as principais características cognitivas da DDP e DCL.

TABELA 10.4 **PRINCIPAIS CARACTERÍSTICAS COGNITIVAS DA DDP E DCL**

Aspectos qualitativos da testagem	Apatia e respostas demoradas podem falsear economia de esforço. Fenômenos motores podem atrapalhar a avaliação cognitiva.
Inteligência geral, QI	Queda do QI geral. QI de *performance* pior que o verbal, provavelmente associado à disfunção executiva.
Atenção	Déficits proeminentes: "plataforma de atenção instável"; dificuldade em se estabelecer foco atencional, fácil dispersão; bradifrenia; comprometimento da memória de trabalho espacial; flutuação de consciência (nível de alerta).
Função executiva	Déficits proeminentes: no controle mental, na memória de trabalho, no pragmatismo, na tomada de decisão
Memória	Padrão subcortical de comprometimento, reconhecimento melhor do que evocação.
Linguagem	Relativamente intacta; fluência verbal pode estar comprometida (fonêmica > categórica).
Percepção	Déficits proeminentes de função visuoperceptiva e visuoespacial.
Praxia	Possível apraxia ideomotora.

DIAGNÓSTICO

Nos Quadros 10.5 e 10.6 são apresentados os critérios diagnósticos para DCL e DDP, respectivamente. As neuroimagens estrutural e funcional da DCL são mostradas na Figura 10.5.

TRATAMENTO

O tratamento é muito complexo, pois se, de um lado, os antiparkinsonianos melhoram os sintomas motores, de outro pioram os comportamentais (sobretudo psicose, agitação e insônia). O inverso ocorre com os

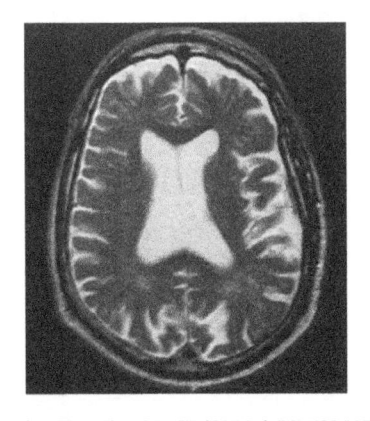

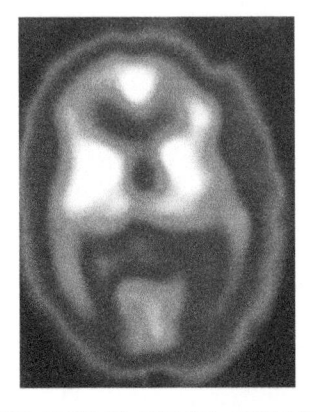

FIGURA 10.5 RM (AXIAL T2) E SPECT (AXIAL) DE UM MESMO PACIENTE COM DCL. NOTAR ATROFIA E HIPOPERFUSÃO DE PREDOMÍNIO POSTERIOR, ATINGINDO INCLUSIVE REGIÕES OCCIPITAIS, PADRÃO QUE AJUDA NA DIFERENCIAÇÃO DE DOENÇA DE ALZHEIMER. OBSERVAR, TAMBÉM, A PRESENÇA DE ATROFIA E HIPOPERFUSÃO FRONTAL E TEMPORAL MODERADAS.

> **QUADRO 10.5 CRITÉRIOS DIAGNÓSTICOS PARA DEMÊNCIA COM CORPOS DE LEWY**
>
> **Características principais**
> Quadro de declínio cognitivo progressivo de magnitude suficiente para interferir na função social e profissional.
> *Observações:* Uma diminuição proeminente ou persistente da memória não ocorre necessariamente na fase inicial, mas, na maioria dos casos, fica evidente com a progressão do quadro. Déficits em testes de atenção de habilidades frontossubcorticais e da capacidade visuoespacial costumam ser especialmente evidentes.
>
> **Manifestações principais**
> Flutuações cognitivas com variações acentuadas na atenção e no estado de alerta.
> Alucinações visuais recorrentes que são geralmente bem formadas e detalhadas.
> Parkinsonismo espontâneo.
>
> **Manifestações sugestivas**
> – Quedas repetidas
> – Síncope
> – Perda temporária de consciência
> – Sensibilidade aos neurolépticos
> – Delírios sistematizados
> – Alucinações em outras modalidades (não visuais)
> – Transtorno comportamental do sono REM
> – Depressão
>
> **Características que sugerem outro diagnóstico**
> História de acidente vascular cerebral.
> Qualquer outra doença física ou disfunção cerebral suficiente para interferir no desempenho cognitivo.
>
> **Diagnóstico de DCL provável**
> Presença de duas manifestações principais ou de uma manifestação principal e uma sugestiva.
>
> **Diagnóstico de DCL possível**
> Presença de uma manifestação principal.
>
> **Fonte:** McKeith e colaboradores.[19]

antipsicóticos (melhoram o comportamento e pioram o parkinsonismo). Ainda assim, não há como não usar esses dois grupos de fármacos (evitar apenas, a todo custo, a levodopa!). A opção de antipsicótico deve ser a clozapina (25 a 100 mg/dia); de antiparkinsonianos, o pramipexol ou a amantadina; e, caso seja necessário antidepressivo, a nortriptilina (50 a 100 mg/d) deverá ser a primeira opção, pois auxilia na redução dos sintomas parkinsonianos (ao contrário dos ISRSs, que os aumentam).

QUADRO 10.6 CRITÉRIOS DIAGNÓSTICOS PARA DEMÊNCIA NA DOENÇA DE PARKINSON

Manifestações essenciais
Diagnóstico de DP com duração de mais de um ano.
Presença de comprometimento cognitivo em pelo menos dois domínios cognitivos entre as funções:
- Executivas
- Visuoespaciais
- Atenção
- Memória

Apresentação de um declínio em relação ao desempenho cognitivo prévio.
Causa comprometimento funcional na esfera social, ocupacional ou nos cuidados pessoais, mas de modo independente da incapacidade produzida pelos sintomas motores e autonômicos próprios da doença.
Ausência de outros fatores que poderiam ser responsáveis pela perda cognitiva, tais como depressão maior, drogas, doenças sistêmicas, alterações vasculares suficientes para se suspeitar de demência vascular e quadro confusional agudo.

Manifestações que reforçam o diagnóstico, mas não o excluem
Presença de alterações comportamentais tipo apatia, depressão, ansiedade, alucinações, delírios e sonolência diurna excessiva.
O diagnóstico de DDP possível pode ser feito na presença de manifestações cognitivas atípicas, como afasia ou déficit de memória por falha no registro, ou se houver alguma outra causa suspeita para o declínio cognitivo.

Fonte: Emre e colaboradores.[20]

➤ REFERÊNCIAS

1. Caixeta L. Demências do tipo não Alzheimer: demências focais frontotemporais. Porto Alegre: Artmed; 2010.

2. Neary D, Snowden JS, Gustafson L, Passant U, Stuss D, Black S, et al. Frontotemporal lobar degeneration: a consensus on clinical diagnostic criteria. Neurology. 1998;51(6):1546-54.

3. Caixeta L, Nitrini R. Subtipos clínicos da demência frontotemporal. Arq Neuropsiquiatr. 2001;59(3-A):577-81.

4. Thompson JC, Stopford CL, Snowden JS, Neary D. Qualitative neuropsychological performance characteristics in frontotemporal dementia and Alzheimer's disease. J Neurol Neurosurg Psychiatry. 2005;76(7):920-7.

5. Caixeta L, Ferreira SB, organizadores. Manual de neuropsicologia: dos princípios à reabilitação. São Paulo: Atheneu; 2012.

6. Elfgren C, Passant U, Risberg J. Neuropsychological findings in frontal lobe dementia. Dementia. 1993;4(3-4):214-9.

7. Snowden JS, Thompson JC, Stopford CL, Richardson AM, Gerhard A, Neary D, et al. The clinical diagnosis of early-onset dementias: diagnostic accuracy and clinicopathological relationships. Brain. 2011;134(Pt 9):2478-92.

8. Rascovsky K, Hodges JR, Knopman D, Mendez MF, Kramer JH, Neuhaus J, et al. Sensitivity of revised diagnostic criteria for the behavioural variant of frontotemporal dementia. Brain. 2011;134(Pt 9):2456-77.

9. Mesulam MM. Slowly progressive aphasia without generalized dementia. Ann Neurol. 1982;11(6):592-8.

10. Caixeta L, Caixeta M. Primary progressive aphasia beginning with a psychiatric disorder. Clinics (São Paulo). 2011;66(8):1505-8.

11. Larner AJ. "Dementia unmasked": atypical, acute aphasic, presentations of neurodegenera-

tive dementing disease. Clin Neurol Neurosurg. 2005;108(1):8-10.

12. Caixeta L, Mansur LL. Demência Semântica: avaliação clínica e de neuroimagem. Arq Neuropsiquiatr. 2005;63(2A):348-51.

13. Evans JJ, Heggs AJ, Antoun N, Hodges JR. Progressive prosopagnosia associated with selective right temporal lobe atrophy: a new syndrome? Brain. 1995;118(Pt 1):1-13.

14. Caixeta L, Vieira RT. Demência na doença de Parkinson. Rev Bras Psiquiatr. 2008;30(4):375-83.

15. Caixeta L, Teixeira AL, organizadores. Neuropsicologia geriátrica: neuropsiquiatria cognitiva em idosos. Porto Alegre: Artmed; 2014.

16. Aarsland D. Dementia in Parkinson´s disease. In: O´Brien J, McKeith I, Ames D, Chiu E, editors. Dementia with Lewy bodies and Parkinson´s disease dementia. London: Taylon & Francis; 2006. p. 221-39.

17. Ala T, Hughes LF, Kyrouac GA, Ghobrial MW, Elble RJ. The Mini-Mental State exam may help in the differentiation of dementia with Lewy bodies and Alzheimer´s disease. Int J Geriatr Psychiatry. 2002;17(6):503-9.

18. Larner AJ. Neuropsychological neurology: the neurocognitive impairments of neurological disorders. Cambridge: Cambridge University; 2008.

19. McKeith IG, Dickson DW, Lowe J, Emre M, O'Brien JT, Feldman H, et al. Diagnosis and management of dementia with Lewy bodies: third report of the DLB Consortium. Neurology. 2005;65(12):1863-72.

20. Emre M, Aarsland D, Brown R, Burn DJ, Duyckaerts C, Mizuno Y, et al. Clinical diagnostic criteria for dementia associated with Parkinson's disease. Mov Disord. 2007;22(12):1689-707.

▶ LEITURAS SUGERIDAS

Nestor PJ, Caine D, Fryer TD, Clarke J, Hodges JR. The topography of metabolic deficits in posterior cortical atrophy (the visual variant of Alzheimer´s disease) with FDG-PET. J Neurol Neurosurg Psychiatry. 2003;74(11):1521-9.

Rascovsky K, Hodges JR, Knopman D, Mendez MF, Kramer JH, Neuhaus J, et al. Sensitivity of revised diagnostic criteria for the behavioural variant of frontotemporal dementia. Brain. 2011;134(Pt 9):2456-77.

11

DEMÊNCIA CEREBRO-VASCULAR EM PSIQUIATRIA GERIÁTRICA

GILBERTO SOUSA ALVES
FELIPE KENJI SUDO
LETICE ERICEIRA VALENTE

O conceito de demência vascular (DV) é uma categoria diagnóstica cunhada no final dos anos de 1980 a fim de caracterizar os quadros de demência relacionados a causas vasculares cerebrais.[1] O construto foi posteriormente expandido para comprometimento cognitivo vascular (CCV), um *continuum* que inclui desde o CCV leve até a demência.[2,3] Neste capítulo, vamos abordar de forma abrangente os principais aspectos clínicos e o manejo diagnóstico e terapêutico do CCV.

› EPIDEMIOLOGIA

Estudos recentes estimam que de 5 a 7% da população idosa do mundo sofrem de demência, com uma prevalência mais alta na América Latina (8,5%) e levemente mais baixa (2 a 4%) na África Subsaariana.[4] Nesse contexto, o conhecimento da epidemiologia das demências tornou-se fundamental para o planejamento de políticas de saúde em países com um número crescente de idosos.[5]

Do ponto de vista etiológico, a doença cerebrovascular (DCV) constitui a segunda causa mais comum de comprometimento cognitivo adquirido e demência, além de contribuir para o declínio cognitivo nas demências neurodegenerativas.[6] Historicamente, a arteriosclerose cerebral era considerada a principal causa de "demência senil", porém, com a identificação da demência tipo Alzheimer (DA) no início do século XX, esta passou a ser reconhecida como a entidade mais prevalente.[7] Recentemente, o comprometimento cognitivo de origem vascular voltou a atrair o interesse de pesquisadores, impulsionados sobretudo pela crescente preocupação com a síndrome metabólica e seus efeitos sobre os órgãos-alvo.[8]

Entre os desafios para o entendimento e interpretação dos aspectos epidemiológicos dos quadros de CCV, encontra-se a falta de harmonização da nomenclatura e dos critérios diagnósticos empregados nos estudos. A Tabela 11.1 lista alguns dos principais estudos populacionais produzidos entre os anos de 2000 e 2012 que estimaram a prevalência de DV em diferentes países. Estudos de metanálise reportaram que a DV ocorre em 1,6% dos indivíduos acima de 65 anos e constitui 26% do total de pessoas com demência nos países ocidentais.[9] No entanto, um estudo populacional que comparou as taxas de prevalência da DV demonstrou resultados conflitantes quando diferentes critérios diagnósticos foram empregados: quando adotados os critérios da National Institute of Neurological Disorders and Stroke e da Association Internationale pour la Recherche et l'Enseignement em Neurosciences (NINDS-AIREN), a prevalência de DV foi de 1,6%; já de acordo com diretrizes da Alzheimer's Disease Diagnostic and Treatment Centers (ADDTC), a taxa foi de 2,6%.[5]

Um estudo demonstrou que 83,3% dos indivíduos com demência por doença vascular subcortical apresentaram inicialmente quadro de alterações focais ou brandas da cognição, com baixo impacto sobre a funcionalidade, o que seria análogo às manifestações de comprometimento cognitivo leve observados na DA pré-mórbida.[10] O comprometimento cognitivo não demência vascular (CCNDV), outro constructo da DV prodrômica, apresentou prevalência de 2,6 a 8,5% em amostras de populações com mais de 65 anos, sendo considerado, portanto, a forma clínica mais comum nos quadros de CCV.[11]

Além das características nosológicas, outros fatores de amostragem parecem impactar sobre a prevalência da DV nos estudos, como aspectos etários, geográficos, inclusão nos estudos de idosos oriundos de instituições de longa permanência (ILPIs) e a presença de comorbidade com quadros neurodegenerativos. Quanto à idade, alguns estudos demonstraram aumento da prevalência de DV com o envelhecimento, embora em menor grau do que o observado na DA. Sugeriu-se que a prevalência de DV dobraria a cada 5,3 anos, ao passo que a DA apresentaria prevalência duas vezes maior a cada 4,3 anos.[12] Coerentemente, taxas de prevalência inferiores a 1% foram identificadas em alguns estudos que incluíram amostras com menos de 65 anos, ao passo que, em um estudo que avaliou indivíduos de 95 anos, a prevalência verificada foi de 15,7% (Tab. 11.1). Entretanto, resultados conflitantes foram encontrados na literatura sobre a relação entre envelhecimento e DV. Um estudo europeu,[13] por exemplo, demonstrou que a prevalência de DV sofre redução quando populações de 60 e 90 anos são comparadas (de 15 para 8,7%). Além disso, a variação da prevalência de DV entre a oitava e a décima décadas de vida não foi significativa em um estudo (de 10,2 para 9,9%). A demência mista, por sua vez, apresentou aumento em prevalência no mesmo período (de 4,7 para 7,1%).[14] Outro estudo, conduzido nos Estados Unidos, demonstrou que a DV era responsável por 21% dos casos de demência de início até os 80 anos, mas essa taxa era de apenas 16% em casos surgidos após os 80 anos.[15] Estudos que avaliaram a prevalência de demência de início precoce (antes dos 65 anos) também documentaram resultados controversos. A DV demonstrou ser a principal causa de demência de início precoce em um estudo retrospectivo japonês (42,5% dos casos),[16] enquanto um estudo espanhol, que avaliou incidência de demência em indivíduos entre 30 a 64 anos, reportou que a DV era responsável por apenas 13,8% dos casos, apresentando-se menos frequente em comparação à DA (42,4%) e às demências secundárias a condições médicas gerais (18,1%).[39]

A prevalência de DV pode variar também em função de diferenças geográficas nos estudos. Pesquisas clássicas registraram prevalência alta de DV no Japão e na China, a qual responderia por 50% dos casos

PSIQUIATRIA GERIÁTRICA

TABELA 11.1 ESTUDOS POPULACIONAIS DE PREVALÊNCIA DE DEMÊNCIA VASCULAR

País	Autor	Amostra (n)	Critérios diagnósticos	Idade (anos)	Prevalência
China	Wang e colaboradores[17]	3.728	DSM-III-R e CID-10	≥65	1,37%
	Zhang e colaboradores[18]	34.807	NINDS-AIREN	≥65	1,1%
	Zhao e colaboradores[19]	17.018	DSM-IV, NINDS-AIREN	≥55	0,79%
	Jia e colaboradores[20]	10.276	DSM-IV, NINDS-AIREN	≥65	0,79%
Coreia do Sul	Lee e colaboradores[21]	643	DSM-IV	≥65	2%
	Jhoo e colaboradores[22]	1.118	DSM-IV, NINDS-AIREN	≥65	1%
	Kim e colaboradores[23]	8.199	DSM-IV, NINDS-AIREN	≥65	2%
Japão	Yamada e colaboradores[24]	3.715	DSM-III-R, NINDS-AIREN	≥65	1%
	Ikeda e colaboradores[25]	1.162	DSM-IV	≥65	2,4%
	Meguro e colaboradores[5]	1.654	DSM-IV, ADDTC, NINDS-AIREN	≥65	1,6% (NINDS-AIREN) e 2,6% (ADDTC)
	Wada-Isoe e colaboradores[26]	120	DSM-IV, NINDS-AIREN	≥65	1,7%
Tailândia	Wangtongkum e colaboradores[27]	1.492	DSM-IV, NINDS-AIREN	≥45	0,29%
Sri Lanka	de Silva e colaboradores[28]	703	DSM-IV	≥65	0,57%
Turquia	Arslantaş e Ozbabalik[29]	3.100	CID-10	≥55	4,29%
Espanha	Vilalta-Franch e colaboradores[30]	1.460	CAMDEX	≥70	6,23%
	García García e colaboradores[31]	3.214	DSM-III-R, NINDS-AIREN	≥65	1,8%
	Bufill e colaboradores[32]	877	DSM-IV, NINDS-AIREN	≥80	6%
Dinamarca	Andersen e colaboradores[33]	3.346	DSM-III-R	65-84	1,3%
Suécia	Börjesson-Hanson e colaboradores[34]	338	DSM-III-R	95	15,7%
EUA	Plassman e colaboradores[35]	856	DSM-III-R e DSM-IV	≥71	2,43%
Brasil	Herrera e colaboradores[36]	1.656	NINDS-AIREN	≥65	0,66%
	Bottino e colaboradores[37]	1.563	DSM-IV	≥60	2%
Egito	El Tallawy e colaboradores[38]	8.173	DSM-IV-TR	≥50	0,64%

de demência nesses países, sobrepujando a frequência de DA.[9] Todavia, estudos mais recentes não confirmaram tais achados e, atualmente, considera-se que, a exemplo do observado no restante do mundo, a DA seja a etiologia mais comum de demência nos países do Extremo Oriente. Meguro e colaboradores[5] argumentaram que estudos epidemiológicos conduzidos anteriormente no Japão apresentavam superdiagnóstico de DV, a qual teria tido sua prevalência sobrevalorizada pela inclusão de casos de DA com DCV comórbida.[5] A comparação das razões de prevalência DV/DA em indivíduos com mais de 75 anos demonstrou queda em estudos de 1985 a 2005 nesse país (2,1 em 1985; 1,2 em 1992; 0,7 em 1998 e 0,7 em 2005), de modo que os dados figuram a DA como o tipo mais prevalente de demência nas últimas duas décadas.[40] No Brasil, a prevalência de DV variou de 9,3 a 15,9% dos casos de demência em estudos populacionais, ambos conduzidos no Estado de São Paulo.[36,37] Pesquisas que avaliaram diferenças entre regiões com graus distintos de urbanização apontaram resultados controversos. A prevalência geral de demência nas áreas rurais da China foi significativamente maior do que nas zonas urbanas (6,05 vs. 4,40%, P < 0,001), porém essa diferença não foi observada para DV (1,28 vs. 1,61%, P = 0,166).[20] Outros autores, contudo, sugeriram que viver em área rural duplicaria o risco para desenvolvimento de DV (*odds-ratio* = 2,03).[41]

Idosos que habitam ILPIs apresentam risco ao menos duas vezes maior de desenvolver DV se comparados àqueles que vivem na comunidade.[41] De fato, autores que avaliaram a situação de idosos institucionalizados revelaram a prevalência de DV de 7,3%.[42]

A comorbidade entre DA e lesões cerebrovasculares parece frequente. Estudos *post-mortem* indicaram que 34% dos indivíduos autopsiados com demência apresentavam alterações vasculares significativas.[43] Em outro artigo com base em neuroimagem, alterações substanciais significativas em indivíduos que não preenchiam os critérios diagnósticos para DV foram detectadas em 89% dos casos de DA.[44] Um estudo populacional identificou que 40% dos pacientes com demência apresentavam associação de DA e alterações cerebrovasculares.[5] Contudo, poucos trabalhos até agora avaliaram a prevalência de demência mista. Uma pesquisa mostrou que 12,6% dos casos de demência preencheram os critérios diagnósticos tanto para DA quanto para DV.[45]

Os estudos que avaliaram a influência do gênero sobre a prevalência de DV mostraram também resultados conflitantes (Fig. 11.1). A presença de hipertensão arterial sistêmica demonstrou risco duas vezes maior para o desenvolvimento de DV no sexo feminino do que no masculino, ao passo que a prática de exercícios físicos comportou-se como fator de proteção mais eficiente para mulheres do que para homens.[41]

Já os estudos sobre a incidência de DV não são abundantes e são conflitantes na literatura (ver Fig. 11.2). Segundo dados norte-americanos, a DV, com ou sem componente DA, apresenta incidência anual de 14,6 por mil brancos e 27,2 por mil afro-americanos.[46] As taxas de incidência de DV não diferiram entre homens e mulheres segundo as pesquisas.[15,47]

▶ CLASSIFICAÇÃO E DIAGNÓSTICO

Os quadros de alterações cognitivas associadas à DCV reúnem-se em um *continuum* denominado CCV, sendo o termo DV atualmente reservado aos estágios em que tais déficits alcançam gravidade demencial.[2] O conceito de CCV envolve também formas pré-sintomáticas de alto risco para DCV ("cérebro em risco"), além de quadros de comprometimento cognitivo de etiologia vascular que não preenchem os critérios para DV, referidos como CCNDV e CCV leve.[3]

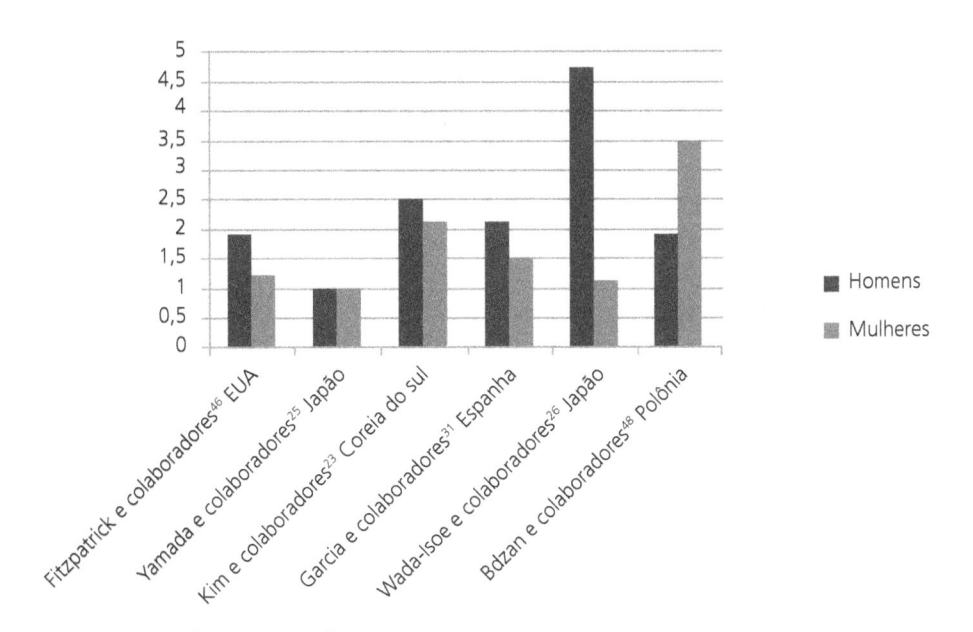

FIGURA 11.1 **PREVALÊNCIA DE DEMÊNCIA VASCULAR DE ACORDO COM O SEXO.**

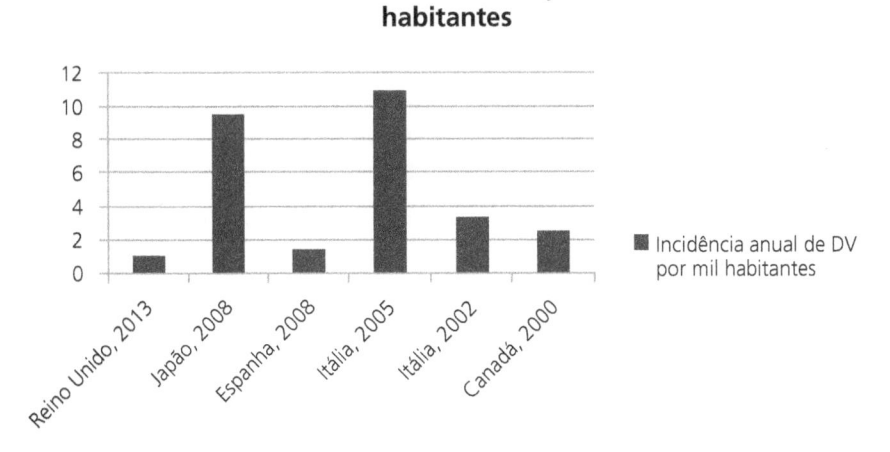

FIGURA 11.2 **INCIDÊNCIA ANUAL DE DEMÊNCIA VASCULAR POR MIL HABITANTES.**

As bases neuropatológicas do CCV abrangem uma combinação de tipos variados de lesões cerebrovasculares, tais como múltiplos infartos corticais ou subcorticais, infartos estratégicos, lesões microangiopáticas na substância branca e nos núcleos da base, lesões por hipoperfusão e lesões hemorrágicas.[2] Esses diferentes padrões de acometimento do parênquima cerebral resultam em quadros clínicos heterogêneos, com perfis cognitivos e sintomas neuropsiquiátricos diversos. Sob tal ótica e a fim de possibilitar uma abordagem didática de tais condições, alguns autores buscaram definir subsíndromes de CCV baseando-se no mecanismo da lesão cerebrovascular, o que gerou os conceitos de "demência por múltiplos infartos", "demência por infarto estratégico" e "demência vascular por isquemia subcortical".

A *demência por múltiplos infartos* decorre de doença dos grandes vasos cerebrais, sendo resultado principalmente de tromboembolismo vascular. Observam-se infartos corticossubcorticais de extensão variável.[49] Geralmente, os sintomas iniciam-se de maneira abrupta e evoluem com piora "em escada", sucedendo os eventos cerebrais isquêmicos. Com o acúmulo de lesões cerebrais, o paciente passa a desenvolver sinais neurológicos focais, tais como reflexos assimétricos, síndrome pseudobulbar (i.e., dificuldades para engolir e falar, além de labilidade afetiva), liberação de reflexos primitivos (como o reflexo de Babinski) e anormalidades sensoriais.

Entende-se por *demência por infarto estratégico* aquela resultante de uma lesão única (ou poucas lesões), que ocorre em localização funcionalmente importante. Pode decorrer de infarto cortical ou subcortical, unilateral ou bilateral. São exemplos as demências por infarto talâmico ou hipocampal.[49]

A demência por *isquemia subcortical* é o subtipo mais frequente de DV e está associada à doença dos pequenos vasos cerebrais (artérias perfurantes), sendo secundária principalmente à arteriopatia hipertensiva. Abrange dois subtipos clínicos: a doença de Binswanger e o estado lacunar. A doença de Binswanger consiste na demência por múltiplos, extensos e confluentes infartos subcorticais, ao passo que, no estado lacunar, observam-se múltiplas lesões puntiformes ou arredondadas no parênquima cerebral. O quadro clínico costuma ser insidioso na maior parte dos casos.

A DV por isquemia subcortical pode estar, ainda, associada à presença de uma mutação no gene NOTCH3, de transmissão autossômica dominante, causadora da doença conhecida pelo acrônimo CADASIL (*"cerebral autosomal dominant arteriopathy with subcortical infarcts and leucoencephalopathy"*). Essa condição apresenta-se como DV por múltiplos infartos subcorticais de início pré-senil. Os sintomas incluem, além de déficits cognitivos graves, enxaqueca com aura, alterações do humor e apatia.

As diretrizes diagnósticas mais utilizadas para detecção de DV estão resumidas na Tabela 11.2. Com exceção do Escore Isquêmico de Hachinski (EIH), que dispõe apenas de critérios clínicos, o diagnóstico de DV, de acordo com os diferentes sistemas classificatórios, depende da detecção de déficits cognitivos, por meio de testagem neuropsicológica, e da presença de relação entre eles e as alterações cerebrovasculares identificadas na neuroimagem. A definição de demência varia de acordo com os critérios empregados, o que resulta em dificuldades para a interpretação de resultados de estudos que empreguem diferentes sistemas diagnósticos.

Embora a evolução do conhecimento sobre as características clínicas e de neuroimagem do CCV tenha levado ao aperfeiçoamento das diretrizes diagnósticas, algumas questões ainda restam. O EIH, elaborado em 1975,[50] foi um dos primeiros instrumentos a sugerir uma diferenciação entre "demência por múltiplos infartos vasculares" e "demência degenerativa primária" por meio de critérios clínicos. Entre eles, os itens "início abrupto" e "evolução em escada" referem-se ao padrão de déficits cognitivos que sucedem os episódios de isquemia vascular (*ictus* cerebrovasculares). Seguindo tal princípio, diretrizes diagnósticas mais recentes exigem uma relação temporal entre o evento vascular e o comprometimento cognitivo. No entanto, o reconhecimento da doença isquêmica subcortical como causa de demência de evolução insidiosa torna necessária a adequação dos critérios para uma detecção mais acurada desse quadro. Além disso, o requisito

TABELA 11.2 CRITÉRIOS DIAGNÓSTICOS PARA DEMÊNCIA VASCULAR

Critérios diagnósticos	EIH[50]	ADDTC[51]	CID-10[52]	NINDS-AIREN[53]	ASA/AHA[12]	DSM-5[54]
Critérios clínicos	Início abrupto, evolução "em escada", flutuação, confusão noturna, preservação da personalidade, depressão, queixas somáticas, labilidade emocional, hipertensão arterial, histórico de AVE, sintomas focais, sinais focais, outros sinais de arteriosclerose	Declínio cognitivo em mais de um domínio, DCV (demonstrada por histórico de 2 ou mais AVEs, sinais neurológicos focais ou 1 AVE com clara relação temporal com alterações cognitivas), comprometimento funcional, EIH alto, histórico de AITs, histórico de fatores de risco para DCV (hipertensão arterial, diabetes, doença cardíaca)	Prejuízo da memória e de atividades intelectuais (pensamento, raciocínio e fluxo de ideias), com consequente prejuízo funcional, ausência de alteração de consciência, deterioração de controle emocional, comportamento social e motivação, sinais neurológicos focais, déficits presentes por pelo menos 6 meses.	Comprometimento da memória + 1 outro domínio cognitivo, prejuízo funcional, sinais focais, início de demência até 3 meses após AVE, início abrupto, curso flutuante ou "em escada", outros sinais sugestivos de DCV (distúrbios na marcha, quedas, alteração na frequência ou urgência urinária, paralisia pseudobulbar, abulia, depressão, incontinência emocional, retardo psicomotor, prejuízo executivo)	Comprometimento em 2 ou mais domínios cognitivos demonstrado por testes, prejuízo funcional, clara relação temporal entre déficits e evento vascular ou relação evidente entre gravidade e padrão do comprometimento cognitivo e presença de DCV subcortical e difusa, ausência de evolução progressiva de déficits sugestiva de transtorno neurodegenerativo	Início dos sintomas relacionado no tempo com 1 ou mais eventos cerebro vasculares, evidência de declínio mais proeminente em atenção (inclusive velocidade de processamento) e função executiva, evidência de DCV por história, exame físico e/ou neuroimagem
Critérios laboratoriais/neuroimagem	–	Evidência de 2 ou mais AVEs por meio de neuroimagem, evidência de ao menos 1 infarto (em localização não cerebelar), presença de múltiplos infartos	Presença de infartos corticais, subcorticais ou misto	Evidência de DCV por meio de neuroimagem, 2 ou mais ataques isquêmicos, infarto territorial, estratégico ou subcortical grave	Evidência de DCV por meio de neuroimagem	Evidência de DCV em grau suficiente para causar os sintomas cognitivos, presença de lesão significativa em parênquima cerebral, evidências genéticas de DCV

AVE = acidente vascular encefálico; AIT = ataque isquêmico transitório.

de comprometimento da memória, presente na CID-10 e na NINDS-AIREN, deriva de uma aproximação entre DV e atributos cognitivos mais específicos da DA. Sistemas classificatórios mais recentes, como o DSM-5, trouxeram avanços nesse aspecto, destacando a presença de comprometimento de atenção, velocidade de processamento e função executiva. Outro dado que merece atenção é a imprecisão dos critérios de neuroimagem, já que a extensão de lesões de substância branca necessária para gerar alterações cognitivas com gravidade demencial não é definida pelos sistemas classificatórios. Por fim, o requisito de déficits em ao menos dois domínios é consensual entre as diretrizes diagnósticas mais recentes. Contudo, o ponto de corte para comprometimento cognitivo não se encontra estabelecido. Para solucionar essa questão, o National Institutes of Health (NIH) definiu como comprometimento cognitivo sugestivo de demência aquele equivalente a dois desvios padrões abaixo de dados normativos em pelo menos dois domínios cognitivos, porém mais estudos ainda são necessários para avaliar a validade de tais critérios.

Os quadros de alterações cognitivas pré-demenciais de etiologia vascular começaram a chamar atenção dos pesquisadores no final da década de 1990, quando os trabalhos de Bowler alertaram para a importância de um diagnóstico precoce para CCV.[2] Embora os autores já apontassem para a necessidade de novos critérios diagnósticos que incluíssem os primeiros estágios sintomáticos da condição, os estudos iniciais com o comprometimento cognitivo leve (CCL) buscavam apenas a associação com a DA.[55] Em 2003, um grupo de estudos reunido em Estocolmo expandiu o conceito de CCL para incluir a forma "não amnésica" do transtorno nos critérios diagnósticos.[55] As diretrizes diagnósticas publicadas em 2004, por Petersen, situaram o CCL como fator de risco para demência de diferentes etiologias. No caso dos quadros vasculares, o CCL amnésico ou não amnésico com acometimento de múltiplos domínios tenderia a progredir para a DV.[55] Esse modelo inicial, porém, apenas incluía aspectos cognitivos e funcionais, não definindo critérios de neuroimagem para CCL com risco para DV. Em 2011, foram publicados os critérios diagnósticos para CCV leve, os quais foram desenvolvidos pela American Heart Association e pela American Stroke Association, com inspiração no algoritmo para detecção de DV proposto por essas entidades.[12] O CCNDV é um conceito mais abrangente do que o CCL, visto que inclui não apenas quadros de declínio cognitivo de início na faixa etária idosa, mas também déficits cognitivos focais, inatos e alterações cognitivas secundárias a transtornos psiquiátricos. No entanto, uma revisão do conceito de CCNDV, proposta por Zhao e colaboradores,[19] restringiu esse construto, visando aproximá-lo do CCV leve. O DSM-5[54] estabeleceu as diretrizes diagnósticas para transtorno neurocognitivo menor de etiologia vascular, o qual difere do quadro demencial pela presença de déficits cognitivos secundários a um único episódio de acidente vascular cerebral ou o achado de lesões de substância branca extensas na neuroimagem.

Os casos nos quais o declínio cognitivo em grau demencial pode ser explicado por um mecanismo duplo de dano cerebral, em que se apresentem lesões cerebrovasculares e processos neurodegenerativos em gravidade significativa, podem ser classificados como demência mista (DM). Trata-se de um conceito mal definido, a despeito da grande prevalência na população. O EIH conceitua a DM como quadros com características clínicas intermediárias entre DV e DA.[49] O NINDS-AIREN[53] não estabeleceu critérios diagnósticos para DM, recomendando o termo "doença de Alzheimer mais DCV". Tal condição consiste na presença de características clínicas, cognitivas e laboratoriais da DA, associada à neuroimagem sugestiva de DCV.[49] Já a CID-10[52] define como DM o quadro em que são preenchidos critérios simultaneamente para DA e DV. O DSM-5 não apresenta diagnóstico de DM, porém indica a possibilidade de diagnósticos simultâneos de DV e DA.

▶ DIAGNÓSTICO

A apresentação clínica da DV é em geral acompanhada por fatores e risco cerebrovasculares e achados neurológicos focais.[56] Uma apresentação clássica com evolução em degraus é frequentemente observada.[56] Em comparação a pacientes com DA, indivíduos com DV podem apresentar uma menor expectativa de vida, provavelmente pelas comorbidades associadas. Uma apresentação clínica mais comum pode variar de acordo com a idade do paciente (Tab. 11.3)

A neuroimagem tem sido de grande valor no diagnóstico diferencial.[56] Exames funcionais, como a tomografia por emissão de pósitrons (PET) e a tomografia por emissão de fóton único (SPECT), têm se mostrado especialmente úteis no diagnóstico diferencial de DV e DA.

PATOLOGIA

Diversos mecanismos parecem contribuir para a ocorrência de DV. Grande parte deles está ligada ao processo de envelhecimento cerebral. Hipoperfusão relacionada a aterosclerose e esclerose arterial, hipotensão relacionada à redução da atividade colinérgica, regulação autonômica alterada,

TABELA 11.3 **CARACTERÍSTICAS CLÍNICAS E RADIOLÓGICAS DA DEMÊNCIA VASCULAR**

	Fatores de risco e etiológicos	Idade de início	Neuroimagem	Características clínicas
Multi-infarto	Hipertensão, cardiopatias, diabetes, infarto agudo do miocárdio	A partir da 4ª década	Lesões corticais e/ou da substância branca e dos gânglios da base; comprometimento da ACA, ACM ou ACP	Disfunção executiva, apatia, prejuízo na atenção depressão, lentificação psicomotora
CADASIL	Mutação do gene NOCHT3	3ª-4ª décadas	Hiperintensidades na região subcortical temporal	Migrânea, disfunção executiva, histórico familiar
Binswanger	Idade, hipertensão arterial, diabetes	Entre 4ª e 7ª décadas	Lesões extensas e difusas em região subcortical	Progressão insidiosa, alterações do humor, apatia, lentificação psicomotora, alterações motoras
Infartos lacunares	Arritmias cardíacas (fibrilação atrial), cardiopatias, hipertensão	A partir da 4ª década; presente em até 30% dos indivíduos acima dos 30 anos	Lesões em áreas adjacentes aos ventrículos laterais, gânglios da base, tálamo, cápsula interna, ponte e cerebelo	"infartos silenciosos"; presença de fatores de risco, clínica variada e relacionada à topografia das lesões

hipometabolismo cortical e eventos cardiovasculares como insuficiência cardíaca congestiva, com consequente disfunção sistólica e embolia, foram citados como os principais quadros relacionados às DCVs e ao declínio cognitivo.[57] A expressão das lesões vasculares pode ocasionar prejuízo na função colinérgica e desconexão das fibras associativas límbico-frontais. As conexões colinérgicas são responsáveis pela integração de diferentes áreas cerebrais, com papel importante no controle vasomotor e na modulação cognitiva e comportamental.[58] A disfunção dos circuitos colinérgicos consequente às lesões vasculares podem levar à redução do fluxo sanguíneo cerebral, acentuando a disfunção dos circuitos neuronais relacionados à lesão.

A doença isquêmica vascular subcortical (DIVS) é considerada a forma mais comum de doença vascular e geralmente é observada na ressonância magnética (RM) como hiperintensidades subcorticais; além disso, tem relação importante com envelhecimento e fatores de risco como dislipidemia, hipertensão arterial, cardiopatia e diabetes. A patologia subjacente a DIVS envolve mecanismos múltiplos, como o acometimento de pequenos vasos, geralmente por infartos lacunares (isolados ou múltiplos) ou processo de aterosclerose com deposição de cristais de cálcio. Do ponto de vista microestrutural, pode haver gliose, desmielinização e dano axonal das conexões subcorticais. As lesões da substância branca, conhecidas como leucoraiose, podem ter relação com apatia, disfunção executiva, depressão, alterações motoras e do controle urinário e têm sido consideradas um preditor confiável para conversão em demência.[59] Estudos têm mostrado que lesões extensas da substância branca, caracterizadas por pontuação igual a 3 na escala visual de Fazekas, podem ter taxa de morte ou incapacidade de 29,5%. Ainda que haja uma tendência a atribuir a hiperintensidades subcorticais uma etiopatogenia circulatória e isquêmica, sua avaliação deve seguir critérios rigorosos. Embora causas vasculares constituam a maior parte dos eventos, as lesões existentes podem refletir outros processos patológicos, como desmielinização de natureza inflamatória (p. ex., esclerose múltipla e neurossarcoidose), patologias autoimunes (doença celíaca) e erros inatos do metabolismo, genericamente conhecidos como leucodistrofias.

O comprometimento cognitivo decorrente da DVIS pode aumentar o risco para conversão em demência e ocasionar diretamente declínio cognitivo. Disfunção executiva, déficit na atenção, lentificação de processamento e alterações visuoespaciais são os achados cognitivos frequentemente observados. O comprometimento da memória tende a ser menos intenso que na DA, já que afeta sobretudo a evocação livre, costuma poupar o reconhecimento, e os pacientes podem se beneficiar de pistas. Apatia, depressão e ansiedade podem ser observadas na DVIS. Possivelmente, uma relação entre a extensão das lesões e a localização é observada com a gravidade da demência.

A doença de Binswanger é caracterizada como uma lesão acima de 25% da região subcortical.[60] e se caracteriza, do ponto de vista patológico, pelo espessamento das paredes das pequenas artérias com necrose fibrinoide dos vasos cerebrais de maior calibre.[61]

AVALIAÇÃO CLÍNICA E EXAMES COMPLEMENTARES

A anamnese deve investigar fatores de risco vasculares, principalmente hipertensão arterial, dislipidemia, diabetes melito e anemia falciforme;[58] e história de eventos cerebrovasculares, assim como nível educacional e história familiar também são importantes. Hábitos de vida, incluindo o consumo de álcool e tabaco, bem como a dieta, estão fortemente associados ao CCV.

A avaliação clínica deve, ainda, direcionar-se ao rastreamento de sintomas cognitivos, como alterações na recordação de eventos recentes, dificuldades na organização da agenda pessoal e no planejamento de tarefas, fluência verbal reduzida e orientação espacial prejudicada. Alterações no comportamento, de início súbito ou insidioso, como irritabilidade, interesse geral reduzido e isolamento social, podem significar sintomas depressivos concomitantes. Além disso, mudanças da personalidade, visíveis em situações sociais nas quais o padrão comportamental foge ao habitual, podem denotar alterações do funcionamento cerebral. Um terceiro aspecto que completa a anamnese é a avaliação funcional, que pode abordar o grau de autonomia para a resolução de tarefas dentro ou fora do domicílio, como fazer uma refeição, pagar uma conta e lidar com dinheiro.

Para maior acurácia diagnóstica, é sempre desejável a presença de um acompanhante no exame, preferencialmente indivíduos de contato recorrente ou contínuo, devido à possiblidade de comprometimento cognitivo no paciente.

O exame clínico neurológico minucioso, além de parte fundamental da avaliação, deve considerar a investigação de comorbidades como hipertensão, fibrilação atrial, desidratação, infecção, *delirium*, medicamentos prescritos, alteração do controle esfincteriano, dificuldades motoras ou na articulação da fala, ocorrência de quedas e alterações súbitas do nível de consciência.

ALTERAÇÕES COMPORTAMENTAIS NO CCV

A frequente associação entre CCV e alterações do humor, sobretudo afetivas, levou à proposição de uma hipótese conhecida como "depressão vascular".[62] Estatisticamente, ansiedade (70%) e depressão (20%) são os sintomas mais frequentes no CCV.[63]

Estudos estimam que a prevalência de depressão na DV é de 13,1% nas amostras comunitárias e de 21,4% nas amostras hospitalares.[63] A alta prevalência de depressão na DV (8 a 66%) e a maior ocorrência de alucinações visuais, sobretudo na demência multi-infarto, foram observadas em comparação à DA.[64] Já mania (1%) e sintomas psicóticos são menos comuns, porém têm frequência semelhante àquela encontrada na DA.

Os mecanismos neuropatológicos associados às alterações comportamentais resultam do comprometimento frontais e/ou subcorticais em diferentes circuitos e podem refletir lesões difusas ou em estruturas anatômicas estratégicas. As alterações comportamentais podem vir acompanhadas de sintomas cognitivos, como dificuldades na concentração, lentificação do processamento cognitivo e disfunção executiva, conforme descrito nas seções seguintes.

AVALIAÇÃO NEUROPSICOLÓGICA

A DV apresenta-se como uma condição heterogênea, com início e progressão variáveis.[58,65] Seu perfil neuropsicológico, assim como suas manifestações clínicas e evolução, caracterizam-se como irregulares ou inconstantes, dependendo da localização e extensão das lesões.

A avaliação neuropsicológica analisa as repercussões das lesões e disfunções cerebrais sobre a cognição e o comportamento do paciente, sendo instrumento útil no diagnóstico diferencial das demências, principalmente quando associada a anamnese, exame neurológico e testes laboratoriais e de neuroimagem.[66,67] O diagnóstico diferencial entre DA e DV, os mais frequentes tipos de demência[65] costuma ser difícil, pois, além da sobreposição de sintomas e características clínicas entre as duas condições, há a possibilidade da presença de DA e DCV de forma simultânea, ou seja, DM.[68]

Resumimos a seguir alguns dos principais achados sobre diferenças neuropsicológicas entre o grupo mais homogêneo da DIVS (doença de pequenos vasos) e DA (Tab. 11.4).

Além de favorecer o diagnóstico diferencial na demência, a avaliação neuropsicológica tem grande importância no acompanhamento da evolução do quadro, contribuindo para o planejamento de estratégias terapêuticas e orientações à família.[66]

A reabilitação neuropsicológica na demência, associada ao tratamento farmacológico, pode retardar o avanço dos déficits cognitivos e favorecer o tratamento dos transtornos comportamentais e emocionais. O suporte à família, de forma individual ou em grupo, também é essencial no processo de reabilitação, devendo-se fornecer informações sobre a doença e o prognóstico, além de apoio emocional para o enfrentamento da doença.[69]

DIAGNÓSTICO COM NEUROIMAGEM

O rápido desenvolvimento das técnicas de neuroimagem tem possibilitado a investigação *in vivo* e não invasiva da estrutura e do funcionamento cerebrais, podendo contribuir para o diagnóstico mais específico dos quadros de CCV. As principais técnicas estruturais são comentadas a seguir.

TOMOGRAFIA COMPUTADORIZADA E RESSONÂNCIA MAGNÉTICA

Em geral, a tomografia computadorizada (TC) é suficiente para descartar outras causas de declínio cognitivo além do CCV, tais como processos tumorais, hematoma subdural ou hidrocefalia. Infartos lacunares e, em menor extensão, lesões subcorticais, podem ser vistas na TC.

A detecção de DCV pela RM é feita por meio do uso de imagens ponderadas em T2 e FLAIR, sendo o último a sequência preferencial para identificação das hiperintensidades subcorticais. No caso de infartos estratégicos talâmicos, a sequência em T2 pode contribuir para sua localização mais precisa. Microssangramentos e calcificações podem ser mais bem detectados com o uso de imagens ponderadas em T2. Os infartos em zonas limítrofes de vasculari-

TABELA 11.4 **DIAGNÓSTICO DIFERENCIAL ENTRE AS DEMÊNCIAS VASCULAR E DE ALZHEIMER DE ACORDO COM A COGNIÇÃO**

Função cognitiva	DV	DA
Memória	– Menor comprometimento da memória episódica; relativa preservação da memória de reconhecimento, com benefício diante de pistas de reconhecimento	– Comprometimento marcante na memória episódica (memória imediata e de evocação); pouco benefício diante de pistas de reconhecimento
Linguagem	– Maior comprometimento da fluência verbal fonêmica – Menor frequência de erros de nomeação	– Maior comprometimento da fluência verbal semântica – Maior frequência de erros de nomeação
Funcionamento executivo/ atencional	– Prejuízo acentuado em testes de planejamento, "sequenciação", flexibilidade cognitiva e atenção alternada – Comprometimento da velocidade psicomotora	– Melhor desempenho em testes de função executiva e velocidade psicomotora

zação (*watershed infarcts*) entre a artéria cerebral anterior e média costumam ser vistos no hemisfério dominante ou, no caso dos territórios de fluxo da artéria cerebral anterior, bilateralmente, em especial por imagens em FLAIR.

A presença de lesões sugestivas de isquemia ou infarto lacunar na RM ou TC deve ser sempre correlacionada aos achados do exame clínico e da análise neuropsicológica. Todavia, a inexistência de lesões vasculares na TC ou RM é um forte indicativo da baixa probabilidade de uma etiologia vascular da demência. As diretrizes operacionais do NINDS-AIREN são utilizadas na compreensão dos aspectos radiológicos do CCV, sendo fundamentais para o diagnóstico da DV provável.[58]

NEUROIMAGEM NAS LESÕES SUBCORTICAIS

As lesões vasculares subcorticais decorrem da doença de pequenos vasos e podem ser identificadas à RM como áreas puntiformes, difusas ou localizadas, hiperintensas nas sequências FLAIR e ponderadas em T2. Alguns autores distinguem sua localização em periventricular e subcortical. Diversos estudos em neuroimagem têm adotado técnicas volumétricas para a aferição do volume da neuroimagem. Contudo, os métodos visuais continuam com uso amplo em nosso meio, tendo como vantagem sua interpretação simples e direta. Um deles é o emprego da escala de Fazekas (Fig. 11.3), que varia de 0 a 3.

O USO DE NOVOS MÉTODOS

A utilidade dos métodos convencionais, como a RM e a TC, vem sendo debatida nos últimos anos. Por um lado, as lesões hiperintensas, facilmente perceptíveis nas sequências em FLAIR, têm provável etiopatologia heterogênea (Fig. 11.4). Por outro, áreas consideradas normais à avaliação visual podem apresentar patologia subjacente. Por isso, métodos estruturais como o tensor de difusão (ou *diffusion tensor imaging* – DTI), com base no deslocamento da molécula de água ao longo das fibras axonais, têm auxiliado na compreensão dos mecanismos fisiopatológicos associados à interrupção de circuitos cerebrais.

NEUROIMAGEM VASCULAR

A avaliação neurovascular engloba diversos exames complementares, como a ultrassonografia (USG) de carótidas e cervicovertebrais e angiografia por TC ou RM das carótidas e vertebrais. Tais exames investigam patologia vascular, como placas ateromatosas e alterações do fluxo sanguíneo cerebral. Nos casos em que a visualização detalhada da árvore arteriocervical e intracraniana é necessária, como na suspeita de aneurisma, a angiografia por RM ou por TC pode ser utilizada.

A RM com espectroscopia (Fig. 11.5) baseia-se na análise dos metabólicos N-acetilaspartato (Naa), creatina (Cr), colina e mio-inositol (mI). Estudos com DV são escassos e incluem uma redução leve da proporção Naa/Cr, porém inespecífica em relação à região cerebral. Evidências mostram um padrão distinto quanto ao perfil metabólico dos grupos DA e DV, sendo frequentes no primeiro a diminuição do Naa/Cr e a elevação do mI/Cr – a última talvez seja a maior utilidade atual do uso da espectroscopia.[58]

O uso da SPECT parece útil no diagnóstico diferencial, sendo, na DV do tipo Binswanger, comum o achado de hipoperfusão difusa. Com relação à PET, diferentes padrões de redução do metabolismo costumam estar associados na DV; eles incluem hipometabolismo difuso na DVIS, frontal ou multifocal, como no caso dos infartos lacunares

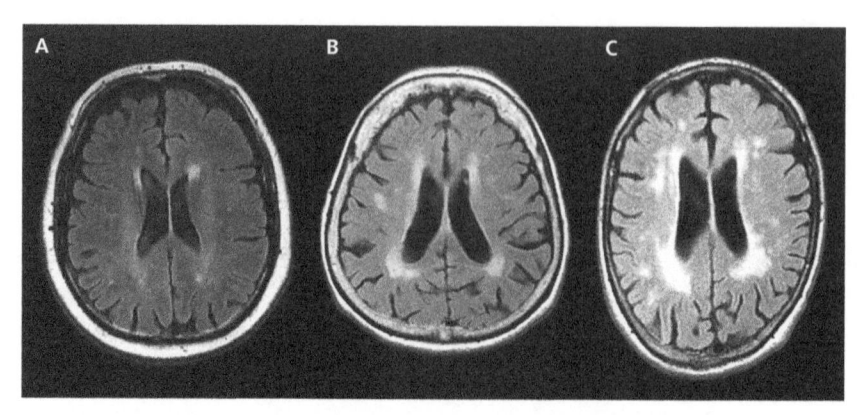

FIGURA 11.3 PROPORÇÃO DE HIPERINTENSIDADES DE SUBSTÂNCIA BRANCA À RESSONÂNCIA MAGNÉTICA COM SEQUÊNCIA EM FLAIR. A PONTUAÇÃO NA ESCALA VISUAL DE FAZEKAS PARA NÍVEL LEVE (A), MODERADO (B) E AVANÇADO (C) CORRESPONDE AOS ESCORES 1, 2 E 3, RESPECTIVAMENTE.

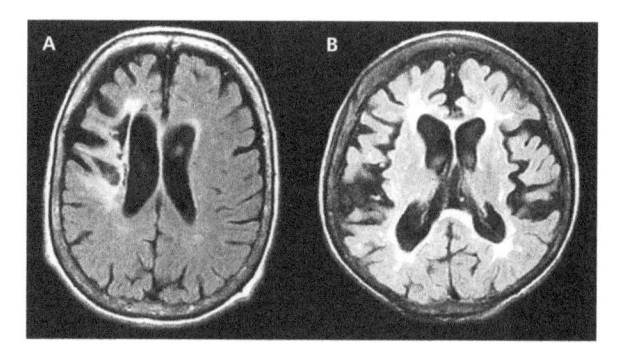

FIGURA 11.4 IMAGEM EM FLAIR (A) DE INFARTO CORTICOSSUBCORTICAL À DIREITA, CORRESPONDENDO AO TERRITÓRIO DA ARTÉRIA CEREBRAL ANTERIOR COM LESÃO DO NÚCLEO CAUDADO. EM ALGUNS INDIVÍDUOS, A EXISTÊNCIA DE LESÃO EXTENSA DA SUBSTÂNCIA BRANCA SE CORRELACIONA A MAIOR ATROFIA CORTICAL GLOBAL E RISCO AUMENTADO DE DEMÊNCIA, CONFORME DEMONSTRADO EM (B).

ou múltiplos. O uso de PET ou SPECT está recomendado na investigação de casos atípicos, nos quais há dúvida diagnóstica após o exame clínico e a neuroimagem estrutural.

TENSOR DE DIFUSÃO

O DTI é uma técnica de ressonância estrutural que se baseia no deslocamento das moléculas de água ao longo das fibras axonais. O DTI pode ser bastante útil como marcador biológico da perda de integridade axonal e mostra-se uma técnica promissora no diagnóstico precoce das desconexões neuronais em diversas condições neuropsiquiátricas. Estudos com DTI na DV têm mostrado a importância da avaliação de regiões específicas cerebrais, como o fórnice, o cíngulo e o hipocampo; outro foco de interesse clínico do DTI vem sendo a investigação entre fatores vasculares e degenerativos na demência, principalmente o papel das lesões vasculares isquêmicas na conversão para DA.[70] Além disso, há evidências que lesões axonais podem se associar ao aumento da pressão arterial, mesmo na ausência de diagnóstico de hipertensão.[71]

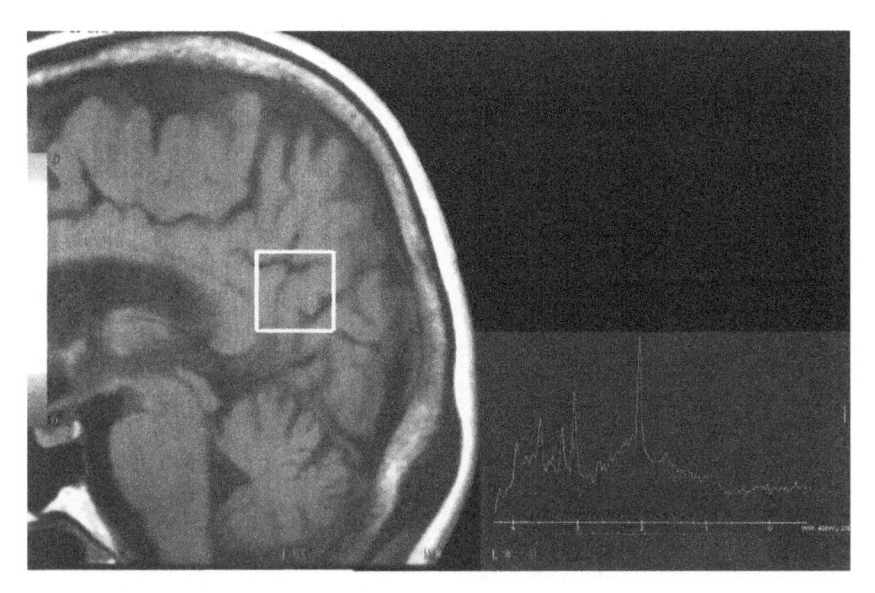

FIGURA 11.5 RESSONÂNCIA MAGNÉTICA COM ESPECTROSCOPIA DE PRÓTONS COM VOXEL POSICIONADO NO CÍNGULO POSTERIOR. METABÓLITOS (Na, Cr, Ch, Mi) SÃO ESTIMADOS NESSA REGIÃO. O EXAME PODE SER ÚTIL NO DIAGNÓSTICO DIFERENCIAL ENTRE DA E DV.

▶ TRATAMENTO

Do ponto de vista didático, o tratamento da DV pode ser dividido em farmacológico e não farmacológico. O primeiro inclui medidas preventivas e é fortemente fundamentado nos achados epidemiológicos, que indicam que o controle dos fatores de risco pode ser efetivo na prevenção da DV.[56] Portanto, há um consenso entre os autores quanto à necessidade de tratar a hipertensão, a dislipidemia, o diabetes e outros aspectos associados, embora o tamanho do efeito das intervenções terapêuticas preventivas para cada um dos fatores de risco não seja conhecido.[56] Apesar disso, estudos sugerem que o controle efetivo da hipertensão resulta em um decréscimo de até 34% da incidência de DV.

TRATAMENTO NÃO FARMACOLÓGICO

Controle dos fatores de risco

Tanto a hipertensão arterial como o diabetes têm sido relacionados à maior incidência de CCV. O controle da glicemia deve ser moderado (hemoglobina glicada entre 7 e 7,9%), e ainda não há evidências para a escolha de uma classe específica de anti-hipertensivos.[72] Pacientes com doenças cardíacas, em especial fibrilação atrial, devem ser monitorados de modo cuidadoso quanto aos níveis de anticoagulação adequados. A cessação do tabagismo deve ser estimulada independentemente da faixa etária.

Exercício físico

Evidências a partir de estudos animais apontam os benefícios da atividade física na angiogênese, sinaptogênese e neurogênese cerebrais. Estudos populacionais confirmam esses achados ao demonstrar um papel favorável da atividade física na menor taxa de conversão para demência e na evolução mais benéfica.[72,73] Os ganhos parecem, contudo, menos substanciais para DV do que para DA.[72]

Dieta e suplementação

A maior ingesta de alimentos ricos em ácidos poli-insaturados e ômega 3, fibras e cereais, bem como o consumo moderado de leite e seus derivados, carnes e ácidos graxos saturados, está associada a redução na conversão de CCV leve em DA. O consumo moderado de álcool, em cerca de um ou dois drinques (<30 g/dia) e o controle do peso adequado também tiveram efeito protetor no desenvolvimento de DV. Os mecanismos subjacentes a tal efeito são a redução das LDLs, o aumento das HDLs, a diminuição da resistência insulínica e da pressão arterial e a redução da agregação plaquetária e dos níveis séricos de fibrinogênio, homocisteína e marcadores inflamatórios. O consumo aumentado de álcool, contudo, apresenta associação aumentada com risco de acidente vascular cerebral isquêmico ou hemorrágico.

Outros pontos de divergência dizem respeito ao papel das estatinas na prevenção da demência.

TRATAMENTO FARMACOLÓGICO

O uso de inibidores da colinesterase

A frequente sobreposição de mecanismos patológicos entre a DV e a DA (ver Figs. 11.3 e 11.4) sugere que o uso de inibidores da acetilcolinesterase (AchE) pode ser útil em indivíduos com DCV. O uso de donepezil mostrou boa tolerabilidade e pode ser útil na melhora cognitiva e funcional dos pacientes. Um efeito positivo na cognição também foi observado na administração de rivastigmina, embora proporcionalmente menor ao do donepezil (1,10 vs. 2,17) de acordo com alguns estudos.[72]

O emprego de inibidores da colinesterase e moduladores dos receptores NMDA em pacientes com DV e CCV tem sido bastante difundido, embora os benefícios pareçam mais evidentes em grupos específicos, como indivíduos com doença subcortical. A memantina, um antagonista de receptores glutamatérgicos (NMDA), atua sobre a ação tóxica produzida pela hiperativação glutamatérgica, em tese desempenhando um papel neuroprotetor cerebral. Há, ainda, a necessidade de maiores evidências demonstrando os benefícios desse medicamento na DV, porém alguns especialistas apontam uma possível melhora nos quadros subcorticais.[72]

Além disso, o uso de ginkgo biloba, vasodilatadores como a nimodipina (um bloqueador dos canais de potássio) e agentes antioxidantes necessita de maior evidência científica.

Em relação a intervenções cirúrgicas, há estudos buscando evidências de melhora da função cognitiva após revascularização carotídea, porém os resultados ainda são inconclusivos. Todavia, estudos têm apontado a melhora cognitiva após a implantação de *stent* carotídeo contra embolia, resultados que necessitam de confirmação por meio de seguimento a longo prazo dos pacientes.

TRATAMENTO DAS ALTERAÇÕES COMPORTAMENTAIS NO CCV

O tratamento farmacológico das alterações comportamentais tem como meta a remissão ou estabilização sintomática. O uso de antidepressivos é indicado nos sintomas depressivos moderados ou graves e quando a monoterapia com inibidores da AchE não apresentam resposta efetiva. Os inibidores da recaptação de serotonina (IRSs), a venlafaxina, a mirtazapina e a trazodona estão entre os medicamentos de maior segurança e tolerabilidade.

A trazodona ou os anticonvulsivantes têm sido utilizados na presença de sintomas maniformes, agitação ou comportamento agressivo. A carbamazepina apresenta evidências de sucesso na redução da agitação. Agentes mais recentes, como a gabapentina, podem mostrar efetividade em tais condições. Os antipsicóticos atípicos também podem ser uma alternativa na agitação, devendo seu uso se restringir ao período agudo. A risperidona e olanzapina são fármacos de melhor tolerabilidade, embora a sedação e o risco de quedas, bem como as evidências em estudos clínicos de incidência aumentada de AVC em usuários desses medicamentos, exijam monitoramento cuidadoso em relação a seu uso, com os riscos e benefícios devendo ser ponderados caso a caso.

REABILITAÇÃO NEUROPSICOLÓGICA

A maior parte dos estudos com intervenção cognitiva não mostrou eficácia na melhora da função cognitiva com a reabilitação cognitiva. Contudo, um estudo duplo-cego controlado com placebo apresentou resultados promissores, o que mostra que a carência de evidências se deve a dificuldades metodológicas, como a duração da intervenção, os instrumentos utilizados e o controle das variáveis de confusão (comorbidades médicas e alterações psiquiátricas).

▶ CONSIDERAÇÕES FINAIS

As DCVs são uma causa importante de demência, e sua presença, isolada ou associada a quadros degenerativos, aumenta o risco de conversão para o declínio cognitivo avançado. As manifestações neuropsiquiátricas variam de acordo com o território cerebral acometido e os circuitos neuronais interrompidos. O diagnóstico precoce tem impacto determinante na evolução clínica. O tratamento envolve inúmeras estratégias, entre elas o controle dos fatores de risco cardiovasculares e metabólicos, bem como a adoção de um estilo de vida saudável. O uso de anticolinesterásicos, como, por exemplo, na DA, visa a estabilização dos sintomas e é recomendado em todas as fases da demência.

▶ REFERÊNCIAS

1. Román GC, Sachdev P, Royall DR, Bullock RA, Orgogozo JM, López-Pousa S, et al. Vascular cognitive disorder: a new diagnostic category updating vascular cognitive impairment and vascular dementia. J Neurol Sci. 2004;226(1-2):81-7.

2. Bowler JV. The concept of vascular cognitive impairment. J Neurol Sci. 2002;203-204:11-15.

3. Gauthier S, Rockwood K. Does Vascular MCI Progress at a different rate than does amnestic MCI? Int Psychogeriatr. 2003;15 Suppl 1:257-9.

4. Prince M, Bryce R, Albanese E, Wimo A, Ribeiro W, Ferri CP. The global prevalence of dementia: a systematic review and metaanalysis. Alzheimers Dement. 2013;9(1):63-75.

5. Meguro K, Ishii H, Yamaguchi S, Ishizaki J, Shimada M, Sato M, et al. Prevalence of dementia and dementing diseases in Japan: the Tajiri project. Arch Neurol. 2002;59(7):1109-14.

6. O'Brien J, Erkinjuntti T, Reisberg B, Roman G, Sawada T, Pantoni L, et al. Vascular cognitive impairment. Lancet Neurol. 2003;2(2):89-98.

7. Grinberg LT. Vascular cognitive impairment: current concepts and nomenclature harmonization. Dement Neuropsychol. 2012;63:122-6.

8. Yaffe K, Kanaya A, Lindquist K, Simonsick EM, Harris T, Shorr RI, et al. The Metabolic Syndrome, Inflammation, and Risk of Cognitive Decline. JAMA. 2004;292(18):2237-42.

9. Ozbabalik D, Arslantas, Elmaci NC. The epidemiology of vascular dementia. In: Atwood GS, editor. Geriatrics. Rijeka: InTech; 2012. p. 41-50.

10. Meyer JS, Xu G, Thornby J, Chowdhury MH, Quach M. Is Mild cognitive impairment prodromal of vascular dementia like Alzheimer's disease? Stroke. 2002;33(8):1981-5.

11. Ishii H, Meguro K, Yamaguchi S, Ishikawa H, Yamadori A. Prevalence and cognitive performances of vascular cognitive impairment no dementia in Japan: the Osaki-Tajiri Project. Eur J Neurol. 2007;14(6):609-16.

12. Gorelick PB, Scuteri A, Black SE, Decarli C, Greenberg SM, Iadecola C, et al. Vascular contributions to cognitive impairment and dementia: a sta-

tement for healthcare professionals from the American Heart Association/American Stroke Association. Stroke. 2011;42(9):2672-713.

13. Jellinger KA. The neuropathologic substrates of vascular-ischemic dementia. In: Paul RH, Cohen R, Ott BR, Salloway S, editors. Vascular dementia cerebrovascular mechanisms and clinical management. New Jersey: Humana; 2005.

14. Jellinger KA, Attems J. Prevalence and pathology of dementia with Lewy bodies in the oldest old: a comparison with other dementing disorders. Dement Geriatr Cogn Disord. 2011;31(4):309-16.

15. Knopman DS, Rocca WA, Cha RH, Edland SD, Kokmen E. Incidence of vascular dementia in Rochester, Minn, 1985-1989. Arch Neurol. 2002;59(10):1605-10.

16. Ikejima C, Yasuno F, Mizukami K, Sasaki M, Tanimukai S, Asada T. Prevalence and causes of early-onset dementia in Japan: a population-based study. Stroke. 2009;40(8):2709-14.

17. Wang W, Wu S, Cheng X, Dai H, Ross K, Du X, et al. Prevalence of Alzheimer's disease and other dementing disorders in an urban community of Beijing, China. Neuroepidemiology. 2000;19(4):194-200.

18. Zhang ZX, Zahner GE, Román GC, Liu J, Hong Z, Qu QM, et al. Dementia subtypes in China: prevalence in Beijing, Xian, Shanghai, and Chengdu. Arch Neurol. 2005;62(3):447-53.

19. Zhao Q, Zhou Y, Wang Y, Dong K, Wang Y. A new diagnostic algorithm for vascular cognitive impairment: the proposed criteria and evaluation of its reliability and validity. Chin Med J (Engl). 2010;123(3):311-9.

20. Jia J, Wang F, Wei C, Zhou A, Jia X, Li F, et al. The prevalence of dementia in urban and rural areas of China. Alzheimers Dement. 2014;10(1):1-9.

21. Lee DY, Lee JH, Ju YS, Lee KU, Kim KW, Jhoo JH, et al. The prevalence of dementia in older people in an urban population of Korea: the Seoul study. J Am Geriatr Soc. 2002;50(7):1233-9.

22. Jhoo JH, Kim KW, Huh Y, Lee SB, Park JH, Lee JJ, et al. Prevalence of dementia and its subtypes in an elderly urban korean population: results from the Korean Longitudinal Study on Health And Aging (KLoSHA). Dement Geriatr Cogn Disord. 2008;26(3):270-6.

23. Kim KW, Park JH, Kim MH, Kim MD, Kim BJ, Kim SK, et al. A nationwide survey on the prevalence of dementia and mild cognitive impairment in South Korea. J Alzheimers Dis. 2011;23(2):281-91.

24. Yamada T, Hattori H, Miura A, Tanabe M, Yamori Y. Prevalence of Alzheimer's disease, vascular dementia and dementia with Lewy bodies in a Japanese population. Psychiatry Clin Neurosci. 2001;55(1):21-5.

25. Ikeda M, Hokoishi K, Maki N, Nebu A, Tachibana N, Komori K, et al. Increased prevalence of vascular dementia in Japan: a community-based epidemiological study. Neurology. 2001;57(5):839-44.

26. Wada-Isoe K, Uemura Y, Suto Y, Doi K, Imamura K, Hayashi A, et al. Prevalence of dementia in the rural island town of Ama-cho, Japan. Neuroepidemiology. 2009;32(2):101-6.

27. Wangtongkum S, Sucharitkul P, Silprasert N, Inthrachak R. Prevalence of dementia among population age over 45 years in Chiang Mai, Thailand. J Med Assoc Thai. 2008;91(11):1685-90.

28. de Silva HA, Gunatilake SB, Smith AD. Prevalence of dementia in a semiurban population in Sri Lanka: report from a regional survey. Int J Geriatr Psychiatry. 2003;18(8):711-5.

29. Arslantaş D, Ozbabalik D. Prevalence of dementia and associated risk factors in Middle Anatolia, Turkey. J Clin Neurosci. 2009;16(11):1455-9.

30. Vilalta-Franch J, López-Pousa S, Llinàs-Reglà J. The prevalence of dementias in a rural area. A study in Girona. Rev Neurol. 2000;30(11):1026-32.

31. García García FJ, Sánchez Ayala MI, Pérez Martín A, Martín Correa E, Marsal Alonso C, Rodríguez Ferrer G, et al. The prevalence of dementia and its main subtypes in subjects older than 65 years: impact of occupation and education. The Toledo Study. Med Clin (Barc). 2001;116(11):401-7.

32. Bufill E, Bartés A, Moral A, Casadevall T, Codinachs M, Zapater E, et al. Prevalence of cognitive deterioration in people over 80-years-old: COGMANLLEU study. Neurologia. 2009;24(2):102-7.

33. Andersen K, Lolk A, Nielsen H, Kragh-Sørensen P. Prevalence and incidence of dementia in Denmark. The Odense study. Ugeskr Laeger. 2000;162(33):4386-90.

34. Börjesson-Hanson A, Edin E, Gislason T, Skoog I. The prevalence of dementia in 95 year olds. Neurology. 2004;63(12):2436-8.

35. Plassman BL, Langa KM, Fisher GG, Heeringa SG, Weir DR, Ofstedal MB, et al. Prevalence of demen-

tia in the United States: the aging, demographics, and memory study. Neuroepidemiology. 2007;29(1-2):125-32.

36. Herrera E, Caramelli P, Silveira ASB, Nitrini R. Epidemiologic survey of dementia in a community-dwelling Brazilian population. Alzheimer Dis Assoc Disord. 2002;16(2):103-8.

37. Bottino CM, Azevedo D Jr, Tatsch M, Hototian SR, Moscoso MA, Folquitto J, et al. Estimate of dementia prevalence in a community sample from São Paulo, Brazil. Dement Geriatr Cogn Disord. 2008;26(4):291-9.

38. El Tallawy HN, Farghly WM, Shehata GA, Rageh TA, Hakeem NA, Abo-Elfetoh N, et al. Prevalence of dementia in Al Kharga District, New Valley Governorate, Egypt. Neuroepidemiology. 2012;38(3):130-7.

39. Garre-Olmo J1, Genís Batlle D, del Mar Fernández M, Marquez Daniel F, de Eugenio Huélamo R, Casadevall T, et al. Incidence and subtypes of early-onset dementia in a geographically defined general population. Neurology. 2010;75(14):1249-55.

40. Sekita A, Ninomiya T, Tanizaki Y, Doi Y, Hata J, Yonemoto K, et al. Trends in prevalence of Alzheimer's disease and vascular dementia in a Japanese community: the Hisayama Study. Acta Psychiatr Scand. 2010;122(4):319-25.

41. Hébert R, Lindsay J, Verreault R, Rockwood K, Hill G, Dubois MF. Vascular dementia: incidence and risk factors in the Canadian study of health and aging. Stroke. 2000;31(7):1487-93.

42. López Mongil R, López Trigo JA, Castrodeza Sanz FJ, Tamames Gómez S, León Colombo T; Grupo de Trabajo de Atención Sanitaria en Residencias de Ancianos de la Sociedad Española de Geriatría y Gerontología. Prevalence of dementia in institutionalized patients. The RESYDEM study. Rev Esp Geriatr Gerontol. 2009;44(1):5-11.

43. Knopman DS, Parisi JE, Boeve BF, Cha RH, Apaydin H, Salviati A, et al. Vascular dementia in a population-based autopsy study. Arch Neurol. 2003;60(4):569-75.

44. Tabet N, Quinn R, Klugman A. Prevalence and cognitive impact of cerebrovascular findings in Alzheimer's disease: a retrospective, naturalistic study. Int J Clin Pract. 2009;63(2):338-45.

45. Rockwood K, Macknight C, Wentzel C, Black S, Bouchard R, Gauthier S, et al. The diagnosis of "mixed" dementia in the Consortium for the Investigation of Vascular Impairment of Cognition (CIVIC).Ann N Y Acad Sci. 2000;903:522-8.

46. Fitzpatrick AL, Kuller LH, Ives DG, Lopez OL, Jagust W, Breitner JC, et al. Incidence and prevalence of dementia in the Cardiovascular Health Study. J Am Geriatr Soc. 2004;52(2):195-204.

47. Imfeld P, Brauchli Pernus YB, Jick SS, Meier CR. Epidemiology, comorbidities, and medication use of patients with Alzheimer's disease or vascular dementia in the UK. J Alzheimers Dis. 2013;35(3):565-73.

48. Bdzan LB, Turczy ski J, Szabert K. Prevalence of dementia in a rural population. Psychiatr Pol. 2007;41(2):181-8.

49. Engelhardt E, Laks J, Cavalcanti JLS, Moreira DM, Madalen C. Demência vascular. Rev Bras Neurol. 2004;40:5-25.

50. Hachinski VC, Iliff LD, Zilhka E, Du Boulay GH, McAllister VL, Marshall J, et al. Cerebral blood flow in dementia. Arch Neurol. 1975;32(9):632-7.

51. Chui HC, Victoroff JI, Margolin D, Jagust W, Shankle R, Katzman R. Criteria for the diagnosis of ischemic vascular dementia proposed by the State of California Alzheimer's Disease Diagnostic and Treatment Centers (ADDTC). Neurology. 1992;42(3 Pt 1):473-80.

52. World Health Organization. Classificação de transtornos mentais e de comportamento da CID-10. Porto Alegre: Artmed; 1993.

53. Román GC, Tatemichi TK, Erkinjuntti T, Cummings JL, Masdeu JC, Garcia JH, et al. Vascular dementia: diagnostic criteria for research studies. Report of the NINDS-AIREN International Workshop. Neurology. 1993;43(2):250-60.

54. American Psychiatric Association. Manual diagnóstico e estatístico de transtornos mentais: DSM-5. 5. ed. Porto Alegre: Artmed; 2014.

55. Petersen RC. Mild cognitive impairment as a diagnostic entity. J Intern Med. 2004;256(3):183-94.

56. Szoeke CEI, Campbell S, Chiu E, Ames D. Vascular cognitive disorder. In: Weiner MF, Lipton AN, editors. Textbook of Alzheimer disease and other dementias. Arlington: APP; 2009.

57. Román GC. Facts, myths, and controversies in vascular dementia. J Neurol Sci. 2004;226(1-2):49-52.

58. Engelhardt E, Tocquer C, André C, Moreira DM, Okamoto IH, Cavalcanti, JLS. Demência vascular:

critérios diagnósticos e exames complementares. Dement Neuropsychol. 2011;5(Suppl 1):49-77.

59. Inzitari D, Pracucci G, Poggesi A, Carlucci G, Barkhof F, Chabriat H, et al. Changes in white matter as determinant of global functional decline in older independent outpatients: three year follow-up of LADIS (leukoaraiosis and disability) study cohort. BMJ. 2009;339:b2477.

60. Engelhardt E, Moreira DM, Alves GS, Lanna MEO, Alves CEO, Ericeira-Valente L, et al. Binswanger's disease and quantitative fractional anisotropy. Arq Neuropsiquiatr. 2009;67(2A):179-84.

61. Garcia JH, Brown GG. Vascular dementia: neuropathologic alterations and metabolic brain changes. J Neurol Sci. 1992;109(2):121-31.

62. Alexopoulos GS, Meyers BS, Young RC, Campbell S, Silbersweig D, Charlson M. "vascular depression" hypothesis. Arch Gen Psychiatry. 1997;54(10):915-22.

63. Ballard C, O'Brien J, James I, Swann A. Dementia: management of behavioral and psychological symptoms. Oxford: Oxford University; 2001

64. Cummings JL. Frontal-subcortical circuits and human behavior. Arch Neurol. 1993;50(8):873-80.

65. Kalaria RN, Maestre GE, Arizaga R, Friedland RP, Galasko D, Hall K, et al. Alzheimer's disease and vascular dementia in developing countries: prevalence, management, and risk factors. Lancet Neurol. 2008;7(9):812-26.

66. Yassuda MS, Flaks MK, Pereira FS, Forlenza OV. Avaliação neuropsicológica de idosos: demências. In: Malloy-Diniz LF, Fuentes D, Cosenza RM, organizadores. Neuropsicologia do envelhecimento: uma abordagem multidisciplinar. Porto Alegre: Artmed; 2013.

67. Caramelli P, Barbosa MT. Como diagnosticar as quatro causas mais frequentes de demência? Rev Bras Psiquiatr. 2002;24(Supl I):7-10.

68. Román G. Diagnosis of vascular dementia and Alzheimer's disease. Int J Clin Pract Suppl. 2001;(120):9-13.

69. Abrisqueta-Gomez J. Avaliação e reabilitação neuropsicológica no idoso. In: Andrade VM, Santos FH, Bueno OFA, organizadores. Neuropsicologia hoje. São Paulo: Artes Médicas; 2004.

70. Alves GS, Sudo FK, Alves CEO, Ericeira-Valente L, Moreira DM, Engelhardt E, et al. Diffusion tensor imaging studies in vascular disease. A review of the literature Dement Neuropsychol. 2012;6(3):158-63.

71. Burgmans S, van Boxtel MP, Gronenschild EH, Vuurman EF, Hofman P, Uylings HB, et al. Multiple indicators of age-related differences in cerebral white matter and the modifying effects of hypertension. Neuroimage. 2010;49(3):2083-93.

72. Brucki SMD, Ferraz AC, Freitas GR, Massaro AR, Radanovic M, Schultz RR. Tratamento da demência vascular. Dement Neuropsychol 2011;5(Suppl 1):78 90.

73. Knöchel C, Oertel-Knöchel V, O'Dwyer L, Prvulovic D, Alves G, Kollmann B, et al. Cognitive and behavioural effects of physical exercise in psychiatric patients. Prog Neurobiol. 2012;96(1):46-68.

▶ LEITURAS SUGERIDAS

Erkinjuntti T, Inzitari D, Pantoni L, Wallin A, Scheltens P, Rockwood K, et al. Research criteria for subcortical vascular dementia in clinical trials. J Neural Transm Suppl. 2000;59:23-30.

Fernández MI, Castro-Flores J, Perez-de las Heras S, Mandaluniz-Lekumberri A, Gordejuela M, Zarranz J. Prevalence of dementia in the elderly aged above 65 in a district in the Basque Country. Rev Neurol. 2008;46(2):89-96.

Kavirajan H, Schneider LS. Efficacy and adverse effects of cholinesterase inhibitors and memantine in vascular dementia: a meta-analysis of randomised controlled trials. Lancet Neurol. 2007;6(9):782-92.

Matsui Y, Tanizaki Y, Arima H, Yonemoto K, Doi Y, Ninomiya T, et al. Incidence and survival of dementia in a general population of Japanese elderly: the Hisayama study. J Neurol Neurosurg Psychiatry. 2009;80(4):366-70.

Ravaglia G, Forti P, Maioli F, Martelli M, Servadei L, Brunetti N, et al. Incidence and etiology of dementia in a large elderly Italian population. Neurology. 2005;64(9):1525-30.

Sultzer DL, Levin HS, Mahler ME, High WM, Cummings JL. A comparison of psychiatric symptoms in vascular dementia and Alzheimer's disease. Am J Psychiatry. 1993;150(12):1806-12.

12
DEMÊNCIAS REVERSÍVEIS

DANILO MAGNUS ROCHA PINHEIRO
LEONARDO DA SILVA PRESTES
LEONARDO CAIXETA

Contrapondo-se aos quadros de demência progressiva sem tratamento específico à época, a reversão bem-sucedida tanto de um caso de demência infecciosa por neurossífilis, na década de 1940, quanto de outro com hidrocefalia de pressão normal, em 1965,[1] trouxe um novo fôlego para as pesquisas, com a possibilidade de tratamento de demências até então irreversíveis.

Epidemiologistas afirmavam, da década de 1970 até o início dos anos de 1980, que a prevalência de demência reversível era alta, chegando a 40%, dependendo da metodologia empregada. Entretanto, a prática clínica observava uma frequência menor, fato esse comprovado por estudos posteriores, com afirmações de prevalência de 13% e reversibilidade, parcial ou total, de 11%.[2]

Em metanálise realizada por Clarfield em 2003,[1] o número das demências potencialmente reversíveis caiu ainda mais, para 9%, sendo em cerca de 1% o percentual de pacientes que apresentaram melhora ou cura real.

O que poderia explicar essa diminuição progressiva da prevalência e da taxa de reversão real? Ao menos três fatores podem ser indicados. Primeiro, foi verificada uma mudança das características metodológicas dos trabalhos, seja no aumento da população idosa e na diminuição das porcentagens relativas, seja na aplicação de testes neuropsicológicos de maior acurácia, ou, ainda, no acompanhamento longitudinal da reversibilidade. Segundo, foi alterada a elegibilidade dos critérios, agora mais rígidos, para que um paciente pudesse ser enquadrado como portador de uma síndrome demencial. Por fim, foram garantidos diagnóstico precoce e tratamento adequado de condições com potencial comprometimento cognitivo.[2,3]

Entre as etiologias que podem ser evocadas pelo mnemônico DEMENTIA (Quadro 12.1), estão as demências secundárias a depressão, alterações estruturais cerebrais, doenças metabólicas, endócrinas, nutricionais, distúrbios tóxicos, infecções e uso de

QUADRO 12.1 CAUSAS DE DEMÊNCIAS REVERSÍVEIS (MNEMÔNICO) E SEUS PRINCIPAIS REPRESENTANTES

D (depressão)	Depressão, síndrome de Ganser e doença bipolar
E (Estrutural, alterações cerebrais)	Hidrocefalia de pressão normal, hematomas subdurais, tumores
M (Metabólicas, distúrbios)	Doenças reumáticas, pulmonares, hepáticas, renais, inflamatórias
E (Endocrinopatias)	Hipotireoidismo, hipertireoidismo, hipoparatireoidismo, adrenal e doenças da hipófise
N (Nutricionais, deficiências)	Deficiência de vitamina B12, ácido fólico, deficiência de tiamina, pelagra
T (Tóxicas)	Uso de medicações, como anticolinérgicos, benzodiazepínicos, corticoides, analgésicos, levodopa e polifarmácia
I (Infecções)	Meningoencefalites subagudas e crônicas (tuberculose, fungos, parasitas), abscesso cerebral, doença de Lyme, aids, neurossífilis, neurocisticercose e infecção urinária no idoso
A (Álcool)	Demência primária alcoólica

álcool. Este capítulo será focado nas causas de maior frequência, exceto o comprometimento cognitivo depressivo, que será discutido em outro capítulo deste livro.

Assim, o diagnóstico de demência reversível em consultório mostrou-se – e ainda se mostra – raro: uma vez instalada, as chances de reversibilidade são pequenas, o que faz os reiterados testes de alta sensibilidade solicitados na tentativa de identificar alterações com potencial tratamento mostrarem-se inócuos. Os testes diagnósticos, por isso, devem ser mais focados, sem levantar falsas esperanças nem para o médico nem para os familiares.[1]

▶ COMPROMETIMENTO ESTRUTURAL CEREBRAL

HIDROCEFALIA DE PRESSÃO NORMAL

A hidrocefalia de pressão normal (HPN), descrita clinicamente pela tríade ataxia de marcha, incontinência urinária e demência subcortical, constitui a principal etiologia com real potencial de reversibilidade em pacientes que satisfazem os critérios para demência.[5] Cada doente deve ser analisado de forma individual, a fim de classificá-lo como portador de uma HPN primária ou em comorbidade com alguma neurodegeneração cognitiva.

No caso da HPN primária, os estudos psicométricos dão atualmente um caráter específico para o déficit cognitivo, como uma entidade única, diferente das demais demências subcorticais. Estão presentes o esquecimento, a desatenção, a apatia, a inflexibilidade mental e a lentidão. Entretanto, são infrequentes os sinais de alteração psiquiátrica, como mudanças de humor, de personalidade ou de comportamento. Os sinais corticais da "síndrome afasia-apraxia-agnosia" não estão presentes, e os pacientes não se enquadram nos critérios para doença de Alzheimer (DA) ou demência vascular (DV). Nesse grupo, a agilidade do diagnóstico permite uma chance alta de reversão dos sintomas, podendo chegar a 80%. Entretanto, nos casos mais avançados, mesmo não havendo perda neuronal, as chances são pouco prováveis.[6,7]

Outro grupo é composto por pacientes portadores de HPN, mas em comorbidade com outras demências corticais. Doença cerebrovascular é presente em mais de 60% dos pacientes com HPN, aumentando as chances para DV associada. Biópsias cerebrais em pacientes submetidos à derivação mostram a presença de DA em 75% dos casos. Portanto, as chances de melhora ou até cura do quadro de déficit cognitivo são menores.[7]

Quanto aos demais sinais da tríade, a marcha é caracterizada por festinação, instabilidade, dificuldade para movimentos de transição (sentado para em pé ou em pé para sentado) e retropulsão ou anteropulsão da postura. Sinais de liberação piramidal são incomuns. Já a incontinência urinária é geralmente de urgência, com dificuldade para inibir o esvaziamento da bexiga, e nictúria em menor intensidade.[8]

O déficit cognitivo, além do histórico clínico, deve ser amparado por testes que avaliem a porção subcortical, principalmente do lobo frontal. Entre tais testes, encontram-se o de Stroop, o de Dígito-span, o das Trilhas A/B e o da Aprendizagem Auditivo-Verbal de Rey. O Miniexame do Estado Mental (MEEM), todavia, é pouco adequado, uma vez que é de avaliação cortical.[7]

Presentes os indícios clínicos para HPN, com o paciente manifestando dois dos três sinais cardinais da tríade, o diagnóstico passa a ser apoiado pela imagenologia.[7] Esta, quer pela tomografia quer pela ressonância, deve ser marcada pela presença de ventriculomegalia cerebral, com índice de Evans maior que 0,3. O índice de Evans consiste na razão da largura máxima dos cornos anteriores dos ventrículos laterais pelo diâmetro máximo cerebral biparietal no nível do forame de Moro. Apesar das críticas de alguns autores que o consideram pouco preciso, o índice de Evans ainda é uma referência, influenciando na decisão terapêutica (Fig. 12.1).[8]

Do mesmo modo, a neuroimagem também pode revelar outras características

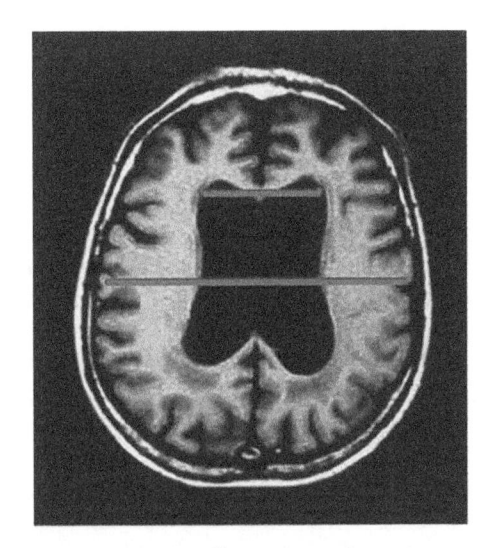

FIGURA 12.1 **RESSONÂNCIA MAGNÉTICA DE ENCÉFALO MOSTRANDO REFERÊNCIA PARA CÁLCULO DO ÍNDICE DE EVANS (LINHAS).**

diagnósticas, como ângulo do corpo caloso maior que 40°, extravasamento de líquido no córtex periventricular, sem relação com microangiopatia ou desmielinização, e ausência de fluxo no aqueduto do quarto ventrículo.[8]

Nos casos em que se confirmou o diagnóstico de HPN, é importante a realização do Tap Test. Este, quando positivo, é altamente preditivo (com índices de 72 a 100%) de resposta favorável ao tratamento cirúrgico.[9] O Tap Test envolve a punção lombar com a retirada de 30 a 70 mL de líquido cerebrospinal, de preferência por três dias consecutivos; será positivo se o paciente apresentar melhora clínica tanto na marcha, com uma redução em 20% no tempo ou na quantidade de passos para percorrer uma distância de 10 m, quanto na cognição, com melhora de 10% no desempenho dos testes cognitivos. A cisternocintilografia vem ganhando espaço no lugar do Tap Test por ser menos invasiva e mais rápida. Entretanto, alguns trabalhos afirmam que é um exame com taxas altas de falsos positivos, motivo pelo qual as diretrizes internacionais desaconselham sua utilização de forma isolada para diagnóstico.[8]

O tratamento é feito por meio de instalação de derivação cerebral, preferencialmente pela técnica ventriculoperitoneal, utilizando-se os procedimentos lomboperitoneal e ventriculostomia do terceiro ventrículo apenas para casos restritos. A cirurgia apresenta-se cada vez mais segura, com diminuição das taxas de sangramento ou epilepsia secundária de 15 para 5%. Além disso, quando precisamente indicada, o benefício clínico é de 70 a 90% em comparação ao estado pré-operatório. O tratamento conservador fica restrito aos pacientes com algum impedimento cirúrgico, como uso de acetazolamida ou realização de punções lombares de repetição.[7]

NEOPLASIAS E HEMATOMAS

Hematomas crônicos (Fig. 12.2) e tumores às vezes se apresentam clinicamente com alterações de comportamento e déficits cognitivos, podendo, assim, conduzir para um diagnóstico de demência, sobretudo nos casos sem sinais neurológicos focais. Dentro da prevalência das demências reversíveis, neoplasias correspondem a 1,5%, e a 6,5% dos casos de reversibilidade completa ou parcial. A acurácia do diagnóstico aumenta pela realização de exames de imagem do cérebro, o que permite o planejamento adequado, muitas vezes cirúrgico.[1,3]

▶ DOENÇAS METABÓLICAS

Doenças sistêmicas, como distúrbios eletrolíticos e insuficiências hepática, renal, cardíaca e pulmonar, também podem causar déficit transitório da cognição, de modo bastante semelhante aos quadros demenciais. Habilidades cognitivas normais devem ser restauradas pelo tratamento da doença subjacente.[3,29]

Entre as várias enfermidades sistêmicas que podem levar a prejuízo cognitivo, destaca-se a encefalite límbica. Esta é uma síndrome paraneoplásica que não tem ação direta da neoplasia, mas uma resposta imunomediada. Em 60% dos casos, não se encontra o tumor na primeira investigação, podendo a clínica anteceder o aparecimento do câncer em até seis anos. A pesquisa de anticorpos, como anti-HU, será negativa em 40% dos casos. No âmbito clínico, é manifestada por sintomas de hipomnésia e alterações comportamentais, apresentando, em alguns pacientes, um quadro semelhante à demência de característica rapidamente progressiva. Na pesquisa do líquido cerebrospinal são encontrados aumento da proteína e linfocitose leve. A ressonância mostra sinal hiperintenso em lobos temporais mediais, bem como no tálamo e nos hipocampos, principalmente. O tratamento é fundamentado na plasmaférese ou imunoglobulina.[29]

Muitos pacientes com demência apresentam transtornos do sono, como agitação psicomotora e *delirium*. O tratamento adequado dessas alterações pode levar à me-

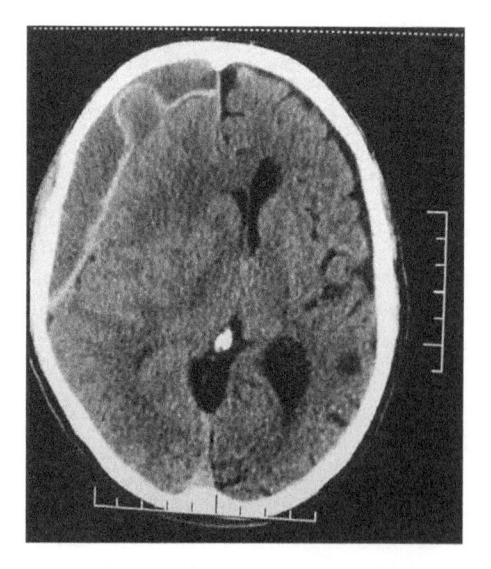

FIGURA 12.2 **TOMOGRAFIA MOSTRANDO HEMATOMA SUBDURAL.**

lhora cognitiva, bem como gerar facilidades para o cuidador. Estudos também levantaram a hipótese de que alterações do sono, como a síndrome de apneia e hipopneia obstrutiva do sono (SAHOS), promoveriam déficits cognitivos, sobretudo demências. Entretanto, metanálises ainda não comprovaram tal vínculo, ficando ratificadas apenas dificuldades na atenção e na memória anterógrada.[30]

> ### DOENÇAS REUMATOLÓGICAS

Déficits cognitivos são comuns em doenças reumatológicas, como no caso do lúpus eritematoso sistêmico (LES). No LES, a prevalência é alta – quando contabilizados os quadros de disfunção cognitiva leve e moderada –, mas variável, correspondendo a um intervalo de 20 a 80%,[21] o que se justifica pela diferença da metodologia dos trabalhos científicos. Os casos graves, incluindo-se as demências secundárias, são mais raros, oscilando entre 3 e 5%. Normalmente, as funções mais afetadas são a atenção, a memória visual e verbal, a capacidade executiva e a velocidade psicomotora, o que pode ocorrer mesmo na ausência de qualquer atividade e demonstrar evolução variável com o curso da doença.[22]

A conduta terapêutica passa tanto pela reabilitação neurocognitiva quanto pelo tratamento da doença de base, mas com poucas chances de reversibilidade. A partir dos avanços nessa área, os pacientes apresentam uma maior longevidade, e a associação com causas neurodegenerativas passa a ser uma realidade cada vez mais presente, configurando também um fator de confusão diagnóstica. A mais comum dessas causas degenerativas é a DV, que tem sua clínica acelerada devido às lesões de vasos cerebrais secundárias ao LES.[22]

Na doença de Sjögren, o déficit cognitivo é o sintoma mais frequente quando há o comprometimento do SNC, geralmente relacionado com déficit de atenção e disfunções executivas do lobo frontal. Entretanto, os casos de demência são raros. A demência na doença de Sjögren está associada com anticorpos anti-SSA e anti-SSB positivos. A ressonância magnética mostra lesões semelhantes às da esclerose múltipla.[23]

Na doença de Beçhet, além da tríade clássica de lesões orais, genitais e oculares, há comprometimento do SNC em 38% dos casos, podendo causar meningoencefalites, tromboses e síndrome do pseudotumor cerebral nos quadros de evolução rápida. Nos casos crônicos, o paciente pode apresentar déficit de memória e alterações na personalidade. Os casos demenciais são mais frequentemente em comorbidade do que secundários.[23]

Contudo, de todas as causas reumatológicas que promovem alterações cognitivas, a que se apresenta verdadeiramente como reversível é a arterite temporal. Caracterizada por uma síndrome clinicamente apresentada com cefaleia, febre ou polimialgia e alterações visuais, é uma doença autoimune com mais frequência em homens, de incidência de 18/100 mil. Laboratorialmente, há o aumento tanto da velocidade de hemossedimentação (VHS) quanto da proteína C reativa (PCR). À palpação, a artéria está endurecida e sem pulso, com o diagnóstico de certeza sendo obtido pela biópsia.[23]

Cognitivamente, o quadro é agudo, associado a alterações comportamentais; não preenche critérios para demência, podendo ser confundido com *delirium*. O emprego de corticoterapia produz melhora rápida.[23]

> ### DOENÇAS ENDÓCRINAS

TIREOIDIANAS

A disfunção cognitiva pode ser resultado de hipotireoidismo. O quadro normalmente se apresenta com lentidão de raciocínio, hipomnésia e perda da destreza motora. Os casos mais graves acabam por caracterizar um quadro demencial.[10] O possível risco de que alterações dos valores tireoidianos aumentem a chance de demência no idoso pode ser de 30%, e de 20% para DA.[11]

Entre as prováveis explicações para essa relação, destaca-se o conhecimento de que os lobos temporais mediais, os núcleos da amígdala e os hipocampos têm grande quantidade de receptores para hormônios da tireoide, além de que esses hormônios influenciam no estresse oxidativo, o que pode favorecer a formação de placas β-amiloides.[11]

Já o hipertireoidismo está associado a aumento da espessura da membrana basal vascular e destruição de vasos capilares; isso leva ao desenvolvimento de doenças cerebrovasculares e, consequentemente, de DV.[10]

Entretanto, trabalhos de revisão consideram que são raros os casos de reversibilidade de um quadro demencial por etiologia tireoidiana, mesmo com tratamento adequado.[1,10] Apesar disso, o benefício nos déficits cognitivos leves e moderados é conhecido, sendo importante o tratamento de populações de risco como possível forma de neuroproteção.

DIABETES

O diabetes melito (DM) pode alterar funções cognitivas e aumentar o risco de demências. Metanálises atuais descrevem uma incidência dessas alterações entre os diabéticos 1,5 a 2,5 vezes maior do que na população geral. Sugeriu-se que as causas seriam as macro e microlesões vasculares, bem como a toxicidade da glicose e a hiperinsulinemia.[12] Tempo de duração do DM, tratamento inadequado e maiores níveis de hipoglicemia estão entre os fatores de risco para quadros demenciais.[13]

Uma das consequências cerebrais do DM é a atrofia cortical, que ocorre de forma mais pronunciada e com maior velocidade quando comparada ao envelhecimento normal. Essa atrofia afeta todo o cérebro, mas é ainda mais intensa no hipocampo e no lobo temporal medial, sendo a causa ou um fator de aceleração para um quadro demencial.[12]

Outro fator importante que pode explicar a elevação do risco é o aumento do estresse oxidativo das hipo e hiperglicemias, o que facilitaria a exacerbação da neurotoxicidade das placas β-amiloide, além de também promover disfunções subcorticais, com alteração de substância branca. Esse conjunto de degeneração cortical e profunda acaba por dificultar a conectividade entre as várias áreas cerebrais, com manifestações clínicas diversas, impactando em exames psicométricos e levando, também, a perturbações psiquiátricas.[12]

É importante destacar a necessidade do diagnóstico e do tratamento precoce do pré-diabetes e dos diabéticos a fim de prevenir de maneira eficaz a demência.[14]

DEFICIÊNCIA DE HORMÔNIOS SEXUAIS

Os hormônios sexuais apresentam diminuição de sua produção com o decorrer da idade, culminando em quadros de menopausa e andropausa. Entre outras funções, apresentam caráter neuroprotetor ao promoverem, no sistema nervoso central (SNC), a homeostase, que impede a desregulação dos genes que participam da transcrição, translação e apoptose dos neurônios CA1 do hipocampo.[3,15] Além disso, esses hormônios influenciam no controle do estresse oxidativo e na perfusão sanguínea cerebrais, bem como atuam nos neurônios colinérgicos e, consequentemente, na produção de um neurotransmissor importante: a acetilcolina.[15]

Ensaios clínicos foram realizados para verificar um possível benefício cognitivo das terapias de reposição hormonal sobre a cognição. Entretanto, as revisões sistemáticas e as metanálises realizadas em pacientes com demência até o momento não comprovaram tal potencial.[15,16]

Novos estudos estão em andamento em pacientes já em pausa hormonal, mas ainda cognitivamente estáveis, na tentativa de verificar um possível benefício neuroprotetor com o tratamento de reposição, diminuindo o risco neurodegenerativo. Porém, ainda não há um parecer conclusivo.[15]

▶ DEFICIÊNCIAS NUTRICIONAIS

Desde o século XIX, quando a anemia perniciosa foi descrita, é conhecida a relação entre alteração neuropsiquiátrica e diminuição da concentração sérica da vitamina B12. Ao quadro clínico geral de anemia com macrocitose, são acrescidos sintomas como *delirium* hipoativo, atraso psicomotor, confusão e perda de memória.[3]

Apesar de, em 1858, uma demência reversível relacionada à hipovitaminose ter sido descrita, estudos atuais não mostram uma relação de causa e efeito. Como é sabido que os idosos, devido à alteração da capacidade absortiva de nutrientes, apresentam índices de 10 a 15% de deficiência da vitamina B12, as revisões sistemáticas teorizam que alterações cognitivas nesses indivíduos com hipovitaminose podem ser uma coincidência.[17] Além disso, metanálises não comprovam benefício estatisticamente significativo na reposição de vitamina B12 para pacientes demenciais que apresentem ou não níveis séricos alterados.[13]

Outra vitamina também relacionada ao desempenho cognitivo é a B9, ou ácido fólico. Ela está ligada ao bom funcionamento de funções cerebrais, como memória episódica, atenção, orientação visuoespacial e fluência verbal. Com a vitamina B12, metaboliza a homocisteína, que, além de ser responsável pelo aumento do risco de doenças cardiovasculares, neurologicamente promove atrofia cortical, ainda não estando claro se por alteração vascular ou por neurotoxicidade, bem como aumenta o risco para DA.[18,19]

Assim, alguns trabalhos apontam a carência do ácido fólico como a responsável não só por alterações comportamentais, mas também por quadros demenciais secundários à hipovitaminose, sendo que a reposição de ácido fólico pode reverter as alterações clínicas.[18] Porém, como no caso da vitamina B12, uma metanálise não mostrou benefício estatístico por falta de evidências consistentes, sendo necessária a realização de estudos de maior duração.[20]

▶ DISTÚRBIOS TÓXICOS

Os déficits cognitivos foram reconhecidos como a primeira causa de demências reversíveis no passado. Os idosos acabam sendo mais suscetíveis à toxicidade das substâncias devido à alteração da metabolização renal e hepática, bem como ao maior acúmulo do fármaco na gordura corporal, que aumenta nessa faixa etária, e à polifarmácia.[3]

Os medicamentos que mais comumente causam alterações cognitivas são os benzodiazepínicos – que estão relacionados à atrofia cortical hipocampal –, os antidepressivos, os barbitúricos, os antipsicóticos, os analgésicos e os agentes hipotensores, como propranolol.[3]

Tanto na demência induzida por substâncias quanto na intoxicação medicamentosa, a conduta é a descontinuidade do fármaco, com grandes chances de reversibilidade do quadro.

▶ DOENÇAS INFECCIOSAS

A aids tem, em seu comprometimento cognitivo, uma importante complicação neurológica, que leva a prejuízo nas atividades diárias de seus portadores. A Academia Americana de Neurologia classifica esse quadro em: assintomáticos normais; transtorno neurocognitivo assintomático; transtorno neurocognitivo; e a forma grave, denominada de demência associada ao HIV.[24]

O SNC é a segunda área com maiores manifestações clínicas, o que se explica tanto pelo maior neurotropismo do vírus – principalmente o subtipo D – quanto pela dificuldade da terapia antiviral atravessar a barreira hematencefálica. Mesmo assim, o tratamento consegue reverter, em até 63%, os casos de prejuízo cognitivo. Entretanto, tal índice de sucesso não é totalmente repetido nos idosos infectados, devido, sobretudo, a alterações estruturais cerebrais de base.[24]

A neurossífilis acomete indivíduos imunocompetentes em fases mais avançadas em sua maioria – chamada fase terciária ou tardia.[25] Clinicamente, apresenta-se com quadro muito semelhante a outras doenças neurológicas, podendo ser confundida mesmo após anos de acompanhamento médico. Mitsonis e colaboradores[26] conseguiram definir sintomas que estão presentes em 85% dos casos:[25, 26]

- Forma comportamental
  a) Maníaco-depressiva: alternância entre períodos ora de depressão, ora com perda da autocrítica, euforia e ideias de grandeza de grandes proporções.
  b) Esquizofrênica: quadro paranoide, com ideias persecutórias ou de grandeza; presença de alucinações visuais e auditivas ou de forma catatônica.
  c) Confusional: presença de variação da consciência, desorientação e pensamento desconexo.
- Forma demencial simples: início insidioso, com leve alteração da cognição, irritabilidade, dificuldade de concentração e apatia; entretanto, pode ser rapidamente progressivo, com comprometimento das funções cerebrais; alucinações e delírios são menos comuns.

Entre os vários subtipos de neurossífilis, destaca-se, para o estudo das demências, o subtipo parético, marcado pelo início como forma demencial simples. São facilmente confundidos como depressão, e conforme progridem, podem englobar outras formas clínicas, como a maníaca e esquizofrênica.[25]

O diagnóstico é fundamentado na pesquisa de sorologia para sífilis no líquido cerebrospinal e soro, que pode ser feita por formas não treponêmicas, como VDRL e reação de Wassermann, e treponêmicas, como FTA-Abs, hemaglutinação e imunofluorescência. O tratamento, feito com penicilina cristalina intravenosa, permite uma potencial reversão completa dos sintomas.[25]

A neurocisticercose, apesar de ser aceita como a doença parasitária mais frequente no SNC e de ter um caráter endêmico no Brasil, tem sua manifestação psíquica, principalmente em sua forma demencial, negligenciada em nosso meio, assim como acontece com outras doenças tropicais.[29]

Apresenta-se como um padrão subcortical, sendo mais semelhante à DV que à DA. Assim, os sintomas frequentes são mais de distúrbios de processos cognitivos fundamentais, como memória, motivação e atenção, do que comprometimento das funções corticais específicas, como linguagem, praxias e gnosias.[29]

Várias são as teorias que tentam explicar a correlação entre neurocisticercose e demência. Seja pela intensidade e tamanho das lesões diretas provocadas pelo parasita, pelo processo inflamatório secundário cerebral, ou pela hidrocefalia obstrutiva que pode ocorrer, fato é que, aos sintomas cognitivos, podem ser acrescidos sintomas psiquiátricos, como depressão, mania, psicose esquizoafetiva, transtorno de pânico, ansiedade generalizada e alterações da personalidade. O diagnóstico passa pela neuroimagem (Fig. 12.3) e por testes sorológicos.[29]

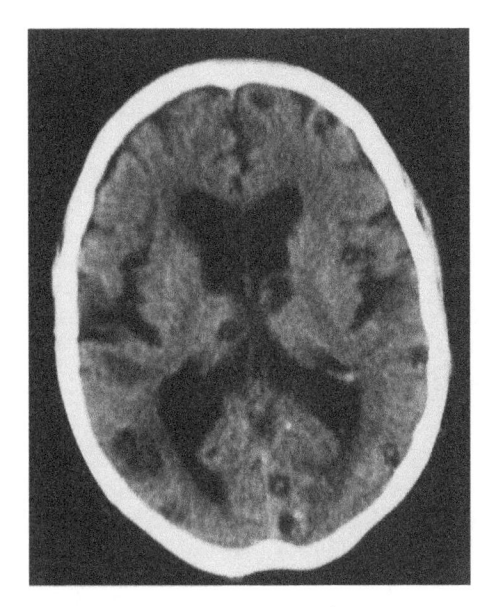

FIGURA 12.3 TOMOGRAFIA DE CRÂNIO MOSTRANDO NEUROCISTICERCOS ATIVOS VIVOS.

Outras infecções crônicas, como neurotuberculose e doença de Lyme, também podem evoluir com comprometimento cognitivo importante, gerando as chamadas demências infecciosas crônicas. O diagnóstico por meio do líquido cerebrospinal é uma etapa importante, permitindo individualização do tratamento e aumentando as chances de reversibilidade do quadro.[1,3]

➤ ÁLCOOL

Abuso na ingestão de álcool está relacionado com degradação da capacidade cognitiva, podendo evoluir para uma forma demencial, tanto pelo efeito tóxico em si, quanto, principalmente, por patologias alcoólicas secundárias, como Wernicke-Korsakoff, Marchiafava-Bignami e hepatopatias.[3] Estudos de correlação clínico-patológica constataram que vários casos classificados como demência alcoólica eram, na verdade, encefalopatia de Wernicke-Korsakoff, mesmo na presença de atrofia cerebral generalizada. Conclui-se que há dificuldade para a demência alcoólica ser classificada como uma entidade clínica independente, havendo muita sobreposição entre as doenças. A estimativa é de que 10% dos pacientes evoluam para um quadro de neurodegeneração, principalmente demência alcoólica e encefalopatia de Wernicke-Korsakoff.[27]

A demência alcoólica primária apresenta quadro amplo: além da hipomnésia, alterações da percepção motora e visuoespacial, da abstração, da resolução de problemas e do aprendizado são constantes. Nos portadores, mesmo após a interrupção do abuso, o déficit pode se tornar permanente. Além disso, mesmo pacientes neurologicamente assintomáticos podem apresentar distúrbios pré-frontais, que interferem, por exemplo, na tomada de decisão e, com isso, na dificuldade de interromper o abuso (Fig. 12.4).

Apesar de não ser classificada como demência, é importante o conhecimento da encefalopatia de Wernicke-Korsakoff, por ser o principal diagnóstico diferencial da demência alcoólica. Causada pela carên-

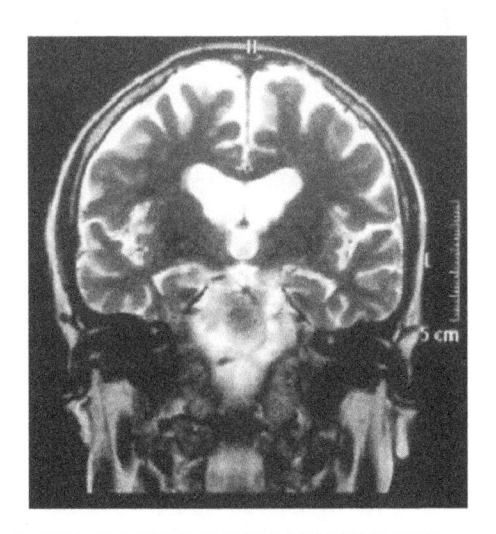

FIGURA 12.4 TOMOGRAFIA DE PACIENTE COM DEMÊNCIA ALCOÓLICA MOSTRANDO ATROFIA CORTICAL DIFUSA.

CASO CLÍNICO

Homem, 60 anos, destro, apresenta-se com histórico de iniciar, há aproximadamente um ano, quadro de perda volitiva e apatia, ao mesmo tempo em que passou a irritar-se facilmente com a esposa. No trabalho, apresentou dificuldade leve em se lembrar de compromissos e prazos. Após consultar psiquiatra, começou tratamento para depressão com fluoxetina, mas sem melhora substancial do quadro.

A clínica piorou progressivamente, culminando em hipomnésia grave, bem como prejuízo laboral e dependência para atividades da vida diária. Apresentava também alteração comportamental importante, marcada sobretudo por confusão, agitação psicomotora e alucinações visuais. Estava em uso de quetiapina, galantamina e memantina, entretanto sem controle dos sintomas.

Ao exame, apresentava-se em más condições de higiene e desorientado. A atenção e a memória estavam bastante prejudicadas. O pensamento e a linguagem não eram empobrecidos, mas desorganizados e delirantes. Além disso, a sensopercepção mostrava prejuízo, com alucinações, consciência do eu alterada e psicomotricidade lentificada.

O MEEM e outros testes cognitivos eram inaplicáveis. Foi solicitada tomografia de crânio, que se mostrou normal. Os exames laboratoriais apresentaram-se normais, exceto o VDRL, que foi positivo. Foi solicitado FTA-Abs no líquido cerebrospinal e soro, e ambos foram positivos. Foi iniciado, então, tratamento com penicilina cristalina intravenosa e seguimento para observação de reversibilidade.

Comentários
A velocidade de piora deve chamar atenção para possíveis diagnósticos diferenciais dentro das demências primárias. Nesse caso, temos o histórico de um paciente que, em menos de um ano, já apresentava comprometimento comportamental e cognitivo grave.

Entre as várias etiologias, a neurossífilis, potencialmente reversível, possui características semelhantes às manifestadas pelo paciente: início com um quadro similar à depressão e evolução para demência com sinais psicóticos.

Concluímos que a busca por diagnósticos deve ser focada, respeitando o raciocínio clínico, os sintomas e a evolução da doença em questão; de tal modo, não haverá sobrecarga ao paciente, com exames desnecessários, nem a maleficência do não diagnóstico de uma demência com potencial tratamento.

cia de tiamina entre os alcoolistas, é manifestada na forma clínica por amnésia retrógrada grave – dificuldade de lembrar eventos antigos – e anterógrada – dificuldade em formar novas memórias –, devido a lesões em corpos mamilares, hipocampo e núcleos talâmicos, principalmente. A confabulação é frequente como uma forma de preencher lacunas causadas tanto pela perda da memória retrógrada quanto pela da memória biográfica – um subtipo específico da retrógrada, mas conceitualmente mais focada na trajetória de vida do paciente. Estão também presentes diminuição da fluência verbal e da flexibilidade dos pensamentos. A reposição da tiamina pode não reverter o quadro clínico do paciente.[27]

No polo oposto do abuso, encontram-se os estudos que apoiam o consumo controlado do álcool, relacionado a uma diminuição do risco de demência e do declínio cognitivo. Além de aumentar níveis de HDL e fatores fibrinolíticos, que diminuem o risco de doenças cardiovasculares, o consumo de vinho tinto, por exemplo, reduziria também o risco para DA em até 32%. Logicamente, mais estudos devem ser feitos para esclarecer os riscos e potenciais benefícios do consumo do álcool.[13, 28]

▶ CONSIDERAÇÕES FINAIS

Apesar da baixa frequência no cotidiano do consultório, as demências potencialmente reversíveis constituem um grupo etiológico importante que deve ser considerado quando na investigação de uma deficiência cognitiva. Seja em busca da reversibilidade ou, quando essa não for alcançada, seja pela precisão diagnóstica, os testes laboratoriais e a neuroimagem complementam o raciocínio clínico (Fig. 12.5), sendo sempre

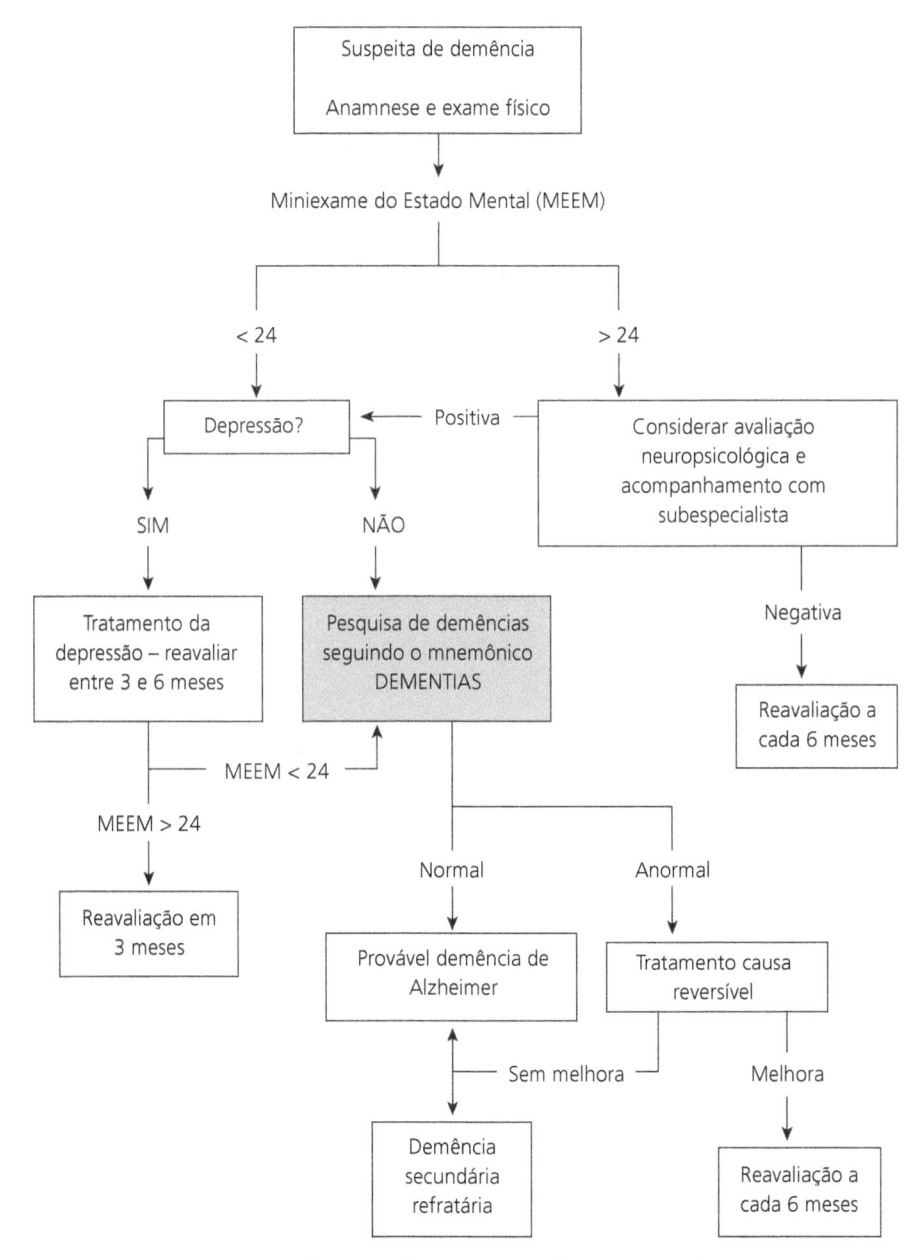

FIGURA 12.5 ALGORITMO DE DECISÃO DIAGNÓSTICA EM DEMÊNCIAS REVERSÍVEIS.

solicitados respeitando as características sintomáticas do paciente em questão.

► REFERÊNCIAS

1. Clarfield AM. The decreasing prevalence of reversible dementias: an updated meta-analysis. Arch Intern Med. 2003;163(18):2219-29.

2. Harisingani R. Where are the reversible dementias? J Am Geriatr Soc. 2005;53(6):1066-8.

3. Piccini C, Bracco L, Amaducci L. Treatable and reversible dementias: an update. J Neurol Sci. 1998;153(2):172-81.

4. Maletta GJ. The concept of "reversible" dementia: how nonreliable terminology may impair effective treatment. J Am Geriatr Soc. 1990;38(2):136-40.

5. Shprecher D, Schwalb J, Kurlan R. Normal pressure hydrocephalus: diagnosis and treatment. Curr Neurol Neurosci Rep. 2008;8(5):371-6.

6. Bret P, Guyotat J, Chazal J. Is normal pressure hydrocephalus a valid concept in 2002? A reappraisal in five questions and proposal for a new designation of the syndrome as "chronic hydrocephalus J Neurol Neurosurg Psychiatry. 2002;73(1):9-12.

7. Kiefer M, Unterberg A. The differential diagnosis and treatment of normal-pressure hydrocephalus. Dtsch Arztebl Int. 2012;109(1-2):15-25.

8. Williams MA, MD, Relkin NR. Diagnosis and management of idiopathic normal-pressure hydrocephalus. Neurol Clin Pract. 2013;3(5):375-85.

9. Pereira RM, Mazeti L, Lopes DCP, Pinto FCG. Hidrocefalia de pressão normal: visão atual sobre a fisiopatologia, diagnóstico e tratamento. Rev Med (São Paulo). 2012;91(2):96-109.

10. Gan EH, Pearce SHS. The thyroid in mind: cognitive function and low thyrotropin in older people. J Clin Endocrinol Metab. 2012;97(10):3438-49.

11. Annerbo SI, Lökk J. A clinical review of the association of thyroid stimulating hormone and cognitive impairment. ISRN Endocrinol. 2013;2013:856017.

12. Lee JH, Choi Y, Jun C, Hong YS, Cho HB, Kim JE, et al. Neurocognitive changes and their neural correlates in patients with type 2 diabetes mellitus. Endocrinol Metab (Seoul). 2014;29(2):112-21.

13. Etgen T, Sander D, Bickel H, Förstl H. Mild Cognitive impairment and dementia. Dtsch Arztebl Int. 2011;108(44):743-50.

14. Li J, Shao YH, Gong YP, Lu YH, Liu Y, Li CL. Diabetes mellitus and dementia: a systematic review and meta-analysis. Eur Rev Med Pharmacol Sci. 2014;18(12):1778-89.

15. Winkler JM, Fox HS. Transcriptome meta-analysis reveals a central role for sex steroids in the degeneration of hippocampal neurons in Alzheimer's disease. BMC Syst Biol. 2013;7:51.

16. Hogervorst E, Williams J, Budge M, Riedel W, Jolles J The nature of the effect of female gonadal hormone replacement therapy on cognitive function in post-menopausal women: a meta-analysis. Neuroscience. 2000;101(3):485-512.

17. Silva D, Albers U, Santana I, Vicente M, Martins IP, Verdelho A, et al. Do MCI patients with vitamin B12 deficiency have distinctive cognitive deficits? BMC Res Notes. 2013;6:357.

18. Kado DM, Karlamangla AS, Huang MH, Troen A, Rowe JW, Selhub J, et al. Homocysteine versus the vitamins folate, B6, and B12 as predictors of cognitive function and decline in older high-functioning adults: MacArthur Studies of Successful Aging. Am J Med. 2005;118(2):161-7.

19. Reynolds EH. Folic acid, ageing, depression, and dementia. BMJ. 2002;324(7352):1512-5.

20. Wald DS, Kasturiratne A, Simmonds M. Effect of folic acid, with or without other b vitamins, on cognitive decline: meta-analysis of randomized trials. Am J Med. 2010;123(6):522-527.e2.

21. León T, Henríquez C, Calderón J, Massardo L. An update on neuropsychiatric lupus with emphasis in cognitive dysfunction. Rev Med Chil. 2012;140(10):1333-41.

22. Jeltsch-David H, Muller S. Neuropsychiatric systemic lupus erythematosus: pathogenesis and biomarkers. Nat Rev Neurol. 2014;10(10):579-96.

23. Berlit P. Neuropsychiatric disease in collagen vascular diseases and vasculitis. J Neurol. 2007;254 Suppl 2:II87-9.

24. Habib AG, Yakasai AM, Owolabi LF, Ibrahim A, Habib ZG, Gudaji M, et al. Neurocognitive impairment in HIV-1-infected adults in Sub-Saharan Africa: a systematic review and meta-analysis Int J Infect Dis. 2013;17(10):e820-31.

25. Caixeta L, Soares VLD, Reis GD, Costa JNL, Vilela ACM. Neurossífilis: uma breve revisão. Rev Patol Trop. 2014;43(2):121-9.

26. Mitsonis CH, Kararizou E, Dimopoulos N, Triantafyllou N, Kapaki E, Mitropoulos P, et al. Incidence and clinical presentation of neurosyphilis: a retrospective study of 81 cases. Int J Neurosci. 2008;118(9):1251-7.

27. Nardone R, Höller Y, Storti M, Christova M, Tezzon F, Golaszewski S, et al. Thiamine deficiency induced neurochemical, neuroanatomical, and neuropsychological alterations: a reappraisal. Sci World J. 2013;2013(2013):309143.

28. Peters R, Peters J, Warner J, Beckett N, Bulpitt C. Alcohol, dementia and cognitive decline in the elderly: a systematic review. Age Ageing. 2008;37(5):505-12.

29. Testa A, Giannuzzi R, Daini S, Bernardini L, Petrongolo L, Gentiloni Silveri N. Psychiatric emergencies (part III): psychiatric symptoms resulting from organic diseases. Eur Rev Med Pharmacol Sci. 2013;17 Suppl 1:86-99.

30. Roth HL. Dementia and sleep. Neurol Clin. 2012;30(4):1213-48.

31. Caixeta L, Caixeta M, Neto JCA. Neurocisticercose: forma psíquica e demência. Rev. Patol. Trop. 2004 jan-jun; 33(1):33-44

13
DELIRIUM EM IDOSOS

FRANKLIN SANTANA SANTOS

O *delirium* é uma síndrome clínica caracterizada por início abrupto de prejuízo na consciência e mudança na cognição, acompanhado por flutuação de sintomas e evidência de uma etiologia orgânica. Essa síndrome indica que existe uma insuficiência de funcionamento cerebral, especialmente das funções cognitivas superiores, como a habilidade de pensar, bem como de sustentar e manter a atenção, o que pode ser acompanhado de uma miríade de outros sintomas.

Os pacientes no final da vida desenvolvem um grande número de sintomas estressores. Embora o *delirium* seja um dos quadros neuropsiquiátricos mais comuns em pacientes, por exemplo, com câncer avançado ou demência, ele frequentemente não é reconhecido e, por conseguinte, não tratado.[1-3]

Vários estudos mostram uma associação entre episódio de *delirium* e permanência hospitalar prolongada, maior risco de institucionalização, irreversibilidade funcional, declínio cognitivo e mortalidade.[3,4] Evidências atuais sugerem que o *delirium* pode piorar o prognóstico da demência e alterar tanto o curso clínico como a trajetória do declínio cognitivo.[3] O quadro está associado com o aumento de morbidade em doença avançada, causando estresse nos pacientes, nos familiares e na equipe de saúde.[3,5-7]

O *delirium* pode interferir dramaticamente no reconhecimento e no controle de outros sintomas físicos e psicológicos, como dor,[8-10] nos últimos estágios da doença. Esse transtorno pode se apresentar como um evento pré-terminal ou um sinal de distúrbio fisiológico significativo, em geral envolvendo várias etiologias médicas, as quais incluem infecção, insuficiência de órgãos e efeitos colaterais de medicamentos (opioides), bem como síndromes paraneoplásicas extremamente raras.[11-13]

Os profissionais que cuidam de pacientes com doenças que ameaçam a vida devem ser capazes de diagnosticar de forma acurada o *delirium*, fazer o diagnóstico das causas etiológicas envolvidas em seu aparecimento e entender os riscos e benefícios das intervenções farmacológicas e não farmacológicas atualmente disponíveis. Este capítulo se propõe a revisar de maneira ampla e, ao mesmo tempo, prática a abordagem dessa síndrome em pacientes com demência e no fim da vida.

▶ PREVALÊNCIA

O *delirium* e a demência estão intimamente inter-relacionados, e essa ligação ainda não está bem esclarecida.[14] A demência é o principal fator de risco para *delirium*: dois terços dos casos ocorrem em demência,[15] e ela pode aumentar o risco de surgir um *delirium* em 40%.[15] Além disso, a presença desse transtorno torna mais provável o diagnóstico posterior de demência (valor preditivo positivo) em pacientes sem demência prévia conhecida.[16] A incidência de *delirium* está atualmente aumentando, e isso se deve em parte ao aumento no número de idosos, que são de modo particular suscetíveis.[17-20] Em acréscimo, pacientes com demência estão ainda em maior risco,[21] e como a prevalência de demência aumenta com envelhecimento da população, pode-se esperar um aumento considerável na incidência do transtorno nos próximos anos.

A prevalência de *delirium* sobreposto à demência varia de 22 a 89% em pacientes idosos, com mais de 65 anos, hospitalizados ou vivendo na comunidade.[3] Em uma revisão sistemática, realizada por Fick e colaboradores,[3] as maiores taxas de prevalência (89, 86 e 76%) foram observadas em estudos prospectivos com pacientes hospitalizados.

A ambiguidade na terminologia tem contribuído para a confusão sobre essa síndrome neuropsiquiátrica, que apresenta diversos sinônimos descritos na literatura, a saber: insuficiência cognitiva, estado confusional agitado, agitação terminal e neurotoxicidade induzida por opioides. Além disso, variações nas definições por sistemas de classificação internacionais reconhecidos aumentam o problema. Esses fatores e a insuficiência para usar instrumentos de avaliação validados ajudam a explicar a ampla variação na incidência e prevalência de *delirium* em populações com demência e sob o regime de cuidados paliativos,[3,1] nas quais as taxas variam de 20 a 90% antes da morte.[1]

As taxas de ocorrência de *delirium* hipoativo variam de 40 a 78% em unidades de cuidados paliativos.[1] Quando hipoativo, é menos reversível e pode não ser diagnosticado, ou diagnosticado erroneamente como depressão ou fadiga. A depressão e o *delirium* podem se sobrepor de modo considerável em populações sob cuidados paliativos, compartilhando achados clínicos, comorbidade e, às vezes, processos fisiopatológicos.

▶ ETIOLOGIA E FISIOPATOLOGIA

ETIOLOGIA

Clinicamente, a apresentação de *delirium* resulta da combinação de fatores predisponentes e precipitantes (Quadro 13.1).

O *delirium*, especialmente nos idosos, em geral é multifatorial. Existe uma relação inversa entre a gravidade do prejuízo necessário para precipitar o quadro e a vulnerabilidade preexistente do paciente.[22] Talvez o fator predisponente mais importante seja a idade. Existe um aumento significativo na prevalência de *delirium* com o aumento da idade: 0,4% acima de 18 anos; 1,1% acima de 55; e 13,6% acima de 85 anos. Outros fatores predisponentes

QUADRO 13.1 FATORES DE RISCO PARA DESENVOLVER *DELIRIUM*

A. Fatores predisponentes (vulnerabilidade)
   1. Idade *acima* de 65 anos
   2. Prejuízo cognitivo preexistente
   3. Episódio prévio de *delirium*
   4. Distúrbio do sistema nervoso central
   5. Lesões nos núcleos da base
   6. ↑ Permeabilidade da barreira hematencefálica
B. Fatores precipitantes
   1. Ambientais
      a. Isolamento social
      b. Extremos sensoriais (déficits visuais e auditivos)
      c. Imobilidade (restrição física)
      d. Ambiente novo
      e. Estresse
   2. Cirúrgicos
      a. Perioperatório
      b. Tipo de cirurgia (p. ex., de quadril)
      c. Procedimento de emergência
      d. Duração da cirurgia
   3. Substâncias
      a. Polifarmacoterapia
      b. Dependência de drogas/álcool
      c. Uso de agente psicoativo
      d. Substâncias específicas (p. ex., anticolinérgicos, benzodiazepínicos, narcóticos)
      d. Quimioterápicos
      f. Terapia biológica (anticorpos monoclonais)
      g. Radiação cerebral
   4. Médicos/clínicos
      a. Gravidade da(s) comorbidade(s)
      b. Queimaduras
      c. HIV/aids
      d. Insuficiência/falência de órgãos
      e. Infecção (p. ex., infecção do trato urinário)
      f. Hipoxemia
      g. Fratura
      h. Hipotermia/febre
      i. Distúrbios metabólicos
      j. Desidratação
      k. Desnutrição (caracterizada por nível sérico de albumina baixo)
      l. Qualquer evento iatrogênico
      m. Uso de sonda vesical
      n. Arritmias
      o. Tabagismo
      p. Câncer

incluem sexo masculino, déficit visual, demência prévia, depressão, imobilidade, fratura de fêmur, desidratação, alcoolismo, gravidade da doença física, acidente vascular cerebral (AVC) e anormalidades metabólicas.

Os fatores precipitantes (Tab. 13.1) incluem infecção, distúrbios metabólicos, hipoxemia, anemia, retenção urinária, cateterização da bexiga, obstipação, impactação fecal, abstinência alcoólica, cirurgia, insuficiência de órgãos, fatores psicossociais e uso de drogas.

Praticamente qualquer fármaco pode causar *delirium* em indivíduos suscetíveis (Tab. 13.2); entretanto, certas classes de substâncias, tais como opioides, anticolinérgicos e benzodiazepínicos, são particularmente implicadas no aparecimento do transtorno em pacientes idosos ou com demência e cuidados paliativos. Os medicamentos mais implicados na causa de *delirium* em demência foram os benzodiazepínicos.[3] Muitos pacientes com demência avançada e aproximando-se do final da vida, portanto, apresentam vários fatores predisponentes para *delirium*, e é importante minimizá-los sempre que possível.

Uma variedade de substâncias é relatada na indução do *delirium*, aliás, uma causa muito comum desse transtorno. Em estudos com idosos hospitalizados, os medicamentos são a principal causa de *delirium* em 11 a 30% dos casos.[23] A relação entre medicamentos e *delirium* é mais clara para agentes anticolinérgicos com afinidade para receptores muscarínicos, e existem mais de 600 fármacos com efeitos colaterais anticolinérgicos. O *delirium* anticolinérgico é caracteristicamente associado a comportamento agitado e alucinações visuais floridas; entretanto, sinais de toxicidade autonômica periférica podem ou não estar presentes. Todos os medicamentos com atividade anticolinérgica pura, como hioscina, podem, em doses consideradas

TABELA 13.1 **PRINCIPAIS CAUSAS DE *DELIRIUM* DEVIDO À CONDIÇÃO MÉDICA GERAL**

Órgão ou sistema	Doença
Sistema nervoso central	– Trauma craniencefálico, convulsão/estado pós-ictal, encefalopatia hipertensiva, doença degenerativa, ataque isquêmico cerebral, acidente vascular cerebral, hematoma/hemorragia subdural, hemorragia subaracnoidea, vasculites, doença de Parkinson, esclerose múltipla, hidrocefalia, infecções (meningite, encefalite, abscesso, neurossífilis, HIV) tumores cerebrais primários, mestástases cerebrais
Distúrbio metabólico/endócrino	– Uremia, insuficiência hepática, anemia, hipoxemia, hipoglicemia/hiperglicemia, avitaminoses (B_1, B_6, B_{12}, folato)/hipervitaminoses (A, D), endocrinopatias (hiper/hipotireoidismo), distúrbio hidroeletrolítico, desequilíbrio ácido-básico, síndromes paraneoplásicas
Sistema cardiopulmonar	– Infarto do miocárdio, insuficiência cardíaca congestiva, arritmia cardíaca, choque, insuficiência respiratória
Infecções sistêmicas	– Bacteremia/fúngicas/virais, sepse
Insuficiência de órgãos	– Cardíaca/pulmonar/hepática/renal/pancreática
Doenças neoplásicas	– Intracraniana/metastática/meníngea, carcinomatose, extracraniana/síndrome paraneoplásica
Outras etiologias sistêmicas	– Desregulação térmica (hipotermia/hipertermia), radiação, estado pós-operatório, imunossupressão, fraturas, privação sensorial

TABELA 13.2 **PRINCIPAIS SUBSTÂNCIAS QUE PODEM INDUZIR *DELIRIUM***		
Substâncias de abuso	**Medicamentos**	**Toxinas**
– Álcool – Anfetamina – *Cannabis* – Cocaína – Alucinógeno – Inalantes – Opioides – Fenciclidina (PCP) – Hipnóticos sedativos (barbitúricos, benzodiazepínicos)	– Anticolinérgicos – Anti-inflamatórios – Anestésicos – Analgésicos – Antiasmáticos – Anticonvulsivantes – Anti-histamínicos – Anti-hipertensivos – Antiarrítmicos – Antimicrobianos – Antiparkinsonianos – Simpatomiméticos – Medicamentos gastrintestinais – Relaxante muscular – Imunossupressores – Corticosteroides – Lítio – Podofilina (por absorção) – Medicamento antissecretório	– Inseticidas organofosforados – Monóxido de carbono – Dióxido de carbono – Substâncias voláteis: combustível, solventes orgânicos

adequadas, induzir *delirium*, especialmente em indivíduos suscetíveis; portanto, são considerados de alto risco.

Três classes de medicamentos são particularmente associadas ao transtorno, com demência avançada e em cuidados paliativos:

- OPIOIDES. O uso de opioide foi associado a *delirium* em 3 de 5 grandes estudos prospectivos com pacientes hospitalizados.[24] Os opioides frequentemente induzem *delirium* em pacientes idosos ou demenciados, sendo que a codeína e o dextropropoxifeno o induzem menos do que os outros medicamentos analgésicos. O risco de *delirium* associado com opioides, entretanto, é dose-dependente.[25] Existe evidência experimental de que alguns analgésicos opioides reduzem a liberação da acetilcolina no córtex cerebral, e a dose-dependência de ligação com receptores muscarínicos no cérebro foi demonstrada com fentanil.[26] A oxicodona mostrou efeitos anticolinérgicos. Portanto, mudanças em um opioide ou aumento em uma dose prévia no início de um quadro de *delirium* devem ser considerados como uma causa possível do transtorno, e medidas apropriadas devem ser tomadas.

- MEDICAMENTO ANTISSECRETÓRIO. Hidrobrometo de hioscina (escopolamina) e glicopirônio são, ambos, agentes anticolinérgicos comumente usados no tratamento de secreções terminais (ou "ronco da morte"). Diferentemente do glicopirônio, a hioscina cruza a barreira hematencefálica, ocasionando, portanto, efeitos anticolinérgicos centrais, que resultam em sonolência, hipnose, amnésia e, às vezes, coma. Pode causar, portanto, agitação, *delirium*, excitação e hiperpirexia devido à redução relativa ou absoluta na atividade colinérgica no sistema nervoso central (SNC), possivelmente resultante de um efeito antagonista sobre o alerta no hipotálamo e na ponte. A hioscina, mesmo em doses baixas, costuma ser associada a mudanças cognitivas, incluindo alucinações e *delirium*. Ela pode ser usada topicamente por meio de adesivo transdérmico ou via subcutânea por injeção. Wilden e Rapeport[27] sugerem reduzir a dose do agente anticolinérgica e advogam o aumento no uso de glicopirolato, que não atravessa a barreira hematencefálica, e, portanto, causa muito menos efeitos colaterais. O uso de glicopirolato deve produzir uma menor incidência de problemas anticolinérgicos, os quais são frequentes em cuidados paliativos e anestesias.

- ANSIOLÍTICOS. Embora a maioria dos pacientes apresente sedação após receber benzodiazepínicos, esse grupo pode ocasionalmente gerar hostilidade paradoxal, agressividade, confusão e agitação. A etiologia de tais reações paradoxais é desconhecida, embora seja postulado que esses medicamentos alteram os níveis de vários neurotransmissores, incluindo catecolaminas, serotonina e acetilcolina, resultando em um comportamento desinibitório em pacientes suscetíveis. Os benzodiazepínicos podem, portanto, induzir *delirium*, e os idosos parecem mais sensíveis aos efeitos colaterais. Esses medicamentos têm potência variável para causar o transtorno, mas todos deveriam ser considerados como agentes de risco médio.[25]

FISIOPATOLOGIA

Embora pouco seja conhecido sobre a neuropatogênese do *delirium*, seus sintomas sugerem que seja o resultado de uma disfunção de diversas regiões cerebrais. O entendimento atual é que o quadro envolve uma perturbação potencialmente reversível do processo atencional do cérebro devido a anomalias metabólicas que afetam certos neurotransmissores. Embora englobe uma ampla gama de disfunções cerebrais, trabalhos recentes na fisiopatologia do transtorno sugerem vários modelos etiológicos.[17]

O *delirium* é considerado frequentemente um transtorno global, e não específico da função cerebral. Essa caracterização pode ser apropriada para os casos causados por amplos processos sistêmicos, como hipoxia, hipotermia, hipoglicemia e distúrbios metabólicos. Várias etiologias importantes de *delirium*, entretanto, podem estar associadas com fisiopatologias mais limitadas e específicas do cérebro.[28] Em outras palavras, a síndrome pode ser vista como um transtorno global e inespecífico da função cerebral, que implica uma disfunção generalizada no metabolismo do órgão, ou como uma patologia do órgão mais específica e limitada que é inicialmente causada pelo desarranjo de um neurotransmissor específico ou de um conjunto de neurotransmissores.

Cada vez mais, estudos envolvendo marcadores biológicos e neuroimagem sugerem que o *delirium* é um grupo heterogêneo de diferentes perturbações com sintomatologias distintas. Por exemplo, perturbações de certos neurotransmissores produzem mudanças fisiopatológicas específicas, resultando em sintomas de *delirium*, tais como:

- Agentes anticolinérgicos produzem *delirium* por meio da supressão dos sistemas colinérgicos.
- Algumas substâncias alucinógenas, como o LSD, produzem antagonismo do sistema serotonérgico.
- A fenciclidina produz *delirium* bloqueando os receptores de glutamato N-metil-D-aspartato (NMDA) no SNC.

- A encefalopatia hepática e a intoxicação benzodiazepínica podem produzir *delirium* pela hiperestimulação do sistema ácido gama-aminobutírico (GABA)
- A retirada de benzodiazepínicos e a abstinência alcoólica produzem *delirium* mediante a subestimulação aguda do sistema GABA.
- Em uma variedade de etiologias, como *delirium* induzido por anticolinérgico, os sintomas presentes, como, por exemplo, alucinações, parecem envolver mais uma perturbação: uma hiperestimulação relativa do sistema mesocortical dopaminérgico, responsável por muitos dos achados do *delirium* hiperativo.

Além disso, outros agentes podem estar envolvidos na fisiopatologia do transtorno, especialmente citocinas, como o uso de interferon e corticosteroides. O espectro de transtornos mentais relacionados com esteroides inclui labilidade do humor, transtornos afetivos (mania ou depressão), déficit cognitivo (demência reversível) e *delirium* (psicose esteroide). A incidência dessas perturbações varia de 3 a 57% em populações de pacientes sem câncer, e elas ocorrem mais comumente em doses maiores. Os sintomas costumam se desenvolver nas duas primeiras semanas, mas podem ocorrer em qualquer tempo, com qualquer dose.[4]

▶ ACHADOS CLÍNICOS

Os achados clínicos do *delirium* são numerosos e incluem uma variedade de sintomas neuropsiquiátricos que também são comuns em outros transtornos psiquiátricos, como depressão, demência e psicoses. Além disso, englobam sintomas prodrômicos (agitação, ansiedade, distúrbios do sono e irritabilidade; curso rápido e com flutuações; atenção reduzida ou distrabilidade), consciência alterada, atividade psicomotora aumentada ou diminuída e transtornos do sono-vigília; sintomas afetivos (labilidade emocional, tristeza, raiva ou euforia); percepções alteradas (falsas percepções, ilusões e alucinações), pensamento desorganizado e fala incoerente; desorientação temporoespacial ou de pessoa e déficit de memória (Quadro 13.2).

Sintomas neurológicos podem estar presentes durante o *delirium*, incluindo anormalidades corticais (disgrafia, apraxia construcional, afasia disnômica) e prejuízos motores (tremores, asterixis, mioclonias e mudança de reflexos e tônus).

Lipowski[29] descreveu clinicamente dois subtipos de *delirium* fundamentados nos níveis de consciência e no comportamento psicomotor (ver a descrição na Tab. 13.3). Os subtipos são: hiperativo (também conhecido como "agitado" ou "hiperalerta") e o subtipo hipoativo (ou "letárgico", ou "hipoalerta"). Outros pesquisadores têm proposto um subtipo misto, com a alternância dos achados dos dois primeiros subtipos. Ross[28] sugere que a forma hiperativa é caracterizada com mais frequência por alucinações, ilusões, agitação e desorientação, enquanto a hipoativa, por confusão e sedação, mas raramente acompanhada por alucinações, prejuízos perceptuais e ilusões. Ross[28] sugere, ainda, que subtipos de *delirium* específico estão relacionados a etiologias e fisiopatologias próprias; ele afirma que as formas hiperativas são típicas das síndromes de abstinência e do *delirium* induzido por anticolinérgicos, enquanto as hipoativas são típicas de encefalopatias metabólicas e hepáticas, intoxicação aguda por sedativos ou hipoxia. É estimado que aproximadamente dois terços dos casos do transtorno são hipoativos ou mistos, portanto o paciente com *delirium* agitado – em geral o mais descrito na literatura e

QUADRO 13.2 CARACTERÍSTICAS CLÍNICAS DO *DELIRIUM*

Cognição

1.	Consciência	Obnubilada ou rebaixada em relação ao ambiente.
2.	Atenção	Diminuição da habilidade para focar, manter ou mudar a atenção.
3.	Desorientação	Especialmente no tempo e no espaço; falso reconhecimento de pessoas indica maior gravidade.
4.	Linguagem	Dificuldade de encontrar palavras, disnomia e discurso empobrecido, escrita comprometida, perseveração, afasia não fluente, compreensão pobre.
5.	Memória	Lembrança imediata e memória recente comprometidas. Dificuldades de aprendizagem.
6.	Funções executivas	Dificuldades no planejamento e na organização; dificuldade em executar tarefas com objetivos definidos.

Sintomas psicóticos

1.	Delírios	Geralmente não sistematizados, pouco estruturados.
2.	Percepções anormais	Alucinações, ilusões, interpretação errônea.

Distúrbios do sono

1.	Transtornos do sono-vigília	Sonolência diurna, despertar noturno, dificuldade em iniciar o sono.

Alterações psicomotoras: Lentificação, agitação ou flutuação entre ambos. Disartria, disfagia, tremor, ataxia, dispraxia, quedas e convulsões.

Alterações afetivas

1.	Estimulação	Excitabilidade, irritabilidade, agitação, alegria demasiada.
2.	Labilidade	Flutuações do humor.
3.	Disforia e/ou apatia	Depressão, perplexidade, medo e ideação suicida.

Distúrbios autonômicos: Taquicardia, midríase, febre, sudorese, palidez ou rubor facial, obstipação ou diarreia, resposta pilomotora excessiva.

com o qual os clínicos estão mais familiarizados – corresponde à minoria dos casos do transtorno que ocorrem nas unidades de cuidados paliativos, bem como em outras unidades.[30,31] Os autores enfatizam a necessidade de uma avaliação diagnóstica mais acurada com o objetivo de reduzir o risco de falseamento diagnóstico do *delirium* hipoativo com depressão ou fadiga profunda.

▶ DIAGNÓSTICO (CRITÉRIOS DIAGNÓSTICOS, EXAME FÍSICO, ESCALAS, LABORATÓRIO)

O diagnóstico de *delirium* inclui uma avaliação de causas potencialmente reversíveis. Um exame físico completo obtém evidências de sepse, desidratação ou insuficiência de um órgão importante. Os medicamentos que podem contribuir para

TABELA 13.3 *DELIRIUM* NO PACIENTE COM DOENÇA AVANÇADA: ACHADOS CLÍNICOS DOS SUBTIPOS DO TRANSTORNO

	Hiperativo	**Hipoativo**
Tipo	– Hiperalerta – Agitado	– Hipoalerta – Letárgico
Sintomas	– Alucinações – Ilusões – Hiperatividade	– Sonolência – Rebaixado – Bradicinésico
Exemplos	– Síndromes de abstinência – (benzodiazepínicos/álcool)	– Encefalopatias – (hepática/metabólica)
Metabolismo fisiopatológico	– Metabolismo cerebral normal/elevado – Eletrencefalograma rápido ou normal – Reduzida atividade do GABA	– Diminuição global da atividade cerebral – Eletrencefalograma com diminuição difusa – Hiperestimulação do sistema GAMA

o *delirium* devem ser revistos. Uma varredura de parâmetros laboratoriais permite a avaliação da possível participação de distúrbios metabólicos, tais como hipercalcemia, ou outros problemas, como hipoxemia ou coagulação intravascular disseminada. Imagens cerebrais (tomografia computadorizada e ressonância magnética) e análise do líquido cerebrospinal são apropriadas em algumas situações. Em pacientes com câncer avançado, por exemplo, o *delirium* pode ser resultado dos efeitos tanto diretos quanto indiretos da doença no SNC, como de tratamentos utilizados e intercorrências clínicas associadas (medicamentos, distúrbio eletrolítico, insuficiência de um órgão ou sistema vital, infecção, complicações vasculares). Um dos achados essenciais de um episódio de *delirium* é a perturbação da consciência (ou na capacidade de ficar em alerta), acompanhada pela mudança na cognição e que não pode ser atribuída a uma demência preexistente ou envolver demência. A perturbação ocorre durante um curto período de tempo, geralmente de horas a dias, e tende a flutuar durante o curso do dia. Existe evidência, por meio de história, exame físico ou testes laboratoriais, de que o *delirium* é uma consequência fisiológica direta de uma condição médica, de intoxicação por uma substância ou abstinência, de uso de medicamentos ou exposição a toxinas ou de uma combinação desses eventos (Quadros 13.3 e 13.4). Esses são os critérios exigidos pelo DSM-IV[32] para o diagnóstico de *delirium* (o DSM-IV é preferível ao DSM-5[33] para o diagnóstico de *delirium*, uma vez que o último vem sendo severamente criticado pela Associação Mundial de *Delirium* como instrumento ineficaz).

Historicamente, o maior objetivo da avaliação clínica do *delirium* tem sido a identificação de pacientes pelo uso de questionários de varredura, instrumentos que são aplicados de modo rápido e fácil por profissionais minimamente treinados. Com o desenvolvimento de critérios de classificação diagnóstica padronizados do DSM e da *Classificação internacional de doenças e problemas relacionados à saúde* (CID), a confirmação formal do diagnóstico de *delirium* para propósitos de pesquisa se tornou importante. A ênfase mudou para instrumentos diagnósticos mais sofisticados, que maximizam a precisão diagnóstica e podem

QUADRO 13.3 CRITÉRIOS DIAGNÓSTICOS PARA *DELIRIUM* PELO DSM-IV (PREFERÍVEL AO DSM-5, DE ACORDO COM A ASSOCIAÇÃO MUNDIAL DE *DELIRIUM*)

Critérios Diagnósticos para 293.0 *Delirium* Devido a... (Indicar a Condição Médica Geral)

A. Perturbação da consciência (i. é, redução da clareza da consciência em relação ao ambiente), com redução da capacidade de focalizar, manter ou direcionar a atenção.

B. Uma alteração na cognição (tal como déficit de memória, desorientação, perturbação da linguagem) ou desenvolvimento de uma perturbação da percepção que não é mais bem explicada por uma demência preexistente, estabelecida ou em evolução.

C. A perturbação desenvolve-se ao longo de um curto período de tempo (geralmente em horas ou dias), com tendência a flutuações no decorrer do dia.

D. Existem evidências, a partir do histórico, do exame físico ou de achados laboratoriais, de que a perturbação é causada por consequências fisiológicas diretas de uma condição médica geral.

Nota para a codificação: Se o *delirium* está sobreposto a uma Demência Vascular preexistente, indicar o delirium codificando 290.41 Demência Vascular, Com *Delirium*.

Nota para a codificação: Incluir o nome da condição médica geral no Eixo I, por exemplo, 293.0 *Delirium* Devido a Encefalopatia Hepática; codificar também a condição médica geral no Eixo III (ver Apêndice D para códigos).

Fonte: American Psychiatric Association.[32]

QUADRO 13.4 CRITÉRIOS DIAGNÓSTICOS PARA *DELIRIUM* DEVIDO A OUTRAS CONDIÇÕES QUE NÃO CLÍNICAS PELO DSM-IV (PREFERÍVEL AO DSM-5, DE ACORDO COM A ASSOCIAÇÃO MUNDIAL DE *DELIRIUM*)

Critérios diagnósticos de *delirium* por intoxicação por substâncias

Os sintomas dos critérios A, B e C desenvolveram durante a intoxicação da substância.
O uso da medicação é etiologicamente relacionado ao distúrbio.

Critérios diagnósticos de delirium por abstinência de substâncias

Existem evidências da história, exame físico ou achados laboratoriais de que os sintomas dos critérios A, B e C desenvolveram durante ou logo após a síndrome de abstinência.

Critérios diagnósticos de delirium devido a múltiplas etiologias

Existem evidências da história, exame físico ou achados laboratoriais que o delirium tem mais que uma etiologia (exemplo: mais que uma condição médica etiológica ou condição médica mais intoxicação por substância ou efeito colateral de medicamento).

Delirium não especificado

Esta categoria deveria ser usada para diagnosticar delirium que não encontra os critérios de qualquer dos tipos específicos de delirium descrito nesta seção. Exemplos incluem: uma apresentação clínica de delirium que é suspeitada ser devido a uma condição médica ou uso de substâncias, mas pelas quais existe evidência insuficiente para estabelecer uma etiologia específica. Delirium devido a causas não listada nesta secção (exemplo: deprivação sensório).

Fonte: American Psychiatric Association.[32]

ser usados por clínicos treinados ou aplicadores não clínicos. A medição da gravidade do *delirium* já diagnosticado, a diferenciação de subtipos e a identificação de novos subtipos de etiologias específicas (p. ex., *delirium* induzido por opioides) são alguns dos desafios nessa área.[3]

Os instrumentos para avaliação de *delirium* são agrupados em cinco categorias:

- Testes que medem o déficit cognitivo, normalmente usados para a varredura de *delirium* (p. ex., Miniexame do Estado Mental – MEEM).
- Instrumentos para o diagnóstico de *delirium* fundamentados nos critérios do DSM-IV (melhor que o DSM-5, no caso específico do *delirium*) ou da CID, usados para fazer um julgamento tipo sim/não na presença ou ausência de *delirium* (p. ex., Método de Avaliação de Confusão – CAM).
- Escalas de pontuação numérica específica para *delirium*, as quais atribuem escores que podem ser usados para avaliar a acurácia do diagnóstico ou estimar a gravidade do transtorno (p. ex., Delirium Rating Scale).
- Escalas de avaliação da gravidade do *delirium* (p. ex., Memorial Delirium Assessment Scale).
- Exames laboratoriais e paraclínicos para correlacionar os achados fisiológicos com o *delirium* (a participação precisa desses testes na varredura, no diagnóstico e na gravidade ainda necessita melhor definição).

MÉTODO DE AVALIAÇÃO DE CONFUSÃO

Foi criado para ser utilizado na avaliação inicial de *delirium* por profissionais não treinados na área psiquiátrica. Contém nove itens derivados do DSM III-R e reescritos em linguagem de fácil compreensão. São eles: (1) início agudo e flutuação dos sintomas; (2) déficit de atenção; (3) pensamento desorganizado; (4) alteração do nível de consciência; (5) desorientação; (6) prejuízo da memória; (7) déficit de percepção; (8) agitação ou retardo psicomotor; e (9) alteração do ciclo sono-vigília. Não há escore em sua realização, apenas respostas afirmativas ou não de cada item, fundamentadas na observação direta ou entrevista do avaliador. A partir desses nove critérios, foi composto um algoritmo no qual a presença dos quesitos (1) e (2) associada ao quesito (3) ou (4) estabelece o diagnóstico de *delirium* pelo CAM. No estudo de validação, o CAM mostrou altos índices de sensibilidade, especificidade e confiabilidade (90 a 100%, 90 a 95% e k ≥ 0,80, respectivamente). É um dos instrumentos mais utilizados na investigação de *delirium*. Foi validado para o português, sendo que essa versão pode ser utilizada como método auxiliar no diagnóstico em pacientes brasileiros idosos (norma), segundo recomendações do Departamento Científico de Neurologia Cognitiva e do Envelhecimento da Academia Brasileira de Neurologia (Tab. 13.4). Essa escala foi recentemente validada para uso em unidades de cuidados paliativos, sendo um bom instrumento para o *screening* de *delirium*, mas sua *performance* é dependente das habilidades do aplicador.[34]

De todos os profissionais dos cuidados de saúde, a equipe de enfermagem tem um nível único e privilegiado de contato com pacientes em *delirium*, seja em termos de proximidade e consistência durante qualquer momento nas 24 horas do dia. A equipe de enfermagem pode, portanto, observar sintomas de *delirium* ou *"sundowning"* quando eles mais comumente ocorrem: ao entardecer ou à noite. A despeito dessa vantagem singular para detectar *delirium*, sem uma sistematização na abordagem da avaliação, os enfermeiros frequentemente não fazem o diagnóstico de *delirium*, em especial o subtipo hipoativo.[35] Sobretudo

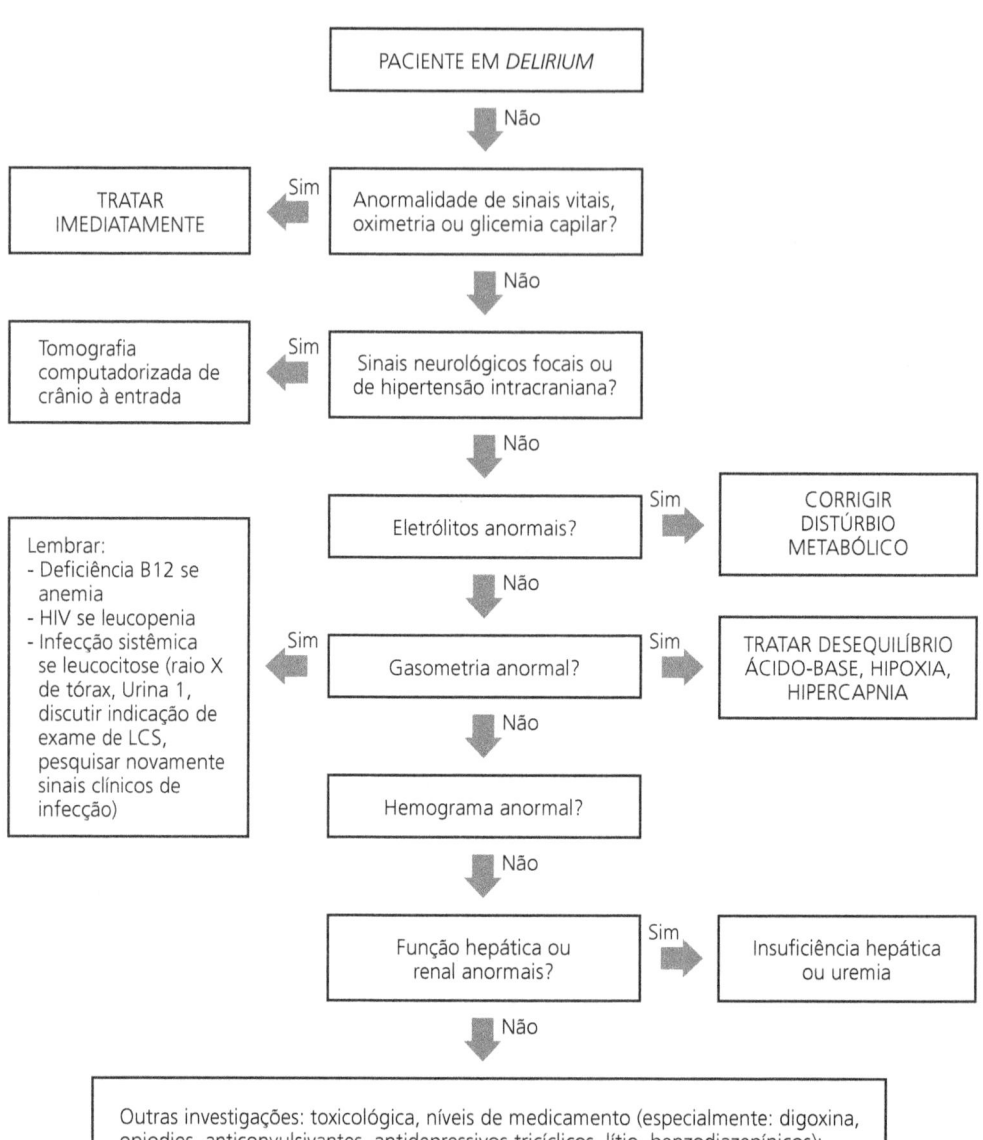

```
                    ┌─────────────────────────┐
                    │  PACIENTE EM DELIRIUM   │
                    └───────────┬─────────────┘
                                │ Não
                                ▼
┌──────────────┐   Sim  ┌─────────────────────────────┐
│   TRATAR     │◄───────│ Anormalidade de sinais vitais,│
│ IMEDIATAMENTE│        │ oximetria ou glicemia capilar?│
└──────────────┘        └───────────┬─────────────────┘
                                    │ Não
                                    ▼
┌──────────────┐   Sim  ┌─────────────────────────────┐
│ Tomografia   │◄───────│ Sinais neurológicos focais ou│
│computadorizada│       │ de hipertensão intracraniana?│
│ de crânio    │        └───────────┬─────────────────┘
│ à entrada    │                    │ Não
└──────────────┘                    ▼
                        ┌──────────────────┐   Sim   ┌──────────────┐
                        │ Eletrólitos      │────────►│  CORRIGIR    │
                        │ anormais?        │         │  DISTÚRBIO   │
                        └────────┬─────────┘         │  METABÓLICO  │
                                 │ Não               └──────────────┘
┌──────────────┐                 ▼
│ Lembrar:     │        ┌──────────────────┐   Sim   ┌──────────────────┐
│- Deficiência │  Sim   │                  │────────►│ TRATAR           │
│  B12 se      │◄───────│ Gasometria       │         │ DESEQUILÍBRIO    │
│  anemia      │        │ anormal?         │         │ ÁCIDO-BASE,      │
│- HIV se      │        └────────┬─────────┘         │ HIPOXIA,         │
│  leucopenia  │                 │ Não               │ HIPERCAPNIA      │
│- Infecção    │                 ▼                   └──────────────────┘
│  sistêmica   │        ┌──────────────────┐
│  se          │        │ Hemograma        │
│  leucocitose │        │ anormal?         │
│  (raio X de  │        └────────┬─────────┘
│  tórax,      │                 │ Não
│  Urina 1,    │                 ▼
│  discutir    │        ┌──────────────────┐   Sim   ┌──────────────┐
│  indicação   │        │ Função hepática  │────────►│ Insuficiência│
│  de exame de │        │ ou renal         │         │ hepática     │
│  LCS,        │        │ anormais?        │         │ ou uremia    │
│  pesquisar   │        └────────┬─────────┘         └──────────────┘
│  novamente   │                 │ Não
│  sinais      │                 ▼
│  clínicos de │
│  infecção)   │
└──────────────┘
        ┌─────────────────────────────────────────────────────────────┐
        │ Outras investigações: toxicológica, níveis de medicamento    │
        │ (especialmente: digoxina, opiodies, anticonvulsivantes,      │
        │ antidepressivos tricíclicos, lítio, benzodiazepínicos);      │
        │ abstinência de substâncias (álcool, tabaco, outras); função  │
        │ de tireoide, tomografia computadorizada de crânio,           │
        │ eletrencefalograma. Em idosos, mesmo se o hemograma for      │
        │ normal, deve-se realizar radiografia de tórax e análise da   │
        │ urina.                                                       │
        └─────────────────────────────────────────────────────────────┘
```

FIGURA 13.1 ALGORITMO DO TRATAMENTO DO *DELIRIUM*: ABORDAGEM PRÁTICA DO PACIENTE COM *DELIRIUM*.

TABELA 13.4 MÉTODO DE AVALIAÇÃO DE CONFUSÃO PARA DETECÇÃO DE *DELIRIUM*	
CRITÉRIOS*	CARACTERÍSTICAS*
CRITÉRIO 1	**INÍCIO AGUDO E FLUTUAÇÃO NO CURSO** – Há evidência de uma alteração aguda no estado mental do paciente em relação ao nível de base? O comportamento alterado flutua ao longo do dia ou a gravidade aumenta e diminui? ( )

CRITÉRIO 2	**DESATENÇÃO**
	A. O paciente teve dificuldade em focalizar sua atenção, por exemplo, distraiu-se facilmente ou teve dificuldade em acompanhar o que estava sendo dito? ( )
	  – Ausente em todo o momento da entrevista. ( )
	  – Presente em algum momento da entrevista, porém de forma leve. ( )
	  – Presente em algum momento da entrevista, de forma marcante. ( )
	  – Incerto. ( )
	B. Se presente ou anormal, esse comportamento variou durante a entrevista, isto é, tendeu a surgir e desaparecer ou aumentar e diminuir de gravidade? ( )
	  – Sim ( )
	  – Não ( )
	  – Incerto ( )
	  – Não aplicável ( )
	C. Se presente ou anormal, descreva o comportamento:

CRITÉRIO 3	**PENSAMENTO DESORGANIZADO** – O pensamento do paciente mostrava-se desorganizado ou incoerente, como, por exemplo, discurso sem sentido, conversação irrelevante, fluxo vago ou ilógico de ideias, mudanças imprevistas de assunto? ( )

CRITÉRIO 4	**ALTERAÇÃO NO NÍVEL DE CONSCIÊNCIA**
	– Como você caracterizaria o nível de consciência do paciente? ( )
	– Alerta (normal)
	– Anormal:
	  – Hiperalerta (vigilante, hiperativo, excessivamente sensível a estímulos do ambiente)
	  – Letárgico (sonolento, porém fácil de acordar)
	  – Estupor (difícil de acordar)
	  – Coma (não se consegue acordar o paciente)
	– Incerto

OUTROS CRITÉRIOS	**5. DESORIENTAÇÃO** O paciente ficou desorientado durante a entrevista, por exemplo, pensando que estava em outro lugar que não o hospital, que estava no leito errado, ou tendo noção errada da hora do dia? ( ) **6. DÉFICIT DE MEMÓRIA** O paciente apresentou problemas de memória durante a entrevista, tais como incapacidade de se lembrar de eventos do hospital ou dificuldade para se lembrar de instruções? ( )

TABELA 13.4 **MÉTODO DE AVALIAÇÃO DE CONFUSÃO PARA DETECÇÃO DE *DELIRIUM*** (continuação)	
CRITÉRIOS*	**CARACTERÍSTICAS***
	7. DÉFICIT DE PERCEPÇÃO O paciente apresentou sinais de déficit de percepção, como, por exemplo, alucinações, ilusões ou interpretações errôneas (pensando que algum objeto fixo se movimentava)? ( )
	8. AGITAÇÃO PSICOMOTORA Parte 1 – Durante a entrevista, o paciente apresentou aumento anormal da atividade motora, tais como agitação, beliscar de cobertas, tamborilar com os dedos ou mudança súbita e frequente de posição? ( ) **RETARDO PSICOMOTOR** Parte 2 – Durante a entrevista, o paciente apresentou diminuição anormal da atividade motora, como letargia, olhar fixo no vazio, permanência na mesma posição por longo tempo ou lentidão exagerada de movimentos? ( )
	9. ALTERAÇÃO DO CICLO SONO-VIGÍLIA O paciente apresentou sinais de alteração do ciclo sono-vigília, como sonolência diurna excessiva e insônia noturna? ( )

Instruções: * O *delirium* é diagnosticado pela presença de:
Critérios 1, 2 e 3 ou critérios 1, 2 e 4.

à beira do leito, o uso do CAM pelo corpo de enfermagem previamente treinado pode ser de grande utilidade para o diagnóstico precoce do transtorno.

Quando confrontado com *delirium* no paciente criticamente enfermo ou moribundo, o clínico deve sempre formular o diagnóstico diferencial da etiologia. Existe um debate em andamento com relação à extensão de quão apropriado é a avaliação diagnóstica que deve ser realizada em pacientes moribundos com *delirium* terminal.[3]

No Quadro 13.5, é sugerido um roteiro de avaliação a ser realizado em um paciente com suspeita de *delirium*.

A maioria dos clínicos que trabalha com cuidados paliativos deve realizar estudos diagnósticos apenas quando uma etiologia clínica suspeita pode ser identificada de modo fácil, com o uso de procedimentos minimamente invasivos, e tratar de maneira efetiva com intervenções simples que carreguem o mínimo de estresse ou risco para o sofrimento. A maioria das etiologias do *delirium* terminal é multifatorial ou não pode ser determinada. Além disso, quando decorre de uma causa distinta, o *delirium* no paciente moribundo é frequentemente irreversível ou difícil de tratar. Entretanto, estudos em pacientes em estágios precoces de câncer ou outras doenças que ameaçam a vida demonstram a utilidade potencial de uma avaliação diagnóstica. A regra de ouro continua sendo a experiência clínica, o bom senso, o grau de comprometimento da doença e, acima de tudo, a qualidade de vida do doente.

▶ DIAGNÓSTICO DIFERENCIAL

Muitos dos achados clínicos e sintomas do *delirium* podem ser associados com outros transtornos psiquiátricos, tais como depressão, mania, psicose e demência (Tab. 13.5). Por exemplo, pacientes com *delirium* não raramente exibem perturbações

QUADRO 13.5 ROTEIRO DE AVALIAÇÃO DE UM PACIENTE COM SUSPEITA DE *DELIRIUM*

AVALIAÇÃO DO PACIENTE COM *DELIRIUM*

Estado físico
- História
- Exame físico e neurológico
- Revisão dos sinais vitais e dos registros de anestesia se for pós-operatório
- Revisão dos prontuários clínicos e registros psiquiátricos
- Revisão cuidadosa de medicamentos e correlação com mudanças de comportamento

Estado mental
- Entrevista com o paciente, a família e a equipe de saúde
- Testes cognitivos (MEEM, CAM e outros, como, por exemplo, teste do relógio, *digit span*)

Exames laboratoriais básicos (para todos os pacientes com *delirium*)
- Bioquímica do sangue: sódio, potássio, cálcio iônico, glicose, ureia, creatinina
- Hemograma
- Eletrocardiograma
- Radiografia de tórax
- Gasometria arterial ou saturação de oxigênio
- Urina I

Exames laboratoriais adicionais (solicitados conforme condição clínica)
- Função hepática e enzimas hepáticas: se houver suspeita de hepatopatia
- Urocultura com antibiograma
- Hemocultura
- Medidas dos níveis séricos de medicamentos (p. ex., digoxina, opioides, teofilina, fenobarbital, lítio)
- Coleta e análise LCS
- tomografia computadorizada crânio ou RNM encéfalo
- eletrencefalograma
- Rastreamento (*screening*) de substâncias na urina
- Exames séricos (p. ex., VDRL, metais pesados, vitamina B12, anticorpos antinucleares, porfirinas urinárias, sorologia para HIV)

emocionais como ansiedade, medo, depressão, irritabilidade, raiva, euforia, apatia e labilidade emocional.[3] O *delirium*, em particular o subtipo hipoativo, costuma ser, no início, falsamente diagnosticado como depressão. Sintomas de depressão maior, incluindo nível alterado de atividade (hipoatividade), insônia, habilidade reduzida para se concentrar, humor deprimido e ideação suicida, podem se sobrepor com sintomas de *delirium*, tornando um diagnóstico acurado mais difícil. Para distingui-lo de depressão, particularmente no contexto de uma doença avançada, uma avaliação do tipo de início (abrupto ou gradual) e a sequência temporal de evolução dos sintomas depressivos e cognitivos são úteis.

É importante notar que o grau de comprometimento cognitivo é mais grave e persistente no *delirium* do que na depressão, com um início temporal mais abrupto. Além disso, no *delirium*, os prejuízos na capacidade de alerta e na consciência estão presentes, ao contrário do que costuma ocorrer na depressão. Similarmente, um episódio maníaco pode compartilhar achados de *delirium*, em especial os subtipos misto e hiperativo. Outra vez, o

TABELA 13.5 DIAGNÓSTICO DIFERENCIAL ENTRE *DELIRIUM* E OUTROS TRANSTORNOS

	Delirium	Demência	Depressão	Psicose reativa breve	Esquizofrenia
Início	Agudo	Insidioso	Variável	Súbito	Variável
Curso em 24 horas	Flutuante	Progressivo	Variação diurna	Estável	Variável
Nível de consciência	Prejudicado (obnubilado)	Prejudicado em estágio avançado	Geralmente normal	Preservado	Preservado
Atenção e memória	Desatenção Déficit de memória	Déficit de memória SEM déficit de atenção evidente	Déficit atencional Memória preservada	Pode estar seletivamente prejudicada	Memória preservada
Reversibilidade	Sim, fase inicial	Não	Sim, mas pode ser recorrente	Sim	Não tem exacerbações
Psicose presente?	Comum (geralmente ideação simples e não elaborada)	Incomum	Ocorre em porcentagem pequena	Sim, ilusões e alucinações	Comum (sintomas psicóticos complexos)
Eletrencefalograma	Lentificação generalizada em 80%	Lentificação generalizada em 80%	Geralmente normal	Geralmente normal	Geralmente normal
Avaliação e tratamento	Requer atenção médica como uma urgência	Precisa de terapia crônica e acompanhamento adequado	Terapia com antidepressivos por pelo menos 9 meses e psicoterapia	Necessita avaliação e tratamento psiquiátrico	Necessita avaliação e tratamento psiquiátrico

início temporal e o curso dos sintomas, a presença de alteração da consciência e da cognição, bem como a identificação de uma etiologia médica presumida, são valiosos para diferenciar esse transtorno da depressão.[3] Um *delirium* que se apresenta com alucinações vívidas e ilusões deve ser distinguido de uma variedade de transtornos psicóticos. No *delirium*, esses sintomas psicóticos ocorrem no contexto de alteração da consciência, acompanhada também por comprometimento da memória e desorientação, o que não acontece nos transtornos psicóticos funcionais. Os sintomas delirantes no *delirium* tendem a ser organizados de modo pobre e de início abrupto, e as alucinações são predominantemente visuais ou táteis, enquanto, na esquizofrenia, são auditivas. Além disso, o desenvolvimento desses sintomas no contexto de uma doença avançada tende mais a favor de *delirium*.

O diagnóstico diferencial mais comum na prática clínica, entretanto, é se o paciente tem *delirium* ou demência, ou se *delirium* concomitante com demência. Ambos, *delirium* e demência, são comprometimentos cognitivos e compartilham achados clínicos comuns, tais como déficit de memória, pensamento e julgamento, e desorientação. O paciente com demência está em alerta e não apresenta alteração da consciência ou da vigilância, quadro característico do *delirium*. O início temporal dos sintomas na demência é mais subagudo e cronicamente progressivo, e o ciclo sono-vigília parece menos prejudicado. Os achados mais proeminentes na demência são dificuldades com a memória de curto e longo prazo, comprometimento do julgamento e pensamento abstrato, bem como perturbações das funções corticais superiores (como afasia e apraxia). A reversibilidade do processo de *delirium* é frequentemente possível no paciente com doença avançada; entretanto, o quadro pode ser irreversível nas últimas 24 a 48 horas. O *delirium* sobreposto à demência apresenta diferenças fenomenológicas na ausência de demência. Não existe diferença significativa, por exemplo, na gravidade das alucinações, das ilusões, do comportamento psicomotor ou do prejuízo no ciclo vigília-sono. Entretanto, o nível de consciência (vigilância e alerta) e os déficits em diversos domínios cognitivos são significativamente mais graves em pacientes com *delirium* sobreposto à demência.

▶ INTERVENÇÕES NÃO FARMACOLÓGICAS

Entre as abordagens não farmacológicas do *delirium* (Quadro 13.6), a primordial é a prevenção, uma vez que há evidências de associação dessa síndrome com maior mortalidade e morbidade, declínio das funções cognitivas, bem como institucionalização e custos em sistemas hospitalares. O monitoramento clínico adequado, assim como os treinamentos e cuidados por equipes multidisciplinares, incluindo enfermagem, clínicos, psiquiatras, neurologistas, podem ser eficientes na profilaxia do *delirium*. Oferecer ao idoso hospitalizado circunstâncias ambientais que facilitem sua reorientação também é atitude extremamente benéfica no tratamento não medicamentoso dessa síndrome.

Para tratamento adequado da causa de base e intervenções não farmacológicas pertinentes, devem estar presentes evidências clínicas de que a alteração cognitiva é consequência direta de uma condição médica, havendo necessidade de uma avaliação clínico-laboratorial, cuidadosa e abrangente, de diversos fatores, possivelmente etiológicos. As quatro razões mais comuns

---

QUADRO 13.6 MEDIDAS GERAIS PARA O TRATAMENTO DO *DELIRIUM*

- Evitar o uso de vários medicamentos, especialmente aqueles envolvidos na etiologia do *delirium*.
- Retirar lentamente os medicamentos que podem causar algum tipo de abstinência.
- Fornecer dicas de memória, como calendários, fotos de familiares, rótulos e relógio.
- Não mudar a localização do leito do paciente.
- Evitar intervenções que limitem a mobilidade do paciente (p. ex., acesso intravenoso).
- Sempre permitir ao paciente o uso de lentes corretivas ou aparelho de audição.
- Manter uma boa iluminação durante o dia e diminui-la à noite (apagar luzes, se possível).
- Intervenções farmacológicas inespecíficas são indicadas para pacientes cuja alteração de comportamento impõe riscos a ele ou a terceiros ou impede o tratamento.
- Intervenções ambientais e de apoio e esclarecimento tanto ao paciente como à família.

para a ocorrência de *delirium* no ambiente hospitalar são, segundo Inouye e colaboradores,[36] em ordem decrescente: 1) iatrogenia por medicamentos facilitadores de *delirium*; 2) falha no reconhecimento precoce desse estado agudo confusional; 3) atitudes errôneas ou negligentes no cuidado das pessoas idosas; 4) redução, por razões econômicas, do número de funcionários habilitados para o cuidado dos pacientes mais idosos.

Detectar e, se possível, intervir em fatores de risco são ações essenciais para reduzir o início do quadro e, portanto, uma maneira eficaz para a prevenção e o tratamento. No caso do *delirium*, a prevenção é a mais importante das intervenções e pode se dividir em: a) primária (representa a introdução de medidas para diminuir a incidência); b) secundária (objetiva diminuir a gravidade e a morbidade imediatas); c) terciária (procura enfrentar as consequências de longo prazo da enfermidade). Há o consenso de que o manejo começa com a educação dos profissionais envolvidos para identificação de sinais e sintomas, bem como com estratégias para prevenção.

O Quadro 13.7 mostra as principais intervenções preventivas no manejo do *delirium*.[37]

QUADRO 13.7 PRINCIPAIS INTERVENÇÕES PREVENTIVAS NO MANEJO DO *DELIRIUM*

A. Intervenção aguda:
   1. Supervisionar constantemente o estado mental, associando a equipe de enfermagem às equipes médicas, de fisioterapia e de fonoaudiologia.
   2. Identificar os fatores etiológicos.
   3. Avaliar o estado psiquiátrico do paciente e estimular a psicoeducação com a equipe hospitalar e os familiares.
   4. Revisar sistematicamente o medicamento (reavaliação de sua manutenção ou retirada), os eletrólitos, a hidratação e a nutrição.

B. Intervenção ambiental:
   1. Remover objetos perigosos próximos ao paciente.
   2. Assegurar as visitas breves, mas constantes, de familiares e o fornecimento de suportes, como relógios, fotos de entes queridos, calendários, comunicação clara e concisa, bem como ambiente adequadamente iluminado, que possa ajudar na localização temporoespacial e reduzir atividade alucinatória visual.
   3. Encorajar os padrões de horário para regular o sono, bem como a manutenção de ambientes calmos.
   4. Estar atento para alterações do comportamento que impliquem em agressão para o próprio paciente e/ou terceiros;
   5. Em caso de imobilização, fazer o procedimento adequado e respeitar as normas, com cautela para evitar danos ao paciente, bem como cogitar a possibilidade de contenção química.

C. Intervenções de apoio, somáticas e de planejamento pós-*delirium*:
   1. Amenizar o desconforto somático (analgesia adequada ou alívio de outro sintoma).
   2. Estar atento aos efeitos adversos dos medicamentos utilizados para a alteração do comportamento (neurolépticos, benzodiazepínicos).
   3. Estar atento às funções hepática e renal, evitando alteração na farmacocinética e na dinâmica do medicamento, bem como no estado nutricional do paciente.
   4. Evitar iatrogenias que produzem piora na evolução, como quedas, úlceras de decúbito, constipação intestinal, perda do controle da urina, cuidados na colocação de cateter, desidratação, desnutrição e aspiração devido à dificuldade na deglutição.
   5. Fornecer psicoeducação.

► INTERVENÇÕES FARMACOLÓGICAS

Terapias não farmacológicas são importantes, mas elas sozinhas não são, via de regra, suficientes para controlar os sintomas do *delirium*, e o tratamento sintomático com medicamentos antipsicóticos e/ou sedativos pode ser necessário (Tab. 13.6). O objetivo do tratamento farmacológico é reduzir o desconforto e o estresse, além do comportamento de risco (p. ex., agitação e alucinações). É importante ressaltar que esses medicamentos não tratam o *delirium*, nem revertem as causas etiológicas subjacentes. As Tabelas 13.7 a 13.9 mostram a ação, os efeitos colaterais no SNC e a dose de equivalência dos principais antipsicóticos. O tratamento do *delirium* carece de diretrizes baseadas em evidências bem estabelecidas.

A maioria dos especialistas e das diretrizes considera o haloperidol, um antipsicótico de alta potência, como o tratamento de primeira linha do *delirium* em pacientes criticamente enfermos e naqueles com doenças avançadas.[3,38-40] As diretrizes sugerem que, em idosos e pacientes com *delirium* leve a moderadamente agitado, o medicamento pode ser iniciado em dose baixa (0,5 a 1 mg, 2 a 3 vezes ao dia) até a obtenção do efeito desejado (melhora na paranoia, na agitação e no medo). O haloperidol pode ser também administrado na mesma dosagem anterior a cada 45 a 60 minutos (de preferência por via intravenosa [IV], no intuito de evitar os efeitos colaterais extrapiramidais) até a resolução dos sintomas. Se o acesso venoso não está disponível, pode-se começar com administração intramuscular (IM) ou subcutânea (SC) e mudar para IV quando possível. As doses parenterais são aproximadamente duas vezes mais potentes do que as orais. A dose de haloperidol em idosos não deve exceder 30 mg nas 24 horas.

Antipsicóticos mais novos e atípicos têm sido usados para tratar *delirium*. Doses de risperidona são normalmente baixas (por volta de 1 mg/dia), enquanto a olanzapina tem sido administrada em doses que variam de 4,5 a 8,2 mg/dia. A quetiapina foi administrada em um pequeno número de pacientes com doses que variaram de 25 a 75 mg/dia. A risperidona pode ser iniciada em pacientes idosos com uma dose de 0,25 mg duas vezes ao dia; a olanzapina, de 1,25 a 2,5 mg/dia; e a quetiapina, 12,5 mg a 50 mg/dia. Esses fármacos foram tão efetivos quanto doses baixas de haloperidol em vários estudos.[3,40] Os neurolépticos fenotiazínicos mais antigos (levomepromazina e clorpromazina) são raramente usados no *delirium* devido a seus efeitos anticolinérgicos, que podem, inclusive, piorar ou precipitar o quadro. Todos os neurolépticos clássicos, especialmente aqueles com potência baixa (p. ex., clorpromazina e tiaridozina), e alguns antipsicóticos atípicos têm efeitos que mimetizam a quinidina, podendo induzir prolongamento do intervalo QT e arritmia cardíaca. Um eletrocardiograma (ECG) de base é necessário. Quando um prolongamento substancial do intervalo QT é observado (p. ex., >450 ms ou um aumento de 25% em comparação ao ECG prévio), o antipsicótico deve ser suspenso. É importante mencionar que todos os antipsicóticos, tanto típicos quanto atípicos, podem causar *delirium*.

Os benzodiazepínicos podem ser administrados de maneira isolada ou em combinação com outros medicamentos, como o haloperidol e a clonidina, mais especificamente na síndrome de abstinência alcoólica. Em todos os outros casos, a menos que sedação seja especificamente desejada, os benzodiazepínicos devem ser evitados, porque aumentam a frequência e pioram os sintomas do transtorno.[40]

Nos casos de *delirium* agitado, refratário à terapia neuroléptica, é comum, na prática clínica, acrescentar um medicamento sedativo não neuroléptico para controlar a agitação, as alucinações e o com-

TABELA 13.6 MEDICAMENTOS USADOS NO TRATAMENTO DO *DELIRIUM* EM PACIENTES COM DOENÇAS AVANÇADAS

Nome genérico	Dose diária aproximada	Via de administração	Efeitos colaterais	Comentários
Neurolépticos				
*Haloperidol	0,5 – 5 mg cada 2 – 12 h	VO, IV, SC,	*Efeitos extrapiramidais podem ocorrer com doses > 4,5 mg/dia. Monitorar QT no ECG.	*Permanece como terapia de primeira escolha. Pode-se acrescentar lorazepam (0,5 – 1 mg cada 2-4h) em pacientes agitados.
Tioridazina	10 – 75 mg cada 4 – 8 h	VO, IM		** Preferível em pacientes agitados por maior efeito sedativo.
**Clorpromazina	12,5 – 50 mg cada 4 – 12 h	VO, SC, IV, IM, retal	**Mais sedativo e anticolinérgico que o haloperidol, pode causar hipotensão.	
Metotrimeprazina	12,5 – 50 mg cada 4 – 8 h	VO, IV, SC		
Molindona	10 – 50 mg cada 8 – 12 h	VO		
Droperidol	0,625 – 2,5 mg cada 4 – 8 h	IV, IM		
Antipsicóticos atípicos				
*Olanzapina	2,5 – 20 mg cada 12 – 24 h	VO	*Sedação é o principal efeito colateral.	*Idosos, demência preexistente e subtipo hipoativo estão associados com pior resposta.
**Risperidona	0,5 – 3 mg cada 12 – 24 h	VO	**Efeitos adversos extrapiramidais podem ocorrer com doses > 6mg/dia; hipotensão ortostática.	**Experiência clínica sugere melhores resultados em pacientes com *delirium* hipoativo.
***Quetiapina	12,5 – 200 mg cada 12 – 24 h	VO	***Sedação, hipotensão ortostática.	***Preferido em pacientes com doença de Parkinson ou demência com corpos de Lewy devido a seu baixo risco de efeito extrapiramidal.
****Ziprazidona (dose máx. IM = 40 mg)	10 – 80 mg cada 12-24h	VO, IM	****Monitorar intervalo QT no ECG.	****Experiência clínica sugere melhor resultado em *delirium* hipoativo.
*****Aripiprazol	5 – 30 mg cada 24 h	VO	*****Monitorar acatisia.	
Benzodiazepínicos				
Lorazepam	0,5 – 2,0 mg cada 1 – 4 h	VO, IV, IM	Síndrome paradoxal	Preferível lorazepam
Midazolam	30 – 100 mg cada 24 h	IV, SC		
Anestésicos				
Propofol	10 – 70 mg cada hora / Até 200 – 400 mg/h	IV	Depressão respiratória	

VO: via oral; IV: intravenosa; SC: subcutânea; IM: intramuscular.
Fonte: Com base em Breitbart e Friedlander[4] e Breitbart e Alici.[7]

TABELA 13.7 **ATIVIDADES MAIS IMPORTANTES DOS RECEPTORES BLOQUEADOS PELOS AGENTES NEUROLÉPTICOS**

	D1	D2	D4	Alfa 1	Alfa 2	Hi 1	5-HT2a	5-HT2c	M
Haloperidol	+	+++	++	+				+	
Clorpromazina		++		++					++
Levomepromazina		++		+++	+	++	++	++	++
Prometazina				++	+				++
Risperidona	+	++	+	++	+	+++	+	+	
Olanzapina	+		+	+		++	+	+	+++
Quetiapina				++		+			

TABELA 13.8 **COMPARAÇÃO DOS EFEITOS COLATERAIS ENTRE OS ANTIPSICÓTICOS**

	Típicos	Clozapina	Risperidona	Olanzapina	Quetiapina	Ziprazidona	Aripiprazol
Sintomas extrapiramidais	+/+++	0	0/+	0/+	0	0/+	0/+
Discinesia tardia	+/+++	0/+	0/+	0/+	0/+	0/+	0/+
Convulsões	0/+	+++	0	++	0	0/+	0/+
Sedação	+/+++	+++	0/+	++	++	+	0
Efeitos anticolinérgicos	+/+++	+++	0	++	0	0/+	0/+

TABELA 13.9 **EQUIVALÊNCIA DE DOSES DOS NEUROLÉPTICOS TÍPICOS E ATÍPICOS**

Clorpromazina	100 mg	Olanzapina	5 mg	Clozapina	12,5 mg	Ziprazidona	60 mg
Haloperidol	2 mg	Quetiapina	75 mg	Risperidona	2 mg	Aripiprazol	7,5 mg

portamento de risco. Os benzodiazepínicos podem ser úteis nessa situação, sendo o lorazepam o fármaco de primeira linha. Esse agente pode ser administrado em doses de 2 mg, IV ou IM, repetindo-se após um período seguro – de 15 a 30 minutos no caso de aplicação IV e 60 minutos após aplicação IM.

O uso de doses maiores requer o monitoramento e a disponibilidade de aparelho para intubação orotraqueal e ventilação mecânica, além de profissional com experiência. No *delirium* por abstinência alcoólica, é comum associar o haloperidol ao lorazepam na tentativa de obter uma tranquilização sem sedação excessiva. Nos pacientes refratários aos neurolépticos e sedativos, pode-se, eventualmente, lançar mão de medicamentos anti-histamínicos e agonistas α-2-adrenérgicos.

A tentativa de normalizar o tempo de sono noturno é um objetivo e desafio nos casos de *delirium* hiperativo ou misto. O sono noturno costuma estar perturbado na maioria dos casos de *delirium*, e agitação com comportamento perturbador pode ocorrer à noite, complicando a insônia. Caso o uso de haloperidol não seja suficiente para acalmar o paciente, pode-se substituí-lo por quetiapina ou adicionar prometazina. Se a sedação obtida com benzodiazepínicos não é profunda e contínua de maneira adequada, o risco de piora do *delirium* torna-se substancial.

▶ *DELIRIUM* E REVERSIBILIDADE

Um importante desafio na diferenciação clínica do *delirium* é se ele configura-se como uma complicação reversível da doença avançada ou um elemento que integra o processo de falecimento (Tab. 13.10). Lawlor e colaboradores[41] pesquisaram a reversibilidade potencial e os fatores precipitantes do *delirium* em pacientes com câncer avançado admitidos em uma unidade de cuidados paliativos para controle de sintomas e encontraram uma taxa de reversibilidade geral de 49%. Não detectaram diferenças nas taxas de reversibilidade para o *delirium* presente na admissão ou naqueles que o desenvolveram subsequentemente. Ocorreu uma diferença significativa, entretanto, na reversibilidade inicial (56%), comparada a episódios repetidos (6%). A duração média do *delirium* reversível (3,5 dias) contrasta com a do irreversível (seis dias). A quantidade média de fatores precipitantes, seja para *delirium* reversível ou irreversível, foi três (variou de 1 a 6). A aplicação de critérios diagnósticos padronizados de classificação resultou na identificação de fatores etiológicos em 78% para *delirium* reversível e 59% para o irreversível. A reversibilidade do quadro foi significativamente associada com opioides, outros medicamentos psicoativos e desidratação. Em contraste, a irreversibilidade do *delirium* foi significativamente associada com encefalopatia hipóxica, fatores metabólicos relacionados à insuficiência de um órgão vital, incluindo insuficiência hepática e renal, e hipercalcemia refratária. Morita e colaboradores[6] examinaram os fatores associados com a reversibilidade do *delirium* em outra população com câncer avançado admitida em um hospital de cuidados terminais.[6] A taxa de reversibilidade geral desse estudo foi de 20%, menor que aquela das pesquisas relatadas previamente. Os pacientes com *delirium* tinham uma taxa de mortalidade em 30 dias de 83% e de 91% em 50 dias. Embora a reversibilidade do transtorno tenha sido significativamente associada a medicamentos (37%) ou hipercalcemia (38%), a irreversibilidade foi associada a infecção (12%), insuficiência hepática, hipoxia, coagulação intravascular disseminada e desidratação (<10%). Esses estudos mostram que o prognóstico dos pacientes que desenvolvem *delirium* é definido pela interação entre as condições de suscetibilidade fisiológicas basais do paciente ao transtorno, as etiologias precipitantes e qualquer resposta ao tratamento. Se a suscetibilidade do paciente ou a resiliência são modificáveis, intervenções-alvo podem re-

TABELA 13.10 **VISÃO GERAL DO TRATAMENTO DO *DELIRIUM***

Delirium	Tratamento	Prognóstico
Delirium pré-terminal	O objetivo é a reversão da etiologia.	O *delirium* é reversível.
Delirium terminal	O objetivo é o controle da sintomatologia.	O *delirium* é irreversível.

Fonte: Adaptada de Breitbart e Friedlander.[4]

duzir o risco de desenvolver *delirium* além da exposição ao precipitante e reforçar a capacidade de resposta ao tratamento.

Um número grande de estudos[3] confirmou que o *delirium* reduz a sobrevivência de curto prazo em pacientes com câncer avançado e demonstrou uma associação significativa entre o transtorno e a probabilidade de morte em quatro semanas. Morita e colaboradores[6] incluíram o *delirium* no escore do Índex de Prognóstico Paliativo (IPP), bem como incorporaram ingestão oral, capacidade funcional, edema e dispneia em repouso para classificar pacientes em três perfis distintos de sobrevivência. Além disso, estabeleceram limites de pontos para predizer se determinado indivíduo estava propenso a sobreviver mais que 3 ou 6 semanas.

O desafio clínico mais importante talvez seja a abordagem do *delirium* terminal no paciente moribundo que não é responsivo a intervenções neurolépticas-padrão, o que ocorre em 10 a 20% dos casos. Os sintomas desses pacientes podem ser controlados apenas com sedação (com a consequente diminuição ou rebaixamento total da consciência). Embora preocupações éticas tenham sido suscitadas sobre o risco de morte apressada ou eutanásia passiva induzida por sedação profunda, estudos recentes de especialistas em cuidados paliativos sugerem que a indução de sedação profunda não está associada com morte apressada.[3] Antes de começar uma intervenção, com a infusão de midazolam ou propofol, cujo objetivo final a ser alcançado é deixar o paciente calmo e confortável, mas sedado e irresponsivo, o clínico deve primeiro seguir vários passos.[3] É preciso que tenha uma discussão com a família (e com o paciente, se existem momentos de lucidez mental suficientes para tomar uma decisão), esclarecer as preocupações e os desejos do indivíduo para o tipo de cuidado que pode melhor honrar o fornecimento de conforto e controle de sintomas durante o processo de morte. O clínico deve descrever os objetivos máximos a serem alcançados pela terapia atualmente existente. Os membros da família devem ser informados que o objetivo da sedação é fornecer conforto e controle dos sintomas, e não apressar a morte. Também devem saber que a sedação do ente querido resultará em um sentimento prematuro de perda e que eles podem sentir que o paciente esteja em um estado de limbo, ainda não morto, mas também não vivo com responsividade. O estresse e a confusão que os parentes sentem durante esse período podem ser melhorados incluindo a família na tomada de decisão e enfatizando os objetivos do cuidado. A sedação nesses pacientes nem sempre é completa e irreversível: alguns têm períodos de despertares, a despeito da sedação, e muitos clínicos periodicamente amenizam a sedação para reavaliar as condições do paciente. Por fim, o psicogeriatra deve ter em mente os objetivos do cuidado e comunicar esses objetivos a equipe, pacientes e membros da família. O psicogeriatra deve pesar cada item aqui descrito na hora de tomar uma decisão com o objetivo de obter a melhor abordagem do paciente moribundo que apresente *delirium*, preservando sempre a dignidade e os valores individuais e familiares.

▶ *DELIRIUM* E O IMPACTO NOS FAMILIARES DOS PACIENTES EM CUIDADOS PALIATIVOS

O *delirium* é uma síndrome complexa que afeta o paciente, a família e a equipe médica. Desde que os cuidados paliativos preconizem a assistência também à família, é importante tecermos alguns comentários sobre o impacto que o transtorno exerce no cuidador, seja ele membro da família ou não. O *delirium* é uma experiência percebida pela família e pelos cuidadores como algo difícil de testemunhar. Aproximadamente 50% dos membros da família relatam estresse com a experiência de *delirium* terminal. Um alto nível de estresse emocional e a necessidade de melhora no atendimento percebida pela família estão relacionados com famílias mais jovens, sexo masculino, experiências de agitação e fala incoerente, interpretações do *delirium* como dor ou desconforto físico, efeitos de medicamentos ou fraqueza mental/ansiedade da morte. Além disso, os familiares podem ter a percepção de que a equipe médica não estava presente com a família, não respeitava o mundo subjetivo do paciente, não explicava o curso esperado com mudanças diárias e não aliviava o *burnout* da família. Há uma série de recomendações para atenuar esse problema: respeitar o mundo subjetivo do paciente, tratá-lo do mesmo jeito que antes, explorar as necessidades fisiológicas por trás dos sintomas do *delirium*, considerar emoções ambivalentes quando do uso de psicotrópicos, coordenar o cuidado para obter uma comunicação significativa de acordo com as mudanças nos níveis de consciência durante o dia, facilitar as preparações para a morte do paciente, aliviar seus sentimentos de ser um fardo para os outros, minimizar as sobrecargas físicas e psicológicas da família e fornecer apoio informacional.[21]

▶ REFERÊNCIAS

1. Harris D. Delirium in advanced disease. Postgrad Med J. 2007;83(982):525-8.

2. Leonard M, Agar M, Mason C, Lawlor P. Delirium issues in palliative care settings. J Psychosom Res. 2008;65(3):289-98.

3. Fick DM, Agostini JV, Inouye SH. Delirium superimposed on dementia: a systematic review. J Am Geriatr Soc. 2002;50(10):1723-32.

4. Breitbart W, Friedlander M. Confusion/delirium. In: Bruera E, Higginson IJ, Ripamonti C, Von Gunten C, editors. Textbook of palliative medicine. London: Hodder Arnold; 2009. p. 688-700.

5. Lichter I, Hunt E. The last 48 hours of life. J Palliat Care. 1990;6(4):7-15.

6. Morita T, Hirai K, Sakaguchi Y, Tsuneto S, Shima Y. Family-perceived distress from delirium-related symptoms of terminally ill cancer patients. Psychosomatics. 2004;45(2):107-13.

7. Breitbart W, Alici Y. Agitation and delirium at the end of life: "We couldn't manage him". JAMA. 2008;300(24):2898-910.

8. Bruera E, Fainsinger RL, Miller MJ, Kuehn N. The assessment of pain intensity in patients with cognitive failure: a preliminary report. J Pain Symptom Manage. 1992;7(5):267-70.

9. Coyle N, Breitbart W, Weaver S, Portenoy R. Delirium as a contributing factor to "crescendo" pain: three case reports. J Pain Symptom Manage. 1994;9(1):44-7.

10. Fainsiger R, Miller MJ, Bruera E, Hanson J, Maceachern T. Symptom control during the last week of life on a palliative care unit. J Palliat Care. 1991;7(1):5-11.

11. Gaudreau JD, Gagnon P, Harel F, Roy MA, Tremblay A. Psychoactive medications and risk of delirium in hospitalized cancer patients. J Clin Oncol. 2005;23(27):6712-8.

12. Spiller JA, Keen JC. Hypoactive delirium:assessing the extent of the problem for inpatient specialist palliative care. Palliat Med. 2006;20(1):17-23.

13. Stiefel FC, Breitbart WS, Holland JC. Corticosteroids in cancer: neuropsychiatric complications. Cancer Invest. 1989;7(5):479-91.

14. Inouye, SK. Delirium in older persons. N Engl J Med. 2006;354(11):1157-65.

15. McNicoll, L, Pisani, MA, Zhang Y, Ely EW, Siegel MD, Inouye SK. Delirium in the intensive care unit: occurrence and clinical course in older patients. J Am Geriatr Soc. 2003;51(5):591-8.

16. Rahkonen T, Makela H, Paanila S, Halonen P, Sivenius J, Sulkava R. Delirium in elderly people without severe predisposing disorders: etiology and 1-year prognosis after discharge. Int J Psychogeriatr. 2000;12:473-81.

17. Santos FS. Mecanismos fisiopatológicos do delirium. Rev Psiq Clin. 2005;32(3):104-12.

18. Santos FS, Velasco IT, Junior RF. Risk factors for delirium in the elderly after coronary artery bypass graft surgery. Int Psychogeriatr. 2004;16(2):175-93.

19. Santos FS, Wahlund LO, Varli F, Velasco IT, Jonhagen ME. Incidence, clinical features and subtypes of delirium in elderly patients treated for hip fractures. Dement Geriatr Cogn Disord. 2005;20(4):231-7.

20. Santos FS, Babichak AC, Amaral A. Delirium no idoso. Rev Bras Med. 2000;57(10):1165-74.

21. Santos FS, organizador. Delirium: uma síndrome mental orgânica. São Paulo: Atheneu; 2008.

22. White C, McCann MA, Jackson NJ. First do no harm... terminal restlessness or drug-induced delirium. J Palliat Med. 2007;10(2):345-51.

23. Moore AR, O´Keeffe ST. Drug-induced cognitive impairment in the elderly. Drugs Aging. 1999;15(1):15-28.

24. Gray SL, Lai KV, Larson EB. Drug-induced cognition disorders in the elderly: incidence, prevention and management. Drug Saf. 1999;21(2):101-22.

25. Karlsson I. Drugs that induce delirium. Dement Geriatr Cogn Disord. 1999;10(5):412-5.

26. Link J. After transdermal fentanyl: acute toxic delirium or central anticholinergic syndrome? Anesthesiology. 1996;85(2):436-7.

27. Wilden J, Rapeport D. Presumed central anticholinergic syndrome from inadvertent intravenous hyoscine hydrobromide (scopolamine) injection. Anaesth Intensive Care 2004;32:419-22.

28. Ross CA. CNS arousal systems: possible role in delirium. Int Psychogeriatr. 1991;3(2):353-71.

29. Lipowski ZJ. Delirium: acute confusional states. New York: Oxford University; 1990.

30. Mittal D, Majithia D, Kennedy RM, Rhudt J. Differences in characteristics and outcome of delirium as based on referral patterns. Psychosomatics. 2006;47(5):367-75.

31. Peterson JF, Pun BT, Dittus RS, Thomason JW, Jackson JC, Shintani AK, et al. Delirium and its motoric subtypes: a study of 614 critically ill patients. J Am Geriatr Soc. 2006;54(3):479-4.

32. American Psychiatric Association. Manual diagnóstico e estatístico de transtornos mentais: DSM-IV. Porto Alegre: Artes Médicas; 1994.

33. American Psychiatric Association. Manual diagnóstico e estatístico de transtornos mentais: DSM-5. 5. ed. Porto Alegre: Artmed; 2014.

34. Ryan K, Leonard M, Guerin S, Donnelly S, Conroy M, Meagher D. Validation of the confusion assessment method in the palliative care setting. Palliat Med. 2009;23(1):40-5.

35. Inouye SK, Foreman MD, Mion LC, Katz KH, Cooney LM Jr. Nurse's recognition of delirium and its symptoms: comparison of nurse and researcher ratings. Arch Intern Med. 2001;161(20):2467-73.

36. Inouye SK, Bogardus ST Jr, Charpentier PA, Leo-Summers L, Acampora D, Holford TR, et al. A multicomponent intervention to prevent delirium in hospitalized older patients. N Engl J Med. 1999;340(9):669-76.

37. Dutra ID. Tratamento não farmacológico. In: Santos FS, organizador. Delirium: uma síndrome mental orgânica. São Paulo: Atheneu; 2008.

38. Caraceni A, Simonetti F. Palliating delirium in patients with cancer. Lancet Oncol. 2009;10(2):164-72.

39. Fernandez F, Levy JK, Mansell PW. Management of delirium in terminally ill AIDS patients. Int J Psychiatry Med. 1989;19(2):165-72.

40. Boettger S, Passik S, Breitbart W. Treatment characteristics of delirium superimposed on dementia. Int Psychogeriatr. 2011;23(10):1671-6.

41. Lawlor PG, Gagnon B, Mancini IL, Pereira JL, Hanson J, Suarez-Almazor ME, et al. Occurrence, causes, and outcome of delirium in patients with advanced cancer: a prospective study. Arch Intern Med. 2000;160(6):786-94.

14
APRESENTAÇÕES PSIQUIÁTRICAS DE CONDIÇÕES MÉDICAS GERAIS

LEONARDO CAIXETA
VICTOR M. CAIXETA
CIRO MENDES VARGAS

O organismo exibe um mesmo leque de respostas biológicas estereotipadas quando é confrontado com estímulos perturbadores da homeostase. As respostas inflamatórias, por exemplo, são universais, aconteçam no joelho ou no sistema nervoso central (SNC). Igualmente, observamos que diferentes agentes, ao agredirem o cérebro, de forma direta ou indireta, podem produzir uma mesma manifestação, por exemplo, de natureza psiquiátrica. Mas por que o aparelho biológico responde assim, com uma linguagem psiquiátrica, ao ser perturbado por diferentes agressores biológicos?

Em algumas etapas da vida, principalmente em seus extremos (terceira idade) ou nas ocasiões de intensa modificação hormonal (menopausa), como também em situações de doença sistêmica crônica (câncer, diabetes, alterações do metabolismo, doenças cardiovasculares, entre outras), parece ocorrer maior vulnerabilidade na relação entre o comportamento, a condição física e a perda da homeostase. Esse balanço é particularmente delicado para o cérebro, fonte dos sintomas psiquiátricos. O cérebro é em especial sensível a perturbações de diversas origens, incluindo doenças sistêmicas e diferentes substâncias – por exemplo, vários medicamentos –, bem como alguns produtos do catabolismo exagerado em condições mórbidas, os quais podem atuar como falsos neurotransmissores.[1]

A população geriátrica é alvo de uma frequência elevada de diversas patologias, entre as quais tumores (tanto malignos quanto benignos) e doenças pulmonares, cardiovasculares, metabólicas, endócrinas e neurológicas. Diante de tal vulnerabilidade cerebral, todas essas condições podem se manifestar por meio de sintomas psiquiátricos. Além disso, os pacientes crônicos e os idosos frequentemente fazem uso de diversos medicamentos, aos quais a função cerebral é vulnerável. Para tornar as coisas mais complicadas, os idosos podem apresentar sintomas psiquiátricos variados à mesma perturbação. Assim, insuficiência cardíaca congestiva leve e débito cardíaco reduzido, com diminuição da perfusão cerebral, podem levar ao *delirium* (confusão mental, desorientação, dificuldades de memória e outros prejuízos cognitivos) em um paciente, enquanto, em outros, essas mesmas causas podem resultar em sintomas de depressão e ansiedade.[2]

Por todas essas razões, o psicogeriatra perspicaz deve sempre considerar explicações orgânicas para qualquer sintoma psiquiátrico quando estiver diante de um paciente geriátrico. Além disso, o profissional deve enxergar além do óbvio, no intuito de diagnosticar e tratar corretamente os pacientes em tais condições. Para muitos psicogeriatras, esse trabalho de detetive é a parte mais intrigante e desafiadora da prática psiquiátrica. Dessa forma, descobrir os fatores físicos que contribuem para um quadro psiquiátrico é desafiador em população especiais, como, por exemplo, a geriátrica, que apresenta sintomas sutis, e a complexidade da coexistência de doenças e tratamentos complicam os casos.[2]

▶ COMORBIDADES ENTRE TRANSTORNOS PSIQUIÁTRICOS E OUTRAS CONDIÇÕES MÉDICAS

É possível observar que em todas as categorias diagnósticas relatadas no DSM-5[3] admite-se a possibilidade de que o quadro psiquiátrico seja causado por outra condição médica. A designação "outra condição médica" foi criada como um atalho conveniente para se referir a condições e transtornos listados fora do capítulo dos "Transtornos Mentais e Transtornos Comportamentais" da CID. Um transtorno mental causado por uma condição médica "é caracterizado pela presença de sintomas mentais julgados como consequência psicopatológica direta de uma condição médica geral".[3] Tais julgamentos devem se basear na história, no exame físico ou em testes complementares. Um transtorno não é designado como "decorrente de outra condição médica" quando existe apenas uma relação psicológica (e não fisiológica) com a condição de base – por exemplo, quando se pensa que um humor depressivo é uma reação psicológica a uma doença grave ou que até mesmo coloque a vida em risco.

Apesar de "transtorno mental" implicar uma distinção artificial entre "mental" e "orgânico" – a antiga separação "mente/corpo" –, o DSM-5.[3] atesta que essa designação não deve ser feita para entender que há qualquer distinção fundamental entre transtornos mentais e outras condições médicas, mas que o propósito de distinguir os dois é encorajar a profundidade na avaliação e prover termos simples para facilitar a avaliação entre aqueles que trabalham nos serviços de saúde. Assim, a justificativa para a distinção é alertar os psiquiatras e demais médicos para a possibilidade diagnóstica de uma condição que poderia ser tratada mais especificamente.

EPIDEMIOLOGIA DAS CONDIÇÕES MÉDICAS ASSOCIADAS A TRANSTORNOS PSIQUIÁTRICOS

A prevalência de outras condições médicas em idosos com transtornos psiquiátricos é alta, maior que naqueles sem doença psiquiátrica, e tende a aumentar com a progressão da idade.[4] Muito dessa morbidade médica associada não é diagnosticada e, portanto, não constitui objeto de correlação com o sintoma psiquiátrico; sendo assim, infelizmente, a abordagem terapêutica segue limitada pela falta de conhecimento.

Em um estudo recente[5] com idosos bipolares, foi constatada a existência de, em média, duas comorbidades médicas para cada paciente, sendo as mais frequentes: hipertensão (27,8%), artrose (29,1%), síndrome metabólica (28,7%) e alergias (25,6%). Em uma revisão recente sobre o mesmo tema,[6] encontrou-se uma média de 3 a 4 comorbidades médicas por paciente psiquiátrico, sendo as mais comuns: síndrome metabólica, doenças cardíacas e respiratórias e patologias endocrinológicas. De 4,5 a 19% dos idosos bipolares também tinham demência. Loi e Chiu,[4] em outra revisão, também encontraram associações altas de morbidade psiquiátrica em idosos com diabetes e osteoporose. Em outro estudo,[7] 5% dos pacientes psiquiátricos apresentaram condições médicas não identificadas que representavam a causa dos sintomas psiquiátricos, e, em 21% dos pacientes, os quadros patológicos concomitantes contribuíam para sintomas. Patologias físicas causadoras de sintomas psiquiátricos foram relatadas em 42% dos pacientes psiquiátricos não internados, e doenças físicas constituíram um fator etiológico importante em 12% daqueles internados.[7] Hall[7] descobriu que uma disfunção médica implicava uma causa definitiva ou provável dos sintomas psiquiátricos em 9,1% da população psiquiátrica geral. Distúrbios cardiovasculares e endócrinos foram os agentes desencadeadores mais frequentes, seguidos por infecções, doenças pulmonares, perturbações gastrintestinais, distúrbios hematológicos, patologias do SNC e doenças malignas. Em 80% dos casos, a causa provável poderia ter sido determinada por uma revisão médica detalhada dos sistemas em combinação com exame físico cuidadoso e testes laboratoriais de rotina.[7]

Transtornos mentais causados por condições médicas gerais são as psicopatologias mais prevalentes na população geriátrica.[8] Para pessoas acima dos 65 anos, essas condições equivalem a cerca de metade das admissões em hospitais psiquiátricos. Em asilos, a prevalência varia de 50 a 75%.[8] Levenson e Hall[9] relataram que 10 a 30% da população geriátrica desenvolvem sintomas mentais como consequência de uma patologia médica não identificada e potencialmente tratável. Em um estudo com 1.072 pacientes psiquiátricos, Popkin e colaboradores[10] detectaram "síndromes mentais orgânicas" como principal diagnóstico psiquiátrico primário em pacientes com mais de 60 anos. No estudo de Popkin e colaboradores,[10] embora a distribuição do diagnóstico em décadas tenha apresentado considerável estabilidade antes dos 60 anos, e o diagnóstico de "transtorno mental orgânico" equivalesse a cerca de 20% do diagnóstico psiquiátrico em grupos etários mais jovens, "transtornos mentais orgânicos" equivaleram a cerca de 40% dos diagnósticos no grupo de 60 a 69 anos, aproximadamente 55% no grupo de 70 a 79 anos e mais de 60% no grupo acima dos 80 anos.

INDÍCIOS QUE SUGEREM A ETIOLOGIA ORGÂNICA DOS SINTOMAS PSIQUIÁTRICOS

Embora não haja diretrizes infalíveis, alguns indícios úteis podem despertar a suspeita de uma causa orgânica para o transtorno psiquiátrico; são eles:

- Nexo temporal, isto é, a relação temporal entre o começo, a exacerbação ou a remissão de um transtorno mental e uma condição médica geral (p. ex., um quadro de desinibição que iniciou até seis meses depois de um traumatismo craniano).
- Redução dos sintomas do transtorno mental com o tratamento da condição médica subjacente (p. ex., um quadro apático ou amnéstico que desapareceu com o tratamento do hipotireoidismo).
- Presença de características atípicas para um transtorno mental primário: início em uma idade improvável, sintomas polimórficos e oscilatórios (p. ex., alucinações visuais que iniciam na terceira idade e que pioram sempre ao anoitecer).

- Presença de correspondências bem estabelecidas na literatura de um transtorno mental com uma condição médica em particular (p. ex., déficit cognitivo súbito com infecção urinária; confusão mental com endocardite bacteriana).

Outros indícios clínicos importantes têm sido descritos e devem alertar o clínico para a possibilidade de uma condição médica subjacente como explicação para os sintomas psiquiátricos observados (Quadro 14.1).

POR QUE É DIFÍCIL RECONHECER OUTRAS CONDIÇÕES MÉDICAS SUBJACENTES?

A separação entre "transtorno psiquiátrico" e "outras condições médicas" pode ser enigmática e, muitas vezes, nebulosa. Essa incerteza pode se dever a variações na acurácia e na qualidade das avaliações médicas de diferentes clínicos, bem como a falsos julgamentos em relação a conexões causais entre fatores "orgânicos" e "inorgânicos". Em geral, a capacitação médica geral varia muito entre os psiquiatras, assim como a formação psiquiátrica de clínicos gerais é muito deficiente e limitada, o que complica a avaliação e o diagnóstico adequados da conexão entre a condição médica geral e o transtorno psiquiátrico associado. Na dependência também de alguns aspectos da personalidade do avaliador, há médicos que avaliam mais ou menos profundamente os potenciais fatores orgânicos das manifestações psiquiátricas. Além disso, as bases científicas para ligações causais ainda estão sob investigação.[11] Embora a distinção possa ser desafiadora, vaga, variável e reducionista, o psicogeriatra astuto continuará buscando pelo "físico" no "mental" (lembrando que nem sempre "ausência de evidência significa evidência de ausência"), porque isso pode resultar em diagnóstico

> **QUADRO 14.1 INDÍCIOS PARA A ATRIBUIÇÃO DE ETIOLOGIA ORGÂNICA A SINTOMAS PSIQUIÁTRICOS**
>
> 1. Início dos sintomas psiquiátricos em idade atípica.
> 2. Ausência de história familiar de doenças psiquiátricas.
> 3. Ausência de antecedentes pessoais de doenças psiquiátricas.
> 4. Resposta inadequada ao tratamento dos sintomas psiquiátricos.
> 5. Sintomas mais graves do que seriam esperados na condição psiquiátrica presumida.
> 6. Presença de condição psicopatológica seguindo uma mudança de personalidade abrupta.
> 7. Coexistência de doenças físicas, as quais sabidamente produzem sintomas psiquiátricos.
> 8. Presença de déficits cognitivos, especialmente envolvendo a memória e o nível de consciência.

e tratamento mais adequados e precoces, prognóstico mais preciso e melhor nível de funcionamento geral.

▶ SINTOMAS OU TRANSTORNOS PSIQUIÁTRICOS ESPECÍFICOS RESULTANTES DE OUTRAS CONDIÇÕES MÉDICAS OU INDUZIDOS POR SUBSTÂNCIAS

TRANSTORNOS PSICÓTICOS

Os transtornos psicóticos causados por outras condições médicas apresentam-se geralmente por meio de alucinações e delírios proeminentes, com evidências na história, no exame físico e nos achados laboratoriais, que contextualizam o transtorno psiquiátrico como consequência fisiológica direta da condição médica. Por definição, o transtorno não é mais bem explicado por outra condição psiquiátrica (p. ex., psicose que ocorre devido ao transtorno bipolar) e não ocorre exclusivamente durante o curso de *delirium*.[3]

É interessante notar que os delírios persecutórios estão entre os sintomas mais relatados em associação às mais diversas condições médicas. Em adição a drogas e toxinas, mais de 70 causas médicas têm sido implicadas na produção de delírios.[12] Algumas condições são mais comumente relacionadas à psicose e são listadas no Quadro 14.2.

Alucinações visuais (mais que auditivas) sugerem distúrbio orgânico associado, até que se prove o contrário. Na população idosa, alucinações podem ser resultado de condições médicas gerais, intoxicação medicamentosa (principalmente antiparkinsonianos dopaminérgicos, como levodopa, e anticolinérgicos, como biperideno ou triexifenidil) ou abstinência (incluindo o álcool), distúrbios do SNC ou doenças auditivas ou oftalmológicas (síndrome de Charles-Bonet).[8] Visão defeituosa crônica pode resultar em alucinações visuais de pessoas ou animais (síndrome de Charles-Bonet),[8] e lesão auditiva pode levar a alucinações auditivas, paranoia e suspeição. Outras causas de alucinações em idosos incluem: alucinose alcóolica, *delirium tremens* e demência.[12] Entre as demências, as alucinações visuais fazem parte dos critérios diagnósticos da demência com corpos de Lewy, pelo tanto que são frequentes nessa condição, como também podem ser encontradas em outras formas de demência associada à doença de Parkinson ou ao parkinsonismo *plus*.[1] Entretanto, delírios e alucinações são raros nas degenerações lobares frontotemporais e, quando presentes, tendem a afastar tal possibilidade diagnóstica.

QUADRO 14.2 FATORES FÍSICOS ASSOCIADOS COM PSICOSE

Condições médicas gerais	Medicamentos
Doenças neurológicas Doença de Parkinson Demência Epilepsia Hidrocefalia de pressão normal Tumores do SNC Encefalites	Antiparkinsonianos Anticolinérgicos Cimetidina Antiarrítmicos Corticosteroides
Distúrbios endócrinos e metabólicos Hipo e hipertireoidismo Hipo e hiperparatireoidismo Hipoglicemia Hiponatremia Doença de Addison Síndrome de Cushing	
Outras condições médicas Lúpus eritematoso sistêmico Arterite temporal Deficiência de vitaminas (B12, tiamina, folato)	

O delírio pode ser induzido por distúrbios metabólicos, lúpus eritematoso sistêmico, endocrinopatias, estados de deficiência, doenças inflamatórias e intoxicação por substâncias.[1]

Quando a psicose induzida por medicamentos ocorre na senilidade, os agentes causadores mais frequentes são os antiparkinsonianos (levodopa, bromocriptina, amantadina), os anticolinérgicos, a cimetidina, a digoxina, os antiarrítmicos (lidocaína, quinidina, procainamida) e os corticosteroides.[8]

TRANSTORNOS DO HUMOR

O transtorno do humor causado por condição médica geral é caracterizado por humor deprimido ou diminuição do interesse/prazer em tudo, ou quase tudo, ou, ainda, por ativação do humor, isto é, humor elevado, expansivo ou irritado (sendo esta a apresentação mais encontrada). Evidências de anamnese, exame físico, achados laboratoriais ou outros testes complementares sugerem que o transtorno do humor seja consequência direta de um distúrbio fisiológico. Os sintomas podem causar compro-

CASO CLÍNICO 1

Renato, um paciente de 73 anos, branco, casado, analfabeto, destro, motorista aposentado, manifestou há dois anos sintomas de parkinsonismo, e, portanto, foram receitados antiparkinsonianos agonistas dopaminérgicos (pramipexol 0,5 mg de 8/8 horas e amantadina 100 mg de 8/8 horas). Há seis meses, apresentou delírio de que sua esposa estava praticando adultério e começou a comportar-se agressivamente com ela e até ameaçá-la de morte. A princípio, acreditava que era com um vizinho, o que gerou dúvida na família sobre a veracidade do fato, não obstante a esposa afirmar que a história não tinha cabimento. Depois de acusar outras pessoas de ser o amante da esposa (p. ex., o neto ainda criança e até a filha), a família se convenceu de que era um delírio de ciúme. Renato não tinha antecedentes psiquiátricos nem fazia uso de álcool ou outras substâncias psicoativas. O sintoma psicótico foi atribuído inicialmente ao medicamento agonista dopaminérgico, e, por conseguinte, o fármaco foi descontinuado. O delírio de Othelo de fato remitiu com essa conduta. Dois meses depois, entretanto, ainda sem usar o agonista dopaminérgico, o paciente começou a apresentar delírios persecutórios e fugiu de casa, acreditando que estaria sendo perseguido por agentes secretos que rondavam a vizinhança. Apresentava também alucinações visuais (dizia enxergar muitos vultos, sobretudo à noite). Foi encontrado muito agressivo, em estado paranoide e resistindo a qualquer tipo de intervenção, médica ou farmacológica, por ausência absoluta de *insight*. Optou-se pelo uso de clozapina (75 mg/dia), e os sintomas psicóticos reduziram bastante. O psicogeriatra decidiu não aumentar a dose, dado o risco de piora dos sintomas parkinsonianos e a resposta antipsicótica muito satisfatória (apesar de os delírios não desaparecerem, ficaram muito encapsulados, e sua adaptação sociofuncional foi completamente restabelecida).

Comentários
Psicoses de etiologia orgânica são sempre graves e frequentemente colocam em risco a vida do paciente ou de seus familiares. O tratamento deve ser sempre rápido, algumas vezes exigindo internação ou medicamentos mais potentes. O psicogeriatra deve sempre afastar causas iatrogênicas, mas, como neste caso, não deve se descuidar em relação a diversas etiologias para um mesmo paciente. Nos pacientes com parkinsonismo, existe um equilíbrio delicado entre o emprego de antiparkinsonianos e o uso de antipsicóticos. Os primeiros podem gerar sintomas psicóticos, e os últimos podem agravar os sintomas parkinsonianos. Portanto, a análise do risco/benefício deve permear o manejo de forma contínua, avaliando-se que sintomas predominam em cada época da doença.

metimento social, ocupacional ou em outras áreas funcionais importantes.

São encontradas quatro apresentações principais: 1) apenas sintomas depressivos (sem o preenchimento dos critérios para depressão maior), 2) sintomas com episódio semelhante à depressão maior, 3) sintomas com manifestação maníaca ou hipomaníaca (incluindo mania disfórica) e 4) sintomas com apresentação mista.

As condições médicas gerais associadas à doença depressiva são abordadas no capítulo sobre depressões secundárias, portanto não nos deteremos a elas neste capítulo.

Ao contrário da depressão, a mania ou a hipomania causadas por outras condições médicas são relativamente incomuns na senilidade.[12] Nos indivíduos que desenvolvem mania pela primeira vez após os 60 anos, no entanto, há preponderância de causas neurológicas, mais do que sistêmicas ou primariamente funcionais.[12] As condições médicas e as substâncias associadas com mania na senilidade são listadas no Quadro 14.3. As condições mais comuns são lesões no SNC (degenerativas, vasculares, tumorais, infecciosas ou distúrbios hipertensivos) e medicamentos. Entre as primeiras, destacam-se a mania relacionada à demência frontotemporal, a degeneração corticobasal e a doença de Alzheimer, as três principais formas de demência associadas à mania ou à hipomania.[1] O quadro de "moria", descrito por Jastrowitz,[13] classicamente vinculado à paresia geral progressiva (PGP) – ou seja, forma encefálica da neurossífilis – ou a tumores frontais, é um exemplo de mania orgânica, podendo facilmente ser confundido com a mania da doença bipolar, pois ambos se apresentam com alegria, gargalhadas, bufonarias, caretas e inquietação motora intensa. A diferença é que se trata de um quadro de desinibição frontal mais pobre e pueril, sem muito colorido humorístico (i.e., sem o elemento contagioso das manias funcionais da doença bipolar).

TRANSTORNOS DE ANSIEDADE

Os transtornos de ansiedade causados por uma condição médica geral podem se apresentar como síndrome de Godot, ansiedade proeminente, ataques de pânico, sintomas obsessivos ou compulsivos, dispneia suspirosa, inquietação motora ou medo, insônia, predominando no quadro clínico e com evidências fornecidas por anamnese, exame físico, achados laboratoriais ou testes complementares de que o transtorno constitui a consequência fisiológica direta

QUADRO 14.3 CONDIÇÕES MÉDICAS GERAIS ASSOCIADAS À MANIA NA SENILIDADE	
Condição médica geral	Medicamentos
Demências	Anfetamínicos
Neurossífilis (PGP)	Esteroides
Acidente vascular cerebral frontal ou límbico	Levodopa e outros antiparkinsonianos
Encefalites frontolímbicas	Antidepressivos estimulantes
Traumatismo craniano	Broncodilatadores
Esclerose múltipla	Descongestionantes
Hipertireoidismo	Cimetidina
Epilepsias frontolímbicas	Psicoestimulantes
Tumores do SNC de localização anterior	

CASO CLÍNICO 2

Del Acqua, uma senhora de 80 anos, branca, escolaridade de um ano, destra e do lar, há dois meses mudou sua personalidade. Antes era uma pessoa rígida, severa, fechada, distímica e muito laboriosa, mas, há dois meses, tornou-se muito aberta a discussões, mesmo de teor sexual, concordando com pontos de vista e condutas de filhos e netos que jamais teria aceitado no passado. Ainda como parte desse quadro, tornou-se mais desinibida (tanto no aspecto verbal quanto psicomotor), com elação do humor, jocosidade, compartilhamento de piadas com desconhecidos, risonha e menor necessidade de sono e apetite. Não apresenta sintomas associados à síndrome de Kluver-Bucy. Há cinco anos, apresenta prejuízo da memória episódica e desorientação temporal, e há aproximadamente três anos manifesta descuido com a higiene pessoal. A paciente não tem antecedentes psiquiátricos. Faz uso apenas de donepezil, 10 mg/dia.

Curiosamente, a família apreciou muito a mudança na personalidade, pois deixou a paciente mais sociável, amável e aprazível, características que nunca apresentara.

O diagnóstico foi de provável doença de Alzheimer (DA) do tipo frontal. A síndrome maniforme foi assumida como de etiologia orgânica, associada ao processo degenerativo em regiões frontais. A tomografia computadorizada (TC) de crânio evidenciou atrofia de predomínio frontal (Fig. 14.1). A síndrome maníaca foi tratada com sucesso mediante a administração de olanzapina, 5 mg/dia, que foi adicionada ao anticolinesterásico já em uso.

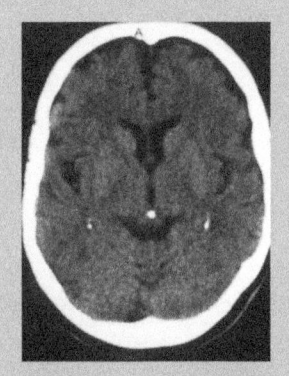

FIGURA 14.1 TC DE CRÂNIO EVIDENCIANDO ATROFIA DE PREDOMÍNIO FRONTAL.

Comentários

Aproximadamente 5% dos casos de DA podem se apresentar com fenótipo de desinibição frontal. Entre os sintomas associados ao comprometimento predominantemente frontal, pode surgir uma síndrome maníaca, quase sempre indistinguível de uma mania funcional do idoso. A ausência de antecedente psiquiátrico reforça a hipótese de mania de etiologia orgânica (degenerativa) para esse caso. Mesmo as manias associadas a outra condição médica respondem bem ao tratamento com antipsicóticos. Não é recomendável o uso de estabilizadores; é preferível indicar um antipsicótico atípico em monoterapia por períodos curtos (poucos meses).

de uma condição médica geral. O transtorno não é mais bem explicado por qualquer outra psicopatologia (p. ex., ansiedade causada pela depressão bipolar), nem ocorre exclusivamente durante o curso de *delirium*. Por definição, o transtorno causa comprometimento ou estresse clinicamente significativo nas áreas social, ocupacional ou em outras esferas importantes do funcionamento.

A ansiedade nas condições médicas pode ser devida a ação autonômica, que o paciente experimenta como um estado psicológico, ou efeitos específicos no sistema serotonérgico ou nos sítios neuroanatômicos relacionados com a produção de ansiedade.[14] Como o transtorno de ansiedade idiopático tem início geralmente antes dos 35 anos, e o surgimento tardio de sintomas de ataque do pânico ou ansiedade, sem fatores precipitantes claros, pode aumentar substancialmente a possibilidade de uma condição médica ser a causa.[8]

As condições médicas que causam sintomas de ansiedade (listadas de forma mais completa no Quadro 14.4) encontram-se em cinco grupos principais: (1) doenças neurológicas, (2) distúrbios endócrinos e metabólicos, (3) distúrbios cardiovasculares, (4) distúrbios respiratórios, e (5) outros.

A síndrome de Godot representa uma forma de ansiedade antecipatória frequentemente associada a condições médicas gerais e encontrada sobretudo em quadros neurodegenerativos, como demência frontotemporal, afasia progressiva e parkinsonismo.[1]

Várias doenças neurológicas e lesões neuroanatômicas podem causar sintomas ansiosos, em especial quando cursam com lesões em estruturas mais anteriores do hemisfério esquerdo. A ansiedade pode ser o sintoma inaugural de algumas formas de demência, principalmente do grupo das degenerações frontotemporais e associadas à afasia, incluindo a degeneração cortico-

---

QUADRO 14.4 CONDIÇÕES MÉDICAS ASSOCIADAS À ANSIEDADE NA SENILIDADE

Distúrbios endócrinos e metabólicos
Feocromocitoma
Hipo e hipercalcemia
Hipoglicemia
Hiponatremia
Hipercalemia
Doença de Addison
Porfirias
Deficiência de vitaminas (B12, tiamina, folato)
Hipo e hipertireoidismo

Doenças neurológicas
Doença de Parkinson
Traumatismos cerebrais
Demências
Ataque isquêmico transitório
Infecções do SNC
Tumores do SNC
Dor crônica

Distúrbios cardiovasculares
Infarto do miocárdio
Angina pectoris
Taquicardia atrial paroxicística
Arritmias
Insuficiência cardíaca congestiva
Valvulopatia
Miocardiopatia

Distúrbios respiratórios
Doença pulmonar obstrutiva crônica
Asma
Embolismo pulmonar
Infecção pulmonar

Outros
Anemia
Lúpus eritematoso sistêmico

basal, a afasia progressiva primária e a demência semântica.[15]

Na doença tireoidiana (sobretudo no hipertireoidismo), a ansiedade é frequentemente o sintoma de início e, mesmo quando não é, ela manifesta-se de forma bem precoce no quadro clínico. Idosos podem não apresentar um quadro hipermetabólico típico, o que torna o sintoma ansioso ainda mais relevante.

A ansiedade pode se seguir a eventos cardiovasculares, como palpitações, arritmias, angina, insuficiência cardíaca congestiva ou miocardiopatias. É óbvio que a consciência das consequências potencialmente fatais de uma dor torácica ou palpitações pode se constituir em uma fonte legítima de ansiedade. Cassem[16] relatou que 83% dos pacientes com miocardiopatia têm sintomas de transtorno de pânico. Hipotensão postural com tonteira resultante e dispneia pode ser experimentada pelo idoso como uma ansiedade episódica.[1] A ansiedade resultante de hipoxia ou de dispneia em quadros pulmonares como pneumoconiose, asma, doença pulmonar obstrutiva crônica (DPOC), embolia, infecções e insuficiência pulmonares também são frequentes na clínica médica. Cassem[16] relatou que 24% dos pacientes com DPOC têm sintomas de transtorno de pânico.

A ansiedade é um sintoma comum atribuível à toxicidade de várias substâncias, a efeitos colaterais ou à retirada (abstinência) delas. Medicamentos e outras substâncias associadas à ansiedade são listados no Quadro 14.5. As substâncias que mais comumente podem causar ansiedade aguda são ringer lactato (como infusão endovenosa), broncodilatadores, bloqueadores do canal de cálcio, esteroides, simpaticomiméticos e anti-histamínicos.[1] A retirada (abstinência) de substâncias lícitas (álcool, cafeína, tabaco, opiáceos, benzodiazepí-

QUADRO 14.5 MEDICAMENTOS E OUTRAS SUBSTÂNCIAS ASSOCIADAS A ANSIEDADE E SINTOMAS SEMELHANTES À ANSIEDADE

Intoxicação ou efeito colateral	Síndrome de retirada (abstinência)

Ringer lactato
Antidepressivos
   Tricíclicos
   Inibidores seletivos da recaptação de serotonina
   Bupropiona
Cafeína
Álcool
Antipsicóticos
Anticolinérgicos
Esteroides
Descongestionantes
Broncodilatadores
Teofilina
Anti-histamínicos
Digoxina
Bloqueador do canal de cálcio
	Café
	Tabaco
	Álcool
	Narcóticos
	Hipnóticos sedativos
	Benzodiazepínicos

CASO CLÍNICO 3

Lídia, uma idosa de 74 anos de idade, destra, escolaridade baixa e do lar, apresentou um ataque de pânico pela primeira vez há quatro anos. Ela não tinha história prévia de transtorno de pânico ou outra doença psiquiátrica. O ataque foi caracterizado por início súbito de sintomas, incluindo palpitações, tremores, sensação de falta de ar e de asfixia, que atingiu um pico em 10 minutos. Durante os meses seguintes, a paciente passou a sofrer ataques de pânico recorrentes e inesperados várias vezes por semana em lugares lotados e ficou com medo de se sentir mal novamente nesses locais, desenvolvendo agorafobia. Lídia foi, portanto, diagnosticada com transtorno de pânico e também agorafobia. Meses depois, demonstrou sintomas motores e de linguagem associados ao comprometimento do hemisfério cerebral dominante (esquerdo): hemiparkinsonismo em hemicorpo direito, bem como afasia progressiva tipo não fluente. Os sintomas ansiosos e de pânico responderam inicialmente com sertralina 50 mg/dia, porém os sintomas depressivos recorreram e se tornaram resistentes a diversas abordagens medicamentosas. Apenas após a associação de antipsicótico (quetiapina, 200 mg/dia) com lamotrigina (200 mg/dia), os sintomas depressivos apresentaram alguma resposta.

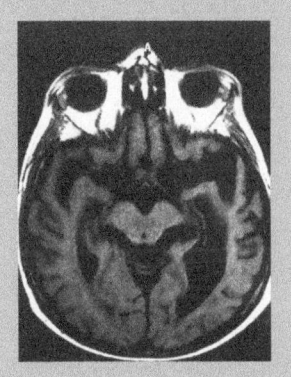

FIGURA 14.2 RESSONÂNCIA MAGNÉTICA (T1 AXIAL) MOSTRANDO ATROFIA FOCAL DO LOBO TEMPORAL ESQUERDO.

Comentários

Esse caso oferece evidência adicional da natureza circunscrita da apresentação clínica de ansiedade na degeneração cerebral focal. O primeiro sintoma da paciente que inaugurou a demência corticobasal foi os ataques de pânico aos 70 anos, e sua fenomenologia está ligada à patologia da região frontotemporal do hemisfério esquerdo.[15]

É raro encontrar o transtorno de pânico (geralmente uma doença de jovens) iniciando na velhice. Além disso, a apresentação do transtorno de pânico nesse caso foi atípica, com menos sintomas psicológicos (p. ex., despersonalização, desrealização e sensação de morte iminente), quando comparado ao transtorno de pânico clássico (funcional). Devemos, portanto, observar cuidadosamente a evolução de idosos com diagnóstico de transtorno de pânico que se inicia na velhice, pois esse fenômeno psiquiátrico pode representar a inauguração de um processo degenerativo que envolve demência.

nicos, hipnóticos e alguns antidepressivos) ou ilícitas (cocaína, *crack*, maconha, dietilamida do ácido lisérgico [LSD], etc.) também deve ser considerada como uma importante causa de ansiedade muito frequente na prática.[14] A acatisia de agentes antipsicóticos (neurolépticos clássicos e aripiprazol) ou antidepressivos (inibidores seletivos da recaptação de serotonina [ISRSs], bupropiona) pode se assemelhar ou ser experimentada como uma ansiedade.[14]

Os clínicos devem ter uma abordagem cautelosa para o diagnóstico de transtorno de ansiedade quando uma comorbidade médica geral está presente, reservando o diagnóstico do subtipo idiopático para casos em que não apenas os sinais e sintomas estão de acordo com os critérios do DSM-5, mas também precedem com clareza uma condição médica ou se apresentam independentemente dela.

▶ REFERÊNCIAS

1. Caixeta L. Tratado de neuropsiquiatria, neurologia cognitiva e do comportamento e neuropsicologia. 2. ed. São Paulo: Atheneu; 2014.

2. Marsh CM. Psychiatric presentations of medical illness. Psychiatr Clin North Am. 1997;20(1):181-204.

3. American Psychiatric Association. Manual diagnóstico e estatístico de transtornos mentais: DSM-5. 5. ed. Porto alegre: Artmed; 2014.

4. Loi S, Chiu E. Medical comorbidity in psychogeriatric patients. Curr Opin Psychiatry. 2011;24(4):355-8.

5. Dols A, Rhebergen D, Beekman A, Kupka R, Sajatovic M, Stek ML. Psychiatric and medical comorbidities: results from a bipolar elderly cohort study. Am J Geriatr Psychiatry. 2014;22(11):1066-74.

6. Lala SV, Sajatovic M. Medical and psychiatric comorbidities among elderly individuals with bipolar disorder: a literature review. J Geriatr Psychiatry Neurol. 2012;25(1):20-5.

7. Hall RCW. Psychiatric presentations of medical illness. New York: Medical and Scientific Books; 1980.

8. Dagon EM. Other organic mental syndromes. In: Bienefeld D, editor. Verwoerdt's clinical geropsychiatry. Baltimore: Williams & Wilkins; 1990. p. 85-106.

9. Leverson AJ, Hall RCW, editors. Neuropsychiatric manifestations of the physical disease in the elderly. New York: Rave; 1981.

10. Popkin MK, MacKenzie TB, Callies AL. Psychiatric consultation to geriatric medically ill inpatients in a university hospital. Arch Gen Psychiatry. 1984;41(7):703-7.

11. Fogel BS. Major depression versus organic mood disorder. A questionable distinction. J Clin Psychiatry. 1990;51(2):53-6.

12. Sadavoy J, Jarvik LF, Grossberg GT, Meyers BS, editors. Comprehensive textbook of geriatric psychiatry. 3rd ed. New York: WW Norton & Company; 2005.

13. Jastrowitz M. Beitrage zur localisation im grosshirn and uber deren praktische verwerthung. Dtsch Med Wochenshr. 1888;14:81.

14. Goldberg RJ, Posner DA. Anxiety in the medically ill. In: Stoudemire A, Fogel BS, editors. Psychiatric care of the medical patient. New York: Oxford University; 1993. p. 87-104.

15. Caixeta L, Caixeta M. Primary progressive aphasia beginning with a psychiatric disorder. Clinics (Sao Paulo). 2011;66(8):1505-8.

16. Cassem EH: Depressive disorders in the medically ill. Psychosomatics. 1995;36(2):S2-10.

▶ LEITURAS SUGERIDAS

Cassem EH. Depression and anxiety secondary to medical illness. Psychiatr Clin North Am. 1990;13(4):597-612.

Cohen-Cole SA, Brown FW, McDaniel S. Assesment of depression and grief reactions in the medically ill. In: Stoudemire A, Fogel BS, editors. Psychiatric care of the medical patient. New York: Oxford University; 1993. p. 53-70.

Conn DK, Grek A, Sadavoy J, editors. Psychiatric consequenses of brain disease in the elderly. New York: Plenum; 1989.

Extein I, Gold MS, editors. Medical mimics of psychiatric disorders. Washington: American Psychiatric; 1986.

Hall WJ. Psychiatric problems in the elderly related to organic pulmonary disease. In: Leverson AJ, Hall RCW, editors. Neuropsychiatric manifestations of the physical disease in the elderly. New York: Rave; 1981.

Hubbard JR, Levensn JL, Patrick GA. Psychiatric side effects associated with ten most commonly dispensed prescription drugs: a review. J Fam Pract. 1991;33(2):177-86.

Kaufman DM. Clinical Neurology for psychiatrists. 3rd ed. Philadelphia: WB Saunders; 1990.

Koenig HG, Meador KG, Cohen HJ, Blazer DG. Depression in elderly hospitalized patients with medical illness. Arch Intern Med. 1988;148(9):1929-36.

Lishman WA. Organic psychiatry. 4th ed. Oxford:Wiley-Blackwell; 2009.

Rosemberg G: Neuropsychiatric manifestations of cardiovascular disease in elderly. In: Leverson AJ, Hall RCW, editors. Neuropsychiatric manifestations of the physical disease in the elderly. New York: Rave; 1981.

Stewart RB, Hale WE. Acute confusional states in older adults and the role of polypharmacy. In: Omenn GS, editor. Annual review of public health. Palo Alto: Annual Reviews; 1992, p. 415-30.

Stoudemire A, Fogel BS, editors. Psychiatric care of the medical patient. New York: Oxford University; 1993.

Tune L, Carr S, Hoag E. Anticholinergic effects of drugs commonly prescribed for the elderly: potential means of assessing the risk of delirium. Am J Psychiatry. 1992;149(10):1393-4.

15

ALCOOLISMO E DEPENDÊNCIA QUÍMICA EM IDOSOS

MARCOS HORTES N. CHAGAS
CLEUSA P. FERRI

O uso e abuso de álcool e a dependência química são geralmente associados a indivíduos jovens, porém, com o envelhecimento da população, tornou-se mais comum encontrar idosos com uso, abuso e dependência de substâncias. Por razões relacionadas ao estilo de vida, o consumo de substâncias por idosos tende a ter uma expressão clínica mais leve e com menos repercussões na vida social, com menos ofensas de cunho criminal, acidentes de trânsito e consequências no trabalho. Sabe-se, no entanto, que os transtornos por uso de álcool e outras substâncias psicoativas nessa faixa etária estão associados a taxas mais elevadas de mortalidade e morbidade, contribuindo de forma importante para o aumento dos custos com cuidados em saúde.

Especialmente na população idosa, deve-se considerar, além do alcoolismo e do uso de drogas ilícitas (p. ex., *Cannabis* e cocaína), o uso indevido e a dependência de medicamentos prescritos, como benzodiazepínicos, barbitúricos e analgésicos opioides.[1]

Este capítulo tem como objetivo principal abordar as peculiaridades da prevalência, do diagnóstico, das comorbidades e do tratamento do alcoolismo e da dependência química em idosos.

▶ PREVALÊNCIA

O National Survey on Drug Use and Health, realizado nos Estados Unidos, encontrou que 66% dos homens e 55% das mulheres acima de 50 anos relataram consumo de álcool no ano anterior à pesquisa. A prevalência no último ano foi de 11% para abuso ou dependência de álcool em indivíduos entre 50 e 64 anos e 6,7% naqueles com 65 anos ou mais.[2] Apesar de uma certa variação, estudos brasileiros apontam taxas de prevalência significativas nessa população. Em um levantamento nacional,[3] 12% dos participantes acima dos 60 anos de idade relataram beber excessivamente, enquanto 2,9% apresentavam dependência de álcool. Um estudo realizado na cidade de São Paulo, com 1.563 pessoas com mais de 60 anos encontrou prevalência de alcoolismo de 9,1% e apontou como fatores de risco: sexo masculino, ser mulato, tabagista e ter prejuízo cognitivo e funcional.[4] Mais recentemente, Nogueira e colaboradores,[5] em um estudo realizado na cidade de Porto Alegre, encontraram a prevalência de uso abusivo de álcool de 6,5% e associação com sexo masculino, baixa escolaridade e tabagismo.[5]

Apesar de, em geral, o início do uso da substância ocorrer antes dos 30 anos de idade, existe uma proporção de indivíduos que a continuará consumindo em idades mais avançadas ou iniciará seu uso nessa época da vida. No entanto, as prevalências são muito menores do que em populações mais jovens. No mesmo levantamento realizado nos Estados Unidos citado anteriormente, a prevalência do consumo de *Cannabis* no último ano por pessoas acima de 65 anos de idade foi de apenas 0,7%; e de cocaína, apenas 0,04%. Além disso, as taxas de uso de inalantes, alucinógenos, metanfetamina e heroína foram inferiores a 0,2%, se considerados indivíduos com mais de 50 anos.[2,6]

O uso indevido de medicamentos prescritos é outro problema enfrentado por essa população. As duas principais substâncias que podem ser usadas de forma abusiva são os benzodiazepínicos e os analgésicos opioides. Nos Estados Unidos, estima-se que mais de 20% dos idosos usam pelo menos uma substância prescrita com potencial de adição, sendo os opioides os mais frequentes (14,9%), seguidos pelos sedativos e ansiolíticos (10,4%)[7]. Apesar das poucas informações relativas ao uso indevido desses fármacos, um estudo conduzido no mesmo país estimou que até 11% das mulheres com mais de 60 anos faziam uso indevido de psicotrópicos.[1,8] Mais recentemente, Draper e colaboradores[9] encontraram 3,3% de uso não médico de benzodiazepínicos e 0,95% de opioides em serviços de saúde geriátricos. Apesar de uma prevalência relativamente baixa, é bom lembrar que o uso desses sedativos hipnóticos e anticolinérgicos está associado de forma dose-dependente com o aumento de hospitalização e mortalidade.[10]

➤ LIMITES PARA USO DE ÁLCOOL

Considera-se unidade de álcool o equivalente a 10 a 12 gramas de álcool puro. Como as concentrações diferem entre os tipos de bebidas, o cálculo deve ser feito individualmente. O National Institute on Alcohol Abuse and Alcoholism categorizou o uso da substância da seguinte forma:

- Consumo moderado: o máximo de uma unidade por dia para mulheres e até duas unidades por dia para homens.
- Beber compulsivo: mais de quatro unidades para mulheres e cinco para homens em um intervalo de duas horas pelo menos uma vez nos últimos 30 dias.
- Beber pesado ou intenso: mais de cinco unidades por ocasião por cinco ou mais dias nos últimos 30 dias.
- Baixo risco: até três unidades em um dia e no máximo sete unidades na semana para mulheres, e até quatro unidades em um dia e no máximo 14 unidades na semana para homens.

> 1 unidade (dose) = 1 copo de cerveja ou chope (300 mL) = 1 copo de vinho (100 mL) = 1 dose de destilado (35 mL)

De forma geral, o recomendado para adultos é, no máximo, 21 unidades para os homens e 14 para as mulheres, existindo no mínimo dois dias de abstinência. Todavia, recomenda-se que precauções sejam tomadas em situações especiais, como uso de medicamentos e presença de doenças clínicas, que costumam ser encontradas na população idosa. Além disso, o envelhecimento acarreta alterações fisiológicas que também devem ser consideradas. Dessa forma, a Sociedade Americana de Geriatria considera beber de alto risco como três ou mais unidades por ocasião ou sete ou mais doses por semana nos adultos com mais de 65 anos.[11]

> Beber de alto risco para idosos: três ou mais doses por ocasião ou sete ou mais doses por semana.

▶ DIAGNÓSTICO

Os critérios do DSM-5 que sistematizaram o transtorno por uso de álcool são descritos no Quadro 15.1.

Vale lembrar que os critérios diagnósticos utilizados para transtorno por uso de *Cannabis* e alucinógenos apresentam características semelhantes aos empregados para o álcool, exceto que o critério de abstinência não está presente para alucinógeno.

Os critérios diagnósticos utilizados para a população adulta nem sempre são adequados para determinar o abuso e a dependência em idosos, visto que mudanças fisiológicas e sociais ocorrem nessa fase da vida. Logo, o diagnóstico deve ser realizado a partir de entrevista clínica adequada e cuidadosa, levando-se em consideração as peculiaridades dessa população específica. Da mesma forma, instrumentos comumente usados para rastreamento devem ser adaptados para a realidade dos idosos.

Entre os instrumentos utilizados para rastreamento e/ou quantificação da gravidade da dependência, pode-se citar o Cut-Down, Annoyed, Guilty, Eye-Opener (CAGE), o Alcohol Use Disorders Identification Test (AUDIT), o The Short Michigan Alcoholism Screening Test – Geriatric Version (SMAST-G) e o Alcohol, Smoking, and Substance Involvement Screening Test (ASSIST).[12]

QUADRO 15.1 CRITÉRIOS DIAGNÓSTICOS PARA TRANSTORNO POR USO DE ÁLCOOL ADAPTADOS DO DSM-5

A. Padrão problemático de uso de álcool, manifestado por pelo menos dois dos seguintes critérios, ocorrendo durante um período de 12 meses.
1. Álcool consumido por mais tempo ou em maior quantidade
2. Desejo ou esforço malsucedido em reduzir o consumo
    3. Muito tempo gasto na recuperação, obtenção e utilização do álcool
    4. Fissura ou forte desejo de usar
    5. Fracasso em desempenhar tarefas habituais devido ao uso recorrente
    6. Uso continuado apesar dos problemas
    7. Importantes atividades são abandonadas devido ao uso
    8. Uso em situações que representam perigo para integridade física
    9. Uso mantido apesar da consciência do problema causado
    10. Tolerância
    11. Abstinência

Especificar:
    a. Em remissão inicial: entre 3 e 12 meses
    b. Em remissão sustentada: mais que 12 meses
    c. Em ambiente protegido

Fonte: American Psychiatric Association.[13]

O CAGE é um instrumento de aplicação rápida, e a presença de uma resposta positiva pode indicar problemas relacionados ao álcool. O CAGE pode ser facilmente utilizado no rastreamento de alcoolismo em idosos (Quadro 15.2).

O manejo e a avaliação diagnóstica de idosos incluem alguns cuidados especiais, a saber: i) a história clínica, na maioria das vezes, deve ser realizada com paciente e informante; ii) algumas vezes, uma visita domiciliar pode ser necessária; iii) o uso de substâncias deve ser rastreado mesmo em idosos em instituições de longa permanência; iv) os familiares podem ser complacentes com a dependência química; v) os pacientes podem esconder ou negar o uso de substâncias, principalmente as ilícitas; e vi) as comorbidades físicas e o uso de diversos medicamentos devem ser considerados na avaliação do uso de álcool como de risco ou não.

▶ EXAMES COMPLEMENTARES

Entre os exames para rastreamento de álcool, o volume corpuscular médio e a gama-glutamilpeptidase (gama-GT) podem ser úteis para detectar uso da substância em idosos. Exames toxicológicos também podem ser empregados nas emergências para detectar uso de outras substâncias ilícitas.[12,14] Outros exames adicionais como transaminase glutâmico-oxalacético (TGO) e transaminase glutamicopirúvica (TGP), ajudam no rastreamento do uso de álcool.

▶ COMORBIDADES PSIQUIÁTRICAS

A presença de comorbidades psiquiátricas é comum em idosos com transtorno por uso de álcool e/ou outras substâncias psicoativas. Entre as comorbidades frequentes, pode-se citar: depressão, ansiedade, demência e outras alterações cognitivas, *delirium* e síndromes próprias do uso, como abstinência e intoxicação. Estima-se que até 20% dos idosos com depressão apresentem transtorno por uso de álcool. Além disso, a presença de sintomas de depressão ou ansiedade parece ser um aspecto importante no aumento das taxas de suicídio.[14]

Em relação à demência, o uso abusivo de álcool pode ocasionar um efeito neurotóxico direto, assim como o déficit nutricional associado à deficiência de tiamina, ácido nicotínico, folato e outras vitaminas do complexo B pode facilitar mecanismos neurotóxicos indiretos. Assim, a presença de demência alcóolica e síndrome de Wernicke-Korsakoff são desfechos possíveis nessa população. Logo, o uso de álcool parece estar associado a pior desempenho cognitivo.[15]

O uso de substâncias ilícitas também deve ser investigado em casos de transtornos psiquiátricos em idosos, assim como é feito na população adulta jovem. A história de uso prévio também pode ser indicativa ou apontar para um diagnóstico psiquiátrico atual, visto que o consumo de substâncias ilícitas parece mais prevalente nos transtornos do humor, de ansiedade e da

---

QUADRO 15.2 PERGUNTAS DE RASTREAMENTO DO CAGE

1. Alguma vez o(a) senhor(a) sentiu que deveria diminuir a quantidade de bebida ou parar de beber? **(C – *Cut-down*)**
2. As pessoas o(a) aborrecem porque criticam seu modo de beber? **(A – *Annoyed*)**
3. O(a) senhor(a) costuma beber pela manhã para diminuir o nervosismo ou a ressaca? **(E – *Eye-opener*)**
4. O(a) senhor(a) se sente culpado pela maneira com que costuma beber? **(G – *Guilt*)**.

*As respostas possíveis são "sim" e "não"; "às vezes" ou "de vez em quando" devem ser consideradas "sim".

personalidade, psicose e transtorno de déficit de atenção/hiperatividade, em comparação a amostras saudáveis.

Vale lembrar que o próprio uso de álcool e/ou outras substâncias psicoativas pode mimetizar diversas alterações psiquiátricas, e a abstinência acarreta melhora progressiva do quadro.

▶ OUTRAS COMORBIDADES MÉDICAS

O uso de álcool e outras substâncias ilícitas está intimamente relacionado a doenças crônicas que envolvem diversos sistemas. Deve-se ressaltar as interações com os sistemas cardiovascular, imune, locomotor, hepático e pancreático.

O uso de álcool parece fazer uma curva em U em relação ao aumento de risco cardiovascular, com bebedores moderados demonstrando diminuição de risco e bebedores pesados, aumento do risco. O consumo excessivo de álcool pode causar anormalidades no metabolismo da glicose, aumentar a circunferência abdominal e elevar a pressão sistólica.[16] Todavia, o consumo moderado no adulto parece estar relacionado com diminuição de risco cardiovascular,[17] mas essa relação em idosos ainda não foi estudada o suficiente.

Em relação ao trato digestório, lesões crônicas e progressivas podem ocorrer na mucosa do esôfago, inclusive lesões mais graves como esôfago de Barrett, e no estômago, como gastrite e, em casos mais graves, úlcera. Cuidados devem ser tomados em se tratando de idosos que fazem uso de diversos medicamentos que podem aumentar o risco de sangramento, como anti-inflamatórios. Hepatite e pancreatite são outras complicações frequentes decorrentes do uso excessivo de álcool.

O sistema imune também pode ser suprimido em usuários de álcool e está associado a um aumento na incidência de infecções,[18] o que pode ser extremamente prejudicial em idosos pela maior facilidade de estado confusional agudo. Além disso, o uso excessivo de álcool está relacionado com câncer de cavidade oral, faringe, esôfago e laringe. Uma relação menos forte foi observada para câncer de estômago, intestino, reto, fígado, mama e ovário.[19]

O uso excessivo de álcool em idosos também é um importante fator de risco para fraturas ósseas, devido a diversas causas como hipotensão ortostática, neuropatia, miopatia, ataxia, redução da habilidade visuoespacial e diminuição da densidade mineral óssea.[14,20] Atenção especial também deve ser dada no caso de uso de agentes sedativos, como os benzodiazepínicos, uma vez que também aumentam o risco de queda e, consequentemente, morbidade e mortalidade em idosos.[21]

Como pode-se observar, outras complicações médicas são extremamente comuns em idosos que fazem uso excessivo de álcool e outras substâncias.

▶ TRATAMENTO

A literatura atual praticamente não contempla estudos de tratamento para alcoolismo e dependência química em idosos. Uma revisão sistemática revelou que a resposta ao tratamento dos idosos parece similar ou levemente melhor que em adultos jovens e apontou a necessidade de mais estudos na população geriátrica.[22]

Não existem estudos que avaliaram o uso de medicamentos como acamprosato, dissulfiram e naltrexona em idosos com alcoolismo ou dependência química, o que impede conclusões mais definitivas.[23] Dessa forma, seu uso deve ser feito sob cautela e monitoramento rigoroso.

Um estudo que avaliou os desfechos de alcoolismo e dependência química divididos por faixa etária em um seguimen-

> ### CASO CLÍNICO 1
>
> Maria José, 63 anos, casada, comparece ao clínico geral e refere que, entre as medicações em que usa, está o diazepam, na dose de 20 mg/dia, diariamente, há 25 anos. O agente foi prescrito devido a uma crise de ansiedade após briga com o marido, e desde então, vem sendo utilizado. A paciente não apresenta sintomas condizentes com qualquer transtorno de ansiedade ou depressão, porém declara não conseguir dormir sem o medicamento. O médico propôs a retirada do fármaco devido aos riscos de piora cognitiva e dependência química.
>
> **Comentários**
> Em idosos, deve-se ficar atento ao uso de medicamentos prescritos, visto que efeitos adversos são comumente associados. Neste caso, deve ser proposta uma retirada gradual do benzodiazepínico para evitar sintomas de abstinência.

> ### CASO CLÍNICO 2
>
> Valter, 65 anos, solteiro, trabalha com serviços gerais e cursou apenas o ensino básico, comparece à consulta descrevendo irritabilidade e inquietação desde a infância e uso de cocaína todos os finais de semana desde os 20 anos. O paciente procura ajuda devido a insônia há três anos e nega outros comportamentos disfuncionais. Durante anamnese e história pregressa, observa-se que o paciente nunca permaneceu em um emprego por muito tempo, relata dificuldades com rotina, é impulsivo (inclusive perdeu um dos olhos em uma briga de bar) e apresenta problemas de relacionamento. Relata que foi sempre muito desatento, o que ultimamente tem piorado. Nega que o uso de cocaína piore esse quadro. O paciente refere que, desde a infância, é muito inquieto, com desempenho escolar abaixo do esperado. Segundo ele, era muito brigão na escola. Após seis meses de tratamento com psicoterapia e antidepressivos/estabilizadores do humor para transtornos do humor e da personalidade, foi feito um diagnóstico hipotético de transtorno de déficit de atenção/hiperatividade, e ele passou a tomar 20 mg/dia de metilfenidato, com melhora da inquietação, do sono e da abstinência da cocaína. O paciente está em seguimento há 10 meses com melhora dos sintomas.
>
> **Comentários**
> Apesar de este caso ser incomum na prática clínica, sempre deve ser levantada a hipótese de comorbidades psiquiátricas em pacientes que fazem uso de substâncias ilícitas, como cocaína. O tratamento da comorbidade deve ser instituído visando a melhora também dos transtornos por uso de álcool e outras substâncias.

to de cinco anos encontrou que adultos mais idosos aderiram ao tratamento por mais tempo, e 52% do grupo na faixa etária mais alta relataram abstinência total nos 30 dias prévios (vs. 40% da faixa etária mais jovem). Além disso, as variáveis associadas com o melhor desfecho relacionado à idade foram adesão ao tratamento, contatos sociais e gênero (melhor desfecho no sexo feminino). Também era menos comum, em idosos, o relato de amigos ou familiares que os encorajavam a beber ou usar drogas.[24]

Apesar do resultado animador desse estudo, demonstrando uma resposta mais favorável em idosos, vale lembrar que comumente a presença de comorbidades neurológicas, psiquiátricas e físicas dificulta o tratamento, e um planejamento terapêutico deve ser realizado levando-se em consideração esse aspecto.

▶ REFERÊNCIAS

1. Simoni-Wastila L, Yang HK. Psychoactive drug abuse in older adults. Am J Geriatr Pharmacother. 2006;4(4):380-94.

2. Blazer DG, Wu LT. The epidemiology of at-risk and binge drinking among middle-aged and elderly community adults: National Survey on Drug Use and Health. Am J Psychiatry. 2009;166(10):1162-9.

3. Castro-Costa E, Ferri CP, Lima-Costa MF, Zaleski M, Pinsky I, Caetano R, et al. Alcohol consumption in late-life--the first Brazilian National Alcohol Survey (BNAS). Addict Behav. 2008;33(12):1598-601.

4. Hirata ES, Nakano EY, Junior JA, Litvoc J, Bottino CM. Prevalence and correlates of alcoholism in community-dwelling elderly living in Sao Paulo, Brazil. Int J Geriatr Psychiatry. 2009;24(10):1045-53.

5. Nogueira EL, Cataldo Neto A, Cauduro MH, Ulrich LE, Spanemberg L, DeCarli GA, et al. Prevalence and patterns of alcohol misuse in a community-dwelling elderly sample in Brazil. J Aging Health. 2013;25(8):1340-57.

6. Wu LT, Blazer DG. Illicit and nonmedical drug use among older adults: a review. J Aging Health. 2011;23(3):481-504.

7. Simoni-Wastila L, Zuckerman IH, Singhal PK, Briesacher B, Hsu VD. National estimates of exposure to prescription drugs with addiction potential in community-dwelling elders. Subst Abus. 2005;26(1):33-42.

8. CASA Columbia. Under the rug: substance abuse and the mature woman. New York: Columbia University; 1998.

9. Draper B, Ridley N, Johnco C, Withall A, Sim W, Freeman M, et al. Screening for alcohol and substance use for older people in geriatric hospital and community health settings. Int Psychogeriatr. 2015;27(1):157-66.

10. Gnjidic D, Hilmer SN, Hartikainen S, Tolppanen AM, Taipale H, Koponen M, et al. Impact of high risk drug use on hospitalization and mortality in older people with and without Alzheimer's disease: a national population cohort study. PLoS One. 2014;9(1):e83224.

11. American Geriatric Society. Clinical guidelines for alcohol use disorders in older adults. New York: AGS; 2003.

12. Wang YP, Andrade LH. Epidemiology of alcohol and drug use in the elderly. Curr Opin Psychiatry. 2013;26(4):343-8.

13. American Psychiatric Association. Manual diagnóstico e estatístico de transtornos mentais: DSM-5. 5. ed. Porto Alegre: Artmed; 2014.

14. Caputo F, Vignoli T, Leggio L, Addolorato G, Zoli G, Bernardi M. Alcohol use disorders in the elderly: a brief overview from epidemiology to treatment options. Exp Gerontol. 2012;47(6):411-6.

15. Lopes MA, Furtado EF, Ferrioli E, Litvoc J, Bottino CM. Prevalence of alcohol-related problems in an elderly population and their association with cognitive impairment and dementia. Alcohol Clin Exp Res. 2010;34(4):726-33.

16. Mukamal KJ, Chung H, Jenny NS, Kuller LH, Longstreth WT Jr, Mittleman MA, et al. Alcohol consumption and risk of coronary heart disease in older adults: the Cardiovascular Health Study. J Am Geriatr Soc. 2006;54(1):30-7.

17. Paganini-Hill A. Lifestyle practices and cardiovascular disease mortality in the elderly: the leisure world cohort study. Cardiol Res Pract. 2011;2011:983764.

18. Szabo G, Mandrekar P. A recent perspective on alcohol, immunity, and host defense. Alcohol Clin Exp Res. 2009;33(2):220-32.

19. Bagnardi V, Blangiardo M, La Vecchia C, Corrao G. A meta-analysis of alcohol drinking and cancer risk. Br J Cancer. 2001;85(11):1700-5.

20. Johnston JJ, McGovern SJ. Alcohol related falls: an interesting pattern of injuries. Emerg Med J. 2004;21(2):185-8.

21. Pariente A, Dartigues JF, Benichou J, Letenneur L, Moore N, Fourrier-Reglat A. Benzodiazepines and injurious falls in community dwelling elders. Drugs Aging. 2008;25(1):61-70.

22. Moy I, Crome P, Crome I, Fisher M. Systematic and narrative review of treatment for older people with substance problems. Eur Geriatr Med. 2011;2(4):212-36.

23. Royal College of Psychiatrists. Our invisible addicts: first report of older persons' substance misuse. London: RCPsych; 2011.

24. Satre DD, Mertens JR, Arean PA, Weisner C. Five-year alcohol and drug treatment outcomes of older adults versus middle-aged and younger adults in a managed care program. Addiction. 2004;99(10):1286-97.

16

TRANSTORNOS DO CONTROLE DE IMPULSOS EM IDOSOS: TDAH, TRANSTORNOS SEXUAIS E OUTROS

LEONARDO CAIXETA
THALLES BRAGA FONSECA

➤ TRANSTORNO DE DÉFICIT DE ATENÇÃO/HIPERATIVIDADE

O transtorno de déficit de atenção/hiperatividade (TDAH) é caracterizado por sintomas de prejuízo na atenção, hiperatividade e aumento da impulsividade, sendo considerado o transtorno mental mais comum na infância, acometendo entre 3 e 7% das crianças.[1] Até o início deste século, acreditava-se que esse transtorno era raro em adultos e que, quando diagnosticado na infância, melhoraria significativamente com o passar dos anos. Essa ideia ganhou credibilidade com Hill e Schoener,[2] que estudaram a persistência do TDAH em crianças ao atingirem a adolescência ou a idade adulta. A prevalência do TDAH em adultos encontrada nesse estudo foi de 0,8% aos 20 anos e 0,05% aos 40 anos de idade; entretanto, incluiu-se nessa estimativa apenas os indivíduos que continuaram com todos os critérios diagnósticos do transtorno, o que foi considerado por Keck e colaboradores[3] como persistência sindrômica. A partir de então, as discussões sobre o TDAH em adultos ganharam fôlego cada vez maior.[4]

Atualmente, os estudos também têm considerado a definição de persistência sintomática, na qual apenas parte dos sintomas se mantém com o passar dos anos.[3] Ao atingirem 19 anos de idade, apenas 38% das crianças diagnosticadas com TDAH no passado apresentaram todos os critérios diagnósticos do transtorno; 72% demonstraram persistência de no mínimo um terço dos sintomas; e 90% apontam prejuízo clínico significativo.[5] A persistência do TDAH em indivíduos adultos foi estimada em torno de 15% (1,2% de prevalência) aos 25 anos, utilizando-se a definição de persistência sindrômica, e em 65% (3,2% de prevalência) com a definição de persistência sintomática.[5] Observa-se, dessa forma, que, ao se considerar a definição de persistência sindrômica, obtém-se um prognóstico bem otimista para o TDAH quando comparado ao recebido com a definição de persistência sintomática.[6]

Pesquisas recentes demonstram que até 50% das crianças diagnosticadas com TDAH permanecem com os sintomas do transtorno na idade adulta.[5-11] Já a prevalência de TDAH em adultos foi estimada entre 4 e 6%.[1] O aumento das evidências da persistência do TDAH sugere que o impacto do transtorno, em muitos casos, permanece não só na idade adulta, mas até mesmo na terceira idade.[6,12] Há relatos recentes de um aumento no número de pacientes com 60 anos ou mais com suspeita de história da doença. No entanto, por não haver muitos dados descrevendo o TDAH nessa faixa etária, há risco de indivíduos idosos com esse transtorno serem diagnosticados com demência, transtorno da personalidade ou outras doenças.

EPIDEMIOLOGIA

Um estudo retrospectivo realizado na Suécia com 1.599 participantes de 65 a 80 anos encontrou uma prevalência de TDAH em idosos de 3,3%. Houve diferença significativa de gênero, idade, número de empregos, nível de escolaridade e estado civil. Idosos mais jovens, do gênero masculino, com maior número de empregos, de maior escolaridade e solteiros ou divorciados demonstraram maior prevalência de sintomas de TDAH.[13]

Em estudo realizado na Holanda, a prevalência estimada de TDAH sindrômico em idosos foi de 2,8%; e de sintomático, 4,2%. Idosos jovens (60 a 70 anos) também reportaram significativamente mais sintomas do que idosos mais velhos (71 a 94 anos). A prevalência dos subtipos de TDAH foi de 1,3% para tipo predominantemente hiperativo-impulsivo (TDAH-HI), 1,1% para predominantemente desatento (TDAH-IA) e 0,7% para combinado (TDAH-C), todas inferiores às prevalências encontradas para cada subtipo em outros estudos envolvendo adultos jovens e crianças com o transtorno. Não houve, entretanto, diferença significativa de gênero, situação de vida, nível de escolaridade e condição econômica.[14]

MANIFESTAÇÕES CLÍNICAS

O TDAH se manifesta de forma diferente nos adultos em comparação às crianças.[15] As manifestações do transtorno podem ser enquadradas nos seguintes tópicos:

- Desatenção. A distração na terceira idade pode ser especialmente perigosa: medicamentos usados de modo inadequado, intoxicações, quedas por desatenção a obstáculos e acidentes de trânsito e domésticos. Tornam-se vítimas fáceis de crimes diversos.
- Imprudência e acidentes de trânsito. A dificuldade de concentração produzida pelo TDAH faz os idosos com o transtorno receberem mais penalidades e envolverem-se com mais frequência em acidentes de trânsito.
- Dificuldades conjugais. Casamentos duradouros são cada vez mais raros, sobretudo entre pessoas com TDAH, o que pode comprometer a eficiência de cuidados na terceira idade (a maior parte prestada pelo cônjuge). A dificuldade de concentração pode produzir uma perda na capacidade de escutar e honrar compromissos. O parceiro do indivíduo com TDAH acredita, muitas vezes, que este não se importa com o relacionamento. O paciente costuma não compreender por que seu parceiro está chateado e se sente responsável por algo que não é sua culpa. O início e o término de relacionamentos costumam ser abruptos.

- Pouca capacidade de escutar. Muitos idosos com TDAH têm dificuldades para escutar devido a problemas de atenção, o que pode ser confundido com hipoacusia, muito comum nessa faixa etária. Isso gera uma série de mal-entendidos, além da falta em compromissos.
- Inquietação e dificuldade para relaxar. Em idosos com TDAH, a hiperatividade se apresenta de forma diferente do que em crianças e adultos jovens. Idosos com o transtorno são mais propensos a apresentar inquietação ou dificuldade para relaxar, sendo considerados nervosos ou tensos (ou "agoniados") pelas pessoas que convivem com eles (em geral negam que estejam se sentindo ansiosos, diferentemente dos pacientes com ansiedade).
- Dificuldades em iniciar uma tarefa. Da mesma forma que as crianças com TDAH adiam fazer o dever de casa, idosos com transtorno frequentemente demonstram resistência para iniciar tarefas que exigem muita atenção. Esse adiamento, muitas vezes, agrava os problemas existentes, incluindo conflitos conjugais e problemas no local de trabalho, nas tarefas domésticas e com os amigos.
- Atraso crônico. Há muitas razões para que idosos com TDAH estejam geralmente atrasados. Primeiro, distraem-se com frequência no caminho para seu destino ou em atividades em curso. Também tendem a subestimar quanto tempo gastam para finalizar uma tarefa, seja um compromisso complexo no banco ou um simples conserto em casa.
- Alterações do humor e explosões de raiva. A comorbidade de TDAH com transtorno bipolar é alta. Idosos com TDAH podem sofrer com alterações do humor, exibindo mudanças repentinas entre depressão e excitabilidade, irritabilidade e até explosões emocionais que interferem nos relacionamentos pessoais, produzindo uma sensação de falta de controle sobre as emoções e reduzindo sua já combalida autoestima.
- Problemas de organização, planejamento e prioridades. O planejamento e a organização também costumam ser afetados pelo TDAH. Frequentemente, idosos com o transtorno perdem compromissos sérios ou não cumprem obrigações mais complexas, como a reunião de documentos para reivindicar algum benefício social, ao mesmo tempo em que dedicam muitas horas para atividades irrelevantes.
- Problemas de impulsividade. A impulsividade produzida pelo TDAH pode causar problemas na adaptação funcional do idoso. Também há tendência para tomar decisões com rapidez e facilidade, sem uma análise completa da situação.

DIAGNÓSTICO

O diagnóstico no idoso é muito difícil, uma vez que envolve vários diagnósticos diferenciais psiquiátricos complexos, bem como porque o psiquiatra raramente considera essa possibilidade.

Não existem critérios específicos para TDAH no idoso, apenas para o adulto, de acordo com o DSM-5,[1] os quais são apresentados no Quadro 16.1. Os diagnósticos diferenciais para o TDAH no idoso são ilustrados nas Figuras 16.1 e 16.2.

TRATAMENTO

O tratamento do idoso com TDAH exige mais cuidados do que em outras faixas etárias, seja pelas frequentes comorbidades

QUADRO 16.1 CRITÉRIOS DIAGNÓSTICOS PARA O TDAH SEGUNDO O DSM-5

A. Um padrão persistente de desatenção e/ou hiperatividade-impulsividade que interfere no funcionamento e no desenvolvimento, conforme caracterizado por (1) e/ou (2):
   1. **Desatenção:** Seis (ou mais) dos seguintes sintomas persistem por pelo menos seis meses em um grau que é inconsistente com o nível de desenvolvimento e têm impacto negativo diretamente nas atividades sociais e acadêmicas/profissionais:
      Nota: Os sintomas não são apenas uma manifestação de comportamento opositor, desafio, hostilidade ou dificuldade para compreender tarefas ou instruções. Para adolescentes mais velhos e adultos (17 anos ou mais), pelo menos cinco sintomas são necessários.
      a. Frequentemente não presta atenção em detalhes ou comete erros por descuido em tarefas escolares, no trabalho ou durante outras atividades (p. ex., negligencia ou deixa passar detalhes, o trabalho é impreciso).
      b. Frequentemente tem dificuldade de manter a atenção em tarefas ou atividades lúdicas (p. ex., dificuldade de manter o foco durante aulas, conversas ou leituras prolongadas).
      c. Frequentemente parece não escutar quando alguém lhe dirige a palavra diretamente (p. ex., parece estar com a cabeça longe, mesmo na ausência de qualquer distração óbvia).
      d. Frequentemente não segue instruções até o fim e não consegue terminar trabalhos escolares, tarefas ou deveres no local de trabalho (p. ex., começa as tarefa, mas rapidamente perde o foco e facilmente perde o rumo).
      e. Frequentemente tem dificuldade para organizar tarefas e atividades (p. ex., dificuldade em gerenciar tarefas sequenciais; dificuldade em manter materiais e objetos pessoais em ordem; trabalho desorganizado e desleixado; mau gerenciamento do tempo; dificuldade em cumprir prazos).
      f. Frequentemente evita, não gosta ou reluta em se envolver em tarefas que exijam esforço mental prolongado (p. ex., trabalhos escolares ou lições de casa; para adolescentes mais velhos e adultos, preparo de relatórios, preenchimento de formulários, revisão de trabalhos longos).
      g. Frequentemente perde coisas necessárias para tarefas ou atividades (p. ex., materiais escolares, lápis, livros, instrumentos, carteiras, chaves, documentos, óculos, celular).
      h. Com frequência é facilmente distraído por estímulos externos (para adolescentes mais velhos e adultos, pode incluir pensamentos não relacionados).
      i. Com frequência é esquecido em relação a atividades cotidianas (p. ex., realizar tarefas, obrigações; para adolescentes mais velhos e adultos, retornar ligações, pagar contas, manter horários agendados).
   2. **Hiperatividade e impulsividade:** Seis (ou mais) dos seguintes sintomas persistem por pelo menos seis meses em um grau que é inconsistente com o nível de desenvolvimento e têm impacto negativo diretamente nas atividades sociais e acadêmicas/profissionais:
      Nota: Os sintomas não são apenas uma manifestação de comportamento opositor, desafio, hostilidade ou dificuldade para compreender tarefas ou instruções. Para adolescentes mais velhos e adultos (17 anos ou mais), pelo menos cinco sintomas são necessários.
      a. Frequentemente remexe ou batuca as mãos ou os pés ou se contorce na cadeira.
      b. Frequentemente levanta da cadeira em situações em que se espera que permaneça sentado (p. ex., sai do lugar em sala de aula, no escritório ou em outro local de trabalho ou em outras situações que exijam que se permaneça em um mesmo lugar).
      c. Frequentemente corre ou sobe nas coisas em situações em que isso é inapropriado. (Nota: Em adolescentes ou adultos, pode se limitar a sensações de inquietude.)
      d. Com frequência é incapaz de brincar ou se envolver em atividades de lazer calmamente.

▶

> **QUADRO 16.1 CRITÉRIOS DIAGNÓSTICOS PARA O TDAH SEGUNDO O DSM-5** (continuação)
>
>   e. Com frequência "não para", agindo como se estivesse "com o motor ligado" (p. ex., não consegue ou se sente desconfortável em ficar parado por muito tempo, como em restaurantes, reuniões; outros podem ver o indivíduo como inquieto ou difícil de acompanhar).
>   f. Frequentemente fala demais.
>   g. Frequentemente deixa escapar uma resposta antes que a pergunta tenha sido concluída (p. ex., termina frases dos outros, não consegue aguardar a vez de falar).
>   h. Frequentemente tem dificuldade para esperar a sua vez (p. ex., aguardar em uma fila).
>   i. Frequentemente interrompe ou se intromete (p. ex., mete-se nas conversas, jogos ou atividades; pode começar a usar coisas de outras pessoas sem pedir ou receber permissão; para adolescentes e adultos, pode intrometer-se em ou assumir o controle sobre o que outros estão fazendo).
> B. Vários sintomas de desatenção ou hiperatividade-impulsividade estavam presentes antes dos 12 anos de idade.
> C. Vários sintomas de desatenção ou hiperatividade-impulsividade estão presentes em dois ou mais ambientes (p. ex., em casa, na escola, no trabalho; com amigos ou parentes; em outras atividades).
> D. Há evidências claras de que os sintomas interferem no funcionamento social, acadêmico ou profissional ou de que reduzem sua qualidade.
> E. Os sintomas não ocorrem exclusivamente durante o curso de esquizofrenia ou outro transtorno psicótico e não são mais bem explicados por outro transtorno mental (p. ex., transtorno do humor, transtorno de ansiedade, transtorno dissociativo, transtorno da personalidade, intoxicação ou abstinência de substância).
>
> **Fonte:** American Psychiatric Association.[1]

clínicas (principalmente algumas cardiopatias que podem contraindicar o uso de psicoestimulantes), seja pelo uso concomitante de diversos medicamentos, comum nessa faixa etária. Cuidado adicional deve ser tomado com idosos com antecedentes de transtorno do humor (sobretudo bipolar), pelo risco de piora dos sintomas com o uso de psicoestimulantes.

O metilfenidato foi utilizado como tratamento farmacológico em nove casos de idosos de até 70 anos com TDAH em um estudo conduzido por Manor e colaboradores.[16] Destes, 88% apresentaram melhora significativa com metilfenidato administrado nas mesmas dosagens utilizadas para as crianças com TDAH. Pacientes com comorbidades psiquiátricas apresentaram menos benefícios com o metilfenidato quando comparados aos pacientes que tinham apenas TDAH. Outras doenças médicas, como hipertensão arterial sistêmica e diabetes, apresentadas pelos participantes da pesquisa, não tiveram associação com as diferenças nos resultados do tratamento farmacológico. Nenhum efeito adverso moderado ou grave foi apresentado pelos pacientes. Os efeitos colaterais reportados pelos idosos foram os mesmos conhecidos em adultos jovens, como cefaleia, dor de estômago e tonturas.

O modafinil, farmacologicamente diferente de outros estimulantes, é um medicamento com potencial de uso no transtorno no idoso. Ele tem sido empregado no tratamento de sonolência excessiva, fadiga,

1. Transtorno da personalidade orgânico	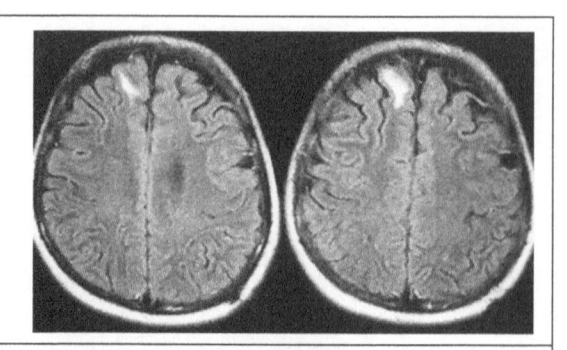
2. Transtorno da personalidade hipertímica	
3. Demências do lobo frontal (DLFs)	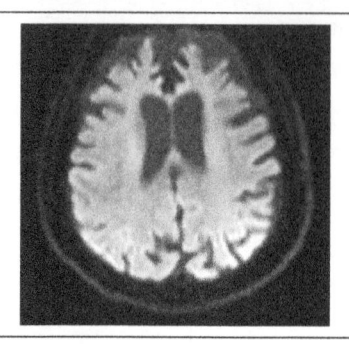
4. Comprometimento cognitivo leve (CCL)	
5. Transtorno bipolar (TB)	
6. Lesões cerebrais do hemisfério direito (lobo frontal)	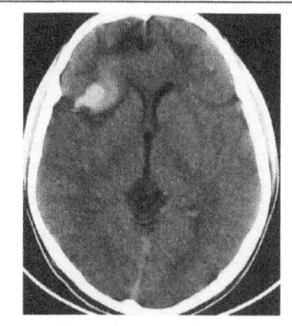

FIGURA 16.1 **DIAGNÓSTICOS DIFERENCIAIS PARA O TDAH NO IDOSO.**

TDAH e outras condições psiquiátricas. Foi considerado eficiente em muitos grandes estudos sobre o transtorno em crianças e adolescentes, tido como tão eficaz quanto o metilfenidato em um pequeno ensaio. Entretanto, não foi aprovado pela Food and Drug Administration (FDA) dos Estados Unidos para TDAH, em parte por sua potencial toxicidade dermatológica. Em um ensaio com 21 sujeitos, em um período de tratamento de duas semanas, o modafinil foi tão eficaz quanto a lisdexanfetamina em adultos com TDAH.[17]

A atomoxetina é um inibidor seletivo da recaptação de serotonina (ISRS) e não estimulante que tem demonstrado maior

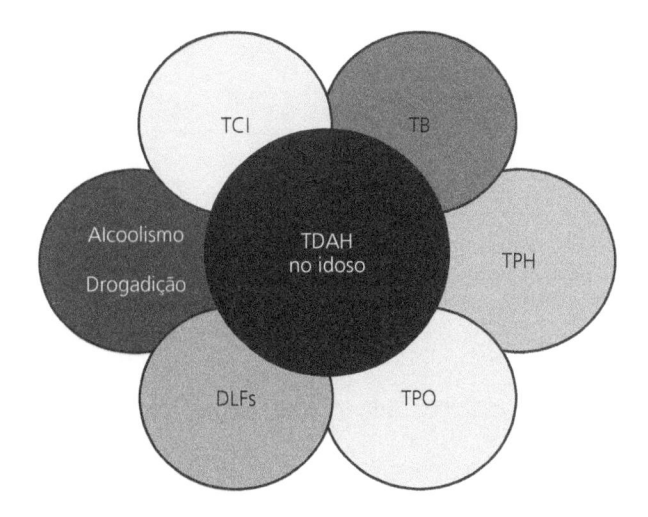

FIGURA 16.2 SOBREPOSIÇÃO DOS DIAGNÓSTICOS DIFERENCIAIS. Transtorno bipolar (TB); transtorno da personalidade hipertímica (TPH); transtorno de personalidade orgânica (TPO); demências do lobo frontal (DLFs); transtorno do controle de impulsos (TCI).

CASO CLÍNICO 1

Um idoso do sexo masculino, de 79 anos, destro e de escolaridade superior, apresenta sintomas de hiperatividade, impulsividade e déficit de atenção desde a infância, com repercussões funcionais variadas em cada fase da vida. Associado a isso, fumava e comia muito. Aos 65 anos, sofreu um acidente vascular cerebral (AVC) no hemisfério direito, o que fez seus sintomas de TDAH se agravarem ainda mais.

Os sintomas psiquiátricos mais importantes do paciente na terceira idade são:

- **Impulsividade.** Aborda assuntos delicados e polêmicos em situações inadequadas, mesmo se orientado previamente a não fazê-lo (parece "esquecer-se" das orientações, mas, na verdade, não consegue mantê-las presentes na atividade mental em curso). Age precipitadamente, desconsiderando as consequências futuras e gerando constrangimentos sem perceber. Não tolera filas, tem dificuldade em esperar sua vez.
- **Hiperatividade.** Apresenta um nível de atividade motora maior quando comparado a idosos de sua idade. Não permanece sentado por muito tempo. Interage com o ambiente de forma desastrada e estabanada (derrama conteúdo dos copos, esbarra em tudo a sua volta, danifica aparelhos delicados). Movimenta muito algumas partes do próprio corpo, como os dedos e os músculos da mímica (inquietação coreiforme).
- **Déficit de atenção.** Não consegue prestar atenção em conversas paralelas ou acontecimentos concorrentes a seu foco principal. Seu fôlego atencional esgota-se rapidamente. Sai a passeios vestido de pijama ou sem adequar a roupa ao lugar. Não presta atenção onde deixou objetos de uso pessoal e, por isso, tem fama de "esquecido". Recebe multas de trânsito com frequência, e seu carro é cheio de pequenas batidas. Frequentemente, toma medicamentos errados (confunde nomes parecidos, mistura os horários e não controla a duração do estoque, deixando a reposição para última hora).
- **Escatologia.** Gosta de contar piadas de conteúdo picante e pornográfico, sem analisar o contexto (muitas vezes próximo de menores ou senhoras). Usa termos chulos e palavrões com frequência e tem especial predileção pelos aspectos mais sexuais das pessoas ou dos acontecimentos.

▶

> **CASO CLÍNICO 1 (continuação)**
>
> - **Disfunção executiva.** Não antecipa situações. Apega-se aos estímulos mais salientes. Tem dificuldades no processo de tomada de decisão (opta pelas mais fáceis e imediatas, mesmo que impliquem consequências negativas). Apresenta comprometimento substancial da memória de trabalho. É desorganizado e tem dificuldade com procedimentos que envolvam etapas sequenciais, principalmente quando há estímulos distratores.
> - **Superficialidade.** Aborda assuntos sérios de forma superficial, frequentemente fazendo uso de lugares-comuns e sem aprofundamento dos temas.
> - **Dislexia de superfície.** Não sabe interpretar textos com sintaxe mais complexa ou com sentido mais metafórico.
>
> **Comentários**
> Por todas as características apontadas, o quadro clínico do idoso pode ser confundido com uma demência inicial (dado o comprometimento funcional), remetendo, sobretudo, ao diagnóstico diferencial com demências do lobo frontal (pelas inadequações sociais e pela disfunção executiva frontal proeminente) ou doença de Alzheimer (o déficit de atenção pode ser confundido com prejuízo da memória episódica, e o aspecto psicomotor desajeitado pode lembrar uma apraxia).
> No TDAH do idoso, o comprometimento funcional parece maior que o esperado com o avanço da idade, como se um sistema de complacência ao transtorno, que abafou sua repercussão na idade adulta, não mais funcionasse eficazmente na terceira idade, produzindo um "ruído" maior no funcionamento intelectual precário do idoso, repercutindo em todos os processos cognitivos que dependem da atenção (memória, processamento visuomotor, processamento linguístico, funções executivas e tomadas de decisão, entre outros). A idade avançada funciona, portanto, como um agravante da disfunção atencional anteriormente mais circunscrita e compensada no adulto jovem.

eficácia do que o placebo no tratamento do TDAH em adultos. Em dois grandes ensaios bem controlados de 10 semanas com adultos vítimas de TDAH, houve mais melhoras nos sintomas com a atomoxetina (60, 90 ou 120 mg/dia) do que com o placebo. A atomoxetina foi, em geral, bem tolerada nos ensaios clínicos. Os efeitos adversos significativamente mais frequentes com a atomoxetina do que com o placebo incluíram boca seca, insônia, náuseas, diminuição do apetite, constipação, tontura, sudorese, disúria, disfunções sexuais e palpitações. Aumentos modestos na frequência cardíaca e pressão arterial foram bem tolerados e diminuíram gradualmente com a interrupção do tratamento.[18] A atomoxetina pode ser administrada em dose única diária ou em duas doses igualmente divididas, sem associação significativa com abuso ou desvio.[18] Seu uso em adultos com TDAH nos Estados Unidos e em vários outros países foi aprovado.[19]

▶ DISFUNÇÕES SEXUAIS EM IDOSOS

Nos idosos, a função sexual está comprometida, em primeiro lugar, pelas mudanças fisiológicas e anatômicas do organismo associadas ao envelhecimento. Tais mudanças devem ser distinguidas das alterações psiquiátricas da atividade sexual causadas por diferentes transtornos, funcionais e orgânicos.

Existem condições psiquiátricas e medicamentos que podem aumentar o apetite e o desempenho sexual (p. ex., transtorno bipolar, parafilias, demências e dopaminérgicos) e outros que podem reduzi-lo (depressão e ansiedade) (Quadro 16.2).

> **QUADRO 16.2 CONDIÇÕES RELACIONADAS COM MAIS FREQUÊNCIA A TRANSTORNOS SEXUAIS (HIPER E HIPOSSEXUALIDADE) EM IDOSOS**
>
> A. HIPERSEXUALIDADE:
> - Demências
> - Coreia de Huntington
> - Síndrome de Klüver-Bucy
> - Síndrome de Clérambault (erotomania)
> - Lesões dos lobos temporais
> - Lesão pré-frontal orbital (comportamento "mórico")
> - Uso de dopaminérgicos (antiparkinsonianos, estimulantes)
> - Uso abusivo de álcool
> - Mania bipolar
> - Esquizofrenia
> - Parafilias
>
> B. HIPOSSEXUALIDADE:
> - Depressão
> - Ansiedade
> - Psicoses
> - Uso de medicamentos (alguns antidepressivos, anti-hipertensivos, etc.)
> - Alcoolismo crônico
> - Epilepsia
> - Demências
> - Lesão pré-frontal mesial

NEUROBIOLOGIA DAS DISFUNÇÕES SEXUAIS

Existem poucos estudos sobre a neurobiologia das disfunções sexuais. O comportamento sexual do idoso pode ser afetado por alterações em várias regiões do cérebro, advindas de processos degenerativos (como nas demências), de lesões traumáticas ou expansivas (neoplásicas, granulomatosas, entre outras) ou, ainda, de disfunções bioquímicas, como aquelas observadas na mania, na esquizofrenia, nas parafilias ou de uso de determinados medicamentos.

Lesões pré-frontais orbitais podem induzir desinibição geral e resposta hipersexual impulsiva, enquanto lesões pré-frontais mediais podem reduzir o interesse sexual.[20] Lesões adquiridas no córtex orbital pré-frontal estão vinculadas a um interesse precoce na pornografia, que mais tarde pode se associar com pedofilia e parafilia.

Lesões em outras estruturas do sistema límbico (amígdala, hipotálamo, área septal, lobo temporal) também estão associadas a mudanças da preferência sexual (homossexualismo, pedofilia, fetichismo). Lesões límbicas temporais podem ser acompanhadas por desequilíbrios do próprio apetite sexual, inclusive alteração do direcionamento do impulso sexual.[21]

Estudos pré-clínicos em animais têm mencionado uma mediação de sintomas hipersexuais pelo sistema temporolímbico. Ereções em primatas podem ser desencadeadas por estimulação direta do sistema límbico. A hipersexualidade é documentada em ratos depois de crises límbicas crônicas e artificialmente induzidas. Verificou-se que lesões bilaterais dos polos temporais resultam na síndrome de Klüver-Bucy, caracterizada por comportamento hipersexual e outros desequilíbrios do comportamento social. A síndrome é bem descrita no homem, e podem ocorrer tanto alterações da preferência sexual quanto hipersexualidade isolada.

Estudos de estimulação elétrica demonstram que estruturas límbicas, especialmente a área septal, associam-se a prazer intenso. Foi observada hipersexualidade depois de tumores do lobo temporal, de lesão septal ou de AVC do lobo temporal. Relatou-se erotomania em pacientes com disfunção temporal.[22]

A disfunção corticossubcortical também está relacionada com o comportamento sexual inadequado na coreia de Huntington e na síndrome de Gilles de La Tourette, pois lesões estriatais podem desencadear padrões de resposta repetitivos gerados internamente.

DIAGNÓSTICO

Identificar uma disfunção sexual é um desafio devido a sua natureza repreensível e potenciais implicações legais.[23] Como nos outros transtornos do controle de impulsos, os sinais físicos e psicopatológicos dos comportamentos sexuais inadequados estão frequentemente ocultos, com exceção daqueles vinculados a demências e outros transtornos orgânicos nos quais a autopercepção e o *insight* mostram-se alterados. Infelizmente, os psiquiatras em geral omitem a história sexual de seus pacientes, sobretudo se forem idosos e do sexo feminino, o que torna o diagnóstico dessas condições ainda mais difícil.[24]

Mesmo os sinais de comportamentos sexuais excessivos (como ferimentos na área genital) ou a presença de doenças sexualmente transmitidas não indicam, necessariamente, disfunções. Sua presença sinaliza a necessidade de averiguá-los de forma mais detalhada por meio do exame psiquiátrico.[23]

TRANSTORNOS PARAFÍLICOS

Os transtornos parafílicos reúnem um grupo de condições caracterizadas por desvios do desejo sexual. Incluem os transtornos pedofílico, do sadismo sexual, do masoquismo sexual, zoofilia, exibicionista, voyeurista, transvéstico, entre outros. Pacientes com parafilias podem apresentar anormalidades do lobo temporal. Alguns estudos sobre o travestismo relacionam essa parafilia ao aumento das anormalidades do lobo temporal no EEG. Uma série de estudos com neuroimagem indica anormalidades do lobo temporal no sadismo sexual e nas agressões sexuais, mas não na pedofilia e no exibicionismo.[21]

Segundo teorias que se apoiam no neurodesenvolvimento, o abuso sexual infantil levaria a alterações neurológicas do desenvolvimento nas regiões temporais mediadoras da excitação sexual e da discriminação erótica, bem como em seu diálogo com as regiões frontais que medeiam os aspectos cognitivos do desejo sexual e a inibição comportamental.[25] O aumento do interesse sexual que predispõe à pedofilia pode estar associado a lesões do lobo temporal direito e dos lobos frontais, suposta base neurobiológica para os transtornos parafílicos.[26]

No contexto psicodinâmico, é interessante observar que muitos desses pacientes são associados à história de abuso sexual na infância. Nesse esquema, desenvolve-se um comportamento sexual compulsivo como meio de lidar com afetos e sensações desconfortáveis, como baixa autoestima, vergonha e ansiedade crônica. Na ausência de estudos mais acurados, qualquer ligação causal entre esses dois fatos deve conservar-se apenas na esfera especulativa.

TRANSTORNO BIPOLAR

O aumento do impulso sexual pode ser, ainda, um dos sintomas encontrados no episódio maníaco ou hipomaníaco, sendo possível que alguns sintomas hipersexuais, como a masturbação compulsiva, também estejam associados à depressão. Pacientes bipolares podem se tornar promíscuos, prostituir-se, apresentar satiríase e até mesmo mudar de opção sexual durante as fases de ativação do humor.

SÍNDROME DE KLÜVER-BUCY

A hipersexualidade na síndrome de Klüver-Bucy está associada a lesões bilaterais dos polos temporais (Fig. 16.3) e pode vir acompanhada de outros sintomas: hiperoralidade (hiperfagia e tendência compulsiva de levar objetos à boca – às vezes até lixo – ou mesmo aumento no consumo de bebidas alcoólicas), hipermetamorfose (compulsão

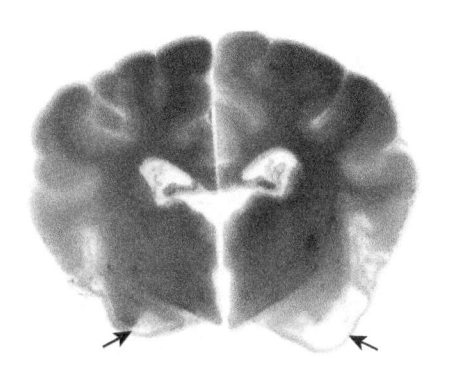

FIGURA 16.3 **LOCAL DA LESÃO NOS POLOS TEMPORAIS (SETAS) NA SÍNDROME DE KLÜVER-BUCY.**

para examinar os objetos de um ambiente novo) e placidez (uma grande indiferença aos estímulos externos, sejam positivos ou ameaçadores). Não necessariamente todos os constituintes da síndrome convivem em um mesmo paciente ou se apresentam com a mesma assiduidade.

A hipersexualidade pode se manifestar mais como produção oral do que como atuação propriamente dita. A desinibição sexual pode ser detectada em torno de 7% dos casos de doença de Alzheimer que exibem a síndrome e em uma proporção ainda maior nos pacientes com demências frontotemporais.[27]

SÍNDROME DE CLÉRAMBAULT

Denominada também de erotomania, constitui a crença delirante de que outra pessoa, com quem o paciente tem pouco ou nenhum contato, está apaixonada por ele.[28] O suposto apaixonado geralmente é alguma personalidade pública proeminente, de *status* social muito maior e inacessível, porém existem exceções a essa tendência. Apesar de a outra pessoa "estar apaixonada", é o paciente que passa a persegui-la, de forma insistente e inadequada, frequentemente desencadeando problemas e enfrentando a polícia devido às queixas das vítimas.

TRATAMENTO

Esses sintomas estão entre aqueles que mais promovem situações embaraçosas e desconforto à família, quando não acarretam processos penais por atentado ao pudor, tentativa de estupro, pedofilia, etc., devendo, portanto, ser prontamente abordados, às vezes de forma agressiva, do ponto de vista farmacológico. O ideal é que o tratamento se apoie na etiologia específica de cada caso; para isso, é obrigatório que o paciente seja submetido à avaliação psiquiátrica rigorosa.

A terapia cognitivo-comportamental (TCC) pode ser usada em alguns casos de forma complementar a medicamentos, desde que o paciente não apresente causa orgânica/lesional para seu transtorno sexual. Quando a TCC for indicada, recomendam-se técnicas que enfoquem o manejo do sintoma e a prevenção de recaída, além de reforço do controle autorregulador dirigido ao sintoma sexual.

Nos pacientes em que a hipersexualidade aparece como um transtorno psicorgânico ou em situações de problemas legais sérios (p. ex., pedofilia, estupro), a maioria dos autores tem recomendado a "castração química", por meio de um arsenal de agentes antitestosterona que varia de ciproterona de 100 a 300 mg/dia, divididos em 2 ou 3 doses ao dia, até medroxiprogesterona (150 a 200 mg via intramuscular, em semanas alternadas durante três meses, com resposta em um mês).

A utilização de antipsicóticos também pode constituir uma opção para alguns casos, devido a sua atuação antagonista dopaminérgica que aumenta os níveis de prolactina (principalmente sulpirida, olanzapina, haloperidol), reduzindo, assim, a libido sexual.[28] Alguns antidepressivos em doses maiores (tricíclicos, inibidores seletivos da recaptação de serotonina [ISRSs]) também podem cumprir esse papel, uma vez que, em geral, reduzem a libido.

No transtorno bipolar, os episódios acompanhados de sintomas hipersexuais respondem à farmacoterapia antimaníaca, porém, o uso inadequado de antidepressivos (contraindicado nessa psicopatologia) pode piorar a sintomatologia sexual.

Os antidepressivos podem ser úteis em pacientes com hipersexualidade em comorbidade com transtornos depressivos unipolares ou naqueles com compulsão sexual de natureza obsessivo-compulsiva.

As complicações familiares dos pacientes com disfunções sexuais costumam ser cônjuges insatisfeitos, primeiramente devido ao apetite sexual maior que o do(a) parceiro(a), submetendo-o(a) a uma atividade nem sempre prazerosa ou desejada. Segundo, devido a maiores possibilidades de infidelidade e, terceiro, devido a maiores possibilidades de envolvimento sexual com amigos ou familiares, acrescentando ainda mais constrangimento. Diante disso, abordagens psicoterápicas podem ser necessárias, visando o apoio ao cônjuge e a explicação de que o comportamento disfuncional trata-se de uma doença, tratável em muitos casos, e desprovido de conotação pessoal.

CASO CLÍNICO 2

Uma senhora de 67 anos iniciou, aos 58 anos, um episódio de erotomania, no qual se apaixonou por um amigo de sua família que acabara de conhecer e tinha convicção da reciprocidade do sentimento (o rapaz, que fora visitar seu pai, ao se despedir, beijou-lhe a face, da mesma forma que suas irmãs). Após esse episódio, ela começou a relatar a seus familiares que se casaria em breve e a enviar correspondências amorosas que nunca foram respondidas. Depois desse período, apresentou episódios de agressividade, discurso estereotipado, risos imotivados, hiperfagia e confabulações. Houve novo episódio de erotomania: dessa vez, relatava ter engravidado do vizinho, com quem dizia ter filhos. A ressonância magnética (RM) de crânio (Fig. 16.4) evidenciou importante atrofia frontotemporal bilateral do tipo "fio de navalha", gliose subcortical frontal, além de atrofia de núcleos caudados mais acentuada à direita e dilatação dos cornos ventriculares. O diagnóstico definitivo foi demência frontotemporal. Neste caso, como a erotomania tem natureza delirante, optou-se por tratamento com antipsicótico (olanzapina, 10 mg/dia), com melhora total do quadro.

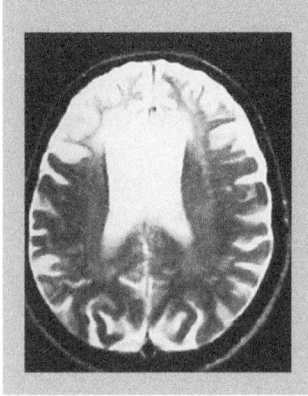

FIGURA 16.4 RM DE CRÂNIO, EVIDENCIANDO ATROFIA E GLIOSE FRONTAIS EM PACIENTE COM EROTOMANIA ASSOCIADA A DEMÊNCIA FRONTOTEMPORAL.

CASO CLÍNICO 3

Um senhor, de 84 anos, procurou o psiquiatra por apresentar-se nervoso e com ideia fixa em mulheres. A família referia que há quatro anos passara a ficar disfórico, com insônia e expressando ciúmes excessivos da esposa, dizendo que ela tinha vários namorados (delírio de Othelo). Tornou-se muito paquerador, abordando moças muito mais jovens, sem discrição alguma e sem se preocupar com sua reputação. Seu discurso estava muito centrado em mulheres e namoro. Seu humor parecia expansivo e se irritava facilmente (disfórico). Nesse mesmo período, foi perdendo a memória episódica de forma progressiva, e seu humor se tornou depressivo e com choro abrupto. Mesmo tornando-se progressivamente mais apático, o discurso sexualizado ainda persistia.

A RM do crânio (Fig. 16.5) evidenciou atrofia predominantemente temporal, mas também atrofia frontal moderada. Na tomografia computadorizada com emissão de fóton único (SPECT), observou-se hipoperfusão difusa, sobretudo no giro do cíngulo e no polo frontal esquerdo. O diagnóstico foi provável doença de Alzheimer. Foi tratado com anticolinesterásico (donepezil, 10 mg/dia) associado a antidepressivo ISRS (sertralina, 50 mg/dia), com melhora parcial dos sintomas de hipersexualidade.

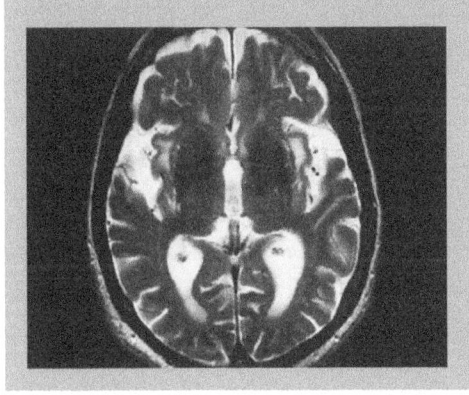

FIGURA 16.5 RM DE CRÂNIO EVIDENCIANDO ATROFIA FRONTOTEMPORAL BILATERAL GRAVE, POUCO MAIOR À DIREITA, EM CASO DE HIPERSEXUALIDADE ASSOCIADA A DOENÇA DE ALZHEIMER.

CASO CLÍNICO 4

Um homem de 75 anos apresentou comportamento pedofílico com sua neta de 5 anos: foi surpreendido pela filha manipulando a genitália da neta que estava em seu colo. Nessa ocasião, foi repreendido por toda a família e desculpou-se por seu ato. Seis meses depois, repetiu-se o mesmo incidente, e, então, foi proibido seu contato com a menina, além de sua filha tê-lo denunciado na delegacia. Faz uso frequente de bebida alcoólica em quantidades moderadas há décadas, mas, no momento do abuso sexual, não estava embriagado e apresentava total consciência da gravidade de seus atos. Os exames neurológico e psiquiátrico mostraram-se normais. Os exames de neuroimagem não evidenciaram alterações. Na idade adulta, havia apresentado antecedente de episódio de pedofilia. Foi diagnosticado como parafílico (transtorno pedofílico) e iniciou tratamento com ciproterona 200 mg/dia, apresentando ótima resposta clínica e ausência de recaídas nos últimos dois anos. Também foi abordado com técnicas psicoterápicas comportamentais de manejo do sintoma e prevenção de recaída, além de reforço do controle autorregulador dirigido ao sintoma sexual.

► REFERÊNCIAS

1. American Psychiatric Association. Diagnostic and statistical manual of mental disorders: DSM-5. 5th ed. Washington: APA; 2013.

2. Hill J, Schoener E. Age dependent decline of attention deficit hyperactivity disorder. Am J Psychiatry. 1996;153(9):1143-6.

3. Keck PE, McElroy SL, Strakowski SM, West SA, Sax KW, Hawkins JM, et al. 12-month outcome of patients with bipolar disorder following hospitalization for a manic or mixed episode. Am J Psychiatry. 1998;155(5):646-52.

4. Matte B, Rohde LA, Grevet EH. ADHD in adults: a concept in evolution. Atten Defic Hyperact Disord. 2012;4(2):53-62.

5. Faraone SV, Biederman J, Mick E. The age-dependent decline of attention deficit hyperactivity disorder: A meta-analysis of followup studies. Psychol Med. 2006;36(2):159-65.

6. Biederman J, Faraone SV, Spencer TJ, Mick E, Monuteaux MC, Aleardi M. Functional impairments in adults with self-reports of diagnosed ADHD: A controlled study of 1001 adults in the community. J Clin Psychiatry. 2006;67(4):524-40.

7. Barkley RA, Fischer M, Smallish L, Fletcher K. The persistence of attention-deficit/hyperactivity disorder into young adulthood as a function of reporting source and definition of disorder. J Abnorm Psychol. 2002;111(2):279-89.

8. Okie S. ADHD in adults. N Engl J Med. 2006;354(25):2637-41.

9. Asherson P, Chen W, Craddock B, Taylor E. Adult attention deficit hyperactivity disorder: Recognition and treatment in general adult psychiatry. Br J Psychiatry. 2007; 190:4-5.

10. Centers for Disease Control and Prevention (CDC). Increasing prevalence of parent-reported attention--deficit/hyperactivity disorder among children – United States, 2003 and 2007. MMWR Morb Mortal Wkly Rep. 2010;59(44):1439-43.

11. Ries Merikangas K, He JP, Burstein M, Swanson SA, Avenevoli S, Cui L, et al. Lifetime prevalence of mental disorders in U.S. adolescents: results from the national comorbidity survey replication-adolescent supplement (NCS-A). J Am Acad Child Adolesc Psychiatry. 2010;49(10):980-9.

12. Mordre M, Groholt B, Kjelsberg E, Sandstad B, Myhre AM. The impact of ADHD and conduct disorder in childhood on adult delinquency: a 30 years follow-up study official crime records. BMC Psychiatry. 2011;11:57.

13. Guldberg-Kjär T, Johansson B. Old people reporting childhood AD/HD symptoms: retrospectively self-rated AD/HD symptoms in a population-based Swedish sample aged 65-80. Nord J Psychiatry. 2009;63(5):375-82.

14. Michielsen M, Semeijn E, Comijs HC, van de Ven P, Beekman AT, Deeg DJ, et al. Prevalence of attention-deficit hyperactivity disorder in older adults in the Netherlands. Br J Psychiatric. 2012;201(4):298-305.

15. Wender PH. Attention-deficit hyperactivity disorder in adults. Psychiatric Clin N Am. 1998;21:761-74.

16. Manor I, Rozen S, Zemishlani Z, Weizman A, Zalsman G. When does it end? Attention-deficit/hyperactivity disorder in the middle aged and older populations. Clin Neurosciences. 2012;12:240-5.

17. Kumar R. Approved and investigational uses of modafinil: an evidence-based review. Drugs. 2008;68:1803-39.

18. Simpson D, Plosker GL. Atomoxetine: a review of its use in adults with attention deficit hyperactivity disorder. Drugs. 2004;64:205-22.

19. Vaughan B, Fegert J, Kratochvil CJ. Update on atomoxetine in the treatment of attention-deficit/hyperactivitydisorder. Expert Opin Pharmacother. 2009;10(4):669-76.

20. Blumer D, Walker AE. As bases neurológicas do comportamento sexual. In: Benson F, Blumer D, organizadores. Aspectos psiquiátricos das doenças neurológicas. São Paulo: Manole; 1977. p. 219-38.

21. Joyal CC, Black DN, Dassylva B. The neuropsychology and neurology of sexual deviance: a review and pilot study. Sex Abuse. 2007;19(2):155-73.

22. Dhikav V, anand K, Aggarwal N. Grossly disinhibited sexual behavior in dementia of Alzheimer type. Arch Sex Behav. 2007;36(2):133-4.

23. Caixeta M. Psiquiatria forense. São Paulo: Livraria Médico Paulista; 2009.

24. Wood A, Runciman R, Wylie KR, McManus R. An update on female sexual function and dysfunction in old age and its relevance to old age psychiatry. Aging Dis. 2012;3(5):373-84.

25. Cohen LJ, Nikifirov K, Gans S, Poznansky O, Mcgeoch P, Weaver C, et al. Heterosexual male perpetrators of childhood sexual abuse: a preliminary neuropsychiatric model. Psychiatr Q. 2002;(4):313-36.

26. Wiebking C, Northoff G. Neuroimaging in pedophilia. Curr Psychiatry Rep. 2013;15(4):351.

27. Caixeta L. Doença de Alzheimer. Porto Alegre: Artmed; 2012.

28. Caixeta L. Demências do tipo não Alzheimer: demências focais frontotemporais. Porto Alegre: Artmed; 2010.

17

PARAFRENIA E ESQUIZOFRENIA DE INÍCIO TARDIO

LEONARDO CAIXETA
CLÁUDIO HENRIQUE RIBEIRO REIMER
MAGNO DA NOBREGA

Se você não espera o inesperado, não o encontrará.

Heráclito (cerca de 500 a.C.)

A parafrenia constitui, na atualidade, uma subcategoria de transtorno psiquiátrico altamente negligenciada na prática clínica da psiquiatria geriátrica e nos manuais diagnósticos classificatórios (CID e DSM), não obstante constituir um diagnóstico de inquestionável valor prático e com potencial para atingir o *status* de entidade diagnóstica individualizada, com quadro clínico, prognóstico, fisiopatologia, psicopatologia e tratamento próprios.[1]

Infelizmente, por se tratar de um conceito diagnóstico que passou por várias reformulações ao longo de sua história, ainda existe muita ambiguidade cercando suas definição e validade atuais. Isso não deve desencorajar o psiquiatra a trabalhar com a parafrenia, mesmo que seja o último profissional de uma longa lista a atender tais casos.

Da mesma forma, o diagnóstico de esquizofrenia de início tardio não é unanimidade, e a maior parte dos autores (principalmente aqueles que desejam tornar a doença uma entidade menos heterogênea) desacredita nessa entidade, afirmando que se trata, em essência, de uma condição de pessoas mais jovens.[1] Muita controvérsia existe também na confusão entre parafrenia tardia e esquizofrenia de início tardio. Menos controversa, porém, é a noção de que, quanto mais tardia a eclosão de entidades aparentadas com a esquizofrenia, tanto maior será a possibilidade de que ela exiba contornos paranoides, menor será a contribuição genética e maior a possibilidade de patologia cerebral associada.

Na prática do psicogeriatra, o maior desafio é diferenciar a parafrenia da esquizofrenia tardia, bem como de outras condições do "espectro paranoide", como, por exemplo, os transtornos delirantes.[1] Para tanto, os critérios diagnósticos da parafrenia, expostos neste capítulo, podem ser de grande valia. O psiquiatra deve quebrar sua resistência ao diagnóstico dessa condição, assumindo (conforme ela ganha maior validade e vitalidade) que representa um nicho diagnóstico mais razoável para os casos interpretados como "esquizofrenia atípica" e que não podem ser acomodados confortavelmente sob tal rubrica diagnóstica.

Neste capítulo, reconciliamos o conhecimento recente com alguns conceitos antigos sobre as referidas condições psiquiátricas.

▶ CONCEITOS

O termo "parafrenia" foi introduzido pelo eminente psiquiatra Kahlbaum em 1863. Ele não o cunhou para designar uma entidade clínica em particular, mas meramente para chamar atenção à tendência de certos transtornos psiquiátricos de se desenvolverem em períodos específicos do ciclo de vida. Por exemplo, dentro de sua sistematização, a *"parafrenia hebetica"* referia-se à insanidade entre adolescentes, enquanto a *"parafrenia senilis"* se referia à insanidade dos idosos.[2,3] Como a maior parte das ideias de Kahlbaum, esse sistema classificatório ganhou pouca aceitação na época.

O pai da psiquiatria moderna, Emil Kraepelin, discípulo de Kahlbaum, reavivou o termo 50 anos depois e foi além, repaginando o antigo conceito para descrever um grupo comparativamente pequeno de casos que ele concluiu parecerem com a esquizofrenia, mas que se desviavam do quadro clínico típico dessa entidade de forma significativa. À época, Kraepelin não justificou a escolha dessa terminologia, afirmando apenas que ela parecia razoável, não dando a entender se tinha em mente o caráter etário que Kahlbaum havia imprimido ao termo. Como, entretanto, ele aludia ao marcante componente delirante que todos os estados parafrênicos compartilhavam, pode ser inferido que desejava enfatizar a relação desses casos com a esquizofrenia paranoide e com a paranoia. Além disso, pode ser que ele tenha desejado homenagear Kahlbaum, a quem tanto admirava e que muito influenciou sua formação.

A característica que Kraepelin usou para separar a parafrenia da esquizofrenia foi, primeiramente – e sobretudo –, o curso da doença. Uma característica saliente da parafrenia era a presença de coloridos delirantes bem marcantes dominando o quadro clínico, em geral de natureza persecutória, mas podendo ocorrer de outros tipos, acompanhados por alucinações na maioria das vezes, mas não exclusivamente, auditivas. Raramente, a alteração formal de pensamento estava presente.

Como de costume, Kraepelin dividiu a parafrenia em subgrupos, embora considerasse não haver nítida separação entre eles:

- Parafrenia sistemática. A forma mais ampla, de evolução lenta. Caracterizada pelo desenvolvimento progressivo insidioso e contínuo de delírios persecutórios e de referência (convicção de que está sendo insultado, provocado, seguido, espionado), ao que se adicionam posteriormente (até anos depois) outros delírios (de conteúdo religioso, hipocondríaco ou grandioso) e alucinações (geralmente auditivas). Inicia-se com o desenvolvimento gradual de delírios de referência, falsas interpretações e falsos reconhecimentos.
- Parafrenia expansiva. Bem menos frequente que a anterior. Pode ter um início mais gradual ou abrupto, com surgimento de delírios grandiosos, com inclinação ao fantástico e surgimento de alucinações auditivas ou visuais. Com frequência, existe um pano de fundo de expansividade do humor ou leve excitação. Em aproximadamente metade dos casos, a apresentação é de

erotomania (a convicção do paciente de que uma celebridade está apaixonada por ele). Tais delírios caminham lado a lado com ideias paranoides e estão invariavelmente acompanhados por vários delírio de referência e falsas interpretações. Alucinações auditivas ou visuais surgem de modo precoce e, em geral, com conteúdo religioso. Memórias delirantes, sintomas de primeira ordem e alucinações somáticas às vezes compõem o quadro principal que, em alguns casos, pode ser bastante florido.
- Parafrenia confabulatória. Também menos frequente que a parafrenia sistemática, seu sintoma principal é a proliferação de delírios e memórias delirantes. Depois de um período prodrômico de isolamento e introspecção, os pacientes podem manifestar subitamente uma grande quantidade de delírios persecutórios, grandiosos e fantásticos, bem como memórias delirantes. Estas podem ser fixadas e repetidas inúmeras vezes exatamente da mesma forma e sob o uso das mesmas palavras, mas, em geral, detalhes adicionais são acrescidos mediante novos questionamentos por parte dos interlocutores, e, portanto, as histórias tornam-se progressivamente mais adornadas e enredadas, o que é definido como confabulação delirante. Embora tais narrativas tendam a apresentar um caráter odisseico ou aventureiro, esses eventos fictícios são relatados de forma convicta e com detalhes precisos.
- Parafrenia fantástica. A mais excepcional de todas as formas de parafrenia, não apenas por sua raridade, mas pelos sintomas extraordinariamente floridos. É caracterizada, nas palavras de Kraepelin, pelo "crescimento luxuriante de delírios altamente desconectados, mutantes e extraordinários". Em geral, o transtorno surge em um período de depressão e isolamento, no qual o paciente não ouve ninguém. Depois, é paulatinamente substituído pelo aparecimento de delírios e alucinações auditivas que, mesmo em estágio inicial, são muito floridas. Os delírios, então, adquirem contornos prodigiosos e parecem produzidos de forma incansável e inexaurível. Os pacientes narram que ajudaram a construir o universo, que possuem infinitas contas com trilhões de dólares em inúmeros bancos ao redor do mundo, etc. Memórias delirantes, confabulações, alucinações auditivas ajudam a compor o quadro clínico. Pode existir certo grau de transtorno formal do pensamento, mais notório quando o paciente está descrevendo seus delírios.

Parece-nos que, segundo a visão de Kraepelin de esquizofrenia como uma doença caracterizada essencialmente por uma evolução deteriorante, a parafrenia surgiu como um conceito alternativo e paralelo para albergar os casos que não se encaixavam em sua definição clássica. Já com Bleuler ou Schneider, o conceito não se justificaria mais, uma vez que a noção central de evolução deteriorante perdeu seu valor, dando espaço para os sintomas, e estes casos poderiam, então, ser classificados como esquizofrênicos.

Assim, essa classificação proposta por Kraepelin, ainda que muito interessante, a partir da metade do século XX, praticamente não foi mais utilizada, sendo relegada à história. O próprio Kraepelin, em sua época, tinha dúvidas sobre a validade da parafrenia como entidade diagnóstica. Ele se questionava se a parafrenia sistemática não representaria meramente uma forma leve de esquizofrenia paranoide; a parafrenia expansiva, uma variante da mania; e as parafrenias confabulatória e fantástica, casos isolados de esquizofrenia, nos quais o quadro psicopatológico estaria dominando por um sintoma único e incomum.

Nesse tempo, na Grã-Bretanha e nos Estados Unidos, a esquizofrenia vinha sendo considerada um transtorno da adolescência e da vida adulta jovem, que apenas raramente se iniciava na meia-idade e nunca depois dela. Quando delírios paranoides se iniciavam na terceira idade, a prática era considerá-los manifestação de um transtorno cerebral orgânico subjacente, especialmente demência.[4]

Foi, então, que Roth e colaboradores[5-7] publicaram uma série de estudos com base em revisões das admissões hospitalares psiquiátricas de pacientes com mais de 60 anos, nos quais observaram indivíduos que se apresentavam com delírios bem sistematizados e acompanhados ou não por alucinações auditivas. Entre todos os pacientes, o transtorno teve início após os 45 anos, em muitos após os 60 anos. Foram descartadas hipóteses como transtornos do humor ou cerebrais orgânicos. Na quela época, tais autores ressuscitaram o termo de Kraepelin, descrevendo o transtorno como "parafrenia tardia".

Mais recentemente, muitos autores voltaram a discutir a validade e o interesse em se manter o termo "parafrenia" no cânone psiquiátrico atual.[8,9] O fato é que muitos autores, na atualidade, preferem termos como "esquizofrenia de início tardio".[10]

Alguns autores adotam de forma excessivamente simplificada e também para fugir de questões ideológicas que a parafrenia é "a esquizofrenia que se inicia pela primeira vez após os 60 anos", afirmação criticada de modo veemente por outros.[1] É importante notar, entretanto, que todas essas confusões capturam uma verdade: é óbvia a relação de parentesco entre entidades como parafrenia, esquizofrenia tardia, transtornos delirantes crônicos e outras, configurando um *continuum* de fenótipos aparentados que poderiam ser descritos como um "espectro paranoide" (Fig. 17.1).[1]

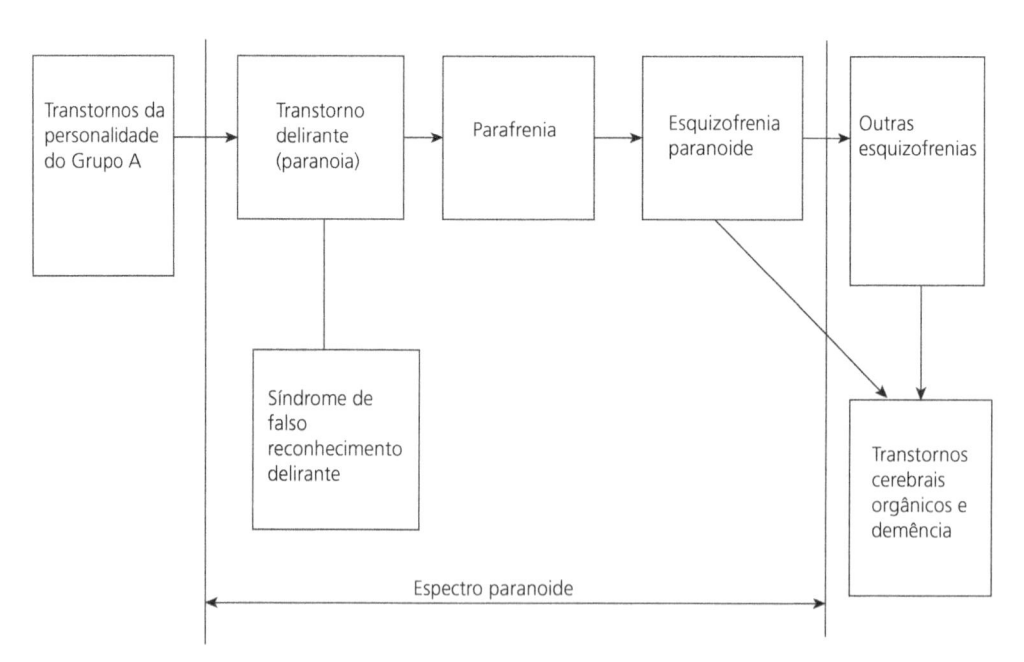

FIGURA 17.1 **O ESPECTRO PARANOIDE.**
Fonte: Com base em Munro.[1]

Neste momento, faz-se necessário definir alguns conceitos que serão doravante muito usados nesta revisão com implicações diferentes:

- Esquizofrenia de idade avançada. Inclui aqueles sujeitos que iniciaram a esquizofrenia quando mais jovens e agora estão idosos.
- Esquizofrenia de início tardio. Inclui indivíduos diagnosticados a partir dos 45 anos ou na terceira idade.

► CARACTERÍSTICAS CLÍNICAS DA PARAFRENIA TARDIA

CARACTERÍSTICAS CLÍNICAS GERAIS

Em termos gerais, podemos considerar que a parafrenia apresenta as seguintes características:

- É um transtorno primário, portanto não decorre de outra condição psiquiátrica (a não ser, é claro, nos raros casos de etiologia orgânica).
- É um transtorno estável caracterizado pela presença de delírios e alucinações auditivas aos quais o paciente adere de forma muito tenaz.
- O transtorno é crônico e frequentemente perdura ao longo da vida.
- O transtorno em geral se constitui em uma "monomania", isto é, retém um mesmo tema persistente.
- Apesar de geralmente monotemático, o conteúdo dos sintomas produtivos varia de paciente para paciente.
- Os delírios costumam estar inseridos no contexto da personalidade (não estão encapsulados fora da personalidade), não interferem no raciocínio lógico geral (muito embora dentro do sistema delirante a lógica esteja corrompida) e, na maior parte das vezes, não há perturbação do comportamento fora da área de abrangência do delírio.

Um aspecto muito chamativo dos transtornos delirantes e da parafrenia é a maneira como o paciente transita entre o estado delirante e o normal. Quando está no "modo delirante", fica em sobrealerta, preocupado com as ideias delirantes, e passa uma sensação de que é arrastado pela vivência delirante. Em contraste, no "modo normal", apresenta-se com humor relativamente calmo, com amplitude afetiva razoável, conversação neutra e com habilidade de se engajar e se posicionar em tópicos do dia a dia, além de boa adaptação funcional nas atividades de rotina. Porém, o mundo delirante está sempre à espreita, pronto para transformar a postura e a atitude do paciente em alguém novamente irreconhecível. Uma comparação com a famosa ficção de "médico e o monstro" pode ilustrar um pouco essa metamorfose entre os modos de funcionamento psíquico desses pacientes.

Nos estudos originais de Roth, foram feitas várias constatações clínicas relativas aos pacientes com parafrenia tardia. Por exemplo, tomados como um grupo, eles apresentavam traços anormais de personalidade pré-mórbida. Quase sempre eram solteiros, com tendência à misantropia, e muitos pertenciam a seitas religiosas obscuras. Os traços de personalidade eram frequentemente esquizoides ou paranoides. Seus parentes os descreviam como mesquinhos, querelantes, religiosos, antissociais, sensitivos ou de coração frio.[7] Kay e Roth,[7] porém, tiveram o cuidado de dizer que qualquer observação simplista não era suficiente para capturar com perfeição a totalidade da personalidade desses pacientes, que exibiam atributos não apenas negativos, mas também positivos.

Esses mesmos autores notaram que os primeiros sinais discerníveis da parafrenia tardia (primeiro estádio) era quase de modo invariável uma acentuação dos traços de personalidade: o paciente se tornava mais irascível, mal-humorado, hostil, suspicioso, hipocondríaco ou moroso em relação ao que era previamente. Após essa fase em que a personalidade se torna uma espécie de caricatura do próprio paciente, muitos começam uma outra fase em que se tornam mais isolados, recusam-se a receber chamadas e, então, iniciam comportamentos ativos de prestar queixas à polícia ou escrever cartas anônimas, entre outros comportamentos. O segundo estádio inicia de forma mais abrupta e dramática do que o primeiro, com a eclosão de delírios floridos e alucinações auditivas, que geralmente impactam o comportamento normal e, às vezes, ocasionam internação.

Os delírios estão sempre presentes e costumam ser de caráter persecutório, porém podendo também ser grandiosos, depressivos, hipocondríacos ou erotomaníacos. São frequentemente fantásticos, mas também tendem a ser sistematizados e associados de modo estreito às alucinações (p. ex., um paciente alucina um odor estranho e, na sequência, delira que estão tentando envenená-lo com um gás misterioso). Um aspecto interessante levantado por esses autores é que os delírios geralmente envolvem conteúdo das rotinas, dos temores e das ansiedades pertinentes à terceira idade, e são focados no quarto, na casa, na vizinhança e naqueles com quem o paciente tem relação mais estreita. Da mesma forma, os temas envolvem roubos, perdas monetárias, doenças, abandono, etc.

As alucinações estão presentes em 80 a 90% dos casos, sendo a maior parte auditiva (verbal ou mais elementar). Também podem ser encontradas alucinações de outras modalidades: visuais, olfativas, táteis, gustativas e todas as outras familiares à esquizofrenia. Sintomas de primeira ordem podem ser encontrados em aproximadamente um terço dos casos, segundo o clássico estudo de Post.[11]

Outros sintomas menos frequentes são: verborreia, pensamento cincunstancial ou irrelevante e vago em 30% dos casos, porém alterações formais do pensamento mais definidas são consideradas raras.[7] Alterações do humor, como medo, raiva, euforia ou outras formas de excitação e depressão, são frequentes. Sintomas depressivos relatados pelo próprio paciente podem ser encontrados em até metade dos casos de algumas casuísticas.[11] Às vezes, esses sintomas são tão exuberantes que demandam a possibilidade de considerar um diagnóstico alternativo de depressão maior.

CRITÉRIOS DIAGNÓSTICOS DA PARAFRENIA

Uma das graves perdas da psiquiatria atual foi o desaparecimento do clássico diagnóstico de parafrenia dos sistemas classificatórios (tanto da CID-10[12] quanto do DSM-5[13]), que foi diluído no conceito mais genérico de espectro da esquizofrenia (Quadro 17.1).

▶ FATORES ETIOLÓGICOS NA PARAFRENIA

Como no caso da esquizofrenia em adolescentes e adultos jovens, pouco se sabe sobre os fatores etiológicos que intervêm no surgimento da parafrenia tardia.[7] Ainda assim, existem impressões sobre certos fatores que podem exercer alguma importância nesse sentido, os quais são objeto de análise a seguir.

PREDISPOSIÇÃO HEREDITÁRIA

Alguns autores reportam uma taxa de 3,4% de esquizofrenia entre os irmãos e filhos de pacientes com parafrenia tardia. Outros estudos apoiam esses dados, assegurando a noção de que são taxas maiores que aquelas

> **QUADRO 17.1 CRITÉRIOS DIAGNÓSTICOS DE PARAFRENIA**
>
> Parafrenia é um transtorno delirante distinto que deve estar presente por pelo menos seis meses e é caracterizado por:
>
> 1. Preocupação com um ou mais delírios parcialmente sistematizados, com frequência acompanhados por alucinações auditivas. Esses delírios não são encapsulados no resto da personalidade.
> 2. O afeto permanece notavelmente bem preservado e relativamente apropriado. Mesmo quando gravemente perturbado, o paciente demonstra habilidade de *rapport* com os outros e considerável simpatia, a qual não é típica de qualquer forma de esquizofrenia.
> 3. Nenhum dos seguintes está presente: deterioração intelectual, alucinações visuais, incoerência, perda marcante de associações, afeto embotado ou inapropriado, comportamento gravemente desorganizado.
> 4. Compreensibilidade da alteração do comportamento como estando relacionada diretamente ao conteúdo dos delírios e alucinações.
> 5. Ausência de transtorno cerebral orgânico significativo e, no máximo, concordância apenas parcial com o critério A para esquizofrenia do DSM-IV.
>
> **Fonte:** Munro.[1]

encontradas na população geral, porém menores que os 10% verificados entre parentes de primeiro grau de indivíduos esquizofrênicos. Um estudo mais recente contradiz tal impressão, afirmando que as taxas de esquizofrenia entre parentes de pacientes com parafrenia são as mesmas que aquelas encontradas na população geral.

As taxas de depressão, por sua vez, são nitidamente superiores (três vezes mais) entre parentes de pacientes com parafrenia do que na população geral.

VENTRICULOMEGALIA LATERAL

Pacientes com parafrenia apresentam dilatação dos ventrículos laterais significativamente maior que controles normais pareados por idade. A dilatação é menor que aquela observada em casos de demência, mas comparável à detectada em pacientes esquizofrênicos.[14]

OUTROS FATORES

A nítida preponderância do sexo feminino na parafrenia e a alta taxa de deficiência na acuidade auditiva são bem documentadas. Quando se compara a presença de surdez entre parafrênicos com pacientes com transtornos do humor, as taxas são mais altas entre os primeiros.[14]

Parece existir uma associação entre parafrenia e dislipidemia, fenômeno observado em nosso serviço de psicogeriatria em Goiânia.

▶ CURSO DA PARAFRENIA E ESQUIZOFRENIA NA IDADE AVANÇADA

A apresentação clínica dos idosos com esquizofrenia difere ligeiramente daquela encontrada nas pessoas mais jovens, e o curso desse transtorno na idade avançada lança luz sobre algumas questões cognitivas e sociais por resolver.[10]

A seguir, vamos discutir as diferenças clínicas entre a esquizofrenia de início mais precoce *versus* a esquizofrenia de início tardio e a parafrenia. Além disso, vamos conduzir uma revisão breve das investigações emergentes que descrevem as mudanças nos sintomas e nos perfis neuropsicológicos ao longo do tempo, bem como considerar uma nova perspectiva sobre a remissão da esquizofrenia.

IDADE DE APARECIMENTO DA PARAFRENIA E ESQUIZOFRENIA DE INÍCIO TARDIO

A literatura mostra algumas diferenças na idade de início dos sintomas em relação à esquizofrenia de início tardio e à parafrenia, o que colabora para a confusão entre esses dois transtornos. Como a ênfase, na parafrenia (segundo o conceito kraepeliniano), é dada ao complexo sintomatológico, pode-se encontrá-la iniciando em várias etapas da vida, e não apenas na terceira idade. Isso é diferente, portanto, do que é observado na epidemiologia da esquizofrenia de início tardio, quando, então, são computados apenas casos de início em idades mais provectas, obviamente.

Dentro do conceito de parafrenia, admite-se que exista uma agregação de indivíduos iniciando os sintomas entre a faixa de 30 a 50 anos para a maior parte dos casos, embora possa iniciar em extremos, como na casa dos 20 anos, por um lado, e dos 64 por outro.[14]

Desde o DSM-III-R,[15] a esquizofrenia de início tardio tem a inauguração dos sintomas após a idade de 44 anos, representando cerca de 15 a 20% de todos os casos de esquizofrenia.[16] A maioria dos pacientes com a doença de início tardio apresenta o transtorno durante a meia-idade. Quando isso ocorre após os 65 anos em geral representa esquizofrenia de início muito tardio, que normalmente é secundária a condições médicas gerais, como demência ou outras doenças neurodegenerativas.[17]

As mulheres são mais vulneráveis à esquizofrenia de início tardio do que os homens, talvez porque a expectativa de vida delas seja maior. Quando se reporta à parafrenia, também é descrita nítida predominância feminina.[14] Curiosamente, todos os casos de parafrenia expansiva acompanhados por Kraepelin envolviam mulheres.

Pessoas com esquizofrenia de início tardio tendem a ter melhor funcionamento pré-mórbido, menos sintomas negativos e menos prejuízos neurocognitivos graves. Embora a sabedoria convencional seja de que os sintomas da esquizofrenia progridem com a idade, estudos recentes constatam que muitos sintomas da esquizofrenia melhoram com o tempo. Pacientes mais idosos normalmente têm menos sintomas positivos e também sintomas menos graves do que seus pares jovens;[18] os sintomas negativos, no entanto, tendem a persistir com o avançar da idade.[17] Por último, os pacientes com esquizofrenia de início tardio normalmente requerem menores doses diárias de antipsicóticos em comparação a indivíduos com início precoce do transtorno.[19,20]

CURSO DA PARAFRENIA

A parafrenia tardia geralmente segue um curso crônico.

Mayer,[21] um colaborador de Kraepelin, seguiu 78 dos casos originais de parafrenia descritos pelo discípulo de Kahlbaum de entre 15 anos até muitas décadas depois de os pacientes adoecerem. Nesse período de seguimento, ele considerou que somente pouco mais de um terço dos pacientes poderia ainda ser considerado parafrênico por exibir as características clássicas do transtorno. Em outro terço dos casos, o quadro se tornou inequivocamente uma esquizofrenia. Os casos restantes tiveram que ser revisados e adquiriram uma coleção de diagnósticos adicionais: psicose maníaco-depressiva, paranoia, demência ou outras formas de doença cerebral orgânica, além de ocorrer, em uma pequena minoria, a remissão dos sintomas. Uma proporção substancial dos casos dos subgrupos de parafrenia sistemática, expansiva e confabulatória manteve suas características distintivas (os casos de parafrenia sistemática que assim evoluíram, em sua maioria tinham iniciado a doença ao redor dos 50 anos). Todos os casos de parafrenia fantástica, entretanto, parecem ter evoluído para esquizofrenia. É interessante saber que esses achados foram endossados pelo próprio Kraepelin em um comentário que ele fez sobre esse estudo.

Alguns autores sugerem que, à luz de tais achados, a melhor maneira de se considerar a parafrenia seria como um quinto subtipo de esquizofrenia, uma variedade especial, com diferenças quantitativas, mas não qualitativas, em relação à esquizofrenia.[14]

Os estudos clássicos de Kay e Roth[7] demonstraram que remissões temporárias ocorrem, de modo espontâneo ou com tratamento, em aproximadamente um quarto dos casos, sendo que, nos demais, não haveria grandes melhoras. Autores mais modernos, entretanto, são mais otimistas devido ao advento da melhoria do arsenal de antipsicóticos. Esses autores também comungam a impressão de Kraepelin e Mayer de que muitos pacientes se mantêm sem alterações graves do afeto e da volição e sem deterioração da personalidade, mesmo após anos de doença. Alguns, entretanto, desenvolvem uma incongruência ou um aplainamento afetivo progressivo, enquanto outros terminam isolados socialmente, em mutismo, com aspecto de preocupação constante ou, de modo alternativo, com períodos de incoerência, hostilidade e negativismo, lembrando, em alguns casos, o quadro esquizofrênico.

Mesmo a parafrenia apresentando melhor sociabilidade do que a esquizofrenia tardia, os efeitos de uma doença mental crônica (principalmente quando não tratada) no idoso pode sobrevir com um prognóstico pior, com maior reclusão social e dependência funcional.[1]

MUDANÇAS NEUROPSICOLÓGICAS AO LONGO DO TEMPO

A esquizofrenia é comumente associada com déficits neuropsicológicos leves a moderados[22] que, mais do que a gravidade da psicopatologia, são os preditores mais substanciais de dependência funcional,[23] incluindo a dependência funcional entre os pacientes mais idosos com o transtorno.[24-26]

A noção kraepeliniana da esquizofrenia como demência precoce contaminou o pensamento convencional em relação ao decurso desse transtorno durante muitos anos, em que era geralmente presumida uma deterioração progressiva do funcionamento conforme os pacientes envelhecessem. No entanto, com a exceção de estudos com pacientes institucionalizados crônicos de "mau prognóstico",[27,28] que representam uma pequena minoria da população contemporânea de idosos com esquizofrenia,[29] o peso dos dados empíricos sobre o curso longitudinal dos déficits neuropsicológicos na esquizofrenia de fato documenta um padrão notavelmente estável de funcionamento neuropsicológico,[30,31] mesmo entre os pacientes mais idosos e aqueles cujos primeiros sintomas surgiram na meia-idade.[31,32] Por exemplo, em uma pesquisa,[10] foi administrada anualmente uma ampla bateria de testes neuropsicológicos em 142 pacientes com diagnóstico de esquizofrenia segundo o DSM-III-R[15] ou DSM-IV[33] (confirmado com uma entrevista clínica estruturada), bem como em 206 sujeitos saudáveis para comparação. Constatou-se que o funcionamento neuropsicológico dos pacientes se manteve estável durante períodos de seguimento de até cinco anos ou mais, mesmo entre o grupo cujos sintomas positivos ou negativos deterioraram ou melhoraram ao longo dos períodos de acompanhamento (idades acima dos 65 anos), bem como entre aqueles cujos sintomas iniciaram na meia-idade. Em suma, se, por um lado, os pacientes com esquizofrenia como um grupo têm pior funcionamento neurocognitivo do que a população em geral, por outro não parecem apresentar maior risco de declínio do que os sujeitos saudáveis – pelo menos os pacientes não institucionalizados. Além disso, dada a importância das capacidades neuropsicológicas para o funcionamento independente, esses achados de estabilidade sugerem uma razão para otimismo quanto às perspectivas de manutenção de um grau de independência funcional em longo prazo para tais pacientes.

Todavia, quando se fala da parafrenia tardia, alguns autores reconhecem que uma proporção de casos evolui para demência, ainda que não se saiba definitivamente se essas taxas ultrapassam o que é esperado para pessoas normais na mesma faixa etária.[14]

▶ TRATAMENTO

A resposta ao tratamento é substancialmente melhor na parafrenia do que na esquizofrenia, razão pela qual o prognóstico da primeira é, de modo inquestionável, melhor. Um obstáculo ao manejo terapêutico, entretanto, é a baixa aderência de parafrênicos ao tratamento de longo prazo, tanto porque seu *insight* sobre a doença é parcial quanto porque seus delírios não desaparecem por completo e podem continuar alimentando o transtorno. Além disso, o bom *rapport* e o afeto adequado dos pacientes com parafrenia podem camuflar a existência ativa do sistema delirante, conferindo a falsa impressão de que eles seguirão o tratamento de forma aplicada.

A parafrenia habitualmente responde bem aos neurolépticos convencionais e antipsicóticos atípicos. Agentes mais potentes em geral devem ganhar preferência em relação aos mais sedativos, tanto pela eficácia maior sobre os sintomas produtivos (os sintomas negativos não constituem problema na parafrenia) como porque a sedação continuada pode reduzir a adesão desses pacientes no longo prazo. Recomendam-se risperidona (1 a 4 mg/dia), aripiprazol (5 a 30 mg/dia), paliperidona (3 a 6 mg/dia), asenapina (5 mg/dia), olanzapina (5 a 10 mg/dia) e haloperidol (1 a 5 mg/dia), com o cuidado, nos pacientes idosos, para os efeitos colaterais extrapiramidais com os agentes mais potentes. A clozapina (50 a 100 mg/dia) pode ser usada em casos mais resistentes ou que exijam maior sedação ou menor perfil de efeitos colaterais parkinsonianos. Para os casos de baixa adesão, recomendam-se medicamentos de depósito pela via intramuscular (risperidona, 25-37,5 mg a cada 21 dias; paliperidona, 50-100 mg a cada 21 dias; e zuclopentixol, 200-400 mg a cada 21 dias).

As mesmas condutas valem para a esquizofrenia de início tardio, sendo que as doses eventualmente podem ser maiores, dependendo da resistência e gravidade de cada caso.[17]

Em muitas situações, a parafrenia pode se apresentar com comorbidades, como, por exemplo, a depressão. Nesse caso, deve ser adicionado tratamento antidepressivo. O risco de suicídio deve sempre ser avaliado e acompanhado. A ansiedade costuma acompanhar o momento do estado delirante, e geralmente responde bem ao uso do próprio antipsicótico para o tratamento da doença de base. Insônia concomitante pode ser abordada com a escolha de antipsicóticos mais sedativos (clozapina 50-100 mg/noite, quetiapina 50-200 mg/noite e asenapina 5-10 mg/noite).

Em casos mais difíceis, com risco de suicídio ou ameaça grave à integridade alheia, ou, ainda, com menor adesão ao tratamento, o cuidado institucional pode ser necessário. A eletroconvulsoterapia (ECT) é uma opção interessante quando o paciente estiver em uma crise grave ou um surto psicótico com muita repercussão em seu comportamento geral e apresentando riscos para si e terceiros.

Alguns pacientes podem se beneficiar de abordagens psicoterapêuticas (sempre associadas à farmacoterapia; nunca devem ser isoladas nem constituir a primeira opção terapêutica), preferivelmente na modalidade cognitiva, com enfoque sobre os sintomas delirantes, na tentativa de encapsulá-los o máximo possível e enfatizando o teste de realidade, por meio de amplificação de referências sociais externas que devem atuar como reforçadores do *insight* sobre o caráter anormal dos sintomas experimentados. Terapias comportamentais podem, eventualmente, reduzir o grau de preocupação com os delírios. Contudo, não existem dados científicos sobre a eficácia das abordagens psicoterapêuticas na parafrenia e na esquizofrenia tardia.

CASO CLÍNICO 1

ESQUIZOFRENIA TARDIA

Transcrição de uma carta enviada pelos familiares de um paciente idoso:

Doutor Leonardo, de um tempo para cá nosso pai, de 71 anos de idade, começou a assistir a cultos pela TV e a frequentar de forma exagerada uma igreja na cidade. Ele afirma com convicção que Deus fala com ele a todo o momento, diretamente e pelas mensagens da TV (enfatiza que tudo o que é dito no programa se refere a ele), pedindo-lhe que faça coisas como segue: 1) disse que Deus pediu-lhe para dar um condicionador de ar para a igreja no valor de 3 mil reais; 2) diz que Deus lhe prometeu um trilhão de reais, uma caminhonete Toyota zero km e uma Mercedes zero km, sem nenhum custo; 3) disse que Deus pediu-lhe que doasse aproximadamente 50 mil reais para a igreja da TV, o que efetivamente ele fez, de uma só vez, além de doações mensais de 400 reais; 4) disse que Deus o proibiu de alugar seus imóveis, tirando quase toda sua renda, e que ele deveria derrubar tudo, pois Deus lhe daria dinheiro (um trilhão de reais); 5) disse que Deus pediu nossa residência, diante do que não podemos mais frequentar o local que foi reservado para Deus; 6) disse que Deus o acha tão importante quanto Abraão, que seu nome ficará na Bíblia; 7) Deus lhe disse que sua esposa, com quem está casado faz 51 anos, o traiu há poucos meses com um "irmão de igreja" – assim, expulsou nossa mãe de casa, depois de tê-la obrigado a confessar esse absurdo, afirmou que quer o divórcio e, para todas as pessoas que conhece e encontra na rua, diz que nossa mãe é prostituta, sendo que também já ligou para alguns dos irmãos dela e falou a mesma coisa; afirma que Deus vai arrumar uma mulher em que ele pode confiar; 8) nosso pai fez uma cirurgia no coração e colocou uma válvula de metal, portanto precisa tomar medicação todo dia, porém declarou que não vai ao cardiologista porque Deus lhe disse que não precisa mais de médico e pode comer o que quiser, pois nada lhe fará mal; 9) sempre que vai conversar conosco, fica repetindo as mesmas coisas com insistência, dizendo que os filhos estão contra ele; 10) nosso pai disse que pediu e Deus o abençoou com mais quatro filhos e um pênis maior para satisfazer a esposa, de modo que ela não cometa outro adultério. Doutor Leonardo, com certeza nosso pai não vai aceitar outra opinião, e ele quer ir à consulta para nos provar que não está "doido". Peço ao senhor que, havendo algum tipo de medicamento, convença-o a usá-lo.

Comentários

Existem vários elementos nesse relato que sinalizam a presença de diversos tipos de delírios paranoides: delírios de infidelidade, delírios megalomaníacos, delírios religiosos e delírios persecutórios. Além disso, há vários sintomas autorreferentes e alucinações auditivas em primeira pessoa de caráter imperativo. Esse quadro esquizofreniforme foi inaugurado já em idade avançada, e o paciente não tinha antecedentes psiquiátricos e nem evidência de organicidade. Os sintomas invadiram sua personalidade, e o paciente passou a viver em função de seu sistema delirante, promovendo graves alterações comportamentais e funcionais, bem como isolamento social, em um cenário de absoluta falta de *insight* e recusa de tratamento.

CASO CLÍNICO 2

PARAFRENIA

Paciente de 68 anos, sexo feminino, parda, analfabeta, viúva, iniciou há dois anos uma alteração de comportamento caracterizada por delírios fantásticos de que fora abduzida por seres alienígenas que a mantiveram em cativeiro por seis meses, fazendo testes, e depois lhe introduziram um pequeno aparelho sob a pele, pelo qual ouve as vozes deles. Diz que, dependendo dos resultados dessas pesquisas sobre ela, eles irão decidir se invadem ou não a Terra. Sua rotina em casa está praticamente mantida. Não apresenta antecedentes psiquiátricos nem de dislipidemia. Exame físico e neurológico com resultados normais. No exame psicopatológico, apresenta bom *rapport* afetivo, atitude adequada e colaborativa, presença de atividade delirante (delírios fantásticos), sem outras alterações formais do pensamento e do raciocínio lógico, e teste de realidade preservado para outros tópicos além do tema do delírio. Além disso, manifesta-se eutímica, com boa amplitude afetiva e ausência de *insight* para seu transtorno, bem como sem alterações cognitivas importantes ou focais.

Comentários

A parafrenia constitui um dos quadros psiquiátricos mais curiosos, chamando muita atenção pela bizarrice dos delírios ou pelos delírios fantásticos, porém sob um cenário de preservação da personalidade e do teste de realidade para outros temas da vida do paciente.

► REFERÊNCIAS

1. Munro A. Delusional disorder. Cambridge: Cambridge University; 1999.

2. Berrios GE. The history of mental symptoms: descriptive psychopathology since the nineteenth century. Cambridge: Cambridge University; 1996. p. 242-59.

3. Berrios G, Porter R. A history of clinical psychiatry. Cambridge: Cambridge University; 1998.

4. Fish F. Senile Schizophrenia. J Ment Sci. 1960;106:938-46.

5. Roth M, Morrissey JD. Problems in the diagnosis and classification of mental disorder in old age; with a study of case material. J Ment Sci. 1952;98(410):66-80.

6. Roth M. The natural history of mental disorders in old age. J Ment Sci. 1955;101:281-301.

7. Kay DWK, Roth M. Environmental and hereditary factors in the schizophrenias of old age ('late paraphrenia') and their bearing on the general problem of causation in schizophrenia. J Ment Sci. 1961;107:649-86.

8. Almeida OP, Howard R, Förstl H, Levy R. Should the diagnosis of late paraphrenia be abandoned? Psychol Med. 1992;22(1):11-4.

9. Almeida OP, Howard R, Förstl H, Levy R. Late paraphrenia: a review. Int J Geriatr Psychiatry. 2004;7(8):543-8.

10. Folsom DP, Lebowitz BD, Lindamer LA, Palmer BW, Patterson TL, Jeste DV. Schizophrenia in late life: emerging issues. Dialogues Clin Neurosci. 2006;8(1):45-52.

11. Post F. Persistent persecutory states of the elderly. Oxford: Pergamon; 1966.

12. Organização Mundial da Saúde. Classificação de transtornos mentais e de comportamento da CID-10. Porto Alegre: Artmed; 1993.

13. American Psychiatric Association. Manual diagnóstico e estatístico de transtornos mentais: DSM-5. 5. ed. Porto Alegre: Artmed; 2014.

14. McKenna PJ. Schizophrenia and related syndromes. 2nd ed. London: Routledge; 2007.

15. American Psychiatric Association. Diagnostic and statistical manual of mental disorders: DSM-III-R. 3rd ed. rev. Washington: APA; 1987.

16. Harris MJ, Jeste DV. Late-onset schizophrenia: an overview. Schizophr Bull. 1988;14(1):39-55.

17. Sable JA, Jeste DV. Antipsychotic treatment for late-life schizophrenia. Curr Psychiatry Rep. 2002;4(4):299-306.

18. Ciompi L. Catamnestic long-term study on the course of life and aging of schizophrenics. Schizophr Bull. 1980;6(4):606-18.

19. Jeste DV, Symonds LL, Harris MJ, Paulsen JS, Palmer BW, Heaton RK. Nondementia non-praecox dementia praecox? Late-onset schizophrenia. Am J Geriatr Psychiatry. 1997;5(4):302-17.

20. Howard R, Rabins PV, Seeman MV, Jeste DV. Late-onset schizophrenia and very-late-onset schizophrenia-like psychosis: an international consensus. The International Late-Onset Schizophrenia Group. Am J Psychiatry. 2000;157(2):172-8.

21. Mayer W. Über paraphrene Psychosen. Zentralblatt für die gesamte Neurol Psychiatrie. 1921;26:78-80.

22. Heinrichs RW, Zakzanis KK. Neurocognitive deficit in schizophrenia: a quantitative review of the evidence. Neuropsychology. 1998;12(3):426-45.

23. Green MF, Kern RS, Braff DL, Mintz J. Neurocognitive deficits and functional outcome in schizophrenia: are we measuring the "right stuff"? Schizophr Bull. 2000;26(1):119-36.

24. Evans JD, Heaton RK, Paulsen JS, Palmer BW, Patterson T, Jeste DV. The relationship of neuropsychological abilities to specific domains of functional capacity in older schizophrenia patients. Biol Psychiatry. 2003;53(5):422-30.

25. Palmer BW, Heaton RK, Gladsjo JA, Evans JD, Patterson TL, Golshan S, et al. Heterogeneity in functional status among older outpatients with schizophrenia: employment history, living situation, and driving. Schizophr Res. 2002;55(3):205-15.

26. Twamley EW, Heaton RK, Gladsjo JA, Evans JD, Patterson TL, Golshan S, et al. Generalized cognitive impairments, everyday functioning ability, and living independence in patients with psychosis. Am J Psychiatry. 2002;159(12):2013-20.

27. Harvey PD, Silverman JM, Mohs RC, Parrella M, White L, Powchik P, et al. Cognitive decline in late-life schizophrenia: a longitudinal study of geriatric chronically hospitalized patients. Biol Psychiatry. 1999;45(1):32-40.

28. Harvey PD, Bertisch H, Friedman JI, Marcus S, Parrella M, White L, et al. The course of functional decline in geriatric patients with schizophrenia: cognitive functional and clinical symptoms as determinants of change. Am J Geriatr Psychiatry. 2003;11(6):610-9.

29. Cohen CI, Talavera N. Functional impairment in older schizophrenic persons. Am J Geriatr Psychiatry. 2000;8(3):237-44.

30. Rund BR. A review of longitudinal studies of cognitive functions in schizophrenia patients. Schizophr Bull. 1998;24(3):425-35.

31. Heaton RK, Gladsjo JA, Palmer BW, Kuck J, Marcotte TD, Jeste DV. Stability and course of neuropsychological deficits in schizophrenia. Arch Gen Psychiatry. 2001;58(1):24-32.

32. Palmer BW, Bondi MW, Twamley EW, Thal L, Golshan S, Jeste DV. Are late-onset schizophrenia-spectrum disorders a neurodegenerative condition? Annual rates of change on two dementia measures. J Neuropsychiatry Clin Neurosci. 2003;15(1):45-52.

33. American Psychiatric Association. Diagnostic and statistical manual of mental disorders: DSM-IV. 4th ed. Washington: APA; 1994.

▶ LEITURAS SUGERIDAS

Bartels SJ, Clark RE, Peacock WJ, Dums AR, Pratt SI. Medicare and medicaid costs for schizophrenia patients by age cohort compared with costs for depression, dementia, and medically ill patients. Am J Geriatr Psychiatry. 2003;11(6):648-57.

Jeste DV, Lebowitz BD. Coming of age. Leifer Report. 1997;Spec Ed:39-40.

18

TRANSTORNOS DE ANSIEDADE EM IDOSOS

LEONARDO BALDAÇARA

▶ ASPECTOS GERAIS

Os transtornos de ansiedade são comuns e causam grande impacto nos idosos. Com as mudanças na demografia da população em geral, os transtornos de ansiedade na terceira idade se tornaram uma fonte de alto custo pessoal e social. No entanto, sua detecção e seu diagnóstico são complicados por comorbidades clínicas, declínio cognitivo e alterações nas circunstâncias da vida que não são enfrentados por grupos etários mais jovens.[1] Além disso, a expressão e o relato dos sintomas de ansiedade podem diferir com a idade.

A prevalência estimada desses transtornos na terceira idade varia de 3,2[2] a 14,2%.[3] Com relação aos diagnósticos específicos, a prevalência de ansiedade generalizada (Quadro 18.1) varia de 1,2 a 7,3%; de fobias específicas (Quadro 18.2), de 3,1 a 7,5%; de fobia social, ou transtorno de ansiedade social (Quadro 18.3), de 0,6 a 2,3%; de transtorno de pânico (Quadro 18.4), de 0,1 a 2%, de transtorno do estresse pós-traumático; de 0,4 a 2,5% e de transtorno obsessivo-compulsivo, de 0,1 a 0,8%.

Com relação à idade de início, a maioria dos transtornos de ansiedade inicia na infância ou na vida adulta jovem. Cerca de 90% dos indivíduos com a doença desenvolvem a psicopatologia antes dos 41 anos, e 75% antes dos 21 anos. Portanto, apenas de 1 a 10% dos indivíduos desenvolvem transtornos de ansiedade de início tardio. Em outras palavras, os pacientes mais frequentes são idosos que já apresentavam seus sintomas antes da terceira idade.

Referente aos fatores de risco para os transtornos de ansiedade em idosos de idade avançada, encontram-se: sexo feminino; doenças crônicas e graves; ser solteiro, divorciado ou viúvo; baixa escolaridade; sensação subjetiva de saúde prejudicada; eventos estressantes; limitações nas atividades diárias; e circunstâncias negativas na infância.

QUADRO 18.1 CRITÉRIOS DIAGNÓSTICOS PARA TRANSTORNO DE ANSIEDADE GENERALIZADA SEGUNDO O DSM-5

A. Ansiedade e preocupação excessivas (expectativa apreensiva), ocorrendo na maioria dos dias por pelo menos seis meses, com diversos eventos ou atividades (tais como desempenho escolar ou profissional).
B. O indivíduo considera difícil controlar a preocupação.
C. A ansiedade e a preocupação estão associadas com três (ou mais) dos seguintes seis sintomas (com pelo menos alguns deles presentes na maioria dos dias nos últimos seis meses).
    Nota: Apenas um item é exigido para crianças.
    1. Inquietação ou sensação de estar com os nervos à flor da pele.
    2. Fatigabilidade.
    3. Dificuldade em concentrar-se ou sensações de "branco" na mente.
    4. Irritabilidade.
    5. Tensão muscular.
    6. Perturbação do sono (dificuldade em conciliar ou manter o sono, ou sono satisfatório e inquieto).
D. A ansiedade, a preocupação ou os sintomas físicos causam sofrimento clinicamente significativo ou prejuízo no funcionamento social ou ocupacional ou em outras áreas importantes da vida do indivíduo.
E. A perturbação não se deve aos efeitos fisiológicos de uma substância (p.ex., droga de abuso, medicamento) ou a outra condição médica (p.ex., hipertireoidismo).
F. A perturbação não é mais bem explicada por outro transtorno mental (p.ex., ansiedade ou preocupação quanto a ter ataques de pânico no transtorno de pânico, avaliação negativa no transtorno de ansiedade social (fobia social), contaminação ou outras obsessões no transtorno obsessivo-compulsivo, separação das figuras de apego no transtorno de ansiedade de separação, lembranças de eventos traumáticos no transtorno do estresse pós-traumático, ganho de peso na anorexia nervosa, queixas físicas no transtorno de sintomas somáticos, percepção de problemas na aparência no transtorno dismórfico corporal, ter uma doença séria no transtorno de ansiedade de doença ou o conteúdo de crenças delirantes na esquizofrenia ou transtorno delirante).

Fonte: American Psychiatric Association.[4]

QUADRO 18.2 CRITÉRIOS DIAGNÓSTICOS PARA FOBIA ESPECÍFICA SEGUNDO O DSM-5

A. Medo ou ansiedade acentuados acerca de um objeto ou situação (p. ex., voar, alturas, animais, tomar uma injeção, ver sangue).
B. O objeto ou situação fóbica quase invariavelmente provoca uma resposta imediata de medo ou ansiedade.
C. O objeto ou situação fóbica é ativamente evitado ou suportado com intensa ansiedade ou sofrimento.
D. O medo ou ansiedade é desproporcional em relação ao perigo real imposto pelo objeto ou situação específica e ao contexto sociocultural.
E. O medo, ansiedade ou esquiva é persistente, geralmente com duração mínima de seis meses.
F. O medo, ansiedade ou esquiva causa sofrimento clinicamente significativo ou prejuízo do funcionamento social, ocupacional ou outras áreas importantes da vida do indivíduo.

QUADRO 18.2 CRITÉRIOS DIAGNÓSTICOS PARA FOBIA ESPECÍFICA SEGUNDO O DSM-5 (continuação)

G. A perturbação não é mais bem explicada pelos sintomas de outro transtorno mental, incluindo medo, ansiedade e esquiva de situações associadas a sintomas do tipo pânico ou outros sintomas incapacitantes (como na agorafobia); objetos ou situações relacionadas a obsessões (como transtorno obsessivo-compulsivo); evocação de eventos traumáticos (como no transtorno de estresse pós-traumático); separação de casa ou de figuras de apego (como no transtorno de ansiedade de separação); ou situações sociais (como no transtorno de ansiedade social).

Fonte: American Psychiatric Association.[4]

QUADRO 18.3 CRITÉRIOS DIAGNÓSTICOS PARA TRANSTORNO DE ANSIEDADE (FOBIA SOCIAL) SEGUNDO O DSM-5

A. Medo ou ansiedade acentuados acerca de uma ou mais situações sociais em que o indivíduo é exposto a possível avaliação por outras pessoas. Exemplos incluem interações sociais (p. ex., manter uma conversa, encontrar pessoas que não são familiares), ser observado (p.ex., comendo ou bebendo) e situações de desempenho diante de outros (p.ex., proferir palestras).
B. O indivíduo teme agir de forma a demonstrar sintomas de ansiedade que serão avaliados negativamente (i.e., será humilhante ou embaraçoso; provocará a rejeição ou ofenderá a outros).
C. As situações sociais quase sempre provocam medo ou ansiedade.
D. As situações sociais são evitadas ou suportadas com intenso medo ou ansiedade.
E. O medo ou ansiedade é desproporcional à ameaça real apresentada pela situação social e o contexto sociocultural.
F. O medo, ansiedade ou esquiva é persistente, geralmente durando mais de seis meses.
G. O medo, ansiedade ou esquiva causa sofrimento clinicamente significativo ou prejuízo no funcionamento social, ocupacional ou em outras áreas importantes da vida do indivíduo.
H. O medo, ansiedade ou esquiva não é consequência dos efeitos fisiológicos de uma substância (p.ex., droga de abuso, medicamento) ou de outra condição médica.
I. O medo, ansiedade ou esquiva não é mais bem explicado pelos sintomas de outro transtorno mental, como transtorno de pânico, transtorno dismórfico corporal ou transtorno do espectro do autismo.
J. Se outra condição médica (p.ex., doença de Parkinson, obesidade, desfiguração por queimaduras ou ferimentos) está presente, o medo ou esquiva é claramente não relacionado ou é excessivo.

Fonte: American Psychiatric Association.[4]

QUADRO 18.4 CRITÉRIOS DIAGNÓSTICOS PARA TRANSTORNO DE PÂNICO SEGUNDO O DSM-5

A. Ataques de pânico recorrentes e inesperados. Um ataque de pânico é um surto abrupto de medo intenso ou desconforto intenso que alcança um pico em minutos e durante o qual ocorrem quatro (ou mais) dos seguintes sintomas:
   Nota: O surto abrupto pode ocorrer a partir de um estado calmo ou de um estado ansioso.
   1. Palpitações, coração acelerado, taquicardia.
   2. Sudorese.

> **QUADRO 18.4 CRITÉRIOS DIAGNÓSTICOS PARA TRANSTORNO DE PÂNICO SEGUNDO O DSM-5**
> (continuação)
>
> 3. Tremores ou abalos.
> 4. Sensações de falta de ar ou sufocamente.
> 5. Sensações de asfixia.
> 6. Dor ou desconforto torácico.
> 7. Náusea ou desconforto abdominal.
> 8. Sensação de tontura, instabilidade, vertigem ou desmaio.
> 9. Calafrios ou ondas de calor.
> 10. Parestesias (anestesia ou sensações de formigamento).
> 11. Desrealização (sensações de irrealidade) ou despersonalização (sensação de estar distanciado de si mesmo).
> 12. Medo de perder o controle ou "enlouquecer".
> 13. Medo de morrer.
>
> **Nota:** Podem ser vistos sintomas específicos da cultura (p.ex., tinido, dor na nuca, cefaleia, gritos ou choro incontrolável). Esses sintomas não devem contar como um dos quatro sintomas exigidos.
>
> B. Pelo menos um dos ataques foi seguido de um mês (ou mais) de uma ou de ambas das seguintes características:
>   1. Apreensão ou preocupação persistente acerca de ataques de pânico adicionais ou sobre consequências (p.ex., perder o controle, ter um ataque cardíaco, "enlouquecer").
>   2. Uma mudança desadaptativa significativa no comportamento relacionada aos ataques (p. ex., comportamentos que têm por finalidade evitar ter ataques de pânico, como a esquiva de exercícios ou situações desconhecidas).
> C. A perturbação não é consequência dos efeitos psicológicos de uma substância (p.ex., droga de abuso, um medicamento) ou de outra condição médica (p.ex., hipertireoidismo, doenças cardio-pulmonares).
> D. A perturbação não é mais bem explicada por outro transtorno mental (p.ex., os ataques de pânico não ocorrem apenas em resposta a situações sociais temidas, como no transtorno de ansiedade social; em resposta a objetos ou situações fóbicas circunscritas, como na fobia específica; em resposta a obsessões, como no transtorno obsessivo-compulsivo; em resposta à evocação de eventos traumáticos, como no transtorno de estresse pós-traumático; ou em resposta à separação de figuras de apego, como no transtorno de ansiedade de separação.
>
> **Fonte:** American Psychiatric Association.[4]

Sobre a expressão emocional, as pesquisas demonstram mudanças com o avançar da idade. Os idosos parecem experimentar menos afetos negativos nos relatos e testagem. Lawton e colaboradores[5] observaram que jovens utilizam mais termos que envolvam culpa quando comparados aos idosos. Todavia, os idosos relatam menos estados emocionais negativos. Nesse contexto, os dados demonstraram menor atenção para estímulos negativos, assim como menor resposta autonômica para estímulos emocionais fortes.

▶ COMORBIDADES

A alta comorbidade de ansiedade com a doença médica é multidimensional. A ansiedade é uma síndrome complexa e pode ser uma reação a uma doença médica, ser expressa como sintomas somáticos, ou ser um efeito colateral de medicamentos. Estudos descobriram uma associação entre ansiedade e doenças médicas, como diabetes,[6] demência,[7] doença coronariana,[8] câncer,[9] doença pulmonar obstrutiva crônica[10]

QUADRO 18.5 CRITÉRIOS DIAGNÓSTICOS PARA AGORAFOBIA SEGUNDO O DSM-5

A. Medo ou ansiedade marcantes acerca de duas (ou mais) das cinco situações seguintes:
   1. Uso de transporte público (p.ex., automóveis, ônibus, trens, navios, aviões).
   2. Permanecer em espaços abertos (p.ex., áreas de estacionamentos, mercados, pontes).
   3. Permanecer em locais fechados (p.ex., lojas, teatros, cinemas).
   4. Permanecer em uma fila ou ficar em meio a uma multidão.
   5. Sair de casa sozinho.
B. O indivíduo tem medo ou evita essas situações devido a pensamentos de que pode ser difícil escapar ou de que o auxílio pode não estar disponível no caso de desenvolver sintomas do tipo pânico ou outros sintomas incapacitantes ou embaraçosos (p.ex., medo de cair nos idosos; medo de incontinência).
C. As situações agorafóbicas quase sempre provocam medo ou ansiedade.
D. As situações agorafóbicas são ativamente evitadas, requerem a presença de uma companhia ou são suportadas com intenso medo ou ansiedade.
E. O medo ou ansiedade é desproporcional ao perigo real apresentado pelas situações agorafóbicas e ao contexto sociocultural.
F. O medo, ansiedade ou esquiva é persistente, geralmente durando mais de seis meses.
G. O medo, ansiedade ou esquiva causa sofrimento clinicamente significativo ou prejuízo no funcionamento social, ocupacional ou em outras áreas importantes da vida do indivíduo.
H. Se outra condição médica (p.ex., doença inflamatória intestinal, doença de Parkinson) está presente, o medo, ansiedade ou esquiva é claramente excessivo.
I. O medo, ansiedade ou esquiva não é mais bem explicado pelos sintomas de outro transtorno mental – por exemplo, os sintomas não são restritos a fobia específica, tipo situacional; não envolvem apenas situações sociais (como no transtorno de ansiedade sócia); e não estão relacionados exclusivamente a obsessões (como no transtorno obsessivo-compulsivo), percepção de defeitos ou falhas na aparência física (como no transtorno dismórfico corporal) ou medo de separação (como no transtorno de ansiedade de separação).

Nota: A agorafobia é diagnosticada independentemente da presença de transtorno de pânico. Se a apresentação de um indivíduo satisfaz os critérios para transtorno de pânico e agorafobia, ambos os diagnósticos devem ser dados.
Fonte: American Psychiatric Association.[4]

e doença de Parkinson.[11] Além disso, pelo menos um estudo observou que a ansiedade está associada com maior risco de morte por todas as causas em pessoas com idade a partir de 75 anos.[12]

Os transtornos de ansiedade frequentemente são comórbidos com o prejuízo cognitivo e as demências nos idosos. O declínio cognitivo deve ser considerado na presença de sintomas ansiosos; por sua vez, a ansiedade pode dificultar a apresentação dos sintomas e a habilidade de se comunicar nos indivíduos com demência. Além disso, estudos longitudinais demonstraram que a ansiedade na idade avançada aumenta o risco de declínio cognitivo e demência.

Tal como nos adultos jovens, a ansiedade em idosos com frequência ocorre associada à depressão.[13] Além disso, os sintomas de ansiedade podem levar a sintomas depressivos.[14]

A prevalência de ansiedade pode ser maior em ambientes de cuidados primários do que na comunidade em geral. Krasucki e colaboradores[15] descobriram que, em ambientes de cuidados primários, 30% dos idosos apresentam sintomas de ansiedade generalizada.

> **QUADRO 18.6 CRITÉRIOS DIAGNÓSTICOS PARA TRANSTORNO DE ANSIEDADE INDUZIDO POR SUBSTÂNCIA/MEDICAMENTO SEGUNDO O DSM-5**
>
> A. Ataques de pânico ou ansiedade predominante predominam no quadro clínico.
> B. Existem evidências, a partir da história, do exame físico ou de achados laboratoriais, de (1) ou (2):
>   1. Os sintomas no Critério A desenvolveram-se durante ou logo após a intoxicação ou abstinência de substância ou após exposição a um medicamento.
>   2. A substância/medicamento envolvida é capaz de produzir os sintomas do Critério A.
> C. A perturbação não é mais bem explicada por um transtorno de ansiedade não induzido por substância/medicamento. As evidências de um transtorno de ansiedade independente podem incluir: Os sintomas precedem o início do uso da substância/medicamento; os sintomas persistem por um período substâncial de tempo (p.ex., cerca de um mês) após a cessação da abstinência aguda ou intoxicação grave; ou existem evidências sugerindo a existência de um transtorno de ansiedade independente, não induzido por substância/medicamento (p.ex., história de episódios recorrentes não relacionados a substância/medicamento.
> D. A perturbação não ocorre exclusivamente durante o curso de delirium.
> E. A perturbação causa sofrimento clinicamente significativo ou prejuízo no funcionamento social ou ocupacional ou em outras áreas importantes da vida do indivíduo.
>
> **Nota:** Este diagnóstico deve ser feito em vez de um diagnóstico de intoxicação com substância ou abstinência apenas quando os sintomas no Critério A predominam no quadro clínico e são suficientemente graves a ponto de indicar atenção clínica.
> **Fonte:** American Psychiatric Association.[4]

▶ CONSEQUÊNCIAS DOS TRANSTORNOS DE ANSIEDADE

As consequências da ansiedade na terceira idade são potencialmente graves. Em um estudo prospectivo, observou-se que a ansiedade em geral não remite de modo espontâneo após 2 a 3 anos de duração.[16] A hipertensão arterial, hipoglicemia, e doença coronariana podem ser agravadas por estresse e ansiedade crônica.[17] Em outra pesquisa, foi observado que o relato de dois ou mais sintomas de ansiedade produz elevado risco de doença arterial coronariana fatal.[18] Níveis mais altos de ansiedade são associados com maior uso de medicamentos para alívio da dor e mais dias de incapacidade no pós-operatório de pacientes cirúrgicos.[19] A ansiedade também foi relacionada com dor em uma amostra de residentes de enfermagem.[20]

Os sintomas de ansiedade estão associados com aumento da fadiga, maiores níveis de doença física crônica, aumento da deficiência, níveis mais baixos de bem-estar, pior satisfação com a vida e uso inadequado de serviços de saúde entre os idosos.[21]

Além disso, uma amostra de idosos com transtorno de ansiedade generalizada relatou prejuízos na qualidade de vida (QV), medidas que eram piores do que aquelas relatadas por um outro grupo de idade comparável de indivíduos que tinham condições médicas graves, como infarto ou diabetes tipo II.[22] Em casos de ansiedade, comorbidade e transtornos depressivos, a probabilidade de resultados pobres aumenta. A ansiedade comórbida com a depressão no fim de vida está associada com má resposta ao tratamento e aumento da probabilidade de abandono.[23] Além disso, pessoas mais velhas com relato de depressão ansiosa apresentam tendência suicida e apoio psicossocial reduzido.[24]

Além de relações diretas com resultados pobres dos cuidados de saúde, a ansiedade e a depressão são associadas com custos de

> **QUADRO 18.7 CRITÉRIOS DIAGNÓSTICOS PARA TRANSTORNO DE ANSIEDADE DEVIDO A OUTRA CONDIÇÃO MÉDICA SEGUNDO O DSM-5**
>
> A. Ataques de pânico ou ansiedade predominam no quadro clínico.
> B. Existem evidências, a partir da história, do exame físico ou de achados laboratoriais, de que a perturbação é a consequência fisiopatológica direta de outra condição médica.
> C. A perturbação não é mais bem explicada por outro transtorno mental.
> D. A perturbação não ocorre exclusivamente durante do curso de *delirium*.
> E. A perturbação causa sofrimento clinicamente significativo ou prejuízo no funcionamento social ou ocupacional ou em outras áreas importantes da vida do indivíduo.
>
> **Fonte:** American Psychiatric Association.[4]

saúde consideravelmente mais elevados entre grupos pareados por idade dos pacientes de cuidados primários, mesmo após ajuste para comorbidades clínicas.[25] Durante as visitas de consultório, os adultos mais velhos com ansiedade gastam 50% mais tempo com o médico de cuidados primários do que os adultos mais velhos sem diagnóstico psiquiátrico.[26] Analisados em conjunto, esses resultados suportam a importância do tratamento da ansiedade na vida tardia. A ansiedade está associada a prejuízo funcional e diminuição do bem-estar.

▶ TRATAMENTOS

TRATAMENTO FARMACOLÓGICO

Em parte por causa da tendência de adultos mais velhos em procurar primeiramente os médicos de cuidados primários, os medicamentos ansiolíticos, incluindo benzodiazepínicos, são o tratamento mais comum para os transtornos da ansiedade na terceira idade. Alguns dados sugerem que o uso de benzodiazepínicos entre os idosos é de aproximadamente 14%, superior à taxa dos adultos mais jovens.[1,27]

É importante salientar que os usuários desses medicamentos também são mais propensos a experimentar acidentes e requerem maior atenção médica, devido ao risco aumentado de quedas, fraturas de quadril e acidentes automobilísticos.[1,27] Os pacientes mais velhos que tomam benzodiazepínicos também são mais propensos a desenvolver deficiência na mobilidade e nas atividades de vida diária (AVDs). Esses fármacos podem prejudicar a memória e outras funções cognitivas, bem como causar tolerância e interações com outros medicamentos, além de síndrome de abstinência e toxicidade.[1]

Todavia, embora os antidepressivos sejam mais seguros do que os benzodiazepínicos, particularmente os inibidores seletivos da recaptação de serotonina (ISRSs), eles podem causar efeitos colaterais desagradáveis. Além disso, na prática, os benzodiazepínicos acabam não sendo substituídos completamente pelos ISRSs em pessoas idosas.[28]

Portanto, sugere-se o uso de tratamentos alternativos, seguros e eficazes para a ansiedade na população mais velha, antes de se cogitar a farmacoterapia (Quadro 18.8).

TERAPIAS PSICOSSOCIAIS

A eficácia de intervenções psicossociais (Quadro 18.9) baseadas em evidências foi testada utilizando ensaios clínicos randomizados para a ansiedade geriátrica e revisada com a evidência emergente de apoio para sua utilização.[29]

Vários estudos fornecem algum suporte para o uso de técnicas de relaxamento

> **QUADRO 18.8 SUGESTÃO DE FARMACOTERAPIA PARA TRANSTORNOS DE ANSIEDADE EM IDOSOS**
>
> 1. Iniciar pelos ISRSs: citalopram, 10-20 mg; escitalopram, 5-10 mg; sertralina, 25-50 mg; paroxetina, 10-20 mg.
> 2. Cogitar outro antidepressivo: mitarzapina, 7,5-15 mg (evitar se há diabetes); trazodona, 25-50 mg; e buspirona, 5-10 mg (2 a 3 vezes ao dia).
> 3. Benzodiazepínicos apenas por curtos períodos e em baixas doses em momentos de agudização dos sintomas: alprazolam, 0,25-0,5 mg, 2-3 vezes ao dia; bromazepam, 1,5-3 mg; cloxazolam, 0,5-1 mg, e clonazepam, 0,25-1 mg (pode ser utilizado de 1-3 vezes ao dia; no último caso, preferir a apresentação em gotas).

> **QUADRO 18.9 INTERVENÇÕES PSICOSSOCIAIS NOS TRANSTORNOS DE ANSIEDADE EM IDOSOS**
>
> 1. Terapia cognitivo-comportamental
> 2. Técnicas de relaxamento muscular
> 3. Psicoterapia de suporte

e terapia cognitivo-comportamental (TCC) para o tratamento de ansiedade.[1] Nos últimos anos, a TCC tem se mostrado superior para sintomas leves e pode ser associada aos medicamentos. Essa terapia também permite maior redução dos sintomas na depressão comórbida, bem como melhorias na qualidade de vida.[1] No entanto, em um estudo recente comparando TCC mais medicamento com farmacoterapia isolada, a abordagem combinada não se mostrou superior na redução de ansiedade, preocupação e angústia total.[30] Enquanto alguns estudos sugerem que a TCC é promissora para o tratamento da ansiedade, Stanley e colaboradores[26] não encontraram diferenças na redução dos sintomas ao comparar TCC e psicoterapia de apoio em casos de ansiedade e depressão. Finalmente, em outro trabalho de Wetherell e colaboradores,[31] foi afirmado que o relaxamento muscular progressivo, a TCC e a psicoterapia de apoio têm suporte empírico para sua utilização no tratamento da ansiedade geriátrica.

▶ REFERÊNCIAS

1. Wolitzky-Taylor KB, Castriotta N, Lenze EJ, Stanley MA, Craske MG. Anxiety disorders in older adults: a comprehensive review. Depress Anxiety. 2010;27(2):190-211.

2. Forsell Y, Winblad B. Anxiety disorders in non-demented and demented elderly patients: prevalence and correlates. J Neurol Neurosurg Psychiatry. 1997;62(3):294-5.

3. Ritchie K, Artero S, Beluche I, Ancelin ML, Mann A, Dupuy AM, et al. Prevalence of DSM-IV psychiatric disorder in the French elderly population. Br J Psychiatry. 2004;184:147-52.

4. American Psychiatric Association. Manual diagnóstico e estatístico de transtornos mentais: DSM-5. 5. ed. Porto Alegre: Artmed; 2014.

5. Lawton MP, Kleban MH, Dean J. Affect and age: cross-sectional comparisons of structure and prevalence. Psychol Aging. 1993;8(2):165-75.

6. Blazer DG. Geriatric psychiatry. In: Hales RE, Yudofsky SC, editors. Textbook of clinical psychiatry. 4th ed. Washington: American Psychiatric; 2002. p. 1535-50.

7. Wragg RE, Jeste DV. Overview of depression and psychosis in Alzheimer's disease. Am J Psychiatry. 1989;146(5):577-87.

8. Artero S, Astruc B, Courtet P, Ritchie K. Life-time history of suicide attempts and coronary artery disease in a community-dwelling elderly population. Int J Geriatr Psychiatry. 2006;21(2):108-12.

9. Deimling GT, Bowman KF, Sterns S, Wagner LJ, Kahana B. Cancer-related health worries and psychological distress among older adult, long-term cancer survivors. Psychooncology. 2006;15(4):306-20.

10. Karajgi B, Rifkin A, Doddi S, Kolli R. The prevalence of anxiety disorders in patients with chronic obstructive pulmonary disease. Am J Psychiatry. 1990;147(2):200-1.

11. Stein MB, Heuser IJ, Juncos JL, Uhde TW. Anxiety disorders in patients with Parkinson's disease. Am J Psychiatry. 1990;147(2):217-20.

12. Ostir GV, Goodwin JS. Anxiety in persons 75 and older: findings from a tri-ethnic population. Ethn Dis. 2006;16(1):22-7.

13. Beck JG, Averill PM. Older adults. In: Heimberg R, Mennin D, Turk C, editors. Generalized anxiety disorder: advances in research and practice. New York: Guilford; 2004. p. 409-33.

14. Wetherell JL, Gatz M, Pedersen NL. Longitudinal analysis of anxiety and depressive symptoms. Psychol Aging. 2001;16(2):187-95.

15. Krasucki C, Howard R, Mann A. Anxiety and its treatment in the elderly. Int Psychogeriatr. 1999;11(1):25-45.

16. Livingston G, Watkin V, Milne B, Manela MV, Katona C. The natural history of depression and the anxiety disorders in older people: the Islington community study. J Affect Disord. 1997;46(3):255-62.

17. Hersen M, Van Hasselt VB. Behavioral assessment and treatment of anxiety in the elderly. Clin Psychol Rev. 1992;12(6):619-40.

18. Kawachi I, Sparrow D, Vokonas PS, Weiss ST. Symptoms of anxiety and risk of coronary heart disease. The Normative Aging Study. Circulation. 1994;90(5):2225-9.

19. Taenzer P, Melzack R, Jeans ME. Influence of psychological factors on postoperative pain, mood and analgesic requirements. Pain. 1986;24(3):331-42.

20. Casten RJ, Parmelee PA, Kleban MH, Lawton MP, Katz IR. The relationships among anxiety, depression, and pain in a geriatric institutionalized sample. Pain. 1995;61(2):271-6.

21. Martin P, Bishop A, Poon L, Johnson MA. Influence of personality and health behaviors on fatigue in late and very late life. J Gerontol B Psychol Sci Soc Sci. 2006;61(3):P161-6.

22. Wetherell JL, Thorp SR, Patterson TL, Golshan S, Jeste DV, Gatz M. Quality of life in geriatric generalized anxiety disorder: a preliminary investigation. J Psychiatr Res. 2004;38(3):305-12.

23. Lenze EJ, Mulsant BH, Dew MA, Shear MK, Houck P, Pollock BG, et al. Good treatment outcomes in late-life depression with comorbid anxiety. J Affect Disord. 2003;77(3):247-54.

24. Jeste ND, Hays JC, Steffens DC. Clinical correlates of anxious depression among elderly patients with depression. J Affect Disord. 2006;90(1):37-41.

25. Simon G, Ormel J, VonKorff M, Barlow W. Health care costs associated with depressive and anxiety disorders in primary care. Am J Psychiatry. 1995;152(3):352-7.

26. Stanley M, Beck J, Glassco J. Treatment of generalized anxiety in older adults: A preliminary comparison of cognitive-behavioral and supportive approaches. Behav Ther. 1996;27:565-81.

27. Benitez CI, Smith K, Vasile RG, Rende R, Edelen MO, Keller MB. Use of benzodiazepines and selective serotonin reuptake inhibitors in middle-aged and older adults with anxiety disorders: a longitudinal and prospective study. Am J Geriatr Psychiatry. 2008;16(1):5-13.

28. Keene MS, Eaddy MT, Nelson WW, Sarnes MW. Adherence to paroxetine CR compared with paroxetine IR in a Medicare-eligible population with anxiety disorders. Am J Manag Care. 2005;11(12 Suppl):S362-9.

29. Ayers CR, Sorrell JT, Thorp SR, Wetherell JL. Evidence-based psychological treatments for late-life anxiety. Psychol Aging. 2007;22(1):8-17.

30. Gorenstein EE, Papp LA, Kleber MS. Cognitive-behavioral therapy for the management of anxiety and medication taper in order adults. Am J Geriatr Psychiatry. 2005;13(10):901-9.

31. Wetherell JL, Sorrell JT, Thorp SR, Patterson TL. Psychological interventions for late-life anxiety: a review and early lessons from the CALM study. J Geriatr Psychiatry Neurol. 2005;18(2):72-82.

19

TRANSTORNO BIPOLAR EM IDOSOS

ERICO CASTRO-COSTA

O transtorno bipolar (TB) é uma doença crônica caracterizada pela oscilação do humor, apresentando, na maioria das vezes, episódios de mania ou de depressão e, menos frequentemente, episódios mistos, definidos como a ocorrência de sintomas depressivos durante um episódio maníaco.[1,2] Além disso, para satisfazer os critérios diagnósticos de TB, é necessário a presença de prejuízo no funcionamento social, profissional ou em outras áreas importantes da vida do indivíduo.

Embora os critérios diagnósticos do TB sejam bem estabelecidos na população de adultos jovens, o mesmo não ocorre na população idosa. Evidências recentes sugerem que o TB no idoso é diferente em termos de apresentação, epidemiologia e etiopatologia.

➤ EPIDEMIOLOGIA E APRESENTAÇÃO CLÍNICA

FAIXA ETÁRIA

Estudos epidemiológicos demonstram que, na população adulta, a prevalência do TB é em torno de 1% na comunidade.[3] Porém, essa prevalência aumenta para 6 a 8% na utilização de critérios diagnósticos mais abrangentes para o espectro bipolar.[4]

O TB geralmente ocorre em torno dos 30 anos, com mais de 90% dos casos apresentando o primeiro episódio antes dos 50 anos.[5] Kennedy e colaboradores[6] demonstraram que somente 9% dos pacientes apresentam o primeiro episódio de TB em idades superiores aos 60 anos. Estudos epidemiológicos conduzidos em idosos da comunidade e utilizando critérios diagnósticos muito restritos encontraram taxas de prevalência variando entre 0,08 a 0,25%.[7] Entretanto, em estudos com populações específicas, como idosos vivendo em asilos ou internados em hospitais psiquiátricos, as prevalências encontradas são bem mais altas, variando de 8 a 10%.[8] Além disso, o TB, com o primeiro episódio ocorrendo após os 50 anos, está associado a condições clínicas, especialmente demência e doença cerebrovascular.

Até recentemente, acreditava-se que o TB apresentava uma distribuição bimodal, com um pico no início da idade adulta e outro na terceira idade.[9] Entretanto, essa visão tem se modificado, uma vez que evidências recentes apoiam uma distribuição unimodal, sem o pico da terceira idade.[10]

IDADE DE INÍCIO

Os idosos com TB são classificados em duas categorias. A primeira, denominada de TB de início tardio (TBI tardio), é caracterizada pela presença do primeiro episódio somente após os 50 anos. Já a outra categoria, TB de início precoce (TBI precoce), é definida pela presença do primeiro episódio antes dos 50 anos. Essa distinção tem importância clínica, pois os dois quadros apresentam várias diferenças.[7,8]

Enquanto o TBI precoce apresenta uma alta taxa de prevalência entre os membros de uma família, o TBI tardio não demonstra essa característica.[7] Todavia, este mostra uma alta taxa de comorbidade com quadros clínicos e neurológicos, principalmente com demências e doenças cardiovasculares, o que não ocorre com o TBI precoce.[7,8] Com relação à sintomatologia, as manifestações maníacas são menos frequentes e de menor intensidade naqueles com TBI tardio do que nos pacientes com TBI precoce, e com predomínio da irritabilidade à euforia.[8] Além disso, aqueles com TB tardio apresentaram uma remissão mais rápida e em maior número do que indivíduos com TBI precoce.

Entretanto, ao considerar o TB no idoso sem a diferenciação de categorias, observam-se diferenças clínicas no curso da doença quando se comparam grupos etários diferentes: pacientes bipolares idosos apresentam um maior intervalo entre o primeiro episódio depressivo e o início do quadro de mania (17 anos), período que é muito menor nos grupos mais jovens (3 anos).[11] Nesse mesmo estudo, observou-se que pacientes bipolares idosos apresentaram um maior número de episódios depressivos (três ou mais) antes do primeiro episódio maníaco se comparados aos mais jovens. Outro achado surpreendente foi que o grupo dos idosos apresentou maior risco de recaída com episódios depressivos após um quadro maníaco do que o grupo mais jovem.[11] Esses resultados demonstram que as diferenças clínicas do curso do TB no idoso, particularmente no TBI tardio, podem determinar uma diferença nas comorbidades.

COMORBIDADES

Com relação aos outros quadros psiquiátricos, o TB apresenta comorbidade com os transtornos por abuso de substâncias atuais ou durante a vida, de ansiedade e alimentares.[12] Entretanto, poucos são os estudos que investigam o TB separando-o em faixas etárias específicas. Na maioria deles, os pacientes bipolares idosos e os adultos são classificados como pertencendo a um único grupo etário. Entre os poucos estudos que investigaram as comorbidades relacionadas com TB em idosos, Cassidy e colaboradores[13] demonstraram que o abuso de substâncias (29%) também é a principal comorbidade com a doença bipolar nesses indivíduos. Em outro estudo mais recente, observou-se que as comorbidades mais comuns foram o abuso de álcool (38,1%), os ataques de pânico (11,9%), o transtorno de ansiedade generalizada (9,5%) e a distimia (7,1%).[14]

Entre as comorbidades clínicas, vários estudos apontam para prevalência aumentada de quadros cerebrovasculares e demências nos idosos com TB.[8] Em um estudo longitudinal, pacientes idosos bipolares apresentaram risco duas vezes maior do que o grupo-controle no desenvolvimento de acidente vascular cerebral (AVC) em um período de seis anos.[15] Esses dados são similares aos encontrados em pacientes com transtorno depressivo unipolar.[16] Outro estudo demonstrou que o TB em idoso está associado a índice de massa corporal (IMC) elevado, alterações endócrino-metabólicas e doenças respiratórias.[17]

O risco de desenvolvimento de demências, principalmente a doença de Alzheimer, está associado com o aumento da idade, porém, em pacientes com transtornos do humor, esse risco ainda é maior. A associação entre o transtorno depressivo unipolar e os quadros de demência é bem estabelecida. Estimativas conservadoras demonstram uma chance pelo menos duas vezes maior de os pacientes idosos deprimidos desenvolverem demências.[18] Entretanto, estudos que investigam a associação entre TB em idosos e demência ainda são raros, com evidências demonstrando uma relação entre o TBI precoce e o comprometimento cognitivo nos idosos bipolares.[19] Em um estudo que investigou os fatores associados ao comprometimento cognitivo na velhice, observou-se que a escolaridade, a idade e o último episódio maníaco/hipomaníaco foram os principais preditores.[19] Outros fatores, como idade durante o primeiro episódio depressivo e primeiro episódio maníaco antes dos 40 anos, também apresentaram uma associação com o comprometimento cognitivo nessa população.[19] Outro estudo longitudinal, com idosos bipolares acompanhados por três anos, evidenciou que esse grupo apresentava maior proporção de casos de comprometimento cognitivo na linha de base, com um declínio cognitivo mais acelerado do que o esperado para a escolaridade e a idade.[20]

Esses achados corroboram que melhor controle do TB, por meio do uso de estabilizadores do humor, reduz ou torna mais lento o desenvolvimento das demências. Rybakowski e colaboradores[21] demonstraram um efeito benéfico do uso profilático do lítio na função executiva da cognição. Um grande estudo longitudinal dinamarquês, com duração de 10 anos (1995 a 2005), também encontrou resultados muito interessantes ao comparar 16.238 participantes da comunidade que compraram pelo menos uma vez lítio (possível diagnóstico de TB) a 1.487.177 indivíduos da população geral que nunca adquiriram esse medicamento.[22] Os que compraram o lítio pelo menos uma vez demonstraram um risco relativo 1,47 maior em comparação com àqueles que não foram expostos ao medicamento. Contudo, participantes desse mesmo estudo que permaneceram utilizando lítio apresentaram a mesma taxa de demência que aqueles que nunca o usaram, sugerindo, assim, um efeito protetor do medicamento para demência.

PROGNÓSTICO

O suicídio é a principal causa de mortalidade entre os pacientes com transtornos do humor. Entretanto, o uso de psicofármacos (antidepressivos, antipsicóticos e lítio) reduz significativamente as taxas de suicídio se comparado à ausência de tratamento, conforme demonstrado por um estudo longitudinal que acompanhou pacientes bipolares admitidos em uma unidade psiquiátrica por mais de 34 anos.[23] Os mesmos resultados também foram encontrados em um estudo retrospectivo de casos de idosos bipolares com tentativa de suicídio.[24]

▶ ETIOPATOGENIA

MANIA VASCULAR

Como na hipótese de depressão vascular na terceira idade, a hipótese de mania vascular vem recebendo grande destaque nos últimos anos.[25] Em uma amostra de 119 idosos bipolares, observou-se que a maior presença de fatores de risco vasculares estava associada à pior *performance* cognitiva.[26] Já outro estudo demonstrou que idosos com TBI tardio apresentaram escores maiores no Framingham Stroke Risk Score do que aqueles com TBI precoce.[27]

O sinal mais característico das doenças cerebrovasculares são lesões hiperintensas na substância branca (LHSBs) em exames de neuroimagens. Diferentes tipos de LHSB estão consistentemente associados aos idosos bipolares, sobretudo naqueles com TBI tardio.[28] Tamashiro e colaboradores[29] demonstraram que as LHSBs na região frontal profunda, na região parietal e no putame são encontradas mais frequentemente nos idosos com TBI tardio do que naqueles com TBI precoce. Como no transtorno unipolar, as LHSBs também estão relacionadas com hipoxia/isquemia no TB em idosos.

LESÕES CEREBRAIS

Lesão traumática cerebral é uma das causas mais comuns do TB secundário no adulto devido ao estabelecimento de sequelas neuropsiquiátricas. Entretanto, evidências dessa associação ainda são muito pequenas nos idosos e se baseiam principalmente em estudos de relato de casos de encefalopatia anóxica[30] e lesões talâmicas.[31]

ALTERAÇÕES VOLUMÉTRICAS CEREBRAIS

Estudos com ressonância magnética nuclear (RMN) são importantes para a determinação do volume cerebral, sendo o lobo temporal a estrutura mais importante para a etiopatogênese do transtorno do humor, devido a seu papel nos processos de formação da memória e do afeto. Um aumento do lobo temporal foi observado nos pacientes bipolares por meio dos estudos com RMN. Entretanto, esses achados ainda são inconsistentes para os idosos bipolares. Em um estudo recente, Sarnicola e colaboradores[32] não encontraram diferenças no volume total do cérebro e da substância branca ou cinzenta em idosos bipolares quando comparados ao grupo de idosos saudáveis.

CAUSAS SECUNDÁRIAS

Várias condições são descritas como associadas ao surgimento do TB em idosos. Entretanto, nessa população, a maioria delas pode ser, na verdade, fatores de confusão, em vez de causas etiopatogênicas do TB secundário. Um bom exemplo é a deficiência de vitamina B12, que apresenta prevalência de 10% nos idosos (≥70 anos), e cuja associação com o TB possivelmente ocorreu por casualidade.[33] Outras condições neurológicas, sistêmicas e medicamentosas também são associadas ao TB em idosos (Quadro 19.1).

▶ ESTRATÉGIAS TERAPÊUTICAS

NÃO FARMACOLÓGICAS

As evidências para as intervenções psicoterapêuticas são muito comuns para pacientes bipolares mais jovens, com diversas técnicas sendo efetivas para as diferentes fases do transtorno.[34] As terapias familiar, interpessoal e focada na família são mais efetivas quando iniciadas logo após um episódio agudo, enquanto a terapia cognitivo-comportamental e a psicoeducação são mais indicadas nas fases de recuperação. Já para os pacientes bipolares idosos, as evidências ainda são insuficientes, mas encorajam a utilização das intervenções psicossociais. Entretanto, as estratégias não farmacológicas são efetivas quando usadas em conjunto com os medicamentos adequados.

FARMACOLÓGICAS

Antes de iniciar qualquer intervenção farmacológica em idosos com TB, o clínico deve obter uma história clínica e psiquiátrica completa do paciente, além de exame físico e laboratorial e uma avaliação cuidadosa do impacto de comorbidades

QUADRO 19.1 PRINCIPAIS CAUSAS DE MANIA SECUNDÁRIA EM IDOSOS

Doenças neurológicas
- Tumor (principalmente temporal, orbitofrontal ou talâmico)
- Doenças cerebrovasculares
- *Delirium*
- Demência
- Esclerose múltipla
- Epilepsia
- Traumatismo craniencefálico

Doenças endócrinas
- Doença de Addison
- Síndrome de Cushing
- Hipertireoidismo
- Hipotireoidismo

Doenças infecciosas
- HIV/aids
- Sífilis terciária

Medicamentos não psiquiátricos
- Anticolinérgicos
- Baclofen
- Captopril
- Fenitoína
- Procainamida
- Esteroides

Agonistas dopaminérgicos
- Hidralazina
- Hidralazina

Medicamentos psiquiátricos/terapias somáticas
- Antidepressivos
- Eletroconvulsoterapia
- Fototerapia
- Estimulante

Substâncias
- Álcool
- Cocaína
- Estimulantes ilícitos

clínicas e medicamentos não psiquiátricos administrados.

Apesar do impacto do TB nos idosos, poucas são as evidências para o tratamento específico dessa população.[35] Na ausência de estudos em idosos, deve-se lançar mão de evidências referentes a populações com idades variadas (adultos, adultos de meia-idade) ou tratamento da agitação aguda e das psicoses nos idosos.[36] As dosagens utilizadas em idosos diferem substancialmente daquelas empregadas em adultos mais jovens. Além disso, também se deve diferenciar as dosagens utilizadas nos indivíduos "frágeis" (aqueles com importantes comorbidades médicas e neurológicas) daquelas destinadas aos "não frágeis" (aqueles sem comorbidades médicas e neurológicas significativas).

Em idosos frágeis, sugere-se uma dose inicial muito baixa (entre 25 e 50% da dose normalmente usada em adulto jovem) devido aos grandes riscos de eventos adversos. Já durante a fase de depressão ou de manutenção, utiliza-se metade das doses empregadas na fase de mania (Tab. 19.1).[35]

Por fim, deve-se preferir a monoterapia no tratamento do TB principalmente em idosos, embora isso não seja possível na maioria dos casos. Em idosos, as doses são iniciadas de forma lenta e gradativa. Esse cuidado, no entanto, não significa que subdoses devam ser usadas ou que melhoras parciais sejam aceitas passivamente.[7]

A intervenção farmacológica a ser instituída em determinado momento depende da polarização do transtorno, da gravidade dos sintomas e da fase do tratamento (agudo, continuação ou manutenção).[36]

Mania

O uso do lítio permanece como a primeira opção de tratamento mesmo em idosos. Nessa população, seu uso apresenta um benefício adicional para a redução do comprometimento cognitivo. Apesar disso, ele é pouco prescrito por preocupações relacionadas à tolerabilidade e às diversas comorbidades médicas da população idosa.[21,22] Como a excreção do lítio é exclusivamente renal, deve-se ter cuidado com alterações no *clearence* de creatinina. Alguns fárma-

TABELA 19.1 **DIRETRIZES DAS DOSAGENS NO TRATAMENTO DO TRANSTORNO BIPOLAR EM IDOSOS**

Substância	Dose inicial (mg/dia)	Titulação (mg/dia)	Dose ou nível terapêutico inicial (mg/dia ou nível)
Estabilizadores do humor			
Lítio	150	150	0,3-0,6 mEq/L
Valproato	250	125-250	250
Carbamazepina	100	100	400-800
Lamotrigina	12,5-25	12,5-25	50-100
Antipsicóticos de 2ª geração			
Olanzapina	1,25-2,5	1,25-2,5	2,5-10
Risperidona	0,25-0,5	0,25-0,5	0,5-2
Quetiapina	25-50	25-50	200-400
Ziprasidona	20	20	40-80
Aripiprazol	2-5	2-5	2-15
Clozapina	6,25-25	6,25-25	112,5-225

cos podem estar relacionados com aumento do nível sérico do lítio, sobretudo aqueles de prescrição mais comuns em idosos, tais como diuréticos, inibidores da ECA e anti-inflamatórios não esteroides. Alterações farmacodinâmicas na terceira idade podem determinar uma maior vulnerabilidade aos eventos adversos com o lítio, por isso alguns autores sugerem que a dosagem plasmática desse medicamento em idosos seja inferior à do adulto, variando de 0,3 a 0,6 mEq/L.[7]

O divalproato, a carbamazepina e todos os antipsicóticos de segunda geração, exceto a clozapina, são aprovados pela Food and Drug Administration (FDA) para uso nos caso de mania. Na Tabela 19.2, são apresentadas as principais reações tóxicas e efeitos colaterais desses medicamentos. Deve-se ter em mente que os idosos são mais sensíveis a tais efeitos.[7,35]

Depressão bipolar

O lítio, a lamotrigina, a quetiapina e a combinação de olanzapina mais fluoxetina demonstraram eficácia no tratamento de depressão bipolar em estudos realizados com pacientes de todas as idades.[36] Todavia, o papel dos antidepressivos no tratamento dessa condição permanece controverso. Na população geriátrica, há evidências de que o uso de antidepressivo representa um risco relativamente pequeno.[35] Outro estudo concluiu que o tratamento com estabilizadores do humor associados aos antidepressivos diminui o risco de suicídio em pacientes bipolares idosos.

Manutenção

Devido ao alto risco de recorrência da sintomatologia do humor, o tratamento de manutenção é essencial para o paciente bipolar. Chama-se de tratamento de continuação aquele que se segue à intervenção da fase aguda e que mantém os medicamentos e doses utilizados. Seu objetivo é preservar a remissão sintomatológica. A duração do tratamento de continuação não deve ser menor que seis meses.[7,35,36]

O tratamento de manutenção por longo prazo visa a prevenção de um novo episódio

TABELA 19.2 **PRINCIPAIS EVENTOS ADVERSOS DOS MEDICAMENTOS UTILIZADOS NO TRATAMENTO DO TRANSTORNO BIPOLAR EM IDOSOS**

Medicamento	Efeitos colaterais
Divalproato	– Pancreatite – Hepatotoxicidade – Encefalopatia
Carbamazepina	– Confusão – Agitação – Ataxia
Antipsicóticos de segunda geração	– Ganho de peso – Distúrbios metabólicos – Sedação – Sintomas extrapiramidais – Risco de quedas – Síndrome neuroléptica maligna

de depressão ou mania. As doses utilizadas na continuação podem ser diminuídas de forma lenta e gradual. O tempo preconizado é de, no mínimo, 1 a 2 anos após o primeiro episódio de mania, de 2 a 5 anos após o segundo e contínuo após o terceiro.[7,35,36]

► CONSIDERAÇÕES FINAIS

O TB nos idosos, principalmente o TBI tardio, é diferente do TB nas populações mais jovens. No entanto, essa afirmação deve ser tomada com cautela, pois as evidências existentes ainda são restritas e com pouca qualidade. Outro grande problema é a dificuldade atual em separar de maneira adequada o TBI tardio do TB como um todo. Os achados atuais demonstram que o TBI tardio está mais associado às alterações vasculares cerebrais do envelhecimento. Com isso, estratégias preventivas para o TB nos idosos devem incluir melhor controle de fatores cardiovasculares. Alterações cognitivas também são frequentes no TB em idosos, e o emprego do lítio pode reduzir o desenvolvimento de tal comprometimento. Finalmente, as evidências das intervenções não farmacológicas ou farmacológicas nos idosos, são extrapolações dos resultados encontrados nos grupos mais jovens, sendo necessárias mais investigações sobre TB nessa população.

► REFERÊNCIAS

1. World Health Organization International classification of diseases-10. Geneva: WHO; 1992.

2. American Psychiatric Association. Manual diagnóstico e estatístico de transtornos mentais: DSM-5. 5. ed. Porto Alegre: Artmed; 2014.

3. Kessler RC, Berglund P, Demler O, Jin R, Merikangas KR, Walters EE. Lifetime prevalence and age-of-onset distributions of DSM-IV disorders in the National Comorbidity Survey Replication. Arch Gen Psychiatry. 2005;62(6):593-602.

4. Angst J. The bipolar spectrum. Br J Psychiatry. 2007;190:189-91.

5. Hirschfeld RM, Calabrese JR, Weissman MM, Reed M, Davies MA, Frye MA, et al. Screening for bipolar disorder in the community. J Clin Psychiatry. 2003;64(1):53-9.

6. Kennedy N, Everitt B, Boydell J, Van Os J, Jone PB, Murray RM. Incidence and distribution of first-episode many by age: results from a 35-year study. Psychol Med. 2005;35(6):855-63.

7. Sajatovic M, Chen P. Geriatric bipolar disorder. Psychiatr Clin North Am. 2011;34(2):319-33.

8. Deep CA, Jeste DV. Bipolar disorder in older adults: a critical review. Bipolar Disord. 2004;6(5):343-67.

9. Cassidy F, Carroll BJ. Vascular risk factors in late onset mania. Psychol Med. 2002;32(2):359-62.

10. Almeida OP, Fenner S. Bipolar disorder: similarities and differences between patients with illness onset before and after 65 years of age. Int Psychogeriatr. 2002;14(3):311-22.

11. Jeremy B, Robin J. Mania in old age: a first prospective study. Int J Geriatr Psychiatry. 1990;5(4):215-22.

12. McElroy S, Altshuler LL, Suppes T, Keck PE Jr, Frye MA, Denicoff KD, et al. Axis I psychiatric comorbidity and its relationship to historical illness variables in 288 patients with bipolar disorder. Am J Psychiatry. 2001;158(3):420-6.

13. Cassidy F, Ahearn EP, Carroll BJ. Substance abuse in bipolar disorder. Bipolar Disord. 2001;3(4):181-8.

14. Goldstein BJ, Herrmann N, Shulman KI. Comorbidity in bipolar disorder among the elderly: results from an epidemiological community sample. Am J Psychiatry. 2006:163(2):319-21.

15. Lin HC, Tsai SY, Lee HC. Increased risk of developing stroke among patients with bipolar disorder after and acute mood episode: a six-year follow-up study. J Affect Disord. 2007;100(1-3):49-54.

16. Thomas AJ, Kalaria RN, O'Brien JT. Depression and vascular disease: what is the relationship? J Afecct Disord. 2004;79(1-3):81-95.

17. Gildengers AG, Whyte EM, Drayer RA, Soreca I, Fagiolini A, Kilbourne AM, et al. Medical Burden in lat-life bipolar and major depressive disorders. Am J Geriatr Psychiatry. 2008;16(3):194-200.

18. Ownby RL, Crocco E, Acevedo A, John V, Loewenstein D. Depression and risk for Alzheimer disease: systematic review, meta-analysis, and metaregression analysis. Arch Gen Psychiatry. 2006;63(5):530-8.

19. Tsai SY, Lee HC, Chen CC, Huang YL. Cognitive impairment in later life in patients with early-onset bipolar disorder. Bipolar Disord. 2009;9(8):868-75.

20. Gildengers AG, Mulsant BH, Begley A, Mazumdar S, Hyams AV, Reynolds CF 3rd, et al. The longitudinal course of cognitive in older adults with bipolar disorder. Bipolar Disord. 2009;11(7):744-52.

21. Rybakowski JK, Permoda-Osip A, Borkowska A. Response to prophylatic lithium in bipolar disorder may be associated with a preservation of executive cognitive functions. Eur Neuropsychopharmacol. 2009;19(11):791-5.

22. Kessing LV, Sondergard L, Forman JL, Andersen PK. Lithium treatment and risk of dementia. Arch Gen Psychiatry. 2008;65(11):1331-5.

23. Angst F, Stassen HH, Clayton PJ, Angst J. Mortality of patients with mood disorders: follow-up over 34-38 years. J Affect Disord. 2002;68(2-3):167-81.

24. Aizenber D, Olmer A, Barak Y. Suicide attempts amongst elderly bipolar patients. J Affect Disord. 2006;91(1):91-4.

25. Wijeratne C, Malhi GS. Vascular mania: an old concept in danger sclerosing? A clinical overview. Acta Psychiatr Scand Suppl. 2007;(434):35-40.

26. Schouws SN, Stek ML, Comijs HC, Beekman AT. Risk factors for cognitive impairment in elderly bipolar patients. J Affect Disord. 2010;(1-3):330-5.

27. Subramaniam H, Dennis MS, Byrne EJ. The role of vascular risk factors in late onset bipolar disorder. Int J Geriatr Psychiatry. 2007;22(8):733-7.

28. Lloyd AJ, Moore PB, Cousins DA, Thompson JM, McAllister VL, Hughes JH, et al. White matter lesions in euthymic patients with bipolar disorder. Acta Psychiatr Scand. 2009;120(6):481-91.

29. Tamashiro JH, Zung S, Zanetti MV, de Castro CC, Vallada H, Busatto GF, et al. Increased rates of white matter hypertensities in late-onset bipolar disorder. Bipolar Disord. 2008;10(7):765-75.

30. Ku BD, Shin HY, Kim EJ, Park KC, Seo SW, Na DL. Secondary mania in a patient with delayed anoxic encephalopathy after carbon monoxide intoxication. J Clin Neurosci. 2006;13(8):785-92.

31. Lopez J, Arauxo A, Paramo M. Late-onset bipolar disorder following right thalamic injury. Actas Esp Psiquiatr. 2009;37(4):233-5.

32. Sarnicola A, Kempton M, Germanà C, Haldane M, Hadjulis M, Christodoulou T, et al. No differential effect of age on brain matter volume and cognition in bipolar patients and healthy individuals. Bipolar Disord. 2009;11(3):316-22.

33. Almeida OP. Bipolar disorder with late onset: an organic variety of mood disorder? Rev Bras Psiquiatr. 2004;26 Suppl 3:27-30.

34. Miklowitz DJ. Adjunctive psychotherapy for bipolar disorder: state of the evidence. Am J Psychiatry. 2008;165(11):1408-19.

35. Aziz R, Lorberg B, Tampi RR. Treatments for late-life bipolar disorder. Am J Geriatr Pharmacother. 2006;4(4):347-64.

36. Yatham LN, Kennedy SH, Parikh SV, Schaffer A, Beaulieu S, Alda M, et al Canadian Network for Mood and Anxiety Treatments (CANMAT) and International Society for Bipolar Disorders (ISBD) collaborative update of CANMAT guidelines for the management of patients with bipolar disorder: update 2013. Bipolar Disord. 2013;15(1):1-44.

▶ LEITURA SUGERIDA

Jones LD, Payne ME, Messer DF, Beyer JL, MacFall JR, Krishnan KR, et al. Temporal lobe volume in bipolar disorder: relationship with diagnosis and antipsychotics medication use. J Affect Disord. 2009;114(1-3):50-7.

20
DEPRESSÃO GERIÁTRICA

ELIANA CECÍLIA CIASCA
LEONARDO CAIXETA
PAULA VILLELA NUNES

Eu, filho do carbono e do amoníaco,
Monstro de escuridão e rutilância
Sofro, desde a epigênese da infância,
A influência má dos signos do zodíaco.
Profundissimamente hipocondríaco,
Este ambiente me causa repugnância...
Sobe-me à boca uma ânsia análoga à ânsia
Que se escapa da boca de um cardíaco.

Augusto dos Anjos
(*Psicologia de um vencido*)

A depressão não é uma entidade mórbida única, muito menos simples. Quando associada ao envelhecimento, também um fenômeno complexo e multifatorial, ganha contornos ainda mais complicados, podendo assumir disfarces clínicos múltiplos e esconder as raízes de sua manifestação. Estas, por sua vez, podem se originar em transtornos como o bipolar ou o de ansiedade ou se constituir a partir de traços temperamentais ou, ainda, representar uma forma de reação mal-adaptada a fatores psicossociais estressantes. Para enfrentar um desafio assim tão complexo, o psicogeriatra deve estar preparado, caso contrário a possibilidade de iatrogenia, um dos "fantasmas" que ameaçam a terceira idade, pode se concretizar, perturbando ainda mais o delicado equilíbrio da saúde e qualidade de vida dos idosos.

A depressão em idosos apresenta algumas características distintivas em relação ao que se observa no adulto, sendo que sua abordagem justifica um capítulo específico. Merecem atenção as queixas cognitivas e as manifestações somáticas ou dolorosas como sintomas inaugurais ou centrais da depressão geriátrica. A depender da intensidade, tais sintomas trazem prejuízo funcional que pode chegar ao nível de total incapacidade para atender às necessidades e aos cuidados básicos, além de piorar o funcionamento social.[1] Ademais, esses pacientes apresentam risco aumentado de suicídio, ocorrência infelizmente muito prevalente em idosos.

► EPIDEMIOLOGIA

O transtorno depressivo maior está entre as síndromes psiquiátricas que mais atinge a população em geral, ocupando a quarta posição em termos de "anos vividos com incapacidade". Projeções apontam para uma tendência ao crescimento de tal importância.[2,3] No Brasil, a prevalência de sintomas da depressão maior ao longo de 12 meses em idosos esteve em torno de 4 a 10%. O risco de desenvolver depressão durante a vida é de 7 a 12% para homens e 20 a 25% para mulheres, independentemente da etnia, da escolaridade, do estado civil ou da renda econômica.

Segundo dados norte-americanos, o transtorno depressivo maior ocorre em até 5% dos idosos, e entre 8 e 16% apresentam sintomas depressivos clinicamente significativos. Na atenção primária, encontram-se percentuais de 5 a 10% de idosos com depressão maior cursando com outras doenças, e, após hospitalizações de cuidado intensivo, a taxa pode chegar a 37%.[4]

A depressão, principalmente em idosos, pode prejudicar a competência para lidar com as questões da vida diária. Observam-se, na pessoa depressiva, lentificação no raciocínio, falta de iniciativa e dificuldade para enfrentar novos desafios e se engajar em atividades prazerosas.[5]

Embora a depressão não faça parte do envelhecimento normal, é o problema de saúde mental mais comum na velhice. Transtornos depressivos, incluindo transtorno depressivo maior, transtorno depressivo persistente e depressão subsindrômica, ocorrem em até 40% dos idosos residentes na comunidade.

► DETERMINANTES GENÉTICOS E AMBIENTAIS NA DEPRESSÃO GERIÁTRICA

O histórico familiar de depressão maior em idosos com o transtorno de início precoce sugere um aumento na suscetibilidade genética para transtornos do humor. Estudos realizados com gêmeos monozigóticos (MZ) e dizigóticos (DZ) demonstraram que transtornos do humor atingem 2 a 3 vezes mais gêmeos MZ que DZ, o que destaca a presença da herdabilidade dessas doenças. Para depressão unipolar, o fator genético está associado a, aproximadamente, 40% dos casos, enquanto, no bipolar, chega a 70%. Como não há 100% de concordância de herdabilidade para gêmeos MZ, o efeito genético não pode ser a única causa, embora seja importante.

A questão ambiental também parece relevante, o que pode explicar, além dos determinantes genéticos, a agregação familiar que ocorre em muitos casos. Estudos de adoção, nos quais é possível avaliar o ambiente sem a influência genética, podem trazer essa distinção e elucidação, embora as pesquisas não tenham demonstrado evidências até o momento. Há a possibilidade de interação do ambiente desfavorável com a predisposição genética. A pequena tolerância a situações adversas isoladas, biológicas ou psicossociais pode desencadear esse transtorno multifatorial que é a depressão.[6]

► PARTICULARIDADES DA DEPRESSÃO EM IDOSOS

O envelhecimento pode trazer grandes desafios adaptativos; a forma como as pessoas lidam com as adversidades, sejam elas provenientes de luto, perdas afetivas, declínio de *status*, financeiras, sentimento de solidão, doenças, incapacidades funcionais ou estresses, pode contribuir para o desenvolvimento da depressão.

A falta de tratamento de episódios afetivos em idosos está associada a consequências negativas de curto e longo prazos. Elas incluem maior prevalência de comorbidades médicas, maior mortalidade, piora da qualidade de vida, perda da produtividade, comprometimento cognitivo, declínio funcional, alterações da estrutura cerebral e aumento do risco de suicídio.[3,4] Apesar disso, a depressão em idosos é frequentemente ignorada, não compreendida ou tratada de modo inadequado. O relato de seus sintomas também pode ser diferente do que descrevem as populações mais jovens. Muitos não dizem que estão tristes, mas que sentem mais fadiga, dores, pouca energia, desânimo, falta de esperança, que, para eles, podem ser atribuídas a causas físicas ou eventos estressantes da vida. Os idosos experimentam também mais sintomas melancólicos e disfunções psicomotoras.[7]

Estudos apontam que mais da metade dos idosos com depressão maior apresenta o primeiro episódio depressivo tardiamente. Não existe consenso quanto à idade exata para a classificação da depressão como de início tardio, como é o termo utilizado em diversas publicações, mas há concordância de que idosos com depressão de início tardio têm fatores de risco e quadros diferentes quando comparados àqueles com depressão de início precoce. Os idosos que tiveram o primeiro episódio depressivo tardiamente podem ter mais déficits cognitivos e alterações em exames de neuroimagem do que o normal para a idade. Existe a hipótese de que os sintomas depressivos, nesse caso, sejam o pródromo de patologia vascular, ou que aqueles com depressão de início tardio tenham risco aumentado para demência vascular.[8]

Uma das questões que atingem os idosos e pode ser uma das causas da depressão é a solidão, aqui considerada como uma experiência subjetiva sentida como angustiante e percebida como uma insuficiência nas relações humanas. A solidão e o isolamento social muitas vezes são utilizados como sinônimos, mas são conceitos diferentes. O isolamento social reporta-se ao número de contatos sociais do indivíduo, e pode ser medido objetivamente; a solidão, por ser um sentimento subjetivo, só pode ser avaliada pelo indivíduo que a experimenta. Assim, a qualidade e a satisfação com os relacionamentos são fatores mais importantes do que o número real de contatos sociais. A solidão pode ser explicada como a discrepância entre os relacionamentos reais e os desejados. Além disso, está associada a pior qualidade de vida, maior frequência na busca por serviços de saúde e sociais, percepção subjetiva de saúde precária, maior probabilidade de declínio cognitivo, grande risco para depressão e aumento da mortalidade.[9,10] O sentimento de solidão é um indicador de risco independente da rede social ou dos contatos do indivíduo; é também, pelo menos em parte, reflexo de atitudes e sentimentos negativos perante a vida.[11]

Existe relação entre situações negativas durante a vida e depressão na velhice. O acúmulo de fatos negativos e estressantes e discussões diárias foram associados a um tamanho de efeito modesto, mas significativo, para depressão.[12,13] Dessa forma, eventos de vida negativos podem predizer sintomas depressivos, e estes podem prenunciar eventos de vida negativos no futuro, em um círculo vicioso no qual uma condição interfere e contribui para a continuidade da outra.[14]

Pesquisas mostram que, mesmo fatos ocorridos no passado, como abuso durante a infância, aumentam o risco de desenvolver transtornos do humor na fase adulta e na velhice. Além deste, aparecem ainda, como agravantes para o desenvolvimento de depressão, fatores como falta de acesso à educação, estilo de vida imprudente (alcoolismo, tabagismo, obesidade, inatividade física), suporte social precário, doenças crônicas e problemas financeiros. Entretanto, tais problemas nem sempre atuam de forma isolada, e sim em um *continuum*. Um indivíduo exposto a infortúnios desde a primeira infância tem probabilidade maior para usar substâncias e assumir comportamentos mais arriscados do que seus pares, o que leva a desvantagens sociais, acarretando, muitas vezes, depressão tardia.[15]

Pensamentos sobre morte não são raros na terceira idade. Entre eles, é necessário diferenciar aqueles que são naturais e podem espelhar o balanço de vida que muitos idosos costumam fazer em decorrência de acontecimentos estressantes, como perdas de pessoas próximas, doenças e isolamento social, daqueles patológicos. O desejo de morrer e a ideação suicida podem fazer parte do envelhecimento patológico, mas, em alguns casos, também se manifestam no envelhecimento não patológico.[16]

As atitudes perante a vida, como a falta de sentido, de controle e de coerência, também são condizentes com o aumento da probabilidade do desejo de morrer na velhice, independentemente do sexo, da idade e das condições clínicas. O processo de busca do sentido da vida é uma estratégia de enfrentamento para eventos estressantes, os quais, na velhice, são numerosos e agravados pela consciência da aproximação e da inevitabilidade da morte.[17] Nessa fase, os pensamentos existenciais adquirem maior relevância, tanto para o bem-estar como para a perda da vontade de viver.

A falta de sentido na vida é um tema central entre idosos suicidas, bem como um aspecto importante nos transtornos depressivos. O avanço da idade e das situações decorrentes desse período, como perdas, déficits no funcionamento, estresses, etc., fazem o propósito de vida ser interrompido ou revisto.[18] Quando há significado na vida e alto nível de propósito, o desejo de morrer é reduzido tanto em homens quanto em mulheres, e se observam bem-estar psicológico e satisfação. Esses indivíduos apresentam menos limitações funcionais e níveis mais altos de saúde percebida. Os homens, em geral, reportam menos seus sentimentos de desejo de morrer, e, para eles, mesmo um nível mínimo de motivação é suficiente para manter o propósito de vida. Entretanto, se sofrem diminuição desse propósito, pode sobrevir uma situação crítica, sobretudo se em associação com alguma perturbação somática, depressão ou outras doenças. A aposentadoria é uma das causas apontadas para a perda de objetivo na vida. As mulheres são mais vulneráveis e podem perder o propósito existencial com mais facilidade, porque estão mais expostas a situações de risco, tais como viuvez, problemas crônicos de saúde e maior probabilidade de viver situação socioeconômica desfavorável. Atitudes de vida autodestrutivas, tentativas de suicídio e autonegligência estão associadas ao baixo propósito de vida, o que pode acarretar graves consequências para a saúde.[18]

Além dos problemas apresentados anteriormente, a falta de suporte social adequado é também um grande fator de risco para o desenvolvimento de depressão. Sabe-se que o apoio social é um recurso de enfrentamento cujos efeitos de proteção são importantes para manter a saúde e diminuir a vulnerabilidade a doenças físicas e mentais em idosos, assim como para atenuar os eventos estressantes da vida. Viver sozinho pode trazer a sensação de menor suporte social, além de ocasionar perdas cognitivas mais aceleradas.[19,20]

Características psicológicas do indivíduo se correlacionam com o funcionamento mental. A agressividade, a raiva e a hostilidade são sentimentos associados à depressão. Em decorrência disso, pessoas com esses atributos têm maior propensão ao isolamento social e, consequentemente, à deterioração da rede social. Em outro ponto de vista, a rede social empobrecida desfavorece a autoestima e pode levar a depressão. Traços de personalidade estão associados a visão mais positiva ou negativa das situações, o que pode transformar a pessoa em sociável ou arredia, afável ou hostil, proporcionando relações mais ou menos profícuas, o que, por sua vez, torna o indivíduo mais ou menos apto a enfrentar os inúmeros reveses dessa etapa da vida.[21]

A diferença entre os sexos também é relevante. Há diversidade no comportamento e sentimentos das pessoas idosas. As mulheres têm mais prejuízos com a aposentadoria de seus maridos do que eles, como também sofrem maiores perdas, tanto afetivas quanto financeiras, com o divórcio tardio. Entretanto, as mulheres se beneficiam mais com o convívio de amigas, que podem ser suas confidentes e desempenham importante função na manutenção do bem-estar psicológico e mental; contudo, a morte dessas pessoas produz sofrimento e sensação de perda e vazio para elas. Já os homens, geralmente, têm em suas esposas a única fonte de apoio emocional, a pessoa de confiança para desabafar e contar seus problemas; na viuvez, perdem esse suporte, além de ter que passar a desempenhar o papel de gestor da casa, o qual, em geral, cabia anteriormente à esposa.[19]

A presença de transtorno de ansiedade durante a vida pode predispor à depressão tardia. A comorbidade de depressão com transtornos de ansiedade mostra que quase metade dos idosos com depressão maior preenche critérios para ansiedade, enquanto um quarto de pessoas com transtornos de ansiedade apresenta os critérios para depressão maior.[22]

▶ DIAGNÓSTICO

O diagnóstico de depressão deve se basear em uma entrevista psiquiátrica meticulosa acrescida de exame psicopatológico cuidadoso conduzido por psiquiatra experiente no método fenomenológico. Os critérios diagnósticos do DSM-5[1] (Quadro 20.1) ou da CID-10[23] não devem constituir ferramentas diagnósticas em si, e o processo diagnóstico não deve se basear em mera e simplista verificação de itens desses manuais, uma vez que a prática equivocada corrompe a ciência diagnóstica e produz excessivos erros clínicos (falsos positivos e falsos negativos), além de induzir à falsa impressão de que qualquer leigo pode se aventurar a formular diagnósticos psiquiátricos.

QUADRO 20.1 CRITÉRIOS DIAGNÓSTICOS PARA TRANSTORNO DEPRESSIVO MAIOR SEGUNDO O DSM-5

Cinco ou mais dos seguintes sintomas devem estar presentes quase todos os dias durante um período de ao menos duas semanas:

Sintomas nucleares (> / = 1 necessário para o diagnóstico):
Humor deprimido na maior parte do dia
Anedonia ou interesse ou prazer acentuadamente reduzido em quase todas as atividades

Sintomas adicionais:
Perda de peso clinicamente significativo ou aumento ou diminuição do apetite
Insônia ou hipersonia
Agitação ou retardo psicomotor
Fadiga ou perda de energia
Sentimentos de inutilidade ou culpa excessiva ou inapropriada
Diminuída capacidade de pensar ou concentrar-se, ou indecisão
Pensamentos recorrentes de morte ou ideação suicida

Lembrar que o diagnóstico não deve se amparar apenas na verificação dos sintomas listados, pois se constitui em um ato médico muito mais complexo.
Fonte: American Psychiatric Association.[1]

Alguns dados da anamnese ou originários de exames complementares podem colaborar no diagnóstico, na programação terapêutica a ser adotada e no estabelecimento do prognóstico da depressão (Tab. 20.1). Como em qualquer diagnóstico mé-

TABELA 20.1 **DADOS CLÍNICOS E SUA RELEVÂNCIA PARA O DIAGNÓSTICO, PROGNÓSTICO E TRATAMENTO DA DEPRESSÃO**

Dados clínicos	Relevância
História psiquiátrica	
Fenomenologia das apresentações (predomínio de ansiedade, retardo psicomotor, sintomas mistos, psicose, pseudodemência)	Ajuda a considerar subtipos depressivos e tratamentos específicos a cada um deles.
– Episódios depressivos recorrentes – Piora matinal	Indica o caráter endógeno da depressão.
Ideação suicida	Estabelece a necessidade de cuidados rigorosos de vigilância, internação ou eletroconvulsoterapia.
Baixa adesão ao tratamento	Indica internação ou monitoramento plasmático de medicamentos.
Resistência a antidepressivos tradicionais	Sugere troca de estratégia terapêutica para quetiapina associada a lamotrigina ou lítio.
Uso de álcool e outras substâncias	Fatores contribuintes para depressão. Sugere transtorno da personalidade associado ou bipolaridade.
História médica	
Antecedentes de dores, enxaqueca, fibromialgia, tonturas, insônia, déficits cognitivos, fadiga	Indicam sintomas físicos de depressão (frequentemente confundidos com outras doenças médicas).
Polifarmácia, visitas a diversas especialidades	Indicam risco de iatrogenia.
História social	
Presença de estressores psicossociais importantes	Requerem a consideração de abordagens psicoterápicas.
Fraca rede de suporte social (famílias desajustadas, pobres, litígios)	Aumenta as chances de insucesso no tratamento.
Antecedentes familiares	
Parentes de 1° grau com depressão recorrente e endógena	Sugere bipolaridade.
Casos de demência em familiares de 1° grau	Aumenta o risco de depressão como pródromo de demência.
Exames de neuroimagem	
Lesões em hemisfério esquerdo (temporal e frontal)	Maior probabilidade de depressão secundária.
Presença de atrofia neurodegenerativa e/ou lesões de substância branca	Pior prognóstico e maior resistência ao tratamento.

dico, o psiquiatra deve ser amparado pelo maior conjunto possível de dados (e não apenas o DSM-5!), organizados dentro de um racional coerente, na confecção do complexo diagnóstico de depressão.

▶ SUBTIPOS DE DEPRESSÃO GERIÁTRICA

O ecletismo biopsicossocial propiciou uma aceitação simplista de uma visão unitária do transtorno depressivo maior com pouco embasamento científico.[24] É por isso que clínicos gerais têm se arvorado no tratamento (equivocado) de toda e qualquer forma de depressão sempre da mesma maneira simplista: com antidepressivos. Essa conduta aumentou a carga de efeitos colaterais, bem como gerou uma epidemia de estados alterados do humor dificilmente diagnosticados e, muito menos, tratados.

Contrariamente ao que prega o senso comum, o espectro do transtorno depressivo maior é muito amplo; há diversos fenótipos e subtipos, tais como depressão neurótica ou distimia, depressão ansiosa, depressão melancólica, depressão bipolar (aqui incluída a depressão mista), que implicam diferentes fisiopatologias, prognósticos e condutas terapêuticas.[24]

A seguir, descreveremos mais detalhadamente os principais subtipos de depressão em idosos.

TRANSTORNO DEPRESSIVO PERSISTENTE OU DISTIMIA OU DEPRESSÃO NEURÓTICA

Uma variação diagnóstica da doença é o transtorno depressivo persistente (distimia ou depressão neurótica), que se caracteriza pelo humor deprimido na maior parte do dia, na maioria dos dias por, no mínimo, dois anos. Pode ser precedido por episódio depressivo maior e, durante o transtorno depressivo persistente, podem sobrevir episódios depressivos maiores, quando, então, recebe a denominação de "depressão dupla".

Os critérios para depressão persistente incluem, além do humor rebaixado na maior parte do dia, na maioria dos dias, dois ou mais sintomas: redução ou excesso de apetite, insônia ou hipersonia, fadiga, baixa energia, autoestima baixa, dificuldade em tomar decisões, falta de concentração e sentimentos de desesperança. Com frequência, inicia de forma insidiosa e precoce, ou seja, infância, adolescência ou início da idade adulta. Esses indivíduos podem apresentar pior funcionamento global, bem como transtornos de ansiedade ou da conduta. Sujeitos com transtorno depressivo persistente têm maior probabilidade de ter parentes em primeiro grau com a doença do que as pessoas com transtorno depressivo maior. A duração mínima de dois anos configura o diagnóstico de transtorno depressivo persistente. Se não houver um episódio de depressão maior durante esse período, pode-se usar o especificador "síndrome distímica pura".

A probabilidade de remissão dos sintomas depende de quão crônicos são; quanto mais persistentes, maior o risco de desenvolvimento de transtornos da personalidade, de ansiedade e por abuso de substâncias e menor a possibilidade de resolução completa dos sintomas depressivos. Indivíduos com transtorno depressivo persistente têm maior prevalência de comorbidades psiquiátricas, além de outras doenças neurológicas e cardiovasculares, do que aqueles com episódios de depressão maior. Aproximadamente 30% dos pacientes com depressão não respondem bem a antidepressivos na dosagem em geral recomendada – esse quadro é classificado como depressão resistente; 3% da população com depressão não apresentam resposta ao tratamento – caracterizando, assim, a depressão refratária.[8]

DEPRESSÃO BIPOLAR

A depressão bipolar é subdiagnosticada em idosos. Os clínicos apresentam muita dificuldade na separação entre depressão unipolar e bipolar, com detrimento ao diagnóstico da última em favor da primeira. As razões para esse subdiagnóstico advêm, sobretudo, da precária ou insuficiente formação psiquiátrica (na maior parte dos casos, o diagnóstico é feito por não psiquiatras, os quais desconhecem o conceito de "espectro bipolar"), das anamneses mal conduzidas (o tempo de entrevista em geral é muito curto), da falta de habilidade no modo como investigar a presença de sintomas de ativação (muitos clínicos ainda esperam ingenuamente sintomas de mania para o diagnóstico, desconhecendo a forma *soft* de bipolaridade, ou bipolares "de baixo barulho") ou do baixo reconhecimento dos sintomas depressivos atípicos, os quais sinalizam a existência da bipolaridade. As consequências desse subdiagnóstico de bipolaridade são graves, com desdobramentos nefastos: uso inadequado e exagerado de antidepressivos (contraindicados na depressão bipolar), os quais podem ativar os sintomas de bipolaridade, precipitando estados de ativação e mistos, bem como induzindo o aparecimento de ideação suicida ou irritabilidade patológica.[24]

A depressão mista constitui um dos fenótipos da depressão bipolar, ainda que o DSM-5 tenha uma visão discordante (e, por isso, altamente criticada pela comunidade científica). Na depressão mista, observa-se, além de sintomas depressivos, sintomas de ativação: disforia, reatividade marcante ou labilidade do humor, logorreia, agitação psíquica ou pensamento acelerado.[24]

No intuito de auxiliar no diagnóstico diferencial, apresentamos, na Tabela 20.2, com as características da depressão bipolar e unipolar.

DEPRESSÃO MELANCÓLICA

Apesar de o DSM-5[1] não particularizar a depressão melancólica, diversos autores a

TABELA 20.2 DIFERENÇAS ENTRE DEPRESSÃO BIPOLAR E UNIPOLAR

Variáveis	Depressão bipolar	Depressão unipolar
Modo de início	Abrupto	Insidioso
Idade de início < 26 anos	++	+
História familiar	Depressão unipolar e bipolar	Depressão unipolar
Comorbidades psiquiátricas	++++	++
Hiperfagia	++	+/-
Paralisia de chumbo	++	+/-
Hipersonia	++	+/-
Comportamento suicida	++++	++
Sintomas psicóticos	++	+
Labilidade do humor	++	-
Hiper-reatividade a estímulos irrelevantes	+++	-
Sensibilidade à rejeição	+++	+
Sintomas maniformes	+++	+
Depressão refratária	+++	+

classificam como expressão fenotípica mais grave da depressão, ou seja, uma entidade à parte ou um subtipo distinto. Esse tipo de depressão, denominado melancolia, geralmente é grave e tem como características essenciais o retardo psicomotor e a falta de reatividade do humor, além de anedonia acentuada, déficit cognitivo, perda de apetite e insônia, mas não está associada à ansiedade. Quando o paciente vivencia alguma situação que poderia gerar estresse ou um fato que traria alegria, ele não se sente pior nem melhor, pelo contrário: permanece em um estado de indiferença e apatia.[25,26] No diagnóstico diferencial da depressão melancólica em relação às outras, observa-se que nela não há reatividade a estressores psicossociais nem presença de ansiedade (como observado na depressão neurótica), tampouco ocorre labilidade emocional (como na depressão mista).

Outra característica marcante é o prejuízo cognitivo. Pacientes melancólicos, quando comparados a indivíduos não melancólicos e sujeitos de controle, tiveram maior dificuldade em tarefas de inibição de respostas.[27] Em outro estudo, foi constatado déficit na memória numérica, do funcionamento executivo, da memória de trabalho espacial e da atenção.[28]

A depressão melancólica é episódica, de longa duração (meses a anos) e apresenta grande risco de suicídio. Além disso, ocorre com mais frequência no transtorno depressivo bipolar do que na depressão unipolar.[25,26]

DEPRESSÃO ANSIOSA

As depressões ansiosas parecem constituir um capítulo à parte entre as depressões geriátricas, sobretudo porque são especialmente resistentes aos tratamentos antidepressivos convencionais e produzem altas taxas de estresse entre os familiares; ademais, com frequência se associam a maiores taxas de suicídio e sintomas psicóticos, em particular a síndrome de Cotard.

Esse grupo é muito heterogêneo, uma vez que existem formas de depressão ansiosa mais ligadas a uma estrutura temperamental cronicamente ansiosa (e, por isso, com maior risco de apresentar episódios depressivos ao longo da curva vital), como também outras não vinculadas a antecedentes caracteriológicos, mas com nítida predisposição a alterações do teste de realidade e, por conseguinte, psicose, com fenótipos diversos (síndrome de Cotard, delírio de Othelo, síndrome de Clérambault, etc.). Esse segundo grupo tende a se vincular etiologicamente ao transtorno bipolar, à paranoia, como também às síndromes psico-orgânicas crônicas (demências, depressão vascular, outras encefalopatias).

Uma compreensão mais acurada das causas da depressão, dos subtipos e das particularidades de alguns grupos populacionais irá auxiliar na busca de hipóteses fisiopatológicas diferenciadas para cada subtipo, além de tratamentos mais customizados e eficazes para cada forma de depressão.

▶ DEPRESSÃO E COGNIÇÃO EM IDOSOS

Quando comparada à depressão de adultos, uma das diferenças mais exuberantes na depressão em idosos é a manifestação frequente de sintomatologia cognitiva associada ao transtorno do humor. Em alguns casos, a manifestação cognitiva chega ao ponto de dominar o quadro clínico, configurando o que é tradicionalmente denominado de "pseudodemência depressiva". Clinicamente, a distinção entre a pseudodemência depressiva e uma demência primária pode ser difícil e desafiadora. Tornando esse cenário ainda mais complexo, sabe-se que indivíduos com depressão de início tardio apresentam risco aumentado de desenvolver subsequentemente uma demência.[4] Não parece raro, portanto, um diagnóstico inicial de pseudodemência depressiva evoluir, algum tempo depois, para uma verdadeira demência associada à depressão (situação de comorbidade), em vez de simplesmente uma síndrome demencial secundária à depressão.

Não existem diferenças patognomônicas ou elementos diferenciadores definitivos entre a pseudodemência depressiva e a demência primária, mesmo porque são muito heterogêneas entre si (p. ex., a demência frontotemporal pode ter muitos elementos em comum com a pseudodemência depressiva).[6] As principais características distintivas são enunciadas na Tabela 20.3.

TABELA 20.3 **DIFERENÇAS PSICOPATOLÓGICAS E DE ANAMNESE ENTRE PSEUDODEMÊNCIA DEPRESSIVA E DEMÊNCIA PRIMÁRIA**

Pseudodemência	Demência primária
1. Antecedente psiquiátrico mais comum	1. Antecedente psiquiátrico incomum
2. História recente de alteração cognitiva e evolução mais rápida	2. Queixa cognitiva antiga e evolução mais protraída
3. Geralmente inicia com alteração do humor	3. Geralmente inaugurada por alterações cognitivas
4. Queixas detalhadas da perturbação	4. Comentários imprecisos e vagos
5. Paciente sofre com a perda cognitiva (tende a aumentá-la)	5. Paciente geralmente se apresenta indiferente ao problema (tende a diminuí-lo ou ocultá-lo)
6. Amnésia frontal predomina sobre a límbica	6. Amnésia límbica predomina sobre a frontal
7. Amnésia anterógrada e retrógrada geralmente na mesma intensidade	7. Amnésia anterógrada mais comprometida do que a retrógrada
8. Respostas tipo "Não sei"	8. Respostas tipo "Está na ponta da língua"
9. Respostas lacônicas ou com negativismo	9. Respostas com circunlóquios
10. Economia de esforço durante a testagem	10. Esforço na execução das tarefas
11. Variabilidade de desempenho em tarefas semelhantes e em momentos diferentes	11. Desempenho mais consistente entre tarefas com mesmo nível de dificuldade e em momentos diferentes
12. Pior desempenho matinal	12. Pior desempenho noturno
13. Auto-orientação e dados autobiográficos perdem-se mais facilmente	13. Auto-orientação e dados autobiográficos mais resistentes à perda
14. Podem ocorrem sintomas ganserianos (pararrespostas) e dissociativos	14. Nunca ocorrem sintomas ganserianos e dissociativos
15. Paciente lembra que esquece	15. Paciente esquece que esquece
16. Não ocorrem afasia, apraxia e agnosia	16. Podem ocorrer afasia, apraxia e agnosia
17. Habilidades sociais comprometidas de forma precoce	17. Habilidades sociais comprometidas tardiamente
18. Resposta ao tratamento com psicofármacos (quetiapina associada ou não a antidepressivos)	18. Sem resposta ao tratamento, ou dissociação entre a resposta afetiva e cognitiva

▶ REDE DE ASSISTÊNCIA E TRATAMENTO

Muitos idosos que se sentem deprimidos preferem recorrer à atenção primária do que aos serviços especializados de psiquiatria. A preferência pelo atendimento nas unidades básicas de saúde pode ocorrer porque há a possibilidade de os idosos, no mesmo momento, serem tratados de outras doenças crônicas e agudas, além da depressão; entretanto, em geral eles se mostram desmotivados, sem esperança e negativos em relação aos tratamentos oferecidos.[7] Apenas 50% dos idosos com depressão atendidos na rede primária são diagnosticados de modo correto e com frequência não são medicados devidamente: apenas um em quatro pacientes recebe psicotrópicos adequados, e, por vezes, o tratamento é breve e com pouco seguimento.

De acordo com pesquisas, 60% das pessoas com depressão atendidas nas unidades básicas de saúde, tratadas com antidepressivos, depois de um ano ainda preenchiam critérios para a doença.[8] Por esse motivo, não se advoga o uso universal, indiscriminado, de antidepressivos para todos os casos de depressão geriátrica. Como exposto ao longo do texto, essa condição precisa ser abordada por meio de metodologia diagnóstica apropriada, como de técnicas fenomenológico-existenciais. Portanto, defendemos que é prerrogativa do psiquiatra essa função, dada a complexidade que envolve a justa diferenciação dos subtipos depressivos e suas respectivas indicações psicofarmacológicas.

O tratamento bem-sucedido da depressão em idosos requer diretrizes específicas devido a altas taxas de comorbidades físicas e cognitivas, grande probabilidade de polifarmácia, farmacodinâmica e farmacocinética diferentes de outras faixas etárias, além de diferentes condições sociais.[8] O objetivo de todo tratamento para depressão é alcançar a remissão dos sintomas, prevenir a recaída e a recorrência dos episódios depressivos, além de restabelecer a funcionalidade. O resultado do tratamento depende de diversos fatores, entre eles o diagnóstico correto, incluindo a identificação e o manejo das comorbidades e também dos fatores psicossociais.[29]

No tratamento da depressão melancólica, deve-se dar preferência a eletroconvulsoterapia (ECT) e antidepressivos tricíclicos (desipramina até 150 mg/dia) ou inibidores da monoaminoxidase (IMAOs) (tranilcipromina, até 60 mg/dia), em especial medicamentos noradrenérgicas. Os inibidores seletivos da recaptação de serotonina (ISRSs) não são eficazes nesse tipo de depressão, podendo até piorá-la, e, portanto, devem ser evitados. No tratamento das depressões ansiosas, deve-se usar quetiapina (100 a 600 mg/dia) associada ou não a ISRSs, evitando-se antidepressivos duais (mirtazapina e venlafaxina). Os benzodiazepínicos são muito úteis na ansiedade, mas devem ser usados com cautela, por tempo determinado e nunca em monoterapia. Nas formas graves de depressão ansiosa (com sintomas cotardianos ou psicóticos associados) e quando existe forte ideação suicida, a ECT deve ser considerada. A distimia pode responder bem a ISRSs. Na depressão bipolar, deve-se evitar antidepressivos, privilegiando o uso de quetiapina (50 a 200 mg/dia) associada a lamotrigina (dose média de 200 mg/dia) ou lítio (manter litemia entre 0,6 e 1,2 mg/dL).[6] Nas depressões mistas, recomenda-se um antipsicótico (aripiprazol, quetiapina) associado ao valproato de sódio (500 mg a 1 g/dia). Em idosos, deve existir sempre a preocupação de evitar agentes anticolinérgicos. Os ISRSs nessa população podem produzir sintomas parkinsonianos, bem como síndrome amotivacional. Deve-se ter o cuidado de descontinuar fármacos causadores de depressão secundária (ver Cap. 21, Depressões secundárias em idosos) prescritos por outras áreas médicas.

Embora o tratamento farmacológico seja eficaz para muitos subtipos de depressão, em alguns casos pode não ser tão bem-sucedido em manter a remissão.[29] A resposta e as taxas de remissão dos idosos às abordagens farmacoterápicas e ECT são comparáveis às dos estudos realizados com pessoas de meia-idade. No entanto, as taxas de recaída para os idosos são mais elevadas, enfatizando o desafio não só de obter a remissão, mas também de manter o bem-estar.[3] Diante disso, ações que possam ser preventivas são muito importantes nessa população.[29-31]

Por essa razão, a associação do tratamento medicamentoso a outras modalidades terapêuticas torna-se uma opção valiosa a ser implementada, visto que, para a população idosa, o suporte social é de extrema relevância, além do fato de promover o aprendizado de novas estratégias para lidar com os eventos estressantes da vida, que, nessa etapa, tendem a ser numerosos.

▶ REFERÊNCIAS

1. American Psychiatric Association. Manual diagnóstico e estatístico de transtornos mentais: DSM-5. 5. ed. Porto Alegre: Artmed; 2014.

2. Reynolds CF. Prevention of depressive disorders: a brave new world. Depress Anxiety. 2009;26(12):1062-5

3. Andreescu C, Reynolds CF. Late-life depression: evidence-based treatment and promising new directions for research and clinical practice. Psychiatr Clin North Am. 2011;34(2):335-55.

4. Taylor WD. Clinical practice. Depression in the elderly. N Engl J Med. 2014;371(13):1228-36.

5. Samad Z, Brealey S, Gilbody S. The effectiveness of behavioural therapy for the treatment of depression in older adults: a meta-analysis. Int J Geriatr Psychiatry. 2011;26(12):1211-20.

6. Caixeta L. Tratado de neuropsiquiatria, neurologia cognitiva e do comportamento e neuropsicologia. 2. ed. São Paulo: Atheneu; 2014.

7. Park M, Unützer J. Geriatric depression in primary care. Psychiatr Clin North Am. 2011;34(2):469-87.

8. Cooper C, Katona C, Lyketsos K, Blazer D, Brodaty H, Rabins P, et al. A systematic review of treatments for refractory depression in older people. Am J Psychiatry. 2011;168(7):681-8.

9. Tilvis RS1, Laitala V, Routasalo PE, Pitkälä KH. Suffering from loneliness indicates significant mortality risk of older people. J Aging Res. 2011;2011:534781.

10. Perissinotto CM, Stijacic Cenzer I, Covinsky KE. Loneliness in older persons: a predictor of functional decline and death. Arch Intern Med. 2012;172(14):1078-83.

11. Jylhä M, Volpato S, Guralnik JM. Self-rated health showed a graded association with frequently used biomarkers in a large population sample. J Clin Epidemiol. 2006;59(5):465-71.

12. Kraaij V, Arensman E, Spinhoven P. Negative life events and depression in elderly persons: a meta-analysis. J Gerontol B Psychol Sci Soc Sci. 2002;57(1):87-94.

13. Lapierre S, Boyer R, Desjardins S, Dubé M, Lorrain D, Préville M, et al. Daily hassles, physical illness, and sleep problems in older adults with wishes to die. Int Psychogeriatr. 2012;24(2):243-52.

14. Fiske A, Gatz M, Pedersen NL. Depressive symptoms and aging: the effects of illness and non-health-related events. J Gerontol B Psychol Sci Soc Sci. 2003;58(6): 320-8.

15. Almeida OP. Prevention of depression in older age. Maturitas. 2014;79(2):136-41.

16. Szanto K, Lenze EJ, Waern M, Duberstein P, Bruce ML, Epstein-Lubow G, et al. Research to reduce the suicide rate among older adults: methodology roadblocks and promising paradigms. Psychiatr Serv. 2013;64(6):586-9.

17. Pompili M, Innamorati M, Di Vittorio C, Sher L, Girardi P, Amore M. et al. Sociodemographic and clinical differences between suicide ideators and attempters: a study of mood disordered patients 50 years and older. Suicide Life Threat Behav. 2014;44(1):34-45.

18. Bonnewyn A, Shah A, Bruffaerts R, Demyttenaere K. Are gender and life attitudes associated with the wish to die in older psychiatric and somatic

inpatients? An explorative study. Int Psychogeriatr. 2014;26(10):1693-702.

19. Alexandrino-Silva C, Alves TF, Tófoli LF, Wang YP, Andrade LH. Psychiatry: life events and social support in late life depression. Clinics (Sao Paulo). 2011;66(2):233-8.

20. Forsman AK, Nordmyr J, Wahlbeck K. Psychosocial interventions for the promotion of mental health and the prevention of depression among older adults. Health Promot Int. 2011;26 Suppl 1:i85-107.

21. Klabbers G, Bosma H, Kempen GI, Benzeval M, Van den Akker M, van Eijk JT. Do psychosocial profiles predict self-rated health, morbidity and mortality in late middle-aged and older people? J Behav Med. 2014;37(3):357-68.

22. Beekman AT, de Beurs E, van Balkom AJ, Deeg DJ, van Dyck R, van Tilburg W. Anxiety and depression in later life: cooccurrence and communality of risk factors. Am J Psychiatry. 2000;157(1):89-95.

23. World Health Organization. Classificação de transtornos mentais e de comportamento da CID-10. Porto Alegre: Artmed; 1993.

24. Ghaemi SN, Vöhringer PA, Vergne DE. The varieties of depressive experience: diagnosing mood disorders. Psychiatr Clin North Am. 2012; 35(1):73-86.

25. Grof P. Melancholia: a distinct entity? Can J Psychiatry. 2013;58(4):181-2.

26. Parker G, Paterson A. Melancholia: definition and management. Curr Opin Psychiatry. 2014;27(1):1-6.

27. Quinn CR, Harris A, Kemp AH. The impact of depression heterogeneity on inhibitory control. Aust N Z J Psychiatry. 2012;46(4):374-83.

28. Quinn C, Harris A, Kemp A. The interdependence of subtype and severity: contributions of clinical and neuropsychological features to melancholia and non-melancholia in an outpatient sample. J Int Neuropsychol Soc. 2012;18(2):361-9.

29. Baldwin RC. Preventing late-life depression: a clinical update. Int Psychogeriatr. 2010;22(8):1216-24.

30. Rush AJ. STAR*D: what have we learned? Am J Psychiatry. 2007;164(2):201-4.

31. Schoevers RA, Smit F, Deeg DJ, Cuijpers P, Dekker J, van Tilburg W, et al. Prevention of late-life depression in primary care: do we know where to begin? Am J Psychiatry. 2006;163(9):1611-21.

21
DEPRESSÕES SECUNDÁRIAS EM IDOSOS

LEONARDO CAIXETA

Um fenômeno é sempre biológico em suas raízes e social em sua extensão final, mas nós não devemos esquecer, também, de que, entre esses dois, ele é mental.

Jean Piaget

Não há mais dúvidas de que a depressão constitui um evento biológico com manifestações psicológicas e físicas, consequentes ou não a estressores psíquicos e/ou biológicos e/ou sociais em um indivíduo com predisposição genética ao evento.[1] A depressão representa, portanto, não apenas uma desorganização homeostática cerebral de origem não relacionada a um evento externo (depressão primária), como pode também surgir em decorrência de doenças físicas ou neurológicas que representam a causa, direta ou indireta, desse desarranjo (depressão secundária). É óbvio que, mesmo constituindo um fenômeno cerebral, ela se expressa em um organismo dotado de uma psicologia única, que irá compor sua constelação sintomatológica de acordo com sua formação cultural, psicológica, espiritual (ver epígrafe de Piaget no início do capítulo). Independentemente de a depressão ser primária ou secundária, sua fenomenologia consiste em uma "lentificação dos processos psíquicos em um campo vivencial estreitado", o que obviamente acarreta desdobramentos na vida social do indivíduo.

▶ ETIOLOGIA E FISIOPATOLOGIA

A depressão secundária pode resultar de processos orgânicos sistêmicos (primariamente extracerebrais) ou próprios do sistema nervoso central (SNC) (Tab. 21.1). As áreas cerebrais habitualmente atingidas neste último caso estão ilustradas na Figura 21.1.

Embora a fisiopatologia da depressão não seja totalmente compreendida – nem

TABELA 21.1 CAUSAS DE DEPRESSÃO SECUNDÁRIA

1. **Encefálicas**
   - Cerebrovasculares (depressão vascular)
   - Neuroinflamatórias
   - Neuroinfecciosas
   - Neurodegenerativas
   - Traumatismo craniencefálico
   - Neoplásicas (benignas e malignas)
   - Paraneoplásicas (encefalite límbica)

2. **Extracerebrais (sistêmicas)**
   - Reumatopatias (lúpus, artrite reumatoide, etc.)
   - Cardiopatias (coronariopatias, cardiopatias instáveis)
   - Oncológicas (câncer de cabeça, pâncreas, mama e pulmão; síndromes paraneoplásicas; metástases)
   - Nefropatias (diálise, uremia)
   - Ginecologia-obstetrícia (depressões pós-parto, pseudociese)
   - Cirurgias (pós-operatório de cirurgia de revascularização miocárdica)
   - Pneumopatias (insuficiência respiratória)
   - Endocrinopatias (hipotireoidismo, síndrome de Cushing, síndrome de Sheehan)
   - Metabólicas (diabetes, síndrome X, deficiência de vitaminas B12, B1, B6 e ácido fólico)
   - Hematológicas (anemias, leucemias, neuroacantocitose)
   - Gastroenterológicas (parasitoses intestinais, doença de Crohn, retocolite ulcerativa, encefalopatia hepática)

3. **Iatrogênicas**
   - Agentes anorexígenos (anfepramona, sibutramina)
   - Medicamentos cardiológicos (betabloqueadores, alfametildopa, reserpina, *digitalis*, clonidina)
   - Medicamentos dermatológicos (isotretinoína)
   - Medicamentos neurológicos (levodopa, barbitúricos)
   - Medicamentos anti-inflamatórios (corticoides, anti-inflamatórios não esteroides)
   - Agentes psicotrópicos (neurolépticos fenotiazínicos e butirofenonas, benzodiazepínicos)
   - Outros (metronidazol, cimetidina, anticonceptivos orais)

4. **Intoxicação exógena**
   - Alcoolismo
   - Abuso e dependência de substâncias depressoras do SNC (*Cannabis*, inalantes, etc.)

da primária (ausência de neuropatologia conhecida) nem da secundária –, uma série de estudos identificou alguns de seus aspectos em ambos os subtipos. Há mais de cem anos, Adolf Meyer postulou que essa doença era uma consequência dos efeitos combina-

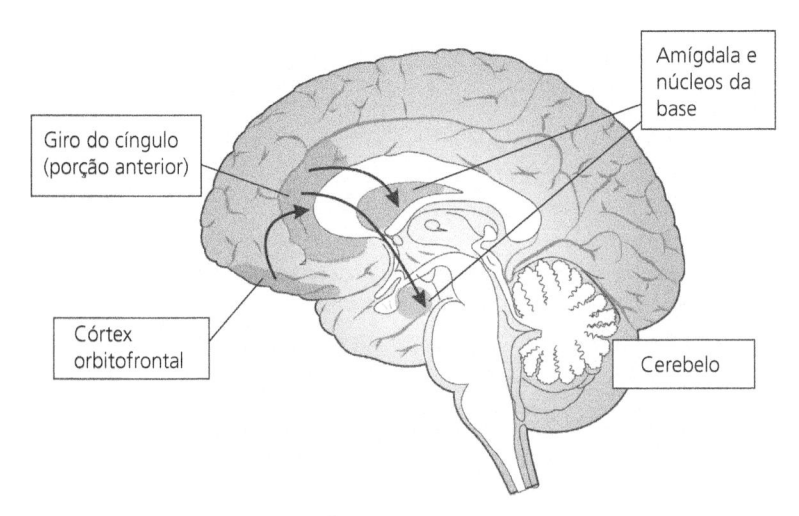

FIGURA 21.1 **NEUROANATOMIA DA DEPRESSÃO.**

dos de lesão cerebral (afetando principalmente o lobo frontal esquerdo, assim como outras convexidades lobares) com uma vulnerabilidade psicossocial (p. ex., a presença de antecedentes psiquiátricos).

Em 1962, depois de avaliar cem pacientes idosos com depressão, Post[2] afirmou que a associação de isquemia cerebral com um primeiro episódio de transtorno depressivo era tão comum que as causas da doença aterosclerótica e da depressão devem ser "etiologicamente ligadas".

Os estudos que examinam as taxas do metabolismo da glicose ou as alterações de fluxo sanguíneo regional em áreas do cérebro de pacientes com depressão secundária a acidente vascular cerebral (AVC), doença de Parkinson e coreia de Huntington encontraram associações com lesões cerebrais ou atividade diminuída especificamente no córtex orbitofrontal e nos núcleos da base.[3] Foram também descritas anormalidades observadas nas áreas basais dos lobos temporais, no giro do cíngulo anterior e no tálamo em alguns desses transtornos, mas não em todos.

Lesões na região pré-frontal dorsolateral esquerda e nos núcleos da base à esquerda parecem especialmente vulneráveis para depressão.

Alguns estudos também notaram a depleção de receptores de serotonina no córtex temporal esquerdo associada à depressão secundária. Esses resultados são consistentes com a hipótese de que a fisiopatologia da depressão secundária e primária envolve a disfunção de um ou mais dos circuitos neuronais córtico--basal-talâmicos. Tal disfunção pode ser mediada pela redução da liberação de serotonina.[3] A etiopatogenia dos sintomas depressivos na doença de Alzheimer, entretanto, pode estar relacionada à disfunção colinérgica, além de possível componente vascular.[4]

O afeto pseudobulbar pode dar pistas de alguns componentes da circuitaria envolvida na fisiopatologia das depressões secundárias. A teoria mais influente no afeto pseudobulbar postula que descargas emocionais são geradas de forma autônoma no tronco cerebral devido à perda de controle regulatório pelo lobo frontal.[5]

► EPIDEMIOLOGIA DAS DEPRESSÕES SECUNDÁRIAS

Os idosos são em especial vulneráveis aos agentes etiológicos das depressões secundárias, além de particularmente mais expostos a eles. Basta lembrar que processos biológicos causadores de depressão como a doença cerebrovascular e as neoplasias (além de vários outros) são muito mais comuns entre idosos. Aproximadamente 20 a 30% dos pacientes hospitalizados em serviço de medicina interna apresentam sintomatologia depressiva. A prevalência de depressão no contexto médico geral varia de 18 a 83%.

Nas Tabelas 21.2 e 21.3 podem ser encontradas as diferentes taxas de depressão secundária associadas a doenças distintas, encefálicas ou não.

TABELA 21.2 **TAXAS APROXIMADAS DE DEPRESSÃO EM DOENÇAS DO ENCÉFALO**

Doença encefálica	Taxa de depressão (todos os tipos)
Alcoolismo	15%
Epilepsia	20%
Doença de Alzheimer	30%
Traumatismo craniano	35%
Demência pelo HIV	25%
Coreia de Huntington	41%
Esclerose múltipla	50%
Doença de Parkinson	40%
AVC	50%
Hemorragia subaracnoidea	20%
Grupo-controle (sem doença cerebral)	10%

Fonte: Com base em Menezes e Nascimento.[6]

TABELA 21.3 **TAXAS APROXIMADAS DE DEPRESSÃO EM DOENÇAS SISTÊMICAS OU DE OUTROS ÓRGÃOS**

Doença coronariana	16 a 19%
Câncer	20 a 38%
Dor crônica	21 a 32%
Hipotireoidismo	31%
Diabetes	24%
Síndrome de Cushing	66%
Aids	30%
Nefropatas em diálise	10 a 40%

Fonte: Modificada de Rouchell e colaboradores.[7]

▶ CLASSIFICAÇÃO E DIAGNÓSTICO

Quanto à presença ou não de lesão estrutural do encéfalo, as depressões secundárias podem ser divididas em:

1) Com lesão estrutural do encéfalo (p. ex., aquelas de etiologia lesional: por traumatismo craniencefálico [TCE], neoplasias do SNC, processos degenerativos e vasculares, neuroinfecção).
2) Sem lesão estrutural do encéfalo (p. ex., de etiologia metabólica ou extracerebral).

As depressões secundárias associadas à lesão do encéfalo produzem sintomatologia neurológica rica de acordo com o sítio da lesão neuroanatômica. As depressões associadas a distúrbios metabólicos produzem alterações no exame clínico de acordo com a etiologia subjacente.

Existem critérios do DSM-5[8] para o diagnóstico de "transtorno depressivo devido a outra condição médica". O AVC é uma das poucas condições listadas no atual DSM como causador "direto" de uma depressão; portanto, a depressão pós-AVC é diagnosticada de forma diferente da depressão que se segue, por exemplo, a um infarto do miocárdio ou uma fratura de quadril, e pode ser nomeada como "transtorno depressivo por acidente vascular cerebral". Um dos seguintes especificadores deve ser adicionado ao diagnóstico: "com características depressivas", se não se preenchem todos os critérios, mas apenas alguns; "com episódio do tipo depressivo maior", se forem cumpridos todos os critérios para tal episódio (exceto o critério C).

▶ DIFERENÇAS ENTRE DEPRESSÃO PRIMÁRIA E SECUNDÁRIA

A Tabela 21.4 apresenta algumas diferenças clínicas importantes e práticas entre depressão primária e secundária, lembrando, contudo, que não existem elementos diferenciadores definitivos ou patogno-

TABELA 21.4 **DIFERENÇAS CLÍNICAS ENTRE DEPRESSÃO PRIMÁRIA E SECUNDÁRIA**

Depressão primária	Depressão secundária
Funcional (etiologia genética, bioquímica)	Etiologia orgânica
Características bipolares geralmente presentes (sintomas de ativação ou desativação)	Padrão unipolar
Sintomas depressivos clássicos	Sintomas atípicos frequentes
Menor impacto na cognição	Maior impacto na cognição
Evolução mais protraída	Evolução mais rápida
Antecedentes familiares e pessoais de depressão	Geralmente sem antecedentes de depressão
Exame físico e neurológico normais	Sintomas físicos ou neurológicos podem estar presentes
Neuroimagem estrutural normal	Neuroimagem geralmente alterada
Tratamento mais fácil e eficaz	Menor resposta ao tratamento convencional ("depressão resistente"); boa resposta a psicoestimulantes

mônicos, diante do que o juízo clínico do psicogeriatra na avaliação do conjunto de dados (e não apenas sobre achados isolados) é fundamental. É importante considerar também que a simples presença de uma lesão orgânica cerebral nem sempre certifica o diagnóstico de depressão secundária em detrimento da primária, uma vez que se pode assistir a situações (raras) em que uma lesão orgânica cerebral precipita ou favorece o aparecimento do transtorno depressivo já exibido anteriormente pelo paciente.

As pesquisas indicam que comportamentos graves e pensamentos suicidas com risco real de vida ocorrem mais frequentemente em pacientes com depressão primária do que naqueles com a secundária, mas que o prognóstico para esta última após terapias somáticas é mais pobre do que para a depressão primária, na qual as remissões são mais comuns.[9] Os dados também sugerem que os pacientes com depressão secundária, ao contrário daqueles com primária, sofrem de disforia crônica. Uma vez que as evidências disponíveis indicam que não existem diferenças qualitativas entre os episódios de depressão primária e secundária, pesquisas futuras devem concentrar-se em estudar as características dos diferentes grupos de pacientes com depressão secundária, em vez de comparações entre depressão primária e secundária em geral.[9]

Não devemos confundir depressões secundárias com "depressões reativas" – estas se referindo, segundo doutrinas psicodinâmicas, a episódios depressivos que se seguem a estressores psicossociais graves. Entretanto, é mais difícil distinguir a depressão secundária clássica de um episódio depressivo endógeno que foi desencadeado pela exposição a determinadas substâncias químicas ou agentes farmacológicos.

▶ DEPRESSÃO SECUNDÁRIA A DOENÇAS NEUROLÓGICAS

A depressão é muito frequentemente associada a diversas doenças neurológicas, e essa relação não pode ser explicada pelo acaso, pois sua prevalência é muito superior a outras áreas da medicina interna, mesmo em patologias que geram maior disfuncionalidade (p. ex., amputações, deficiências visuais ou outras necessidades especiais). A depressão é muito comum nas seguintes condições neurológicas: doença cerebrovascular, doenças neurodegenerativas com ou sem parkinsonismo associado, traumatismo craniano, epilepsia, tumores do SNC, esclerose múltipla, neuroinfecção (neurocisticercose, neuroaids).

DEPRESSÃO VASCULAR

A depressão vascular ainda é uma doença que inspira desconfiança por parte de alguns autores, mas sua existência como uma entidade distinta torna-se cada vez mais aceita. Pode se seguir a uma diversidade de fisiopatologias cerebrovasculares: isquemias subcorticais, hemorragias no território da artéria cerebral comunicante anterior e após AVC.[1]

A depressão é a manifestação psiquiátrica mais comum após um AVC.[10] Já no início do século XX, Eugen Bleuler observou que, depois do acidente, "humores melancólicos com duração de meses, e às vezes mais, aparecem frequentemente".

A depressão após um AVC está associada a aumento de incapacidade, maior comprometimento cognitivo e, em última instância, piores resultados de reabilitação e aumento da mortalidade pós-AVC. O aumento da mortalidade é talvez a constatação definitiva da importância da depressão no prognóstico desse acidente vascular. A depressão pós-AVC parece constituir um fator de risco significativo para o aumento da mortalidade logo no primeiro ano após a apoplexia e até os sete anos seguintes.[10]

PARKINSONISMO

A associação entre depressão e alterações dos núcleos da base é especialmente rica. A depressão é a segunda manifestação psiquiátrica mais comum nos parkinsonismos, perdendo apenas para a apatia. Na doença de Parkinson, de 30 a 60% dos pacientes apresentam depressão. Em nossa casuística, porém, a forma de parkinsonismo mais frequentemente associada à depressão é o parkinsonismo *plus*, sobretudo a degeneração corticobasal (DCB).

A depressão parece mais grave quando o hemiparkinsonismo atinge mais o lado direito e é mais comum quando o parkinsonismo é pré-senil, além de quando se inicia antes dos sintomas motores da doença, características que sugerem sobretudo DCB.

Seja qual for o tipo de parkinsonismo, o diagnóstico diferencial entre depressão e apatia pode ser especialmente difícil e desafiador.

CASO CLÍNICO 1

Uma idosa de 75 anos, destra, de escolaridade baixa e do lar, inicia sintomas depressivos associados a sintomas de ansiedade aos 71 anos, caracterizados por angústia, ansiedade e, às vezes, ataques de pânico, inquietação psicomotora, hipotimia e choro fácil, isolamento social, inapetência, insônia e ideação suicida. Meses depois, manifesta sintomas motores e de linguagem associados ao comprometimento do hemisfério cerebral dominante (esquerdo): hemiparkinsonismo em hemicorpo direito, bem como afasia progressiva tipo não fluente. Os sintomas de ansiedade e pânico responderam inicialmente com sertralina, 50 mg/dia, porém os sintomas depressivos recorreram e se tornaram resistentes a várias abordagens medicamentosas, apresentando, depois, alguma resposta com a associação de antipsicótico (quetiapina, 200 mg/dia) com lamotrigina (200 mg/dia). Aos 74 anos, surgiram sintomas de paralisia pseudobulbar (labilidade emocional e choro abrupto associados a disfagia e disartria), gerados pelo comprometimento corticofrontal do processo degenerativo, os quais se confundem com depressão. Seu exame de neuroimagem funcional (SPECT) indicou assimetria exuberante com maior comprometimento do hemisfério esquerdo (Fig. 21.2).

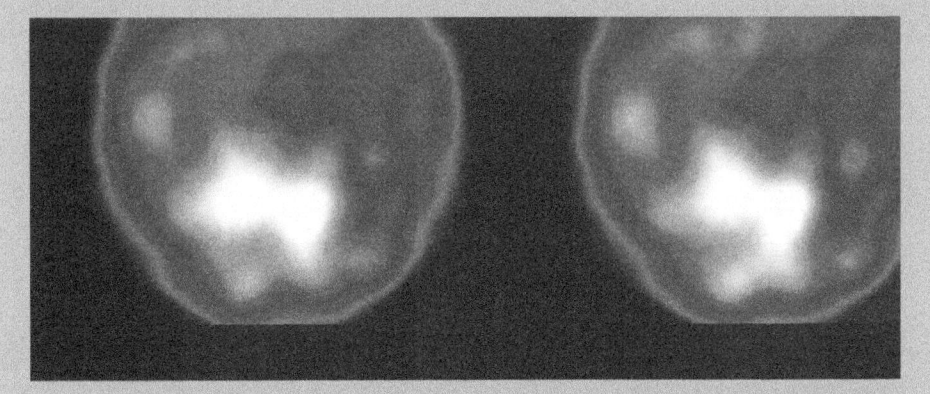

FIGURA 21.2 SPECT (CORTE AXIAL) EVIDENCIANDO ASSIMETRIA NOTÁVEL E MAIOR COMPROMETIMENTO (HIPOPERFUSÃO GRAVE) DO HEMISFÉRIO ESQUERDO.

COREIA DE HUNTINGTON

Novamente, nessa doença, encontramos uma associação entre depressão e alterações dos núcleos da base. A coreia de Huntington (CH) é uma das doenças que mais ocasionam ideação suicida em toda a medicina, mesmo antes do diagnóstico e da manifestação dos sintomas motores. Não raramente, a depressão na CH apresenta-se com sintomas psicóticos (sobretudo paranoides). A incidência de depressão na CH é o dobro daquela encontrada na doença Alzheimer (DA).

TUMORES DO SISTEMA NERVOSO CENTRAL

Meningiomas frontais são os tumores mais frequentemente associados à depressão, porém qualquer tipo de neoplasia encefálica (benigna ou maligna) pode ocasionar sintomas depressivos ou mesmo uma depressão maior. A localização neuroanatômica é sempre importante (ver as topografias mais associadas à depressão na Fig 21.1). Tumores temporais, principalmente no hemisfério dominante, podem também desencadear sintomas depressivos com irritabilidade e labilidade emcocional.

A seguir, apresentamos um caso clínico ilustrando esse tópico.

TRAUMATISMO CRANIENCEFÁLICO

A depressão é o transtorno psiquiátrico mais prevalente após TCE: estima-se a prevalência entre 30 e 77% dos idosos que sofreram TCE leve a moderado. Lesões mais graves não implicam uma maior probabilidade de ocorrência de depressão. Porém, a depressão pós-TCE se associa a pior prognóstico funcional e integração social insuficiente. Sintomas como fatigabilida-

> ### CASO CLÍNICO 2
>
> Um idoso de 65 anos, destro, de escolaridade superior e empresário, começou a apresentar sintomas depressivos dominados por fatigabilidade excessiva e constante há 12 meses. Queixava-se também de dores musculares (interpretadas como "fibromialgia"), extrema falta de energia e apatia (mantinha-se na cama a maior parte do dia), sonolência excessiva, falta de libido e redução do apetite (com consequente perda expressiva de peso), ausência de interesse e prazer na vida social, dificuldade de início de qualquer tipo de atividade e falta de compromisso com suas obrigações do dia a dia. Além disso, também apresentava déficit cognitivo, representado por prejuízo na memória de trabalho (esquecia o que tinha proposto fazer, no momento da execução da tarefa) e na memória episódica (tornou-se repetitivo, com dificuldade em manter informações recentes). Os sintomas físicos (principalmente fatigabilidade) mostram-se mais importantes do que o transtorno do humor (hipotimia).
>
> Procurou psicoterapia no início do quadro, e seus sintomas foram interpretados pelo psicólogo como próprios do início da velhice. Como piorou muito rapidamente, resolveu procurar assistência psiquiátrica um ano após o início dos sintomas. Ao exame psicopatológico, encontrava-se apático, com perda de energia, redução da produção verbal e hipotímico. Seu escore no Miniexame do Estado Mental foi de 24 pontos (perdeu três pontos na memória de evocação e três em atenção e cálculo). Exames laboratoriais de rotina (TSH, T4 livre, vitamina B12, ácido fólico, hemograma, glicemia, testosterona, perfil lipídico) foram normais. A ressonância magnética de crânio evidenciou tumor cerebral no hemisfério direito (Fig. 21.3). O paciente faleceu um ano depois, pois seu tumor (glioblastoma multiforme) já se encontrava inoperável.

▶

CASO CLÍNICO 2 (continuação)

Comentários

Esse caso ilustra muito bem porque todos (sem exceção) os casos de depressão devem passar primeiramente por avaliação médica psiquiátrica antes de sua submissão à psicoterapia. A avaliação psiquiátrica é fundamental para definir o tipo de depressão (se primária ou secundária), bem como se a condição apresentará benefício ou não com psicoterapia. As depressões secundárias não se beneficiam desse tipo de intervenção. Esse paciente foi a óbito porque seu diagnóstico de tumor cerebral foi retardado em um ano, uma vez que o psicólogo que acompanhava o caso não o encaminhou para avaliação psiquiátrica, perdendo-se a oportunidade de neurocirurgia. Outro erro na condução do caso foi interpretar os sintomas depressivos como típicos da velhice, um equívoco frequente ao se abordar a depressão em idosos.

As depressões que ocorrem devido a lesões no hemisfério direito têm componente muito mais físico do que emocional (nesse paciente, a fatigabilidade era o sintoma predominante, em detrimento do afeto depressivo, quase inexpressivo).

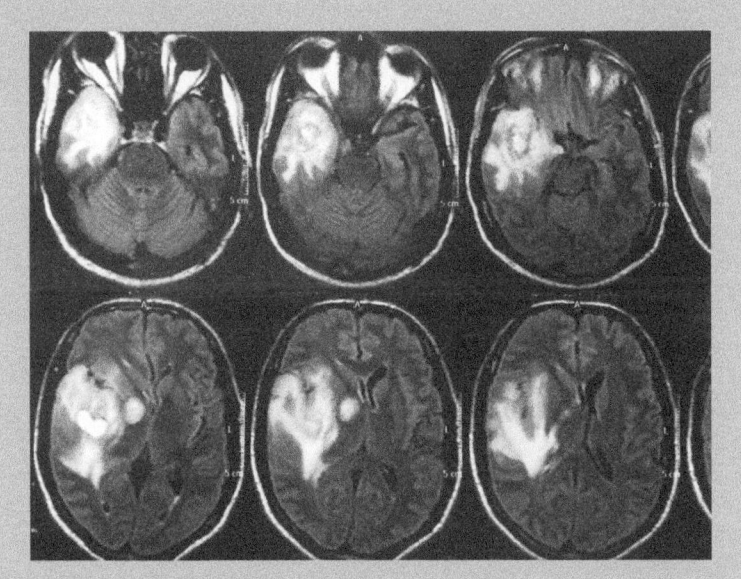

FIGURA 21.3 TUMOR CEREBRAL NO HEMISFÉRIO DIREITO ASSOCIADO A DEPRESSÃO SECUNDÁRIA, ATINGINDO PRINCIPALMENTE TODO O LOBO TEMPORAL, O LOBO DA ÍNSULA E OS NÚCLEOS DA BASE À DIREITA.

de, desatenção e irritabilidade parecem mais comuns.[11]

SÍNDROME PSEUDOBULBAR

A síndrome pseudobulbar caracteriza-se por disartria, disfagia e disfonia, deficiência dos movimentos voluntários da língua e dos músculos faciais, bem como labilidade emocional. É causada pelo comprometimento bilateral das aferências bulbares supranucleares determinado por diferentes fatores etiológicos, entre os quais doenças degenerativas encefálicas, lesões cerebrovasculares, TCE, doenças do neurônio motor superior e esclerose múltipla.[5]

A parte que nos interessa dessa síndrome, o afeto pseudobulbar, é composto por episódios incontroláveis de choro ou riso incongruente com o humor do paciente. A síndrome foi descrita com diversos nomes: choro patológico, labilidade emocional, emocionalismo e incontinência emocional.[5] O afeto pseudobulbar raramente ocorre sem as outras manifestações da síndrome pseudobulbar.

▶ DEPRESSÃO SECUNDÁRIA A DISTÚRBIOS METABÓLICOS EM IDOSOS

Os distúrbios metabólicos são muito frequentes nos idosos e constituem uma causa importante de depressão secundária nesse grupo etário.

Até um quarto de todos os pacientes com diabetes melito sofre de sintomas depressivos, como também de transtornos depressivos maiores.[12] A síndrome metabólica (síndrome X) também associa-se estreitamente com depressão. O hipotireoidismo, muito comum na velhice, pode se manifestar com sintomas parecidos com os da depressão (lassidão, retardo psicomotor, apatia, prejuízo cognitivo) ou mesmo depressão maior em 40 a 50% dos casos. Da mesma forma, são encontrados sintomas depressivos ou depressão secundária decorrentes do hiperparatireoidismo (geralmente a intensidade da depressão acompanha a gravidade da hipercalcemia).

Níveis de homocisteína elevados, bem como alteração no folato e nas vitaminas B6 e B12, têm sido implicados na depressão.[13] A doença de Cushing, caracterizada por hipercortisolismo, está associada com depressão em quase 50% dos casos e, em 10% deles, existe inclusive ideação suicida ou sintomas psicóticos.[14]

▶ DEPRESSÃO SECUNDÁRIA A CARDIOPATIA

Uma associação independente é encontrada entre depressão maior e doença arterial coronariana. Na verdade, a prevalência em um mês de depressão em pacientes com doença arterial coronariana é de aproximadamente 15%, três vezes superior ao observado na comunidade.[15]

O pós-cirúrgico dos procedimentos de revascularização do miocárdio são com frequência acompanhados por sintomas depressivos ou mesmo depressão maior. Raramente os cardiologistas diagnosticam a depressão nesses casos, pois julgam que os sintomas são reativos. A omissão do tratamento antidepressivo em tais pacientes pode resultar em maiores taxas de morbimortalidade e retardar a recuperação cardiológica.

▶ DEPRESSÃO SECUNDÁRIA A DEMÊNCIA

Os sintomas depressivos são muito comuns na doença de Alzheimer (DA) e em várias outras formas de demência: degenerações frontotemporais, demência com corpos de Lewy, degeneração corticobasal, demências vasculares, etc. Aproximadamente 50% dos pacientes com demência apresentam alguma característica depressiva. Em torno de 25% exibem sintomas de depressão menor, e 15%, de depressão maior.[16]

A depressão menor é discretamente mais prevalente do que a depressão maior nos indivíduos com DA. Um aspecto relevante citado por outros trabalhos diz respeito ao fato de os sintomas depressivos serem mais prevalentes nas fases mais precoces da doença, mais especificamente nos três primeiros anos. Apesar de haver uma tendência ao declínio dos sintomas depressivos nas fases mais avançadas da DA, as consequências deletérias, sobretudo na capacidade funcional, são atemporais: piora do desempenho cognitivo, aumento de internações, estresse dos cuidadores e incremento da mortalidade.[4]

A depressão na DA parece exibir algumas características fenomenológicas peculiares: predomínio de anedonia, hipobulia e ruminações obsessivas, mas também irritabilidade e inquietação (embora a associação da última com depressão entre os indivíduos com DA tenha sido questionada), sintomas que incomodam mais os familiares do que os pacientes depressivos.[16]

▶ TRATAMENTO

As depressões secundárias com frequência são mais resistentes ao tratamento do que as primárias. Obviamente, a resposta à terapia dependerá da causa subjacente. O tratamento ideal e mais eficaz deve envolver a correção, quando possível, da etiologia orgânica causadora ou subjacente, meta nem sempre exequível. Todavia, mesmo que a causa subjacente não seja removida, ainda é possível obter, em muitos casos, boas respostas antidepressoras com os tratamentos disponíveis na atualidade. Diante disso, o psicogeriatra não deve negligenciar a possibilidade de tratamento dos sintomas depressivos (e, portanto, da melhora da qualidade de vida), mesmo diante de etiologias incuráveis ou de prognóstico fechado (p. ex., câncer avançado, demência e outras doenças degenerativas, etc.).

Além disso, constitui unanimidade que a depressão não tratada gera impacto negativo sobre a recuperação funcional das doenças subjacentes, ampliando as taxas de baixa aderência ao tratamento da doença de base, além de incapacidade, dependência funcional, absenteísmo nos estudos e no trabalho, prejuízo social, maior uso e oneração dos serviços de saúde, bem como mortalidade.

Não há diretrizes definidas para o tratamento da depressão secundária, e a eficácia das intervenções não está bem estabelecida. Em uma revisão sistemática sobre a depressão vascular, Hackett e colaboradores[17] concluíram que a utilização de antidepressivos é associada com uma pequena, mas significativa, melhora. O uso de antidepressivos pode ser indicado tanto para sintomas depressivos isolados quanto para o transtorno depressivo, mas não existem diretrizes específicas para a seleção de medicamentos. Os fármacos mais estudados são os antidepressivos tricíclicos, especialmente a nortriptilina, e os inibidores seletivos da recaptação de serotonina (ISRSs), sobretudo a fluoxetina, a sertralina e o citalopram. Há também estudos que avaliam o uso de trazodona, venlafaxina, reboxetina, mirtazapina, milnacipran e metilfenidato.[17]

Antes de iniciar qualquer farmacoterapia, é fundamental que o psicogeriatra exclua por completo antecedentes bipolares nos pacientes, uma contraindicação para o uso de agentes antidepressivos (pela possibilidade de virada no humor e ativação de sintomas afetivos).

Alguns autores recomendam o uso de nortriptilina como fármaco de primeira linha, com base na evidência de que ela tem eficácia superior à de qualquer outro antidepressivo.[17] No entanto, é importante lembrar que os tricíclicos podem promover efeitos colaterais indesejáveis e interações medicamentosas inesperadas, o que pode ser problemático em uma população de maior risco para cardiopatia arrítmica e que faz uso de diversos medicamentos. Além disso, o efeito anticolinérgico pode ser especialmente prejudicial para alguns idosos, sobretudo pelo potencial de causar amnésia, obstipação e hipotensão postural.

Os ISRSs são uma alternativa válida, desde que se observe o risco de sintomas parkinsonianos (pelo bloqueio dopaminérgico no sistema mesolímbico) e de piora da síndrome amotivacional (pelo bloqueio dopaminérgico no sistema mesofrontal) naqueles pacientes já apáticos. Os ISRSs devem, portanto, ser evitados nas depressões associadas a qualquer tipo de parkinsonismo ou síndrome apática. É preciso ter cuidado também para o fato de que, em pacientes com antecedentes bipolares, os ISRSs podem produzir ideação suicida ou desencadear sintomas mistos (ativação de irritabilidade, oscilações rápidas de humor e hiper-reatividade a estímulos banais ou neutros).

Para o choro patológico (afeto pseudobulbar), o único medicamento aprovado pela Food and Drug Administration é o Nuedexta (associação de dextrometorfano – um antagonista glutamatérgico – com quinidina – bloqueadora do metabolismo hepático). Eventualmente, a amitriptilina pode produzir algum benefício.[5]

Embora não tenha sido testada em estudos controlados e randomizados, a eletroconvulsoterapia (ECT) também é relatada como muito eficaz e segura no tratamento de depressões secundárias a diferentes etiologias orgânicas. É muito descrita e especialmente útil nas depressões associadas ao parkinsonismo, pois melhora tanto os sintomas afetivos quanto os motores extrapiramidais. É preciso notar que, em algumas depressões secundárias, é contraindicada pela doença de base (p. ex., hipertensão intracraniana), porém tais situações são raras.

Outra técnica emergente, mas ainda pouco estudada, para o tratamento das depressões secundárias é a estimulação cerebral não invasiva, que engloba duas modalidades principais: estimulação magnética transcraniana repetitiva (EMTr) e estimulação transcraniana de corrente contínua. (ETCC). Existe um estudo clínico randomizado, duplo-cego, que avaliou a eficácia da EMTr na depressão pós-AVC, estudando 20 pacientes e aplicando a EMTr de alta frequência sobre o córtex pré-frontal dorsolateral esquerdo, e observou-se melhora dos sintomas depressivos.[18]

> REFERÊNCIAS

1. Caixeta L. Tratado de neuropsiquiatria, neurologia cognitiva e do comportamento e neuropsicologia. São Paulo: Atheneu; 2014.

2. Post F. The social orbit of psychiatric patients. J Ment Sci. 1962;108:759-71.

3. Robinson RG, Chemerinski E, Jorge R. Pathophysiology of secondary depressions in the elderly. J Geriatr Psychiatry Neurol. 1999;12(3):128-36.

4. García-Alberca JM, Lara Muñoz JP, Berthier Torres M. Neuropsychiatric and behavioral symptomatology in Alzheimer disease. Actas Esp Psiquiatr. 2010;38(4):212-22.

5. Ahmed A, Simmons Z. Pseudobulbar affect: prevalence and management. Ther Clin Risk Manag. 2013;9:483-9.

6. Menezes PR, Nascimento A. Epidemiologia da depressão nas diversas fases da vida. In: Lafer B, Fraguas Jr R, Miguel EC, organizadores. Depressão no ciclo de vida. Porto Alegre: Artmed; 2001. p. 29-36.

7. Rouchell AM, Pounds R, Tierney JG. Depression. In: Rundell JR, Wise MG, editors. Textbook of consultation-liaison psychiatry. Washington: American Psychiatric; 1996. p. 310-45.

8. American Psychiatric Association. Manual diagnóstico e estatístico de transtornos mentais: DSM-5. 5. ed. Porto Alegre: Artmed; 2014.

9. Costello CG, Scott CB. Primary and secondary depression: a review. Can J Psychiatry. 1991;36(3):210-7.

10. Ayerbe L, Ayis S, Wolfe CD, Rudd AG. Natural history, predictors and outcomes of depression after stroke: systematic review and meta-analysis. Br J Psychiatry. 2013;202(1):14-21.

11. Caixeta L, Teixeira AL, organizadores. Neuropsicologia geriátrica: neuropsiquiatria cognitiva em idosos. Porto Alegre: Artmed; 2014.

12. Kruse J, Petrak F, Herpertz S, Albus C, Lange K, Kulzer B. Diabetes and depression: a life-endange-

ring interaction. Z. Z Psychosom Med Psychother. 2006;52(3):289-309.

13. Dimopoulos N, Piperi C, Salonicioti A. Correlation of folate, vitamin B12 and homocysteine plasma levels with depression in an elderly Greek population. Clin Biochem. 2007;40(9-10):604-8.

14. Starkman MN, Giordani B, Berent S, Schork MA, Schteingart DE. Elevated cortisol levels in Cushing's disease are associated with cognitive decrements. Psychosom Med. 2001;63(6):985-93.

15. Rozanski A, Blumenthal JA, Kaplan J. Impact of psychological factors on the pathogenesis of cardiovascular disease and implications for therapy. Circulation. 1999;99(16):2192-217.

16. Caixeta L. Doença de Alzheimer. Porto Alegre; Artmed; 2012.

17. Hackett ML, Anderson CS, House AO, Xia J. Interventions for treating depression after stroke. Stroke. 2009;40(7):e487-8.

18. Jorge RE, Moser DJ, Acion L, Robinson RG. Treatment of vascular depression using repetitive transcranial magnetic stimulation. Arch Gen Psychiatry. 2008;65(3):268-76.

▶ LEITURAS SUGERIDAS

Fogel BS. Major depression versus organic disorder: a questionable distinction. J Clin Psychiatry. 1990;51(2):53-6.

Lishman WA. Organic psychiatry. the psychological consequences of cerebral disorder. 2nd ed. Oxford: Blackwell; 1987.

22

TRANSTORNOS DE SINTOMAS SOMÁTICOS E TRANSTORNOS RELACIONADOS EM IDOSOS

MAURÍCIO VIOTTI DAKER
DANTE GALILEU GUEDES DUARTE
LEANDRO BOSON GAMBOGI

Os transtornos somatoformes do DSM-IV-TR[1] compreendem um grupo de doenças psiquiátricas em que sintomas relacionados ao corpo não se justificam por achados físicos ou por outras patologias mentais e se originam de forma inconsciente.

Já para os transtornos de sintomas somáticos e transtornos relacionados, que no DSM-5[2] substituem os somatoformes, a definição anterior se torna mais flexível ao serem incluídos o transtorno factício, que não ocorre de forma inconsciente, e os fatores psicológicos que afetam outras condições médicas e nos quais há achados somáticos. Ambos eram considerados em separado no DSM-IV-TR.[1]

Seja no formato mais restritivo do DSM-IV[1] ou no relativamente mais espectral do DSM-5,[2] é possível delimitar de modo satisfatório esse grupo peculiar e tradicional de transtornos mentais que se caracterizam pelas queixas somáticas. Não obstante, deve-se lembrar de que é grande sua comorbidade com transtornos depressivos e de ansiedade, com abuso de substâncias, com transtornos da personalidade e com traumas psicológicos,[3] sendo as manifestações somáticas muito comuns nos transtornos mentais em geral (Quadro 22.1).

No Quadro 22.1, notam-se condições que requerem diferenciação cuidadosa com relação aos transtornos somatoformes. Nos transtornos depressivos, em regra, humor rebaixado e sintomas como insônia, perda de peso, diminuição do apetite, diminuição da concentração e retardo psicomotor costumam preceder ou acompanhar as queixas físicas. Porém, a depressão mascarada pode ser facilmente confundida com transtornos somatoformes, diferenciando-se deles por responder melhor a antidepressivos. Já no transtorno factício com predomínio de sinais e sintomas físicos, os sintomas são produzidos de forma consciente ou intencional, diferentemente dos transtornos somatoformes, dos transtornos do humor ou de ansiedade.

QUADRO 22.1 MANIFESTAÇÕES SOMÁTICAS EM PSIQUIATRIA

Transtornos mentais secundários a condição médica geral ou efeito de substância, em que as manifestações somáticas podem tanto se relacionar às alterações mentais quanto advir dos acometimentos físicos.

Transtornos mentais primários diversos em que pode haver sinais e sintomas somáticos:
- Síndromes psicóticas com manifestações somáticas delirantes ou alucinatórias (táteis, cenestésicas, cinestésicas), bem como alterações psicomotoras catatônicas.
- Manifestações somáticas inerentes à ansiedade, por exemplo, o ataque de pânico, e comuns nos transtornos depressivos e em outros transtornos do humor, inclusive no que diz respeito à depressão mascarada (*depressio sine depressione*).
- Por definição, nos transtornos somatoformes (DSM-IV) ou no transtorno de sintomas somáticos e nos transtornos relacionados (DSM-5), neste incluso o transtorno factício (síndrome de Münchhausen).
- Certos transtornos sexuais. Queixas relacionadas a transtornos alimentares. Consequências de transtornos do sono. Transtornos da adaptação. Certos transtornos mentais da infância e adolescência.

Condição clínica afetada por fatores psicológicos (condição psicossomática)

Simulação

Na simulação, que não é classificada como transtorno mental, os sintomas são igualmente conscientes e intencionais, mas visa-se ao ganho material, o que a distingue do transtorno factício.

É observada uma confusão frequente no linguajar médico quanto ao termo "somatização", ora aplicado a doenças psicossomáticas, ora a manifestações somáticas que acompanham os diversos transtornos mentais e ora a um transtorno somatoforme, em especial o transtorno de somatização.[1] Na doença psicossomática, que no DSM assemelha-se à categoria "aspectos psicológicos que afetam outras condições médicas", fatores psíquicos estão associados a achados físicos reais: é psíquico e é somático.[4] Já no transtorno de somatização,[1] como em todos os transtornos somatoformes e em manifestações somáticas em outros transtornos mentais primários, não há achados orgânicos que justifiquem as queixas somáticas. A supressão da categoria "transtorno de somatização" no DSM-5[2] pode contribuir para reduzir essa confusão terminológica, ao menos por deixar de existir um transtorno específico com tal denominação.

Em idosos, observam-se naturalmente mais dificuldades quanto à diferenciação entre os transtornos somatoformes[1] ou o transtorno de sintomas somáticos e relacionados[2] e as condições médicas gerais. Contribuem para isso os diversos acometimentos orgânicos, queixas e intervenções terapêuticas que decorrem do declínio físico em idades mais avançadas.

Os idosos com transtornos somatoformes procuram o sistema de saúde com frequência, onde costumam ser medicados de modo excessivo e sobrecarregam os generalistas. Geralmente, chegam ao psiquiatra após tentativas frustradas do clínico de resolver os problemas físicos. Vale ressaltar que os transtornos somatoformes não foram bem estudados em idosos, já que esses quadros tendem a se manifestar no início da vida adulta. Além disso, os estudos de *coortes* nessa faixa etária preocupam-se geralmente em reportar sintomas somáticos em detrimento dos diagnósticos específicos de transtornos.

► SUBCATEGORIAS DO DSM-IV-TR[1] VERSUS AS DO DSM-5[2]

O DSM-IV-TR[1] lista sete transtornos somatoformes: transtorno de somatização, transtorno somatoforme indiferenciado, hipocondria, transtorno conversivo, transtorno doloroso, transtorno dismórfico corporal e transtorno somatoforme sem outra especificação.

O DSM-5[2] apresentou uma grande reformulação desse grupo de transtornos, que passa a ser denominado, no conjunto, de transtorno de sintomas somáticos e transtornos relacionados. Essa categoria é subdividida em transtorno de sintomas somáticos, transtorno de ansiedade de doenças, transtorno conversivo (transtorno de sintomas neurológicos funcionais), consequências funcionais de fatores psicológicos afetando outras condições médicas, transtorno factício, outro transtorno de sintomas somáticos e relacionados especificado e o não especificado.

Portanto, conforme referido anteriormente, são incluídos no novo capítulo as consequências funcionais de fatores psicológicos afetando outras condições médicas e os transtornos factícios. No transtorno de sintomas somáticos, foram reunidos os transtornos de somatização, somatoforme indiferenciado e de dor somatoforme do DSM-IV-TR.[1] Parte do que se designava por hipocondria, condição em que o paciente se queixa predominantemente de sintomas somáticos, seria também mais bem alocada no transtorno de sintomas somáticos. Já o quadro mais característico da hipocondria, em que predomina a suspeição de um diagnóstico grave, passou a se denominar de transtorno de ansiedade de doença (Fig. 22.1).

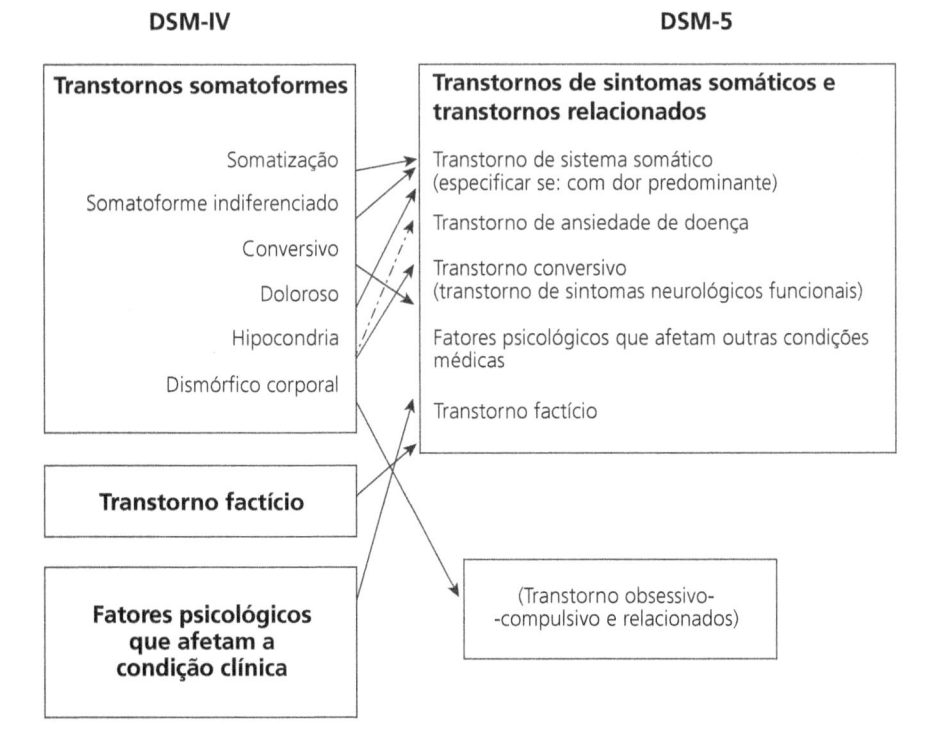

FIGURA 22.1 SUBCATEGORIAS DE TRANSTORNOS SOMATOFORMES (DSM-IV-TR) E DE TRANSTORNOS DE SINTOMAS SOMÁTICOS E TRANSTORNOS RELACIONADOS (DSM-5).
Fonte: American Psychiatric Association.[1,2]

Note-se que o transtorno dismórfico corporal passou a ser relacionado no DSM-5[2] no capítulo do espectro obsessivo-compulsivo.

O DSM-5[2] exclui dos critérios a expressão "sintomas sem explicação médica", devido ao dualismo mente-corpo implícito e à pouca confiabilidade no acesso a esses sintomas.

▶ EPIDEMIOLOGIA

Em função da recente oficialização do DSM-5,[2] os dados epidemiológicos disponíveis na literatura, bem como os etiológicos abordados adiante, seguem a nomenclatura do DSM-IV-TR.[1]

As taxas de prevalência mudam de acordo com o diagnóstico específico, mas, em geral, os transtornos somatoformes e suas variações são encontrados em 16% dos pacientes na atenção primária,[3] chegando a 23% quando considerados os pacientes com o que se costuma designar sintomas sem explicação médica, ou *medically unexplained symptoms* (MUS).[5] As síndromes somatoformes crônicas são definições médicas, de quadros mais estáveis e graves de sintomas sem explicação médica.[6]

Um estudo epidemiológico dos transtornos mentais realizado em São Paulo, utilizando como instrumento diagnóstico o *Composite International Diagnostic Interview* (CIDI), constatou prevalência relativamente alta do transtorno somatoforme (ao longo da vida de 6%, em um mês de 3,2%), particularmente o transtorno da dor somatoforme crônica.[7] Já em outro estudo direcionado à população geriátrica do município de Bambuí, Minas Gerais, os transtornos somatoformes foram incomuns, embora, em idosos, o risco de erro de atribuição pelo pesquisando seja sempre maior.[8]

Os achados dos estudos tendem a estabelecer maior prevalência de sintomas de somatização em latino-americanos.[6] Em pesquisa mexicana que utilizou o *Primary Care Evaluation of Mental Disorders* (PRIME-MD) como instrumento de detecção, em uma pequena amostra, as prevalências de transtorno somatoforme chegaram a 21%.[6] Dados semelhantes foram confirmados em estudo comunitário em Porto Rico.[6]

O transtorno de somatização ocorre quase exclusivamente em mulheres, e sua prevalência varia entre 1 e 3%.[9,10] Taxas maiores podem ser encontradas em parentes femininos de primeiro grau ou de indivíduos afetados[11] e em certas condições médicas. Prováveis transtornos de somatização foram diagnosticados em 42% de uma amostra de pacientes com síndrome do intestino irritável. O transtorno de somatização tende a ter curso crônico, mantendo um padrão sintomatológico ao longo do envelhecimento.[12] Indivíduos idosos com somatização são mais solitários, isolados e insatisfeitos com o suporte que recebem.[10]

A prevalência do transtorno somatoforme indiferenciado ainda não está bem estabelecida. No entanto, um estudo italiano apontou taxa de 13,8%, valor bem superior àqueles encontrados para qualquer outro transtorno somatoforme.[9] Outro estudo demonstrou que pacientes com dor crônica apresentam aumento considerável nas taxas de transtorno somatoforme indiferenciado.[13]

A hipocondria é encontrada em cerca de 3% dos pacientes hospitalizados e em torno de 5% dos pacientes ambulatoriais.[9] É mais comum em estresse de condição médica no próprio indivíduo ou em parentes, ou também na presença de história de doenças graves, especialmente na infância. Ainda não se sabe ao certo, sendo motivo de discussão, se baixo nível educacional e socioeconômico e idade avançada aumentam essas taxas.[14,15] As comorbidades psiquiátricas são bastante comuns, em especial depressão maior, transtorno de pânico, transtorno de ansiedade generalizada e transtorno obsessivo-compulsivo.

Os transtornos conversivos são mais comuns em mulheres jovens, com taxas de prevalência que variam muito, mas geralmente menores que 1% nas amostras da população geral.[9,11] Têm sido relatados em cerca de 1 a 3% dos encaminhamentos ambulatoriais para a saúde mental. Esses transtornos, em idosos, estão mais provavelmente associados a doença neurológica.

A dificuldade em determinar o valor dos fatores psicológicos na dor coloca em dúvida a validade diagnótica do transtorno doloroso somatoforme, e o reflexo disso está na taxa impressionante de comorbidade psiquiátrica associada tanto à dor crônica quanto ao transtorno. Um estudo envolvendo indivíduos com dor crônica apontou que 66% deles preenchiam os critérios para transtorno doloroso somatoforme. Dos pacientes que preencheram os critérios, 22% tinham depressão; 7%, hipocondria; 10%, transtorno de somatização; e mais de 90%, transtorno somatoforme indiferenciado.[13] Aproximadamente 50% dos idosos têm dor crônica.

A prevalência ponto estimada do transtorno dismórfico corporal em adultos norte-americanos, considerando dados do DSM-5,[2] é de 2,5% em mulheres e 2,2% em homens, aumentando consideravelmente em pacientes dermatológicos e de medicina estética. As queixas são muito incomuns nos idosos, e não há dados da prevalência de tal transtorno nessa faixa etária.

► ETIOLOGIA

As causas dos transtornos somatoformes são multifatoriais e geralmente enraizadas em experiências no desenvolvimento precoce e na formação dos traços de personalidade. Por exemplo, a somatização em geral e todos os tipos de transtornos somatoformes foram associados com doenças graves cedo na vida,[16] trauma infantil, amnésia dissociativa,[17] estresse psicológico marcante, alexitimia e neuroticismo como traços de personalidade.[18]

Conforme mencionado, os transtornos somatoformes apresentam grande associação com depressão comórbida, transtorno de ansiedade e de pânico, transtorno por uso de substância e transtornos da personalidade,[19] encontrando-se em aberto os possíveis fatores etiológicos comuns nessas psicopatologias.

A somatização pode ser mais comum em mulheres e em idosos, mas a prevalência dos transtornos somatoformes não está associada ao aumento da idade, com exceção, talvez, da hipocondria. Quando presente em idade avançada, em especial com aparecimento tardio, os transtornos somatoformes provavelmente estão associados a deterioração neuropsicológica e doença neurológica subjacente.

Imagens de ressonância magnética funcional mostraram padrões distintos de ativação aumentada na parte inferior esquerda do lobo frontal e em estruturas límbicas esquerdas associados a sintomas somatoformes.[20] Estudos específicos de neuroimagem de pacientes com sintomas conversivos apontaram atividade diminuída no córtex motor ou somatossensório, assim como ativação aumentada nas regiões orbitofrontal e anterior do córtex cingulado. Esses e outros fatores estão resumidos no Quadro 22.2.

A abordagem psicodinâmica sugere que os transtornos somatoformes resultam de conflitos inconscientes, em que impulsos ou pulsões intoleráveis ao ego se expressam por meio de sintomas ou queixas somáticas mais toleráveis. O exemplo clássico desse fenômeno é o transtorno conversivo, em que os impulsos inconscientes são convertidos em disfunção motora ou sensorial. Freud descreveu esse mecanismo a partir de estudos sobre uma jovem que manifestava a chamada histeria.[21] Especialmente, a teoria psicodinâmica sugere que culpa e

> **QUADRO 22.2 CONDIÇÕES ASSOCIADAS A TRANSTORNO SOMATOFORME**
>
> Alexitimia
> Abuso infantil físico e sexual
> Doenças crônicas
> Dor crônica
> Amnésia dissociativa
> Gênero feminino
> Disfunção do lobo frontal, giro do cíngulo anterior e região límbica
> Baixa escolaridade
> Baixo nível socioeconômico
> Neuroticismo
> Transtornos psiquiátricos: de ansiedade, depressivo, da personalidade, por uso de substância.

hostilidade excessiva e intolerável estão na gênese da somatização – em particular da hipocondria. Em tais casos, os sintomas físicos servem como meio de autopunição para o impulso inconsciente inaceitável. A raiva direcionada ao cuidador é indiretamente expressa por desconfiança e insatisfação com vários médicos. Alguns pesquisadores sugeriram que, subjacentemente e complicando esse redirecionamento psicodinâmico de raiva e culpa, há um componente de alexitimia, que consiste em uma relativa inabilidade para identificar e expressar as emoções, de modo que a experiência e o relato de sensações corporais se tornariam uma forma de expressar as emoções. Apesar de a alexitimia ter sido postulada em relação à doença psicossomática e ao transtorno somatoforme, isso não foi confirmado por estudos recentes.[22]

Na terceira idade, os transtornos somatoformes representariam a tentativa disfuncional de arcar com as perdas físicas e psicossociais acumuladas ao longo do tempo, sobretudo quando associadas a incapacidade funcional, ansiedade e depressão. Incluem-se também perda ou isolamento dos familiares, amigos e cuidadores, perda da beleza e do vigor, contratempos financeiros, perda da independência e perda do papel social. A angústia psicológica ou a ansiedade desperta por tamanhas perdas podem ser menos ameaçadoras e mais controláveis quando redirecionadas para queixas e sintomas somáticos (ganho primário). Ao mesmo tempo, o papel de doente é reforçado pelo aumento do contato social e dos cuidados (ganho secundário). A presença de comorbidades médicas e o uso de vários medicamentos podem contribuir para os sintomas somáticos que têm como cerne os conflitos psicológicos. O corpo passaria a servir como último local de controle, meio para lidar com perdas e estresse, ainda que isso seja mal-adaptativo e acarrete incapacidades desnecessárias do ponto de vista orgânico.

▶ MANIFESTAÇÕES CLÍNICAS E DIAGNÓSTICO

Manifestações somáticas sem fundamento em exames clínicos gerais e laboratoriais são comumente vistas em pacientes ambulatoriais e na prática em saúde em geral. Quando esses sintomas sem explicação em doenças clínicas gerais mudam de expressões transitórias para preocupações somáticas mais sérias e impactantes, um transtorno somatoforme torna-se o diagnóstico mais provável. Os sintomas somatoformes são vivenciados pelo indivíduo como sensações físicas reais, dor ou desconforto, normalmente indistinguíveis de sintomas com base orgânica. Do mesmo modo, acarretam grande estresse emocional e impacto funcional significativo. Os aspectos psicológicos associados não estão sempre aparentes, embora sejam presumíveis, e a crítica ou o *insight* do paciente diante deles pode variar.

O Quadro 22.3 reporta os critérios diagnósticos para o transtorno de sintomas somáticos do DSM-5.[2] As seguintes cate-

> **QUADRO 22.3 CRITÉRIOS DIAGNÓSTICOS PARA TRANSTORNO DE SINTOMAS SOMÁTICOS**
>
> A. Um ou mais sintomas somáticos que causam aflição ou resultam em perturbação significativa da vida diária.
> B. Pensamentos, sentimentos ou comportamentos excessivos relacionados aos sintomas somáticos ou associados a preocupações com a saúde, manifestados por pelo menos um dos seguintes:
>   1. Pensamentos desproporcionais e persistentes acerca da gravidade dos próprios sintomas.
>   2. Nível de ansiedade persistentemente elevado acerca da saúde e dos sintomas.
>   3. Tempo e energia excessivamente dedicados a esses sintomas ou a preocupações a respeito da saúde.
> C. Embora algum dos sintomas somáticos possa não estar continuamente presente, a condição de estar sintomático é persistente (em geral mais de seis meses).
>
> *Especificar se:*
> **Com dor predominante** (anteriormente transtorno doloroso): Esse especificador é para indivíduos cujos sintomas somáticos envolvem predominantemente dor.
>
> *Especificar se:*
> **Persistente:** Um curso persistente é caracterizado por sintomas graves, prejuízo acentuado e longa duração (mais de seis meses).
>
> *Especificar* atual gravidade:
> **Leve:** Apenas um dos sintomas especificados no Critério B é satisfeito.
> **Moderado:** Dois ou mais dos sintomas especificados no Critério B são satisfeitos.
> **Grave:** Dois ou mais dos sintomas especificados no Critério B são satisfeitos, além da presença de múltiplas queixas somáticas (ou um sintoma somático muito grave).
>
> **Fonte:** American Psychiatric Association.[2]

gorias do DSM-IV-TR[1] foram englobadas pelo transtorno de sintomas somáticos: transtornos de somatização, somatoforme indiferenciado e doloroso. A seguir, são apresentados a conversão, a hipocondria e o transtorno dismórfico corporal, além do somatoforme sem outra especificação.

TRANSTORNO DE SOMATIZAÇÃO

É um transtorno somatoforme caracterizado por diversas queixas físicas que surgem antes dos 30 anos e já estão presentes há anos quando do diagnóstico, envolvendo, ao longo do tempo, pelo menos quatro sintomas dolorosos, dois sintomas gastrintestinais, um sexual e um pseudoneurológico ou conversivo.

Anteriormente, recebeu a designação de síndrome de Briquet. Em 1859, Briquet, um médico francês, descreveu o caso de uma mulher jovem com doença de curso crônico, com início antes dos 20 anos, caracterizada por várias queixas somáticas em diferentes órgãos. O termo "somatização" veio a ser utilizado apenas em 1943, por Stekel.

Cloninger[11] sugeriu que os sintomas da somatização diferem daqueles de uma condição médica verdadeira nos seguintes aspectos: envolvem vários sistemas simultaneamente, início precoce e cronicidade, sem desenvolvimento posterior de sintomas patognomônicos de uma doença médica, além de não estarem associados a achados físicos e laboratoriais relevantes.

O fato de o início do transtorno ser precoce, antes dos 30 anos, segundo critério do DSM-IV-TR,[1] complica o estabelecimento do diagnóstico em idosos, uma vez que a história de décadas passadas é mais dificilmente evocada e em raras vezes pode ser confirmada. Nesse ponto, vale observar que o critério da idade de início para o transtorno de somatização inexiste na CID-10.[23] A presença de diversos sintomas físicos também complica o diagnóstico diferencial nos idosos.

TRANSTORNO SOMATOFORME INDIFERENCIADO

O transtorno somatoforme indiferenciado é basicamente aquele em que não são preenchidos todos os critérios para o transtorno de somatização, ou seja, bastam uma ou mais queixas somáticas por pelo menos seis meses. Por conseguinte, aplica-se mais facilmente na prática do que o transtorno de somatização, inclusive em idosos.

TRANSTORNO DOLOROSO

Nesse transtorno, a dor é a apresentação clínica principal. Acredita-se que os fatores psicológicos são importantes na caracterização do início, na gravidade, na exacerbação ou na continuação do sintoma. As variantes do transtorno doloroso no DSM-IV-TR[1] incluem associações com fatores psicológicos, condição médica geral ou ambos. Mesmo quando causas específicas para a dor podem ser definidas, o diagnóstico se baseia em preocupação excessiva com a dor e, algumas vezes, envolve padrão de resistência ao tratamento.

A dor é a queixa médica mais comum em idosos, sendo mais frequentes aquelas causadas por patologias musculoesqueléticas. A dor persistente está relacionada a impactos funcionais e sociais relevantes, e também a comorbidades psiquiátricas, como depressão, insônia e abuso de substâncias.

É importante ressaltar o impacto dos quadros demenciais na percepção e na manifestação da dor. A demência pode limitar a capacidade do indivíduo de expressar dor, levando a demonstrações não verbais. É também sugerido que o processo patológico da doença de Alzheimer altere a percepção da dor, talvez por aumentar seu limiar.

TRANSTORNO CONVERSIVO

É definido por um ou mais déficits motores ou sensoriais (pseudoneurológicos) que não podem ser totalmente elucidados por investigações médicas e que parecem relacionados a fatores psicológicos. Em geral, ocorre de forma mais aguda, de acordo com o evento estressor, diferenciando-se do transtorno de somatização, que tende a ser crônico e sem uma ligação mais evidente com fatores psicogênicos. O diagnóstico deve especificar se o déficit é motor ou sensorial, envolve uma convulsão ou tem apresentação mista. Como em todo sintoma somatoforme, a presença de uma comorbidade médica verdadeira pode dificultar as conclusões. É fundamental, para o diagnóstico diferencial, a identificação do conflito psicológico responsável pela origem do sintoma. O transtorno já foi relatado em idosos, mas é muito mais comum em mulheres jovens.

Fatores de risco incluem abuso físico e sexual, transtornos da personalidade e doenças neurológicas. Os quadros agudos de rápido diagnóstico e com poucas comorbidades tendem a evoluir melhor quando comparados a casos mais prolongados e em indivíduos mais velhos, nos quais há maior impacto na presença de pseudoconvulsões e pseudoparalisias.

HIPOCONDRIA

É um transtorno caracterizado pela preocupação excessiva e infundada de padecer de doença grave. Esse medo nasce de interpretações errôneas de sintomas corporais e de queixas físicas que tendem a ser baseadas em sintomas comuns e transitórios, sendo a doença em si o centro da atenção e preocupação (diferentemente do foco nos sintomas no transtorno de somatização).

Determinar a diferença entre uma preocupação somática normal e a hiponcondria não é tarefa sempre fácil, pois deve-se observar a resistência do paciente em acreditar e se confortar com as orientações médicas. Há ruminação excessiva com a doença e comportamento que leva ao aumento da própria ansiedade, podendo o paciente recorrer a consultas médicas repetidas e ao uso exacerbado de medicamentos.

TRANSTORNO DISMÓRFICO CORPORAL

Nessa condição, a preocupação é estética. Há desconforto excessivo com defeito imaginário na aparência ou incompatível com a gravidade da queixa. Comumente, o foco é parte da face, dos seios e dos genitais. Em geral, muito tempo é gasto com comportamentos repetitivos relacionados ao problema, como ficar olhando no espelho ou tocando a parte do corpo. Os sintomas tendem a ser crônicos e levam o paciente a diversas tentativas de minimizar e lidar com o problema, incluindo cirurgias plásticas desnecessárias. Não é um transtorno comum em idosos.

TRANSTORNO SOMATOFORME SEM OUTRA ESPECIFICAÇÃO

Esse diagnóstico é estabelecido quando o paciente apresenta sintomas somatoformes que não preenchem os critérios para outros transtornos somatoformes, mas com mesmo grau de acometimento funcional. Algumas apresentações são sintomas hipocondríacos com menos de seis meses de duração, bem como sintomas físicos inexplicáveis, também com menos de seis meses de duração. Na pseudociese, certamente incomum em idosos, há falsa crença de estar grávida, inclusive com algumas características de gestação: aumento abdominal, redução do fluxo menstrual, sensação subjetiva de movimento fetal, náusea, aumento das mamas e secreções, bem como dores de trabalho de parto na data esperada.

▶ TRATAMENTO

Por definição, os transtornos somatoformes se apresentam para os médicos com queixas somáticas legítimas e com etiologia indeterminada. Somente após muitas propedêuticas, várias queixas e reclamações dos pacientes, assim como reações inapropriadas ao tratamento, é que o médico passa a suspeitar de transtorno somatoforme. É importante que o médico se lembre de que os sintomas relatados e as queixas são reais e muito prejudiciais aos próprios pacientes. Mesmo após as inúmeras propedêuticas terem mostrado a etiologia de origem psicológica, não é indicado abordar o paciente sugerindo que tudo que está sentindo "vem da mente". A resposta do indivíduo em geral é uma nova procura por opiniões de especialistas e novos exames, perpetuando o círculo vicioso das manifestações somáticas.

O papel do médico é proporcionar relação confiante e próxima, a fim de dar segurança e proteger o paciente das inúmeras intervenções a que seria submetido. O profissional deve deter-se em responder às queixas dos pacientes, com entrevistas regulares e periódicas, e colocar limites a novas propedêuticas de forma empática. Além disso, deve focar a redução e reabilitação dos sintomas, e não tentar forçar o paciente a ter *insight* sobre a natureza psicológica de suas queixas.[24]

Obviamente, o diagnóstico de transtorno somatoforme só é dado após exclusão de possíveis doenças clínicas subjacentes. Isso feito, o psicogeriatra deve ter papel ativo na abordagem da pessoa que manifesta o transtorno, em vez de despender energia com as diversas queixas somáticas isoladamente. O objetivo nem sempre é curar a enfermidade, mas controlar seus sintomas crônicos. É necessário formar aliança terapêutica com uma escuta empática, ciência dos desconfortos físicos e sem desprezo das queixas. Algumas vezes, solicitar para rever todos os exames é uma maneira de mostrar preocupação e valorizar o quadro em questão. A educação do paciente sobre os sintomas complexos e variados e sua responsabilização nas decisões tomadas no tratamento são valiosas para uma boa abordagem.

As psicoterapias estão indicadas. As psicodinâmicas ajudam o paciente a identificar e discutir seus conflitos psicológicos e emocionais. Na terapia cognitivo-comportamental; foca-se a identificação de padrões de pensamentos distorcidos e geradores de ansiedade, a fim de trocá-los por estratégias mais realistas e adaptativas, bem como se empregam técnicas comportamentais para dessensibilizar as reações ansiosas. Pesquisas mostram a eficácia dessa abordagem no tratamento dos transtornos somatoformes.[25]

Além disso, a farmacoterapia é componente importante no tratamento. Pode ser direcionada para um transtorno específico comórbido, como ansiedade, depressão e eventuais produções delirantes. O transtorno de somatização foi tratado com sucesso com antidepressivos[26] e anticonvulsivantes ou estabilizadores do humor. Sintomas hipocondríacos respondem a uma variedade de agentes antidepressivos, em particular inibidores seletivos da recaptação de serotonina (ISRSs), assim como ansiolíticos.[27] Uma metanálise sobre a terapia antidepressiva no transtorno doloroso mostrou diminuição da intensidade da dor em relação ao placebo.[28] Os anticonvulsivantes também são úteis para o tratamento do transtorno doloroso, especialmente quando comórbido com transtorno do humor. O transtorno dismórfico corporal respondeu bem ao tratamento antidepressivo em altas doses e também a antipsicóticos como monoterapia ou em associação. Estudo demonstrou taxa de resposta de 60% com ISRS e alta taxa de recaída quando o medicamento foi descontinuado, sendo que, em geral, os pacientes respondem melhor a altas doses.[29] Um estudo duplo-cego transversal, envolvendo 29 pacientes com transtorno dismórfico corporal, achou superioridade da clomipramina sobre a desipramina em relação aos sintomas somáticos.[30] Mesmo a variante psicótica do transtorno respondeu a tratamento antidepressivo.

A terapia medicamentosa não deve ser supervalorizada pelos psiquiatras. Em que pesem alguns achados de pesquisa mais otimistas, sabe-se que a abordagem farmacológica ainda é limitada; além disso, são relatadas altas taxas de abandono.[31] A combinação de psicofarmacologia e psicoterapia é fundamental para almejar o sucesso terapêutico. Muitas vezes, é necessário minimizar a polifarmácia e modificar a dinâmica social e ocupacional do paciente.

Para os idosos com transtornos somatoformes, o maior desafio é separar a doença clínica subjacente dos sintomas somatoformes. Algumas vezes, eles estão tão entrelaçados que a linha divisória entre o começo de um e o término do outro não pode ser evidenciada. Além disso, muitos pacientes são resistentes ao tratamento psiquiátrico, porque retiraria a legitimidade dos sofrimentos físicos. Assim, o trabalho em equipe entre médico clínico e psiquiatra é essencial, pois ambos identificam os sintomas importantes, fornecem os cuidados e as propedêuticas de forma coordenada para evitar excessos e negligências.

➤ REFERÊNCIAS

1. American Psychiatric Association. Diagnostic and statistical manual of mental disorders: DSM-IV-TR. 4th ed. rev. Washington: APA; 2000.

2. American Psychiatric Association. Manual diagnóstico e estatístico de transtornos mentais: DSM-5. 5. ed. Porto Alegre: Artmed; 2014.

3. De Waal MWM, Arnold IA, Eekhof JAH. Somatoform disorders in general practice: prevalence, functional impairment and comorbid anxiety and depressive disorders. Br J Psychiatry. 2004;184:470-6.

4. Oliveira GNM, Daker MV. Psicossomática e interconsulta psiquiátrica: conceitos e evolução. In: Barbosa IG, Fábregas BC, Oliveira GNM, Teixeira AL, editores. Psicossomática, psiquiatria e suas conexões. Rio de Janeiro: Rubio; 2014. p. 3-10.

5. Smith RC, Gardiner JC, Lykes JS, Sirbu C, Dwamena FC, Hodges A, et al. Exploration of DSM-IV criteria in primary care patients with medically unexplained symptoms. Psychosom Med. 2005;67(1):123-9.

6. Tófoli LF, Andrade LH, Fortes S. Somatization in Latin America: a review of the classification of somatoform disorders, functional syndromes and medically unexplained symptoms. Rev Bras Psiquiatr. 2011;33 Suppl 1:S59-80.

7. Andrade L, Walters EE, Gentil V, Laurenti R. Prevalence of ICD-10 mental disorders in a catchment area in the city of Sao Paulo, Brazil. Soc Psychiatry Psychiatr Epidemiol. 2002;37(7):316-25.

8. Costa E, Barreto SM, Uchôa E, Firmo JO, Lima-Costa MF, Prince M. Prevalence of International Classification of Diseases, 10th Revision common mental disorders in the elderly in a Brazilian community: the Bambui Health Ageing Study. Am J Geriatr Psychiatry. 2007;15(1):17-27.

9. Favarelli C, Salvatori S, Galassi F, Aiazzi L, Drei C, Cabras P. Epidemiology of somatoform disorders: a community survey in Florence. Soc Psychiatry Psychiatr Epidemiol. 1997;32(1):24-9.

10. Rabinowitz T, Hirders JP, Desjardins I. Somatoform disorders in late life. In: Agronin ME, Maletta G, editors. Principles and practice of geriatric psychiatry. Philadelphia: Lippincott Williams & Wilkins; 2006. p. 489-503.

11. Cloninger CR. Somatoform and dissociative disorders. In: Winokur G, Clayton PJ, editors. The medical basis of psychiatry. Philadelphia: WB Saunders; 1986. p. 123-51.

12. Pribor EF, Smith DS, Yutzy SH. Somatization disorder in elderly patients. Am J Geriatr Psychiatry. 1994;2:109-17.

13. Aigner M, Bach M. Clinical utility of DSM-IV pain disorder. Compr Psychiatry. 1999;40(5):353-7.

14. Barsky AJ, Frank C, Cleary P, Wyshak G, Klerman GL. The relation between hypochondriasis and age. Am J Psychiatry. 1991;148(7):923-8.

15. Brink T, Janakes C, Martinez N. Geriatric hypochondriasis: situational factors. J Am Geriatr Soc. 1981;29(1):37-9.

16. Stuart S, Noyes R Jr. Attachment and interpersonal communication in somatization. Psychosomatics. 1999;40(1):34-43.

17 Brown RJ, Schrag A, Trimble MR. Dissociation, childhood interpersonal trauma, and family functioning in patients with somatization disorder. Am J Psychiatry. 2005;162(5):899-905.

18. Phillips KA, McElroy SL. Personality disorders and traits in patients with body dysmorphic disorder. Compr Psychiatry. 2000;41(4):229-36.

19. Sar V, Akyüz G, Kundakçi T. Childhood trauma, dissociation, and psychiatric comorbidity in patients with conversion disorder. Am J Psychiatry. 2004;161(12):2271-6.

20. Stone J, Zeman A, Simonotto E, Meyer M, Azuma R, Flett S, et al. FMRI in patients with motor conversion symptoms and controls with simulated weakness. Psychosom Med. 2007;69(9):961-9.

21. Breuer J, Freud S. Studies on hysteria (1893–1895). In: Standard edition of the complete psychological works of Sigmund Freud, Vol 2. London: Hogarth; 1955. p. 1-319.

22. Lundh LG, Simonsson-Sarnecki M. Alexithymia, emotion, and somatic complaints. J Pers. 2001;69(3):483-510.

23. World Health Organization. Classificação de transtornos mentais e de comportamento da CID-10. Porto Alegre: Artmed; 1993.

24. Kellner R. Somatization and hypochondriasis. New York: Praeger; 1986.

25. Woolfolk RL, Allen LA, Tiu JE. New directions in the treatment of somatization. Psychiatr Clin North Am. 2007;30(4):621-44.

26. Menza M, Lauritano M, Allen L, Warman M, Ostella F, Hamer RM, et al. Treatment of somatization disorder with nefazodone: a prospective, open-label study. Ann Clin Psychiatry. 2001;13(3):153-8.

27. Oosterbaan DB, van Balkom AJ, van Boeijen CA, de Meij TGJ, van Dyck R. An open study of paroxetine in hypochondriasis. Prog Neuropsychopharmacol Biol Psychiatry. 2001;25(5):1023-33.

28. Fishbain DA, Cutler RB, Rosomoff HL, Rosomoff RS. Do antidepressants have an analgesic effect in psychogenic pain and somatoform pain disorder? A meta-analysis. Psychosom Med. 1998;60(4):503-9.

29. Phillips KA, Albertini RS, Siniscalchi JM, Khan A, Robinson M. Effectiveness of pharmacotherapy for body dysmorphic disorder: a chart-review study. J Clin Psychiatry. 2001;62(9):721-7.

30. Hollander E, Allen A, Kwon J, Aronowitz B, Schmeidler J, Wong C, et al. Clomipramine vs. desipramine crossover trial in body dysmorphic disorder: selective efficacy of a serotonin reuptake inhibitor in imagined ugliness. Arch Gen Psychiatry. 1999;56(11):1033-9.

31. Sumathipala A. What is the evidence for the efficacy of treatments for somatoform disorders? A critical review of previous intervention studies. Psychosom Med. 2007;69(9):889-900.

23

TRANSTORNOS DO SONO EM IDOSOS

LEONARDO CAIXETA

➤ SONO NA TERCEIRA IDADE

Há uma cultura instalada de que o idoso tem menor necessidade de sono noturno. De fato, a duração do tempo de sono varia conforme a idade, diminuindo progressivamente de 19 a 20 horas no recém-nascido, 10 horas até os 10 anos de idade, 8 horas no adolescente, 7,5 horas no adulto e 6 horas a partir dos 60 anos. O inverso ocorre com os despertares noturnos: de um despertar na faixa de 5 a 10 anos, passa para dois entre 20 e 30 anos, quatro entre 40 e 50 anos, chegando a oito entre os 70 e 80 anos.[1,2]

O processo de envelhecimento ocasiona modificações na quantidade e qualidade do sono, as quais afetam mais da metade dos adultos acima dos 65 anos que vivem em casa e 70% dos institucionalizados, com impacto negativo na qualidade de vida.

Sabe-se que o número de despertares noturnos é maior em idosos, assim como o hábito de acordar mais cedo, quando comparados a adultos jovens. Por conseguinte, os idosos apresentam maior sonolência diurna. O ciclo sono-vigília na terceira idade, portanto, geralmente é fragmentado, com interrupções tanto do sono noturno quanto da vigília diurna.

Os estágios profundos do sono de movimento não rápido dos olhos (NREM) estão frequentemente reduzidos ou ausentes nas pessoas idosas, mas, em compensação, o sono de movimento rápido dos olhos (REM) tende a se manter preservado.

Nessa população, também há uma tendência de deslocamento do ciclo de sono: em geral, dormem mais cedo à noite e despertam mais precocemente pela manhã, o que, às vezes, pode acarretar problemas. Em alguns idosos, a redução no tempo de sono ocasiona sonolência diurna e cansaço excessivo, os quais podem se tornar objeto de tratamento, medicamentoso ou não.

A arquitetura intrínseca do sono descrita anteriormente sofre ainda as seguintes modificações com o envelhecimento:[3-9]

- Diminuição da duração dos estágios 3 e 4 (componentes restaurativos do sono), podendo causar privação de sono crônica.
- Diminuição do limiar de despertar devido a ruído (mais pronunciado na mulher);
- Aumento do período de latência para o início do sono (>30 minutos em cerca de 32% das mulheres e 15% dos homens).
- Redução tanto da duração total do sono REM quanto do intervalo de tempo entre o início do sono e o sono REM (período de latência REM), associado a síndromes encefálicas e alterações do fluxo sanguíneo cerebral.
- Maior número de transições de um estágio para outro e para a vigília.
- Aumento dos problemas respiratórios durante o sono.
- Aumento da atividade mioclônica noturna.

Em resumo, com o envelhecimento, a proporção do tempo total de sono gasto nos estágios profundos 3 e 4 NREM diminui. O idoso tende a ter mais dificuldade de adormecer e sustentar o sono do que os mais jovens, bem como costuma adormecer e acordar mais cedo.

Com o envelhecimento, recuperar-se de perturbações do ciclo sono-vigília tende a se tornar mais difícil. Características relativas ao gênero influem nas particularidades e alterações de sono em idosos (Tab. 23.1). Além disso, muitas medicações comumente prescritas para os idosos (Quadro 23.1) e muitas doenças podem perturbar o sono.

➤ TRANSTORNOS DO SONO NA VELHICE

A insatisfação com a qualidade do sono aumenta com a idade. Transtornos do sono são muito prevalentes na população geriátrica. Embora em torno de 40% dos idosos reclamem do sono, os transtornos do sono primários são muito menos prevalentes em idosos saudáveis e estão frequentemente associados a comorbidades psiquiátricas.[10] Vários fatores, associados, podem desencadear transtornos do sono em idosos. Várias situações clínicas ou existenciais podem favorecer ou precipitar tais perturbações e incluem (ver também Tab. 23.2 e Quadro 23.1):

- Doenças psiquiátricas
- Doenças neuropsiquiátricas

TABELA 23.1 **MODIFICAÇÕES DO SONO EM IDOSOS SEGUNDO O GÊNERO**

Padrão de sono	Idosos	Idosas
Duração do sono	Levemente maior	Levemente menor
Tempo de permanência na cama	Maior	Menor
Demora em dormir	Maior	Menor
Microdespertares	Mais longos	Mais frequentes
Eficiência e manutenção do sono	Menor	Maior
Estágios 1 e 2	Maior	Menor
Estágios 3 e 4	Menor	Maior
Sono REM	Mais curto	Mais longo

Fonte: Adaptada de Haponik e McCall.[8]

- Outras doenças físicas (cardiológica, pulmonar, gastrintestinal)
- Dor crônica
- Uso de maior número de medicamentos (diuréticos, anti-hipertensivos, corticosteroides, simpaticomiméticos, bloqueadores de H2, levodopa, alguns antidepressivos, etc.)
- Uso de substâncias estimulantes (cafeína, nicotina)
- Aposentadoria
- Morte do cônjuge
- Mudanças no padrão social
- Alterações no ritmo circadiano

Em nossa prática, como na de outros pesquisadores,[11] as doenças psiquiátricas (principalmente depressão, ansiedade e demência, mas também psicoses e dependências químicas) são as maiores responsáveis pelos transtornos do sono.

TABELA 23.2 **CONDIÇÕES CLÍNICAS QUE PERTURBAM O SONO EM IDOSOS**

Causa do transtorno do sono	Sintoma
Alcoolismo	Acordar com sintoma de privação ou ressaca; despertar precoce.
Doença de Alzheimer	Redução nos estágios 3 e 4 do sono; aumento da sonolência diurna com a progressão da doença; perambular noturno; confusão noturna (*sundowning*).
Artrite	Acordar precoce secundário a dor muscular devida à rigidez articular.
Cardiopatias	Despertares frequentes; noctúria. Dificuldade para voltar a dormir.
Doença pulmonar obstrutiva crônica	Agitação no leito; perambular noturno; despertares frequentes; aumento do estágio 1 do sono, com diminuição dos estágios 3 e 4.
Diabetes melito	Despertar precoce secundário à hipoglicemia; pesadelos; noctúria.
Refluxo gastroesofágico	Dificuldade de adormecer ou despertar precoce secundário ao desconforto torácico ou abdominal decorrentes de secreção gástrica.
Apneia obtrutiva do sono	Despertares frequentes com noctúria; cefaleia matinal; sonolência diária incomum; cochilos diários frequentes.
Doença de Parkinson	Dificuldade com o sono em geral; aumento do tempo total de vigília; diminuição do sono REM; solilóquio; apneia; cochilos diurnos espontâneos; dificuldade de virar-se na cama; transtorno da conduta no sono REM.
Úlcera péptica	Despertares frequentes na fase REM (sucos gástricos aumentam durante o sono REM, causando dor epigástrica); dificuldade para voltar a dormir.
Movimentos periódicos das pernas	Despertares frequentes; agitação noturna; musculatura dolorida; fadiga diurna.
Síndrome das pernas inquietas	Dificuldade de adormecer.
Procedimentos cirúrgicos	Despertar prematuro.
Doença renal	Perturbação do sono crônica; despertar prolongado em pacientes urêmicos; diminuição do tempo total de sono, com menos sono profundo.

Fonte: Ebersole.[5]

> **QUADRO 23.1 MEDICAMENTOS E OUTRAS SUBSTÂNCIAS QUE CAUSAM OU AGRAVAM TRANSTORNOS DO SONO**
>
> - Álcool
> - Nicotina
> - Cafeína
> - Alguns antidepressivos
> - Estimulantes (inibidores de apetite, anfetamínicos)
> - Broncodilatadores
> - Progesterona
> - Quinidina
> - Betabloqueadores
> - Reserpina
> - Clonidina
> - Diuréticos
> - Metildopa
> - Simpaticomiméticos (incluindo descongestionantes)
> - Corticoides
> - Levodopa
> - Fenitoína

Como acabou de ser mencionado, os transtornos do sono em idosos podem estar associados a determinadas doenças e situações clínicas; entretanto, perturbações específicas do sono podem também ocorrer isoladamente. Em idosos, são importantes: os transtornos primários do sono, como insônia primária, apneia do sono (obstrutiva, central ou mista), transtorno comportamental do sono REM, síndrome das pernas inquietas, movimentos periódicos dos membros (mioclonia noturna), hipersonolência.

Idosos geralmente relatam suas queixas relacionadas ao sono, porém muitos não o fazem por concebê-las não como disfunções, mas como eventos normais do processo de senescência, o que contribui para o subdiagnóstico e o aumento no consumo de medicamentos hipnóticos.[3,12,13] Diante desse cenário, o profissional da saúde deve rotineiramente investigar problemas de sono em idosos. Para tanto, pode começar com uma seleção de perguntas simples, porém dirigidas para o problema (Quadro 23.2).

O subdiagnóstico dos transtornos do sono na terceira idade associa-se a automedicação e consumo de medicamentos sem a devida observância à sensibilidade farmacodinâmica da velhice e às alterações no desempenho diário dos idosos. Marsh[14] constatou que cerca de 40% de todos os medicamentos hipnóticos são usados por pessoas acima de 60 anos (12% da população), um consumo muito maior do que em qualquer outra faixa etária. Esses agentes não são isentos de efeitos colaterais ou de interação medicamentosa e são consumidos concomitantemente com muitos medicamentos (polifarmácia), prescritos ou não, o que contribui para aumentar a iatrogenia tão comum nessa faixa etária, bem como a alteração da fisiologia do sono, cada vez mais corrompida.

IMPORTÂNCIA DA POLISSONOGRAFIA NA PRÁTICA PSIQUIÁTRICA

A indicação de um exame polissonográfico nos transtornos psiquiátricos deve ser acompanhada de avaliação judiciosa de diversas variáveis, como: presença de transtornos primários ou secundários do sono; transtorno do sono resistente a tratamentos convencionais da doença de base ou da própria perturbação do sono; suspeita de comorbidades de transtornos primários e secundários do sono; presença de outros sintomas, à primeira vista não relacionados ao sono, mas que podem, depois de uma análise mais detalhada, apresentar relação (p. ex., fadiga, desânimo, alterações na concentração, na memória e na atenção, entre outras que também ocorrem na depressão). Assim, nos transtornos primários do sono, a polissonografia constitui ferramenta importante para elucidar questões da síndrome da apneia do sono, movimentos periódicos de pernas e transtorno comportamental do sono REM, e o mesmo vale para as suspeitas de comorbidade. Já nas disfunções secundárias, a indicação desse exame geralmente não agrega contribuições ao diagnóstico e tratamento, além de poder onerar o último.

Do ponto de vista clínico, a percepção subjetiva do sono é mais importante que os achados polissonográficos.

A seguir, é feita referência aos principais transtornos do sono que acometem a terceira idade.

▶ INSÔNIA

A insônia pode ser classificada em aguda ou crônica, primária ou secundária (também conhecida como insônia em comorbidade). As várias condições associadas à insônia secundária são mostradas na Figura 23.1. Na Figura 23.2, é ilustrado um modelo para o entendimento dos fatores intervenientes na insônia crônica.

A insônia pode produzir prejuízos diretos e indiretos nos idosos (Quadro 23.3), motivo pelo qual deve ser prontamente investigada e tratada.

QUADRO 23.2 ROTEIRO PARA AVALIAÇÃO DE TRANSTORNO DO SONO EM IDOSOS

Determinar as características do sono:
- Tempo requerido para adormecer (latência do sono)
- Horário de deitar e acordar
- Tempo total de sono
- Número e duração dos despertares noturnos
- Qualidade do sono (restaurador/restabelecedor)
- Grau de alerta diurno (hipersonolência?)
- Padrão de cochilos
- Mudanças recentes no padrão de sono
- História prévia de problemas de sono/tratamento
- História de roncos, respiração periódica, atividade motora anormal

Excluir fatores externos potenciais:
- Uso de medicamentos, álcool, cafeína
- Dieta
- Níveis de atividades: padrão de exercícios
- Presença de sintomas ou disfunções de outros órgãos ou sistemas
- Evidências de situações desencadeadoras de estresse
- Higiene geral do sono
- Sono diurno

Avaliar o impacto dos problemas:
- Duração dos transtornos do sono
- Grau de prejuízo funcional dos sintomas
- Tipo de sono restabelecedor

Realizar exame físico completo.

Observar o paciente durante o sono.

Solicitar exames fisiológicos objetivos:
- Polissonografia
- Outros estudos de monitoramento (oximetria, Holter, etc.)
- Teste múltiplo de latência ao sono

Fonte: Haponik e McCall.[8]

QUADRO 23.3 PREJUÍZOS ASSOCIADOS COM INSÔNIA

- Prejuízo cognitivo (p.ex., memória, atenção)
- Prejuízo na qualidade de vida
- Incidência aumentada de dores pelo corpo, saúde geral ruim
- Aumento do risco futuro de transtornos psiquiátricos
- Prejuízo no desempenho profissional, aumento do absenteísmo
- Aumento no risco de acidentes
- Aumento nos custos com saúde

Insônia em comorbidade (ou secundária)

Condições médicas
- Cardiopulmonares
- Musculoesqueléticas

Transtornos psiquiátricos
- Depressão
- Transtorno bipolar
- Psicoses
- Demência

Insônia em comorbidade

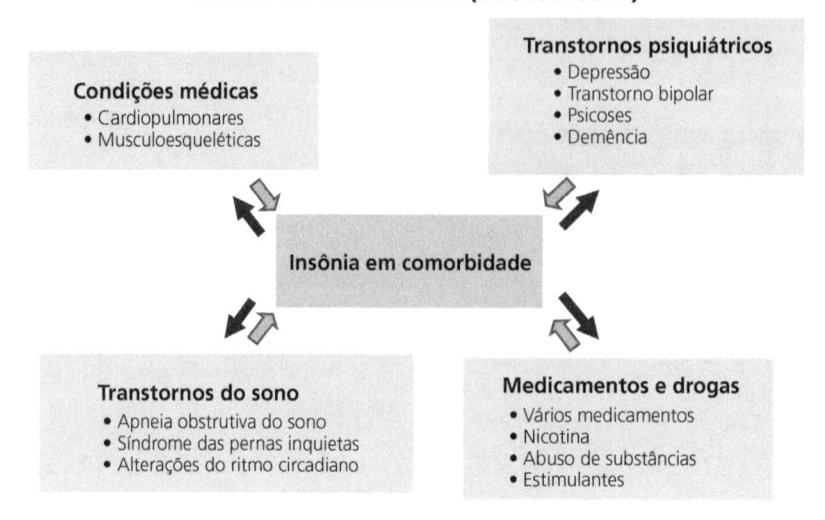

Transtornos do sono
- Apneia obstrutiva do sono
- Síndrome das pernas inquietas
- Alterações do ritmo circadiano

Medicamentos e drogas
- Vários medicamentos
- Nicotina
- Abuso de substâncias
- Estimulantes

FIGURA 23.1 **CONDIÇÕES ASSOCIADAS À INSÔNIA SECUNDÁRIA.**

Modelo da insônia crônica

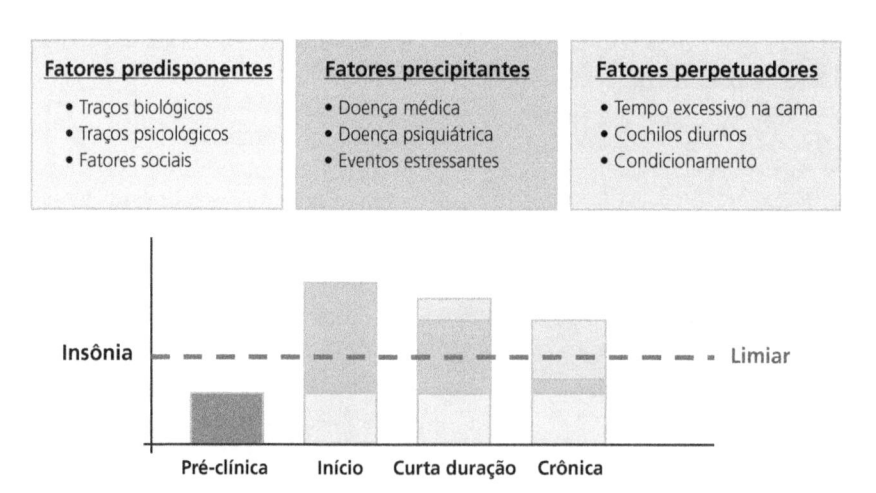

Fatores predisponentes
- Traços biológicos
- Traços psicológicos
- Fatores sociais

Fatores precipitantes
- Doença médica
- Doença psiquiátrica
- Eventos estressantes

Fatores perpetuadores
- Tempo excessivo na cama
- Cochilos diurnos
- Condicionamento

Insônia — — — — — — — — — — Limiar

Pré-clínica | Início | Curta duração | Crônica

FIGURA 23.2 **MODELO DOS FATORES INTERVENIENTES NA INSÔNIA CRÔNICA.**

FATORES DE RISCO DA INSÔNIA E DE AGRAVAMENTO

As condições clínicas e psiquiátricas tratáveis são: transtornos de adaptação e de ansiedade, luto, tosse, depressão, dispneia (cardíaca ou pulmonar), noctúria, dor, parestesias e estresse.

MANEJO

A melhora da qualidade do sono é obtida por meio de modificações comportamentais (a chamada "higiene do sono"). As intervenções não farmacológicas visam controlar os estímulos.

Higiene do sono durante o período diurno:

- Sair da cama sempre no mesmo horário independentemente de quanto dormiu na noite anterior.
- Exercícios físicos diários, mas não próximos da hora de dormir.
- Exposição adequada à luz.
- Diminuir ou eliminar sonecas.
- Eliminar o álcool, a cafeína e a nicotina.

Higiene do sono durante o período noturno:

- Manter um tempo regular de sono, não deitar sem sentir sonolência.
- Se sentir fome, fazer uma refeição leve, evitando comidas pesadas antes de dormir.
- Não ler ou assistir à TV na cama.
- Relaxar a mente; não utilizar o período na cama com preocupações.
- Manter uma rotina de preparação para dormir (escovar os dentes, ir ao banheiro).
- Controlar o ambiente noturno, por exemplo, temperatura confortável, pouca luz, baixo nível de ruído.
- Usar roupas confortáveis.
- Se for útil, colocar música de fundo.
- Se não for capaz de dormir em 15 a 20 minutos, sair da cama e realizar uma atividade como ler ou ouvir música calma, evitando exposição à luz muito intensa.

TERAPIA COGNITIVO-COMPORTAMENTAL

- Restrição do sono: reduzir o tempo na cama para se estimar o tempo total de sono (mínimo de 5h), aumentando 15 minutos por semana.
- Técnicas de relaxamento: físico (relaxamento muscular progressivo, *biofeedback*); mental (hipnose, meditação).
- Exposição à luz no período diurno.

TRATAMENTO FARMACOLÓGICO

Alguns princípios de prescrição de medicamentos em idosos devem ser respeitados, no intuito de se evitar efeitos colaterais indesejados, intoxicação, dependência e uso desnecessário, entre outros.[2]

A seguir, alguns princípios gerais que devem nortear o uso judicioso de medicamentos:

- Usar a menor dose eficaz possível.
- Usar doses intermitentes (2 a 4 vezes por semana).
- Prescrever medicamentos em curto prazo de tempo (não mais que 3 e 4 semanas).
- Descontinuar o medicamento gradualmente.
- Ficar alerta sobre a insônia de rebote após descontinuidade.

MEDICAMENTOS EM IDOSOS

Em idosos, há que se ter muito cuidado na seleção do medicamento para tratamento da insônia. Deve-se considerar sempre o risco/benefício e ter especial atenção com efeitos colaterais, que são especialmente perigosos para essa faixa etária (p. ex., tontura, hipotensão postural e sedação com risco de quedas e fraturas, sobretudo à noite; agravamento de sintomas comportamentais; declínio cognitivo; interação com outros fármacos em uso).

A Figura 23.3 apresenta um algoritmo proposto para o tratamento da insônia.

A seguir é fornecida uma relação dos medicamentos mais usados em idosos para o tratamento da insônia.

Antidepressivos sedativos:

- Trazodona (25 a 100 mg) – apresenta efeitos ortostáticos moderados; eficaz na insônia com ou sem depressão.
- Mirtazapina (7,5 a 15 mg) – pode aumentar o apetite.

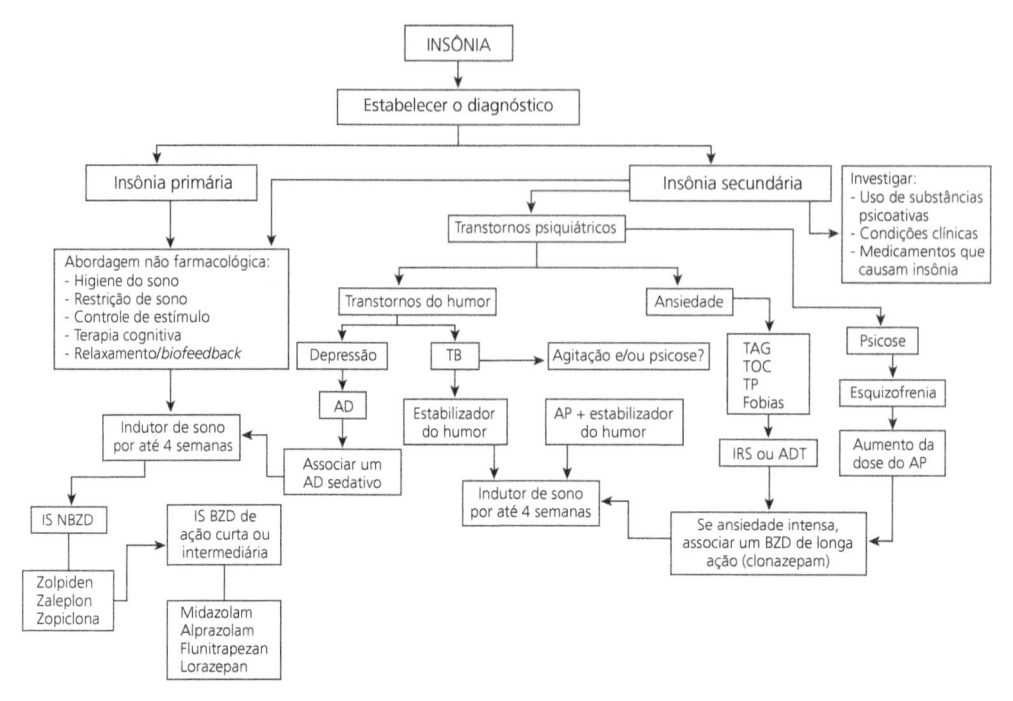

FIGURA 23.3 ALGORITMO PROPOSTO PARA O TRATAMENTO DA INSÔNIA.
ADT: antidepressivo tricíclico; IRS: inibidor da recaptação de serotonina; IS BDZ: indutor de sono benzodiazepínico; IS NBDZ: indutor de sono não benzodiazepínico; BDZ: benzodiazepínico; AD: antidepressivo; AP: antipsicótico; TAG: transtorno de ansiedade generalizada; TOC: transtorno obsessivo-compulsivo; TP: transtorno de pânico; TB: transtorno bipolar.

- Doxepina (3 a 6 mg) – um antidepressivo tricíclico benzodiazepínico (tranquilizante) que frequentemente é usado pelos dermatologistas para tratar alguns problemas de pele (prurido, dermatite atópica, urticária ao frio ou crônica, dermatose, etc.) ou como analgésico para certas dores crônicas ou neuropáticas. É muito útil também para enxaqueca e cefaleia tensional. Melhora a manutenção e a duração do sono no último terço da noite, mas não afeta significativamente o início dele. Não apresenta efeitos residuais ou de descontinuação. Há vários estudos em idosos.[15]

Benzodiazepínicos de ação intermediária:

- Estazolam (0,5 a 1 mg) – eficaz na indução do sono.
- Nitrazepan (5 a 10 mg) – eficaz na indução e manutenção do sono; está associado a quedas, perda de memória e insônia de rebote.

Não benzodiazepínicos de ação curta (drogas Z):

- Zaleplon (5 a 10 mg) – não tomar com alimento.
- Zolpidem (5 a 12,5 mg) – pode ser usado na indução do sono (apresentação regular) ou na manutenção (apresentação

CR). Raramente causa episódios de confusão ou agitação.
- Zopiclone (7,5 mg) – pode causar cefaleia.

Hormônio e agonista de receptor hormonal:

- Melatonina (1 a 5 mg) – é fraca como hipnótico; é mais usada para regular o ritmo sono-vigília e disciplinar o horário de sono em casos da síndrome de atraso de fase do sono (SAFS) e também para o *jetleg*. Não está aprovada pela ANVISA. A baixa produção e secreção de melatonina noturna foi documentada em idosos com insônia, motivo pelo qual a melatonina exógena tem demonstrado ser benéfica no tratamento de transtornos do sono nesses pacientes. Em comparação a vários compostos para promover o sono, como benzodiazepínicos e drogas Z, a melatonina tem várias vantagens de valor clínico: não causa efeitos de ressaca ou de retirada e é desprovida de qualquer potencial viciante. No entanto, metanálises recentes revelaram que ela não é suficientemente eficaz no tratamento da maioria dos transtornos primários do sono. Algumas das razões para uma eficácia limitada desse hormônio natural estão relacionadas com sua meia-vida extremamente curta na circulação e o fato de que a manutenção do sono é também regulada por mecanismos anteriores às ações melatoninérgicas primárias.[16]
- Ramelteon (8 mg) – deve ser usado 30 minutos antes de dormir; interação com alimento gordurosos. O ramelteon possui uma elevada afinidade pelos receptores de melatonina MT1 e MT2 presentes no marca-passo circadiano, o núcleo supraquiasmático.

APNEIA DO SONO

DEFINIÇÃO

Episódios repetidos de apneia (parada do fluxo aéreo por ≥ 10 segundos) ou hipopneia (redução transitória [$\geq 30\%$ da diminuição do movimento toracoabdominal ou fluxo aéreo e com $\geq 4\%$ de desaturação de oxigênio, ou um despertar] de fluxo aéreo de ≥ 10 segundos) durante o sono com sonolência diurna excessiva ou função cardiopulmonar alterada.

CLASSIFICAÇÃO

- Obstrutiva (90% dos casos): parada do fluxo aéreo como resultado do fechar das vias aéreas superiores, apesar de esforço muscular respiratório adequado.
- Central: parada do esforço respiratório.
- Mista: componente obstrutivo e central.

FATORES ASSOCIADOS

Alguns fatores estão bem documentados: historia familiar, hipertensão arterial sistêmica (HAS), aumento da circunferência do pescoço, sexo masculino, obesidade, tabagismo, ronco e alterações estruturais de vias aéreas superiores (palato mole, adenoide, amígdalas).

PERFIL CLÍNICO

Critérios de quantidade: usa como referência o número de eventos – normal: 7 a 20 apneias por noite durante entre 10 e 20 segundos; baixo: 5 a 20 apneias e hipopneias/hora – moderado: 21 a 50 apneias e hipopneias/hora; alto: acima de 50 apneias e hipopneias/hora.

POLISSONOGRAFIA

Avaliação polissonográfica no laboratório de sono está indicada para aqueles que habitualmente roncam e relatam sonolência diurna ou apresentam apneia. Os resultados são apresentados por meio do índice de apneia – hipopneia (IAH), que corresponde ao número de apneias e hipopneias por hora de sono.

MANEJO NÃO FARMACOLÓGICO

Várias técnicas de intervenção podem ser tentadas, com resultados que variam de indivíduo para indivíduo. Como muitas envolvem mudanças de hábito, elas dependem de tipo de personalidade do paciente, adesão ao tratamento, nível de colaboração, etc. De forma geral, latino-americanos (principalmente do sexo masculino) têm dificuldades com o uso de pressão positiva contínua das vias aéreas (CPAP).

A seguir, citamos algumas dessas técnicas ou recomendações:

- CPAP por meio de máscara nasal ou que cubra o nariz e a boca.
- Evitar o consumo álcool e sedativos.
- Deitar na posição lateral.
- Emagrecer.
- Usar placas orais que mantenham a língua em posição anterior ou a mandíbula para a frente.

MANEJO FARMACOLÓGICO

Alguns pacientes podem ter alguns de seus sintomas aliviados com o uso de medicamentos, preferencialmente aqueles que reduzem o peso (como os dois mencionados a seguir).

- Modafinil (100 a 200 mg) para sonolência diurna excessiva e no auxílio da redução do peso; uso associado ao CPAP.
- Fluoxetina (10 a 20 mg) para redução do peso e, algumas vezes, sonolência e cefaleia.

MANEJO CIRÚRGICO

O manejo cirúrgico deve ser usado apenas em último caso, por ser invasivo e nem sempre resultar na solução do problema, além do alto custo. Os procedimentos envolvem:

- Traqueostomia, indicada para pacientes com apneia grave e que não toleram o uso de CPAP.
- Uvulopalatofaringoplastia, cura menos de 50% dos casos.
- Cirurgia maxilofacial (casos raros).

▶ SÍNDROME DAS PERNAS INQUIETAS

CRITÉRIOS DIAGNÓSTICOS

- Desejo de mover os membros, associado geralmente a parestesias ou disestesias (sensação de dormência e formigamento das pernas).
- Falta de coordenação motora (dos movimentos).
- Sintomas exacerbados exclusivamente em períodos de descanso.
- Piora dos sintomas durante o fim da tarde ou à noite.

CAUSAS SECUNDÁRIAS

- Deficiência de ferro.
- Lesão de nervos periféricos e da medula espinal.
- Uremia.
- Medicamentos (antidepressivos tricíclicos [ADTs], inibidores seletivos da

recaptação de serotonina [ISRSs], lítio, antagonistas dopaminérgicos).
- Consumo de álcool, cafeína e nicotina.

TRATAMENTO NÃO FARMACOLÓGICO

- Promover a higiene do sono.
- Evitar álcool, cafeína e nicotina.
- Tomar banhos quentes ou frios.

TRATAMENTO FARMACOLÓGICO

- Excluir ou tratar a deficiência de ferro e a neuropatia periférica.
- Se possível, evitar o uso de ADTs, ISRSs, lítio e antagonistas dopaminérgicos.
- Começar com baixa dose e aumentar quando necessário.
- Agentes de primeira linha: agonistas dopaminérgicos ou carbidopa-levodopa 25/100 mg, 1 a 2 horas antes de deitar.
- Agentes de segunda: carbamazepina e gabapentina.
- Em casos refratários, benzodiazepínicos e opioides podem ser tentados.

▶ MOVIMENTOS PERIÓDICOS DAS PERNAS

Caracteriza-se pelo aparecimento de movimentos bruscos nas pernas (mioclonias) que se produzem com uma peridiocidade regular. As características centrais são:

- Movimentos musculares das pernas, repetitivos (extensão do hálux com flexão parcial do tornozelo, joelho e até quadril) que ocorrem no sono não REM.
- Padrão polissonográfico característico.
- Não há evidência de condição sistêmica, psiquiátrica ou outro transtorno do sono.

TRATAMENTO

Deve ser indicado nos casos de comprometimento significativo do padrão de sono ou despertar frequente documentado na polissonografia. No tratamento não farmacológico, indica-se a higiene do sono. O tratamento farmacológico é o mesmo da síndrome das pernas inquietas.

▶ OUTRAS CONDIÇÕES ASSOCIADAS A TRANSTORNOS DO SONO

CÂIMBRAS NOTURNAS

Para esse quadro, é recomendável a realização de exercícios de alongamento ou a aplicação de compressas mornas 10 minutos antes de dormir. Quinino, 200 a 300 mg, pode reduzir a frequência, mas não a gravidade, dos espasmos.

▶ TRANSTORNOS DO SONO ASSOCIADOS A DEPRESSÃO

A depressão na terceira idade causa maiores prejuízos na adaptação sociofuncional do que condições como patologias cardiovasculares, diabetes, doenças reumatológicas e hipertensão arterial. Esse fato torna-se ainda mais preocupante quando lembramos que a depressão é subdiagnosticada e subtratada, o que produz reflexos deletérios sobre a qualidade de vida dos idosos, já tão ameaçada por vários outros fatores. Estima-se que médicos generalistas e de família falhem no reconhecimento da depressão maior em seus pacientes ambulatoriais em mais de 50% dos casos. A habilidade de médicos que prestam cuidados primários em diagnosticar e tratar de modo correto a depressão é fundamental, uma vez que apenas cerca de 20% dos pacientes deprimidos são tratados por psiquiatras.

Os sintomas depressivos podem ser divididos em:

1) Sintomas somáticos: transtornos do sono (insônia/hipersonia), alterações do apetite (inapetência/hiperfagia), dores vagas e difusas (cefaleia, mialgias) e disfunção sexual.
2) Sintomas psíquicos: anedonia, disforia (irritabilidade), ideação suicida, ideia prevalente em torno de temas negativos (morte, abandono, necessidades), sentimentos de culpa e menosvalia, pessimismo, fatigabilidade, ausência de prospecção, apatia e abulia.

Os transtornos do sono em idosos com depressão constam entre as características centrais da doença depressiva. Os pacientes podem apresentar insônia ou hipersonia. A insônia pode ser inicial, intermediária ou terminal, sendo a última a mais frequente. Não raramente, o paciente (sobretudo do sexo masculino) pode procurar assistência médica relatando apenas insônia crônica, e, se o médico assistente não for cuidadoso, pode perder a oportunidade de tratar o transtorno de base, lançando mão apenas de hipnóticos e, assim, perpetuando o transtorno do humor.[17]

▶ TRANSTORNOS DO SONO E DEMÊNCIA

Os transtornos do sono observados na doença de Alzheimer (DA) são, muitas vezes, semelhantes (ainda que mais intensos) àqueles encontrados em idosos sem demência.[10] O sono ruim resulta em um aumento significativo do risco de morbidades e até mesmo mortalidade em pacientes com demência e constitui uma fonte importante de estresse para os cuidadores.

Algumas parassonias têm especial relação com demências. O transtorno comportamental do sono REM, por exemplo, está claramente associado à demência com corpos de Lewy, além de sua presença ser preditiva para outras doenças neurodegenerativas associadas ao parkinsonismo. A apneia obstrutiva do sono compartilha fatores de risco comuns com a DA e pode até ser integrante do processo patológico dessa doença. Em pacientes com transtorno neurocognitivo leve (TNL), ainda precisam ser mais bem elucidadas as hipóteses de que (a) o transtorno do sono podem representar fatores preditivos precoces de progressão para demência e (b) o TNL pode ser sintomático de um transtorno do sono não diagnosticado.[10]

CASO CLÍNICO

Uma mulher parda de 68 anos e pesando 80 kg refere cansaço o tempo todo. Quando investigada de modo mais minucioso, esclarece que, na verdade, sente sonolência (necessidade de sono aumentada), e não fadiga (falta de energia ou de resistência, desejo de descanso). A paciente não tem problemas para adormecer. De fato, ela muitas vezes dorme em qualquer lugar, inclusive em locais muito inadequados, como quando montada em um cavalo ou utilizando no vaso sanitário. A paciente vai se deitar regularmente às 20 h e sempre precisa de um despertador para acordá-la às 6 h. Muitas vezes, sente-se um pouco cansada e não tem a sensação de sono reparador após acordar, e isso piora ao longo do dia. Não é tabagista e não bebe álcool, mas usa bebidas cafeinadas para ficar acordada. A paciente tira vários cochilos sempre que tem a oportunidade e se sente um pouco melhor por poucas horas depois. Por causa do "cansaço" (sonolência), ela não consegue completar muito sua lida doméstica. A paciente obteve 19 pontos na ESE, indicando sonolência grave. Foi feito o diagnóstico de narcolepsia.

Com o início de modafinil, 200 mg, pela manhã, a paciente apresentou melhora substancial já nas primeiras semanas. Permanece alerta muito mais tempo, seu rendimento melhorou, bem como passou a ter uma sensação de bem-estar, dando fim à sensação de estar sempre "cansada".

▶ REFERÊNCIAS

1. Câmara VD, Câmara WS. Distúrbios do sono no idoso. In: Freitas EV, Py L, Neri AL, Cançado FAX, Doll J, Gorzoni ML, organizadores. Tratado de geriatria e gerontologia. 2. ed. Rio de Janeiro: Guanabara Koogan; 2006. p. 190-5.

2. Kamel NS, Gammack JK. Insomnia in the elderly: cause, approach, and treatment. Am J Med. 2006;119(6):463-9.

3. Geib LTC, Neto AC, Wainberg R, Nunes ML. Sono e envelhecimento. Rev Psiquiatr Rio Gd Sul. 2003;25(3):453-65.

4. Valadres Neto DC. Distúrbios de sono no idoso. In: Cançado FAX, organizador. Noções práticas de geriatria. Belo Horizonte: Coopmed; 1994. p. 234-40.

5. Ebersole P. Geriatric nursing and healthy aging. St. Louis: Mosby; 2001.

6. Floyd JA. Sleep and aging. Nurs Clin North Am. 2002;37(4):719-31.

7. Neylan TC, May MG, Reynolds III CF. Transtornos do sono e distúrbios cronobiológicos. In: Busse EW, Blazer DG. Psiquiatria geriátrica. Porto Alegre: Artmed; 1999. p. 333-42.

8. Haponik EF, McCall WV. Sleep problems. In: Hazzard WR, Blass JP, Ettinger WH Jr, Halter JB, Ouslander JG, editors. Principles of geriatric medicine and gerontology. 4th ed. New York: McGraw-Hill; 1999. p. 1413-27.

9. Ceolim MF. O sono do idoso. In: Papaléo Neto M. Gerontologia. São Paulo: Atheneu; 1996. p. 190-205.

10. Bombois S, Derambure P, Pasquier F, Monaca C. Sleep disorders in aging and dementia. J Nutr Health Aging. 2010;14(3):212-7.

11. Alho Filho JL. Características do sono em gerontopsiquiatria. In: Reimão R, organizador. Temas de medicina do sono. São Paulo: Lemos; 2000. p. 55-66.

12. Ring D. Management of chronic insomnia in the elderly. Clin Excell Nurse Pract. 2001;5(1):13-6.

13. Montogomery P, Dennis J. Cognitive behavioral interventions for sleep problems in adults aged 60+. Cochrane Database Syst Rev. 2003;(1):CD003161.

14. Marsh GR. Sleep. In: Maddox GX, editor. The encyclopedia of aging. New York: Springer; 2001. p. 935-7.

15. Rojas-Fernandez CH, Chen Y. Use of ultralow-dose (≤6 mg) doxepin for treatment of insomnia in older people. Can Pharm J (Ott). 2014;147(5):281-9.

16. Hardeland R, Poeggeler B, Srinivasan V, Trakht I, Pandi-Perumal SR, Cardinali DP. Melatonergic drugs in clinical practice. Arzneimittelforschung. 2008;58(1):1-10.

17. Pérez-Stable EJ, Miranda J, Munõz RF, Ying YW. Depression in medical outpatients underrecognition and misdiagnosis. Arch Intern Med. 1990;150(5):1083-8.

▶ LEITURA SUGERIDA

Beneto A. Sleep disorders in the elderly. Epidemiology. Rev Neurol. 2000;30(6):581-6.

24

SÍNDROMES PSIQUIÁTRICAS BIZARRAS E DIAGNÓSTICOS FREQUENTE-MENTE NEGLIGEN-CIADOS EM PSIQUIATRIA GERIÁTRICA

LEONARDO CAIXETA
GEORGE M. NEY DA SILVA JR.
SUZY MARA M. R. ALFAIA
DANIELA LONDE RABELO TAVEIRA

Eu sei, meu caro Watson, que você compartilha meu amor a tudo o que é bizarro e fora das convenções e rotinas monótonas da vida diária.

Sherlock Holmes

Ele se recusava a se associar a qualquer investigação que não tendesse para o incomum, e mesmo para o fantástico.

Dr. James Watson

As bizarrices, no sentido mais conhecido, fazem parte da vida cotidiana, muito mais do que se costuma supor, e isso não é diferente na prática médica. Geralmente confinadas a relatos de casos anedóticos ou a sessões clínicas, já forneceram matéria para muitos livros, incluindo uma satírica trilogia de Richard Gordon, pseudônimo literário do médico inglês Gordon Stanley Ostelere, antigo editor assistente do *British Medical Journal*.[1] Em seu nobre sentido original, entretanto, casos bizarros têm a virtude de chamar nossa atenção para o que é inusitado, surpreendente ou digno de destaque. Dessa forma, o exame mais atento daquilo que se destaca ao olhar pode nos revelar muito sobre o que seria o comum, corriqueiro ou menos bizarro, sendo, para o médico, um laboratório natural, no qual o exercício de sua capacidade de observação, associação, reflexão, dedução e julgamento clínico pode levá-lo ao aprimoramento da prática, sempre uma mistura de arte e técnica.

Síndromes bizarras, aqui, serão consideradas aquelas que são raras em sua prevalência, bem como têm apresentação inesperada ou com características inusitadas que lhes conferem uma apresentação clínica ímpar ou nobre, no sentido de trazer algum conhecimento novo ou útil ao dia a dia da clínica psiquiátrica – em particular aquela a voltada para os pacientes idosos. Abordaremos também alguns diagnósticos frequentemente negligenciados e que, pelos mesmos motivos, possam ser úteis, sobretudo nos casos difíceis, em que nada parece funcionar bem – e geralmente nada funciona bem de fato –, nos quais pode ser benéfica uma revisão que inclua diagnósticos menos óbvios. Serão abordadas neste capítulo as seguintes síndromes: de Cotard, de Diógenes, de Ganser, de Clérambault, de Othelo, de Capgras e de Ekbom.

Como alguns desses diagnósticos desapareceram ou são de difícil localização nos sistemas de classificação e diagnóstico atuais,[2,3] reportaremos a conceitos clássicos e a sistemas anteriores sempre que necessário, a fim de buscar alguma luz sobre esses desafios diagnósticos e terapêuticos que assombravam psiquiatras e neurologistas de ontem, tanto quanto assombram os de hoje.

▶ SÍNDROME DE COTARD

Descrita por Jules Cotard, em 1880, tem sido definida, na nomenclatura psicopatológica tradicional, como uma manifestação de alteração da consciência do eu.[4,5] Trata-se de uma síndrome delirante de negação de órgãos e vísceras, associada a quadros depressivos graves, que hoje seria mais bem classificada como uma depressão psicótica. A ocorrência do delírio de negação dos órgãos, embora pudesse se dar em outras fases da vida, era mais frequentemente observada no fim da vida adulta e início da senilidade, levando à sua inclusão entre as chamadas "psicoses involutivas",[6] que corresponderiam, hoje, de modo mais próximo, ao transtorno bipolar tipo VI, com sintomas psicóticos, usando a nomenclatura de Akiskal,[7] ou transtorno bipolar, na nomenclatura da Organização Mundial da Saúde (OMS). Esta é a correspondência mais adequada com o transtorno bipolar tipo I, episódio atual depressivo com sintomas psicóticos (CID-10: F31.5 se em Depressão);[3] na presença de sinais e sintomas de mania, caracterizando um episódio misto, o código da CID-10[3] correspondente seria F31.6. Até hoje, são raros os casos em jovens ou adultos jovens e, embora não haja estudos formais de prevalência, devido à difícil operacionalização de um diagnóstico padronizado, a maioria dos casos descritos se refere ao sexo feminino.[8]

As manifestações clínicas nucleares da síndrome de Cotard são: um período inicial de ansiedade, acompanhada frequentemente de expressões de culpa, ao qual se agrega, em seguida, uma depressão do humor, com negação delirante da realidade externa ("o mundo acabou", "tudo é só ruína") e interna ("não tenho nada por dentro", "estou morta e vazia"). Podem estar associadas alucinações cenestésicas, com a mesma característica de destruição, morte ou aniquilação ("os vermes estão comendo meus órgãos"). Os sintomas podem ser, algumas vezes, muito semelhantes à desrealização e à despersonalização, respectivamente, com a diferença de que, nessas últimas, a natureza delirante e alucinatória, própria da fenomenologia da alteração da consciência do eu, está ausente – enquanto, na síndrome de Cotard, tem posição central.

O paciente pode expressar sua vivência como "morte dos órgãos", "parada de funcionamento do coração e das vísceras", "apodrecimento e morte", "esvaziamento interno" ou quaisquer outras expressões de experiência de desvitalização e de morte. Algumas vezes expressa com extremo pesar e infelicidade que é "um morto-vivo insepulto", "condenado a vagar pelo mundo destruído". Na maioria dos casos descritos, outros sintomas e sinais de depressão permeiam o quadro, como emagrecimento por falta de apetite e inanição, anergia e inibição motora – muitas vezes prenunciando a catatonia, que pode complicar a síndrome –, bem como anedonia e abulia.

Também é importante, diante desse quadro atípico e singular, pesquisar outros elementos que permitam esclarecer o transtorno no qual a síndrome se insere, uma vez que ela não tem etiologia definida. Embora suas manifestações psicopatológicas essenciais sejam muito sugestivas de transtorno do humor com sintomas psicóticos (mais especificamente depressão psicótica), a síndrome de Cotard também já foi descrita em quadros de esquizofrenia, psicoses orgânicas, migrânea, lesões do córtex parieto-occipital não dominante (com frequência o direito),[9] atrofia frontal medial, crises epilépticas parciais complexas de localização temporal e *delirium* ou estado confusional agudo, sobretudo em infecções febris, sendo citada com destaque a febre tifoide.[8] Para tanto, é de extrema importância uma anamnese detalhada, especificamente sobre os antecedentes psiquiátricos ou médicos em geral do paciente e de seus familiares, bem como o exame médico geral, à procura de sinais de comprometimento não psiquiátrico – sem, no entanto, negligenciar o exame psíquico, em busca de achados psicopatológicos que permitirão estabelecer as hipóteses etiológicas e elaborar um plano diagnóstico e terapêutico para o paciente.

Anamneses minuciosas em casos já publicados mostram a possibilidade de subdividir os pacientes que se apresentam com a síndrome de Cotard em três subgrupos: um com antecedentes pessoais e familiares de transtorno bipolar, e cujo diagnóstico maior seria depressão psicótica; um grupo com síndrome de Cotard pura, sem critérios para transtorno do humor, porém com critérios mais sugestivos de transtorno delirante ou de esquizofrenia (Cotard tipo I); e um terceiro grupo de características mistas (tanto de humor quanto esquizofreniformes ou outras, sem nítido predomínio de alterações do humor ou delirantes), que inclui os demais casos, como os de psicoses orgânicas (Cotard tipo II).[10] Essa classificação tem implicações terapêuticas e prognósticas: o primeiro grupo apresenta melhor prognóstico para remissão do delírio, entretanto tem alterações clínicas mais graves e maior risco de suicídio. Para esses pacientes, a eletroconvulsoterapia (ECT) é o tratamento mais indicado, com manutenção farmacológica necessária a cada caso, como antidepressivos e estabilizadores do humor, acrescidos de antipsicóticos quando preciso. O segundo grupo é o de pior prognóstico no sentido de remissão das crenças delirantes, dada a possibilidade de cronificação do delírio e a estruturação de uma "nova" identidade delirante patológica. Aqui, o tratamento indicado seria o uso de antipsicóticos, apesar de frequentemente haver pouca resposta. Esta pode ser otimizada pela associação da psicoterapia, tendo por objetivo menos a remissão do delírio e mais a tranquilização do paciente e da família, além da manutenção de habilidades de comunicação e sociais que permitam um mínimo de atividades de interação psicossocial, já que o isolamento pode agravar os sintomas e aumentar o risco de suicídio.[8]

A seguir, no Quadro 24.1, está exposta uma proposta de sequência lógica e racional para o tratamento da síndrome de Cotard,[10,11] com algumas contribuições nossas.

▶ SÍNDROME DE DIÓGENES

O nome da síndrome faz referência a Diógenes de Sinope, que viveu na Grécia antiga, entre 400 e 300 a.C., reconhecido como criador de um sistema filosófico chamado "cinismo". Tal sistema pregava a prática do desapego a todo conforto e bens materiais como a única forma de atingir a liberdade e a virtude, considerando que a vida social seria inevitavelmente corruptora e hipócrita. Segundo a tradição oral, coerente com seu pensamento, Diógenes vivia nas ruas, em uma barrica, e sempre acompanhado por alguns cães (cino, de cinismo, vem de *kynon*, "cão" em grego), animal que adotava como símbolo de seu sistema. Há muitos

QUADRO 24.1 SÍNDROME DE COTARD: TRATAMENTO

A. Síndrome de Cotard na depressão psicótica
   a. Em jovens: estabilizadores do humor, com associação de antipsicóticos (se houver alto risco de suicídio, ECT é a primeira escolha); associar antidepressivos se persistirem sintomas depressivos significativos, com cuidado de virada bipolar e piora da ideação suicida; ECT e manutenção farmacológica de acordo com o transtorno predominante, se não houver resposta satisfatória.
   b. Em idosos: ECT; manutenção farmacológica de acordo com o transtorno de base (antipsicóticos, preferencialmente atípicos com efeito estabilizador do humor). Se necessário, associação de antidepressivo, com cuidado de virada bipolar.
B. Síndrome de Cotard tipo I (pura, associada a esquizofrenia ou transtorno delirante): antipsicóticos; associação de antidepressivo, se necessário; ECT nos casos não responsivos ou com ideação suicida.
C. Síndrome de Cotard tipo II (associada a quadros mistos, delirantes e com alterações do humor ou orgânicas): tratamento de acordo com a etiologia mais provável – se orgânico, tratar a condição primária e afastar condição encefálica aguda, como infecções e causas vasculares; se misto e com quadro de humor presente, a ECT tem sido a escolha mais comum e eficaz; se não houver quadro de humor importante, com predomínio de outros sintomas, antipsicóticos são a primeira escolha.

Obs. Em todos os casos, a síndrome de Cotard está associada a altas taxas de suicídio.

questionamentos com relação à denominação da síndrome, pois os pacientes que a apresentam caracterizam-se por falta de *insight* de sua condição e progressiva deterioração da personalidade, diferentemente do filósofo, que a adotou de modo conscientemente e, segundo a tradição, assim permaneceu por toda a sua longa vida de aproximadamente 80 anos.[12]

Tudo o que se sabe sobre a síndrome de Diógenes advém dos estudos de relatos de casos, o que limita seu conhecimento epidemiológico e também as conclusões sobre a eficácia ou não das terapêuticas ensaiadas. Embora a descrição original em que Clark e colaboradores[13] cunharam a denominação de síndrome de Diógenes – uma descrição de 30 casos (14 homens e 16 mulheres) selecionados a partir de suas respectivas admissões em pronto-socorro por complicações agudas não psiquiátricas – tenha oferecido uma caracterização inicial da síndrome como "extrema autonegligência, sem evidência de doença psiquiátrica em metade dos casos", uma revisão recente revelou que dois terços dos 67 casos descritos na literatura internacional entre 1960 e 2010 apresentavam diagnósticos psiquiátricos que contribuíram para a síndrome – isto é, tinham importância em sua gênese.[12] Entretanto, são as repercussões sociais, frequentemente acompanhadas de estigmatização e preconceito, que dão destaque atual a essa condição mórbida.[14]

A maioria dos pacientes é composta por idosos (embora haja casos descritos em jovens de até 22 anos); solteiros ou viúvos (moradores solitários de apartamentos urbanos); com extrema negligência relativa aos autocuidados e à higiene pessoal, bem como relativa à própria habitação; sem noção de morbidade quanto ao próprio problema e com recusa total de ajuda. Estima-se a prevalência anual da síndrome em 0,5 para cada 10 mil idosos (acima de 60 anos) morando em seus lares,[15] ou seja, não institucionalizados. Na maioria das vezes, não há problemas financeiros, nem falta de trabalho ou de acesso a cuidados sociais, ou pelo menos não há relação evidente entre esses aspectos e o grau de autonegligência. Complicações ou associações com carências nutricionais são frequentes.

A conduta acumuladora (denominada siligomania) é, em boa parte dos casos, o elemento mais visível da síndrome. Muitas vezes, é a partir dessa manifestação que se chega ao diagnóstico. Pode ser uma acumulação ativa – o paciente, em geral mais jovem, se esforça de modo intencional para guardar objetos sem valor ou utilidade – ou passiva – o lixo vai se acumulando passivamente pela incapacidade de iniciativa, o que acontece na maioria das vezes, sobretudo entre os idosos.

Outro elemento essencial para a detecção dessa condição é a presença de negação ou falta de *insight* para o problema da autonegligência, da falta de auto-higiene e suas consequências e da deterioração ambiental da moradia (ausência de noção de morbidade). Os pacientes quase sempre chegam aos serviços de saúde encaminhados por terceiros, geralmente em urgência (quedas, desnutrição e desidratação graves, descompensações comportamentais), ou encaminhados por serviços de assistência social (degradação da moradia) ou pela polícia (comportamentos desviantes, como masturbar-se ou despir-se em público).

O diagnóstico sindrômico deve ser feito com base nos seus elementos fundamentais (Quadro 24.2).

Diante da síndrome de Diógenes, entretanto, deve-se ter uma postura ativa na pesquisa de causas neuropsiquiátricas primárias, complicações e comorbidades, pois, embora alguns autores relatem a existência da síndrome de Diógenes primária, ainda não reconhecida nos dois principais sistemas classificatórios de transtornos mentais,[2,3] ela muito frequentemente é uma síndrome de alerta, como são as síndromes febril ou consumptiva. Ou seja, o quadro chama atenção do clínico para a pesquisa de condições patológicas subjacentes, associadas ou complicadoras, que, de outra forma, não emergiriam[12,16] – é bom lembrar que, em sua grande maioria, os pacientes são idosos, solitários e com acentuado déficit de *insight*, levados ao pronto-socorro em alguma urgência (queda, desnutrição ou desidratação graves ou perturbação comportamental).

Embora, em alguns estudos, até metade dos pacientes não apresentasse alterações psicopatológicas suficientes para um diagnóstico psiquiátrico formal,[15] nas revisões mais amplas, como as de Almeida e Ribeiro,[12] encontram-se até 68% dos pacientes com diagnósticos formais de transtorno psiquiátrico. As doenças mentais mais comumente encontradas em sujeitos com síndrome de Diógenes – e que devem ser sempre pesquisadas ativamente – diferem dependendo de o paciente ser mais jovem ou mais idoso e estão listadas no Quadro 24.3.

Segundo Almeida e Ribeiro,[12] em 59% dos pacientes levados aos serviços de saúde encontram-se condições clínicas comór-

---

QUADRO 24.2 ELEMENTOS ESSENCIAIS DA SÍNDROME DE DIÓGENES

Presença de:

A. Grave descuido com o autocuidado pessoal (higiene, alimentação, vestuário, segurança)

B. Abandono do cuidado voltado ao ambiente em que vive (negligência quanto a conservação e limpeza, salubridade e integridade)

C. Isolamento social

D. Falta de crítica quanto ao problema (redução acentuada ou ausência de *insight* quanto ao problema)

E. Comportamento acumulador (ativo ou passivo): siligomania

QUADRO 24.3 **TRANSTORNOS MENTAIS ASSOCIADOS À SÍNDROME DE DIÓGENES**
≥ 60 anos:
1. Demências (mais frequente: degeneração lobar frontotemporal)
2. Transtorno neurocognitivo leve
< 60 anos:
1. Transtorno bipolar (o mais frequente)
2. Oligofrenia
3. Uso abusivo ou dependência química de substâncias
4. Esquizofrenia ou transtorno delirante sem outra especificação
5. Transtorno do controle de impulsos
6. Alterações de personalidade: misantropia e misoginia

QUADRO 24.4 **CONDIÇÕES NÃO PSIQUIÁTRICAS NA SÍNDROME DE DIÓGENES**
1. Distúrbios nutricionais e hidreletrolíticos
2. Mobilidade comprometida e quedas
3. Ulcerações e infecções de pele
4. Problemas cardíacos
5. Pneumonia
6. Câncer e tumores
7. Hipertensão arterial
8. Hérnias
9. Estase venosa crônica
10. Síndrome mieloproliferativa
11. Doença hepática aguda
12. Doença pulmonar obstrutiva crônica
13. Hipotireoidismo
14. Obesidade
15. Hipotermia
16. Incontinência urinária

bidas, sejam precipitando ou agravando a síndrome. A importância do diagnóstico ativo e adequado de tais condições reside no fato de que são frequentemente negligenciadas, contribuindo para a alta mortalidade (46%) observada na síndrome.[13] As condições não psiquiátricas encontradas nas revisões constam do Quadro 24.4, devendo-se observar que todas são bastante comuns no paciente geriátrico.

Quanto ao tratamento, na maioria das vezes é feito em regime de internação voluntária, com cuidados voltados para comorbidades não psiquiátricas e tratamento multidisciplinar da condição psiquiátrica subjacente à síndrome. Nos casos em que não há transtorno mental associado ou comórbido, o manejo multidisciplinar das condições psicossociais, infelizmente muito precário em nossa realidade, é a abordagem terapêutica indicada, com visitas domiciliares de assistentes sociais, enfermeiros, agentes de saúde e, sempre que indicado, médicos. O tratamento psicofarmacológico não é específico, ficando na dependência do(s) transtorno(s) mental(ais) diagnosticado(s), conforme o Quadro 24.4.

▶ SÍNDROME DE GANSER

A síndrome de Ganser foi descrita, em 1987, por Sigbert Ganser, que notou, em três prisioneiros, uma forma de estado crepuscular histérico, cujas características principais eram: comprometimento da compreensão, da atenção e da concentração; ansiedade; perplexidade; respostas aproximadas; alucinações; e sintomas sensoriais e motores manifestamente histéricos – todos terminando abruptamente com amnésia para o episódio inteiro.[17] A incidência da síndrome é desconhecida, pois se trata de uma condição rara. Uma revisão de relatos de casos constatou que 74% dos indivíduos afetados eram do sexo masculino, com idade média de 32 anos.[18] É mais frequente na população rural, nas pessoas com baixo nível educacional e socioeconômico, naquelas com baixo quociente de inteligência (QI) e em militares que tenham sido expostos a situações de combate.

Transtornos dissociativos em idosos são raros e têm sido descritos como uma forma de pseudodemência. A pseudodemência dissociativa cursa com déficit cognitivo, regressão funcional e aumento da dependência física, sem evidências de deterioração orgânica.[19,20]

A síndrome é caracterizada por quatro sintomas essenciais:

- Pararresposta
- Turvação do nível de consciência
- Alucinações
- Sintomas somáticos conversivos

As pararrespostas, também chamadas de respostas aproximadas, são respostas incorretas, porém muito próximas do correto, que o paciente dá ao ser questionado, sendo possível perceber que ele entendeu a pergunta. É o que acontece, por exemplo, quando perguntamos a uma pessoa quantas patas tem um cachorro e ela responde "três". As pararrespostas são consideradas um sintoma central na síndrome de Ganser, sendo também o mais frequente. O estado de alteração do nível de consciência que ocorre é refletido na aparência e no comportamento geral do paciente. A expressão pode ser uma indiferença apática ou uma perplexidade ansiosa. Há prejuízo na atenção, certo grau de desorientação e perturbação da memória. Se alucinações estão presentes, podem ser de natureza auditiva ou visual.

A causa dessa síndrome é desconhecida, sendo definida atualmente pela classificação psiquiátrica como pertencente ao grupo dos transtornos dissociativos, ou seja, teria uma origem psicogênica.[21] Essa é ainda uma condição que suscita discussão. Há autores que defendem que seria um tipo de simulação; outros, como Lishman, propõem que a disfunção cerebral pode, por vezes, facilitar o desenvolvimento da síndrome, especialmente se há comprometimento do nível de consciência.[22] No entanto, a maior parte das evidências disponíveis atualmente continua a apoiar a opinião original de Ganser, de que a condição tem suas origens nos mecanismos psiconeuróticos. No que tange à síndrome de Ganser, há um grande número de pacientes que a apresenta no cenário clínico geriátrico, e estes continuam a ter seus diagnósticos negligenciados.[23]

A resolução do quadro se dá de forma espontânea, na ausência de um tratamento específico, com uma amnésia completa para o período de doença. O prognóstico da síndrome é incerto, apesar de uma revisão de estudos de caso sugerir que alguns pacientes passam a experimentar novos episódios.[24]

▶ SÍNDROME DE CLÉRAMBAULT OU EROTOMANIA

Em 1942, Clérambault descreveu uma síndrome a que denominou psicose passional – mais tarde reconhecida como síndrome de Clérambault ou erotomania. Trata-se de um delírio específico, em que o paciente acredita que outra pessoa, em geral de maior *status* social e mais velha, é intensamente apaixonada por ele. O sujeito tem a convicção de estar em comunicação amorosa com uma pessoa (objeto) de muito mais alto nível, a qual teria sido a primeira a se apaixonar e a se insinuar de forma sedutora.

A síndrome é dividida em dois tipos: pura (primária) e secundária. Na forma pura, o delírio se apresenta isolado e tem início súbito e intenso. Na secundária, ele é parte de um transtorno psiquiátrico mais amplo, e seu início é gradual e menos intenso. A erotomania secundária tem sido associada à esquizofrenia, ao transtorno esquizoafetivo, ao transtorno bipolar e a síndromes orgânicas agudas ou crônicas. Os critérios operacionais necessários para o diagnóstico são sugeridos por Ellis e Mellsop,[25] como colocado a seguir, no Quadro 24.5.

Essa condição está incluída na CID-10[3] como um tipo especial de transtorno de-

> **QUADRO 24.5 CRITÉRIOS OPERACIONAIS PARA O DIAGNÓSTICO DE EROTOMANIA**
>
> – Início súbito dos delírios
> – Convicção da comunicação amorosa
> – Objeto do amor com posição social destacada, que se apaixonaria primeiro e faria as investidas amorosas
> – Racionalização, por parte do paciente, do comportamento paradoxal do objeto amado
> – Curso crônico
> – Ausência de alucinações

lirante persistente (F22.0). Em razão dos escassos achados neurobiológicos, constata-se que a maior parte das explicações etiológicas se dá em bases psicodinâmicas.

O tratamento da erotomania primária é feito essencialmente com antipsicóticos em doses baixas a moderadas, podendo, em alguns casos, ser combinado com a psicoterapia. Já na erotomania secundária, o tratamento é focado no transtorno de base. De modo geral, a erotomania é relativamente refratária ao tratamento, sendo, portanto, uma condição psiquiátrica crônica e de prognóstico ruim.

▶ SÍNDROME DE OTHELO

A síndrome de Othelo, epônimo que homenageia a personagem principal na peça homônima de Shakespeare, refere-se ao indivíduo que tem o teste de realidade alterado a respeito da fidelidade de seu parceiro sexual de longo prazo (ou seja, o indivíduo está convencido de que seu parceiro é ou foi infiel, mas sem evidências razoáveis ou objetivas). Uma outra referência literária que tangencia esse tema é o romance *Dom Casmurro*, de Machado de Assis, em que a personagem principal sofre a loucura da dúvida sobre o suposto adultério de sua amada, Capitu. Essa condição é também conhecida como "delírio de ciúmes", ou simplesmente "ciúme patológico".

A síndrome se manifesta de forma isolada ou associada a transtornos psiquiátricos e neurológicos, como acidentes vasculares cerebrais (AVCs), traumatismos cranianos, tumores cerebrais, doenças neurodegenerativas, encefalite, esclerose múltipla, hidrocefalia de pressão normal, distúrbios endócrinos e uso de drogas.[26] É comumente encontrada em pacientes alcoolistas, esquizofrênicos ou com demência, sobretudo a doença de Alzheimer e aquelas associadas ao parkinsonismo (degeneração corticobasal, demência na doença de Parkinson, parkinsonismo *plus*). Os delírios de infidelidade do parceiro/cônjuge são o sintoma predominante e podem estar associados a outras alterações psiquiátricas, como irritabilidade, hostilidade ou agressividade. Geralmente, seu início é súbito, sobretudo a partir da quarta década de vida, e tende a ocorrer com maior frequência em homens. É considerada uma síndrome psiquiátrica rara, com as estimativas de prevalência de cerca de 1% em pacientes psiquiátricos internados.[27]

O tratamento é essencialmente farmacológico, mas, em alguns raros casos, a terapia comportamental pode ser útil, bem como a psicoeducação da família (muitas vezes, os familiares demoram a entender que se trata de um delírio e, no início do quadro, chegam a investigar a real ocorrência de adultério). Para definir o tratamento psicofarmacológico mais adequado, é importante primeiramente fazer o diagnóstico correto e classificar a síndrome como primária (isolada) ou secundária. Se primária, é mandatório o uso de antipsicóticos, que, em doses moderadas, resolvem a maioria dos casos, não obstante alguns necessitarem de altas doses. Se secundária, o transtorno de base deve ser tratado; por exemplo, no caso de um paciente bipolar que está deprimido e apresenta como sintoma psicótico secundário o delírio de ciúmes, tratando-se a depressão bipolar, espera-se a melhora do delírio. Nem sempre, porém, o tratamento sintomatológico da etiologia subjacente produzirá o desaparecimento do delírio. Por exemplo, em um caso em que a síndrome de Othelo tenha surgido no contexto de doença de Alzheimer, o tratamento da síndrome demencial com anticolinesterásicos poderá melhorar os sintomas cognitivos da demência, mas, em geral, não tratará a síndrome, tornando necessária, também nesses casos, a introdução de antipsicóticos.

O prognóstico depende da etiologia, sendo alguns casos completamente reversíveis com tratamento farmacológico e outros não. Há poucos estudos acerca dessa síndrome, e, quando ela se manifesta de forma isolada, seu prognóstico é pior, tendendo a ser mais duradoura. No que tange aos aspectos psiquiátricos forenses, essa síndrome pode ter consequências médico-legais importantes, estando associada ao aumento de separações conjugais, ocorrências de atos violentos, assassinato do cônjuge e homicídios seguidos de suicídios.

▶ SÍNDROME DE CAPGRAS

Em 1923, Joseph Capgras (1873-1950), psiquiatra francês, descreveu o caso de uma paciente que apresentava sinais e sintomas que denominou como "ilusão dos sósias" – posteriormente, a síndrome foi alcunhada com o nome de seu primeiro descritor. A síndrome de Capgras se caracteriza como um delírio transitório, recorrente ou sustentado, de que uma pessoa, geralmente relacionada com o paciente, foi substituída por um impostor, que apresenta alguma semelhança com o original. Além da substituição de pessoas, casos de animais, placas e outros objetos substituídos também foram reportados. O número de sujeitos substituídos tende a aumentar com a progressão do tempo de duração do delírio.

Apesar de ser considerada uma síndrome rara, está presente em cerca de 4% dos pacientes psicóticos e em até 30% daqueles com doença de Alzheimer.[28] Não obstante sua incidência nessa doença e nos outros tipos de demência, a síndrome é uma entidade de importância negligenciada no campo da geriatria. Seu início não depende da duração da etiologia de base, mas seu tempo de vigência é um fator de prognóstico negativo – quanto maior o tempo de duração do delírio, mais elaborado ele se torna. Quando presente em um paciente psicótico, a síndrome de Capgras tende a dominar a apresentação clínica do delírio.[29]

Tradicionalmente, ela foi considerada como tendo origem em conflitos psicodinâmicos. Entretanto, desde o caso descrito por Gluckman,[30] em que a síndrome se apresentou em uma doença orgânica com atrofia cerebral comprovada (apesar de haver fatores psicológicos envolvidos), houve um aumento da defesa por uma etiologia orgânica. Atualmente, estima-se que até 40% dos casos de síndrome de Capgras são associados a doença mentais orgânicas, com estudos de neuroimagem evidenciando uma ligação entre a síndrome e anormalidades no hemisfério cerebral direito, particularmente nas regiões frontais e temporais. Pesquisas neuropsicológicas forneceram suporte empírico para esses achados, devido à presença de deficiências no processo de reconhecimento facial na síndrome de Capgras, que é uma função do hemisfério cerebral direito.[31]

Há poucos relatos na literatura sobre o tratamento da condição. Não há estudos controlados ou consensos sobre o assunto, mas seu manejo deve incluir:

- A pesquisa de causas orgânicas por meio de anamnese detalhada, exames físico e neurológico completos e avaliações de neuroimagem visando a identificação

de lesão cerebral, além do correto tratamento da doença de base à síndrome.
- Tratamento de condições psiquiátricas associadas ou de base.
- Tratamento sintomático com antipsicóticos.
- Suporte familiar, dirigido principalmente para o familiar que foi "substituído".

▶ SÍNDROME DE EKBOM (OU DELÍRIO DE INFESTAÇÃO PARASITÁRIA)

Essa é uma condição que foi nomeada após a descrição de suas manifestações por Ekbom, um neurologista sueco, em 1937. Entretanto, em 1894, o dermatologista francês Thiedierge já havia descrito a mesma síndrome. Nessa condição, o paciente sofre de delírios de infestação parasitária. Ele crê que insetos ou vermes estão vivendo em seu interior ou rastejando sob sua pele. A prevalência é desconhecida, sendo constatada uma maior frequência em idosos, e a condição acomete em maior proporção mulheres (2:1), de curso variável, com remissão completa em 50% dos casos.[32]

Suas características clínicas incluem:

- Delírio de infestação
- Alucinações visuais ou táteis
- Sintomas de outro transtorno associado
- Ao examinar a pele do paciente, é comum ela estar normal ou, em alguns casos, conter arranhaduras, cicatrizes e até dermatite decorrente do uso inadequado de antissépticos.

No tratamento da síndrome de Ekbom, o uso de psicofármacos é mandatório, ainda que as respostas nem sempre sejam satisfatórias. As melhores respostas são obtidas com antipsicóticos, mas obviamente dependerão da etiologia de base e das comorbidades psiquiátricas presentes. Os antipsicóticos mostram resultados positivos, especialmente a pimozida, mas também outros antipsicóticos atípicos. A remissão completa é obtida em apenas metade dos casos.[33] A psicoterapia de apoio pode ser necessária em alguns casos, e o desafio consiste em auxiliar o paciente a questionar o delírio, bem como aumentar o *insight* sobre os riscos do uso de produtos nocivos à pele com a intenção de eliminar os supostos parasitas. Quando a síndrome é isolada ou organicamente determinada, pode haver um pior prognóstico, com maior tendência a se tornar crônica.

▶ CONSIDERAÇÕES FINAIS

A medicina é pródiga em quadros que poderiam estar aqui incluídos como bizarros ou interessantes. Porém, para este capítulo, foram selecionados apenas aqueles considerados mais úteis e adequados ao objetivo de proporcionar uma orientação rápida ao psiquiatra, especialmente ao psicogeriatra, diante de casos desafiadores e que, não obstante sua singularidade e sua dificuldade de estudo sistematizado e manejo clínico, necessitam de ambos, constituindo-se em verdadeiros desafios a quem os assiste. Talvez seja oportuno, à guisa de conclusão, recomendar – ou quem sabe desejar – a esse profissional que nunca lhe falte a prudência, para evitar a ampliação do sofrimento de todos os envolvidos no tratamento psiquiátrico do paciente idoso; a coragem, para persistir na busca de alívio para seu – muitas vezes bizarro – cliente, seus familiares e seus cuidadores; o conhecimento, para iluminar suas dúvidas; e, finalmente, mas não menos importante, a sabedoria, para lidar com todos esses ingredientes e mais alguns nesse difícil equilíbrio entre arte e técnica em que levita a prática médica.

► REFERÊNCIAS

1. Gordon RA. Assustadora história da medicina. Rio de Janeiro: Ediouro; 1997.

2. American Psychiatric Association. Manual diagnóstico e estatístico de transtornos mentais: DSM-5. 5. ed. Porto Alegre: Artmed; 2014.

3. World Health Organization. Classificação de transtornos mentais e de comportamento da CID-10. Porto Alegre: Artmed; 1993.

4. Melo ALN. Psiquiatria. 3. ed. Rio de Janeiro: Guanabara Koogan; 1980.

5. Mayer-Gross W, Slater E, Roth M. Psiquiatria clínica. 2. ed. São Paulo: Mestre Jou; 1976.

6. Arieti S. American handbook of psychiatry. 2nd ed. New York: Basic Books; 1974.

7. Ng B, Camacho A, Lara DR, Brunstein MG, Pinto OC, Akiskal HS. A case series on the hypothesized connection between dementia and bipolar spectrum disorders: bipolar type VI? J Affect Disord. 2008;107(1-3):307-15.

8. Enoch MD, Ball HN. Uncommon psychiatric syndromes. London: Arnold; 2001.

9. Pearn J, Gardner-Thorpe C. Jules Cotard (1840-1889): his life and the unique syndrome which bears his name. Neurology. 2002;58(9):1400-3.

10. Berrios GE, Luque R. Cotard's syndrome: analysis of 100 cases. Acta Psychiatr Scand. 1995;91(3):185-8.

11. Debruyne H, Audenaert K. Towards understanding Cotard's syndrome: an overview. Neuropsychiatry. 2012;2(6):481-6.

12. Almeida R, Ribeiro O. Síndrome de Diógenes: revisão sistemática da literatura. Rev Port Saúde Pública. 2012;30(1):89-99.

13. Clark ANG, Manikar GD, Gray I. Diogenes syndrome: a clinical study of gross neglect in old age. Lancet. 1975;1(7903):366-8.

14. Caixeta L. Diógenes, população de rua, luta antimanicomial e cinismo. Rev Bras Psiquiatr. 2007;29(1):91.

15. Cipriane G, Lucetti C, Vedovello M, Nuti A. Diogenes syndrome in patients suffering from dementia. Dialogues Clin Neurosci. 2012;14(4):455-60.

16. Reyes-Ortiz CA. Diogenes syndrome: the self-neglect elderly. Compr Ther. 2001;27(2):117-21.

17. Ganser S. Über einen eigenartigen hysterischen Dämmerzustand. Arch Psychiatr Nervenkr. 1898;30:633-41.

18. Cocores JA, Santa WG, Patel MD. The Ganser syndrome: evidence suggesting its classification as a dissociative disorder. Int J Psychiatry Med. 1984;14(1):47-56.

19. Hepple J. Conversion pseudodementia in older people: a descriptive case series. Int J Geriatr Psychiatry. 2004;19(10):961-7.

20. Sáez-Fonseca JA, Lee L, Walker Z. Long-term outcome of depressive pseudodementia in the elderly. J Affect Disord. 2007;101(1-3):123-9.

21. World Health Organization. The ICD-10 classification of mental and behavioural disorders: diagnostic criteria for research. Geneva: WHO; 1992.

22. Lishman WA. Organic psychiatry: the psychological consequences of cerebral disorder. 3rd ed. New York: Wiley-Blackwell; 1998.

23. Vasudev A, Vasudev K. Ganser's syndrome subsequent to ophthalmic herpes zoster in an elderly woman. BMJ Case Rep. 2011;2011.

24. Dwyer J, Reid S. Ganser's syndrome. Lancet. 2004;364(9432):471-3.

25. Ellis P, Mellsop G. De Clerambault's syndrome: a nosological entity? The Br J Psychiatry. 1985;146:90-3.

26. Graff-Radford J, Whitwell JL, Geda YE, Josephs KA. Clinical and imaging features of Othello's syndrome. European journal of neurology. Eur J Neurol. 2012;19(1):38-46.

27. Soyka M, Naber G, Volcker A. Prevalence of delusional jealousy in different psychiatric disorders. An analysis of 93 cases. Br J Psychiatry. 1991;158:549-53.

28. Harwood DG, Barker WW, Ownby RL, Duara R. Prevalence and correlates of Capgras syndrome in Alzheimer's disease. Int J Geriatr Psychiatry. 1999;14(6):415-20.

29. Sinkman A. The syndrome of Capgras. Psychiatry. 2008;71(4):371-8.

30. Gluckman L. A case of Capgras syndrome. Aust NZ J Psychiat. 1968;2(1):39-43.

31. Edelstyn NM, Oyebode F. Capgras syndrome in the context of multiple myeloma. Int J Geriatr Psychiatry. 1998;13(9):645-6.

32. Trabert W. 100 years of delusional parasitosis. Meta-analysis of 1,223 case reports. Psychopathology. 1995;28(5):238-46.

33. Nicolato R, Correa H, Romano-Silva MA, Teixeira AL Jr. Delusional parasitosis or Ekbom syndrome: a case series. Gen Hosp Psychiatry. 2006;28(1):85-7.

Parte IV

ÁREAS ESPECIAIS DA PSIQUIATRIA GERIÁTRICA

25

EMERGÊNCIAS E IATROGENIAS EM PSIQUIATRIA GERIÁTRICA

LEONARDO CAIXETA
CIRO MENDES VARGAS

Este capítulo será dividido em duas seções: 1) emergências e 2) iatrogenias.

➤ EMERGÊNCIAS

Com o irresponsável processo (ideologicamente orientado) de eliminação progressiva de leitos psiquiátricos às cegas, a demanda por serviços de emergência psiquiátrica vem crescendo vertiginosamente. No Brasil, existem dois cenários de atendimento psiquiátrico de emergência: 1) unidades especializadas de emergência psiquiátrica (infelizmente muito raras) e 2) serviços de emergência geral, em que a consultoria psiquiátrica é solicitada (ou não, já que, na maioria desses locais, permutam a avaliação psiquiátrica pela psicológica, em um testemunho de estímulo ao exercício ilegal da medicina nos próprios serviços médicos). O atendimento na segunda opção deveria representar uma importante porta de entrada pela qual pacientes geriátricos ganham acesso aos ambulatórios de psiquiatria, porém a maioria daqueles atendidos em unidades gerais de emergência no Brasil não recebe encaminhamento apropriado aos serviços de psiquiatria. A realidade brasileira, na atualidade, se apresenta assim: o idoso que, por exemplo, tentou suicídio cortando os pulsos será atendido por um cirurgião, que fará a sutura e, logo em seguida, dará alta com encaminhamento para algum serviço de psicologia indicar psicanálise... Diante dessas distorções, o objetivo aqui é contribuir na melhora dessa triste realidade, atestando a complexidade das apresentações psicogeriátricas na urgência e realçando a importância do psiquiatra no contexto do serviço de emergência.

A abordagem psiquiátrica em um serviço de emergência tem como objetivos:

1) Conduzir uma avaliação médico-psiquiátrica adequada, mesmo que célere e com poucas informações.

2) Identificar uma hipótese diagnóstica, mesmo que inicialmente a abordagem seja sindrômica.
3) Prover tratamento de emergência, eliminar riscos e preservar a vida.

Todas essas metas devem ocorrer em um serviço devidamente estruturado e eficiente.[1-3] Erros no pronto e correto reconhecimento das condições psiquiátricas de urgência em idosos podem resultar em graves consequências clínicas e até risco de morte, além de onerar sobremaneira o sistema de saúde, que despenderá preciosas quantias na tentativa de manejar as sequelas advindas de quadros psicopatológicos mal conduzidos.[4]

A avaliação psicogeriátrica de urgência depende da interpretação correta da complexa interdependência dos sistemas funcionais envolvidos nas operações mentais. Não apenas funções do próprio sistema nervoso central (SNC) apoiam tais sistemas operacionais, mas também, e especialmente no caso dos idosos, a homeostase sistêmica constitui pano de fundo importante na orquestração perfeita dessas funções. Por exemplo, um idoso com infecção no trato urinário ou no aparelho respiratório (aparelhos orgânicos aparentemente sem conexões com funções mentais) pode sofrer intenso impacto em seu funcionamento cognitivo e comportamental por causa dessas doenças, podendo, inclusive, apresentar um quadro de *delirium* ou demência de rápida instalação.[5] Os idosos, como as crianças, muitas vezes respondem de forma sistêmica diante de agravos locais que acometem sistemas ou aparelhos orgânicos "distantes" do SNC.

As condições mais prevalentes na emergência psiquiátrica de idosos são: *delirium*, comportamento agitado e psicótico, risco ou tentativas de suicídio, iatrogenias, depressão grave, abuso de substâncias ou intoxicações e problemas psicossociais como maus-tratos ou negligência.[6] Muito frequentemente, existem comorbidades entre essas condições (p. ex., intoxicações e *delirium*, tentativa de suicídio e psicose, etc.). Os transtornos podem ser causados tanto por condições psiquiátricas de início tardio ou descompensações de condições antigas como por outras doenças clínicas de surgimento mais tardio, ou, ainda, por condições crônico-degenerativas que tenham se deteriorado ou se tornado agudas. De qualquer forma, a maioria das condições que se apresentam como emergência psiquiátrica em idosos deriva de uma causa física ou orgânica de base; portanto, é essencial que os médicos de emergência investiguem, com cuidado, condições clínicas nessa população de pacientes vulnerável.[1,7]

Na avaliação em idosos, é sempre importante contar com as informações do cuidador ou familiar responsável, já que, em muitos casos, o déficit cognitivo ou a alteração comportamental comprometem a qualidade das informações prestadas pelo próprio paciente. Entretanto, deve-se tomar cuidado com as associações fortuitas feitas pelos familiares entre acontecimentos biográficos e fenômenos biológicos, as quais podem induzir falsos raciocínios diagnósticos.

Depois de garantir um ambiente seguro para avaliação, o psiquiatra deve classificar o paciente em dois grandes grupos: com e sem antecedentes psiquiátricos (Fig. 25.1), pois é importante que faça a distinção das situações de emergência em primariamente psiquiátricas ou secundárias a uma condição médica geral.

No caso específico de idosos, a avaliação psiquiátrica na emergência deve, antes de tudo, preocupar-se em afastar causas orgânicas, pois são as etiologias mais comuns das apresentações psiquiátricas nesse contexto.[1] Para tanto, o profissional deve proceder com exame físico direcionado às hipóteses que aventou. Na Tabela 25.1, são

Emergência psiquiátrica

COM antecendentes psiquiátricos
- Transtorno psiquiátrico agudizado (descompensado)
- Intoxicação medicamentosa (p.ex., lítio: sedeção excessiva, agitação paradoxal, efeitos cardiotóxicos)
  - Transtorno psiquiátrico funcional em comorbidade com distúrbio orgânico (p. ex., alcoolista com *delirium*, abstinência de substâncias, depressão com demência)

SEM antecendentes
- Transtorno mental orgânico
  - Sintomas psiquiátricos de condições médicas gerais
- 1º surto psiquiátrico ou transtorno mental sem diagnóstico prévio

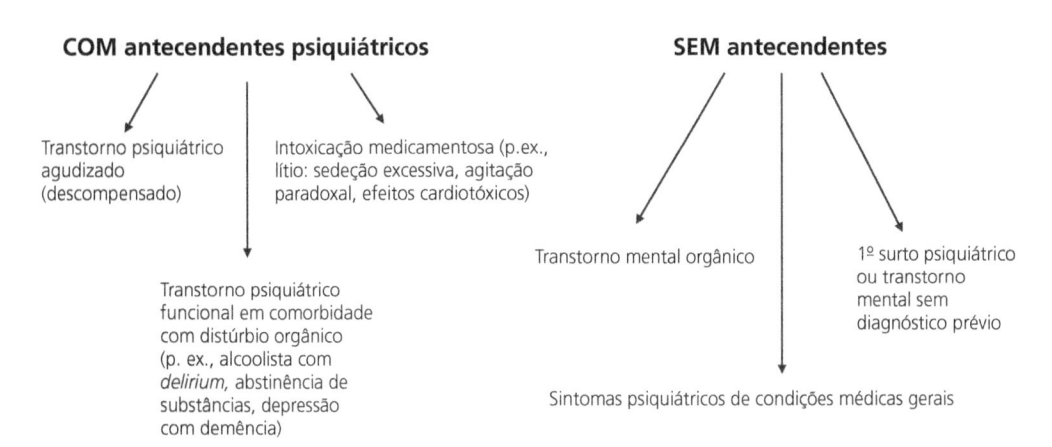

FIGURA 25.1 **CONSIDERAÇÕES DIAGNÓSTICAS NA EMERGÊNCIA PSIQUIÁTRICA COM E SEM ANTECEDENTES PSIQUIÁTRICOS.**

descritos vários aspectos do exame físico geral cujas alterações podem sugerir etiologias orgânicas específicas que, por sua vez, podem se apresentar com sintomatologia psiquiátrica.[8]

Exames laboratoriais frequentemente são necessários para a definição da etiologia orgânica subjacente ou para afastá-la. A Tabela 25.2 mostra os principais exames a serem solicitados de acordo com cada hipótese diagnóstica.

A seguir, discutiremos de forma mais detalhada as condições mais prevalentes em emergência psicogeriátrica. O *delirium* não será abordado, pois é apresentado em outro capítulo exclusivamente dedicado a ele.

SUICÍDIO

Não podemos rasgar uma página de nossas vidas, mas podemos jogar o livro inteiro no fogo.

George Sand

Epidemiologia

Os idosos possuem o maior risco de morte por suicídio entre todos os grupos etários no Brasil,[9] como também na maior parte do mundo. Especialistas em suicídio predizem que, nas próximas décadas, haverá um aumento dramático na taxa e no número total de suicídios. Deve haver esforço, sobretudo por parte dos clínicos no âmbito dos serviços de emergência, para identificar fatores de risco, pistas e sinais de ameaças iminentes de suicídio na idade avançada.

A morte por suicídio, ainda que subnotificada, representa aproximadamente 1% do total de óbitos no Brasil, com quase 12 suicídios para cada 100 mil homens e cerca de 2,5 para cada 100 mil mulheres.[9] Nos Estados Unidos, na população geral, a razão de tentativas de suicídio para suicídios efetivados é de aproximadamente 4:1 entre idosos, enquanto, entre jovens, é de 8:1 a 20:1, indicando que as tentativas dos idosos são mais fatais.[7] Homens e mulheres idosos no Brasil suicidam-se principalmente por enforcamento, estrangulamento e sufocação

TABELA 25.1 EXAME FÍSICO DIRECIONADO PARA EXCLUSÃO DE CAUSAS ORGÂNICAS

Área examinada	O que observar	O que procurar
Aparência geral	Peso, altura, aparência, pele, nível de desconforto	Caquexia: suspeita de maus-tratos, anorexia, tuberculose, HIV, câncer Sofrimento físico e agitação Desalinho no modo de vestir-se ou má higiene *Rash:* alérgicos ou infecciosos
Cabeça, ouvidos, olhos, nariz e garganta	Mucosa, conjuntiva, pupilas, movimentos oculares, dentição, qualquer lesão, evidência de trauma	Mucosa seca: desidratação Pupilas e movimentos oculares: alteração neurológica focal, evidência de intoxicação ou abstinência de substâncias Esclera amarelada: icterícia Proptose: hipertireoidismo Contusões, lacerações: evidência de trauma craniano ou facial Má dentição: má nutrição, abscessos
Pescoço	Tamanho da tireoide, mobilidade do pescoço	Bócio: hipertireoidismo, cretinismo Rigidez de pescoço: meningite, meningoencefalite
Tórax	Ausculta pulmonar, musculatura pulmonar acessória, evidência de trauma	Estertores: insuficiência cardíaca congestiva Roncos: pneumonia Trauma de tórax: necessidade de tratamento emergencial de ferida, risco de pneumonia por diminuição da expansibilidade torácica
Cardiovascular	Ausculta cardíaca, pulsos periféricos	Frequência, ritmo, presença de sopros Qualquer ausência de pulso periférico: doença vascular
Abdome	Qualquer tumoração palpável, dimensão hepática, cicatrizes, dores	Hepatomegalia: doença hepática não diagnosticada, doença de Wilson, cirrose alcoólica Dores agudas: porfiria aguda
Costas e coluna vertebral	Manobra de Giordano, curvatura vertebral	Curvatura: tuberculose óssea Sinal de Giordano positivo: infecção renal ou calculose
Extremidades	Movimento, força e amplitude de movimento	Qualquer déficit, alteração ou dor que possa indicar doença neurológica
Neurológico	Pares cranianos, força, sensibilidade, marcha, reflexos	Qualquer déficit focal indicando acidente vascular encefálico ou tumor oculto Rigidez e marcha parkinsoniana: parkinsonismo Tremores: parkinsonismo Evidência de discinesia tardia Marcha atáxica: hidrocéfalo, sífilis terciária

TABELA 25.2 **EXAMES LABORATORIAIS E COMPLEMENTARES PARA AVALIAÇÃO DE ETIOLOGIAS ORGÂNICAS EM PSIQUIATRIA DE EMERGÊNCIA NO IDOSO**

Exame	Resultados anormais e implicações psiquiátricas
Hemograma	Anemia macrocítica: deficiência de vitamina B12 ou ácido fólico, abuso de álcool Anemia microcítica: deficiência de ferro Anemia normocítica: sangramento agudo ou doença inflamatória crônica Leucocitose: infecções agudas Leucopenia: aids avançada, imunossupressão, leucemia, uso de carbamazepina Plaquetopenia: efeitos colaterais do valproato ou da carbamazepina, trombocitopenia autoimune
Metabólico básico	Creatinina elevada: insuficiência renal Hiponatremia: causada por ISRSs, particularmente em idosos Hipernatremia: desidratação, insuficiência renal Hipocalemia: risco de arritmia; pode estar associado ao uso de diuréticos, bulimia, diarreia Hipercalemia: risco de arritmia; pode estar associado à insuficiência renal Bicarbonato baixo: acidose; ingestão de ácido acetilsalicílico TGO e TGP elevadas: insuficiência hepática devida a várias causas (p. ex., drogas, lamotrigina, valproato, hepatite) Razão TGP/TGO elevada: abuso de álcool
Urina I/Urocultura	Infecção de trato urinário em idosos pode levar a *delirium*
Screening urinário de drogas	Positivo: detecção de abuso de substâncias mais comuns
TSH	Elevado: hipotireoidismo (causa depressão, alterações cognitivas) Baixo: hipertireoidismo (causa ansiedade, sintomas maníacos, agitação)
Vitamina B12/folato	B12 baixo: alterações cognitivas, alterações da marcha Folato baixo: pode estar associado com depressão, eventos tromboembólicos
VDRL	Neurolues: pode gerar demência, mudanças de humor e quaisquer sintomas psiquiátricos
Raio X de tórax	Considerado para todos os moradores de rua, com fatores de risco para tuberculose e pacientes idosos: procurar evidência de tuberculose, tumores, pneumonia
TC de crânio	Ocasionalmente usada para pesquisa de tumores ou sangramentos em pacientes com alteração do estado mental ou sob primeiro surto psicótico em idade senil. Menos sensível que a RM, mas com menor custo, mais acessível, mais rápida e com pouca colaboração do paciente
EEG	Se estiver disponível, pode ser usado para pesquisar estados epiléticos não convulsivos, evidências de encefalopatia metabólica (*delirium*)
Punção lombar	Indicada para qualquer paciente com alterações recentes do estado mental, febre, e/ou sinais meníngeos Pesquisar evidências de meningoencefalite viral, fúngica ou bacteriana, sangramento

Aids: síndrome da imunodeficiência adquirida; ISRSs: inibidores seletivos da recaptação de serotonina; TGO: transaminase glutâmico-oxalacética; TGP: transaminase glutamicopirúvica; TSH: hormônio estimulador da tireoide; VDRL: *venereal disease research laboratory*; TC: tomografia computadorizada; EEG: eletrencefalograma; RM: ressonância magnética.

(1º lugar), seguido por uso de armas de fogo (2ª causa entre homens) e por salto de grandes alturas (2ª causa entre mulheres).[9] Essa população apresenta maior carga de doenças físicas e menor resiliência, o que pode contribuir para a maior letalidade de suicídio. Além disso, os idosos são mais propensos a viver em isolação social; dessa forma, atos de autoextermínio são mais difíceis de descobrir a tempo de impedi-los.

Pessoas que obtiveram êxito no suicídio geralmente evitaram intervenções e esconderam a intenção, sendo também menos propensas a comunicar seu plano a terceiros. Alguns autores identificaram mais planejamento do ato entre pessoas mais velhas. Além disso, homens mais velhos tendem a ter menos histórias de tentativas prévias. As características recém-citadas indicam que as idosas em risco de suicídio podem ser mais difíceis de identificar. Estudos retrospectivos apontaram que mais de 70% das vítimas idosas de suicídio visitaram seu médico no mês do ato.[7] Esses achados implicam que intervenções agressivas e imediatas são necessárias quando se identifica risco de suicídio em pessoas de idade mais avançada. Como o comportamento suicida em idosos é mais planejado e deliberado, e os métodos, mais letais, deve haver grande esforço na identificação e no tratamento das condições predisponentes ao desenvolvimento do estado suicida.

Avaliação

Infelizmente, na realidade brasileira, a maioria dos pacientes que tentam suicídio não é atendida por um psiquiatra em primeira instância, mas por cirurgiões ou clínicos gerais que oferecem os primeiros socorros e, depois, encaminham o paciente a um psicólogo do serviço (absurdamente, são raros os serviços de emergência do Brasil que contratam psiquiatras), para, então, receber alta.

Muitos médicos nutrem a fantasia de que, ao questionar sobre tendências suicidas, estão sugerindo ou reforçando tais comportamentos, o que não é verdade. Muito pelo contrário, é dever do psiquiatra questionar e reconhecer pacientes com maior risco, por meio da determinação de variáveis psicossociais e médicas associadas à maior probabilidade de suicídio. Há algumas evidências de que indivíduos suicidas não expressam seus pensamentos ou sentimentos espontaneamente, mas tendem a admitir suas ideações quando o tópico é introduzido por um médico.[10]

Em adição ao exame cuidadoso das condições médicas, a avaliação deve incluir questões sobre tentativas prévias de suicídio, episódios passados de depressão, psicose ou (hipo)mania, abuso de substâncias, transtornos do controle de impulsos, suporte social e eventos estressores recentes. Todos os pacientes devem ser questionados sobre humor, grau de anedonia e angústia, hábitos de sono, apetite, interesse e sentimentos de desesperança. Desejo de morte, pensamentos de suicídio, intenção de se machucar e acesso a meios de fazê-lo devem ser abordados em questionamentos diretos e indiretos. Em nossa experiência, idosos que exibem maiores níveis de angústia ou depressão com características cotardianas apresentam maior risco de suicídio, e, portanto, esses sinais devem ser entendidos como um alarme.

A população geriátrica apresenta alto risco para depressão e suicídio. A tendência ao suicídio aumenta conforme novos fatores de risco se somam. Estratégias de avaliação clínica tendo como alvo idosos que estão em risco para suicídio, de acordo com fatores demográficos, psiquiátricos, sociais e médicos, podem ser mais efetivas na prevenção do que intervenções que somente identificam indivíduos com comportamento ou ideação suicida. O fato de que a maioria dos idosos é consultada no mês anterior à sua morte, somado ao achado de que a maioria das vítimas de suicídio em idade avançada teve episódios depressivos, sugere que a detecção e o tratamento da depressão podem ser eficazes para prevenir o suicídio na terceira idade.

Manejo

O psiquiatra diante do paciente potencialmente suicida deve decidir sobre a necessidade de internação com base nas seguintes variáveis: gravidade do risco, capacidade e eficiência da rede social familiar para monitorar e prevenir tentativas (evitando o acesso aos meios), grau de acesso e adesão do paciente e sua família ao tratamento ambulatorial em regime de pronto-atendimento frequente ou hospital-dia. Quando qualquer dúvida existir sobre tais variáveis, o profissional não deve hesitar em indicar a internação como medida protetora. A hospitalização psiquiátrica se revela uma modalidade terapêutica importante para pacientes em perigo iminente, com franca ideação suicida espontaneamente relatada. Além disso, a hospitalização permite iniciar um tratamento mais agressivo, examinar condições psiquiátricas coexistentes e avaliar subsequente transição para o ambulatório. Se o indivíduo avaliado como alto risco de suicídio se recusar a ser internado, o médico torna-se responsável por iniciar procedimentos para internação involuntária de acordo com as leis civis aplicáveis.[11]

A eletroconvulsoterapia constitui a primeira opção para idosos com grave risco de suicídio e carência de rede de apoio sociofamiliar.[12] Essa importante modalidade terapêutica deveria estar disponível em todos os serviços de maior complexidade psiquiátrica. A depressão deve ser ostensivamente tratada, pois é a associação mais frequente no paciente suicida. É preciso lembrar que uma proporção grande de casos apresenta depressão bipolar (e não unipolar), e, portanto, o tratamento com antidepressivos é contraindicado (principalmente os noradrenérgicos), posto que, nesses casos, pode até agravar a ideação suicida, por meio da exacerbação da angústia e ansiedade. Sugerimos que idosos com comportamento suicida devem receber sempre antipsicóticos mais sedativos e com efeito antidepressor (p. ex., quetiapina ou asenapina), em doses eficazes. O uso do lítio também está associado à redução da ideação suicida mesmo na depressão unipolar,[13] e, sempre que possível, deve ser indicado em associação ao antipsicótico. Ansiolíticos também podem ser necessários para a redução da angústia e ansiedade; além disso, mantêm o paciente menos capaz de engendrar ações contra si.

AGITAÇÃO E PSICOSE

Epidemiologia

A agitação é muito comum nos serviços de emergência e geralmente é o maior motivo para a solicitação de interconsulta psiquiátrica. Indivíduos agitados chamam mais atenção e recebem mais cuidados que pacientes graves com apresentação apática.

Avaliação

A avaliação da agitação deve ser focada em suas possíveis causas (o que reflete em seu adequado tratamento) e na possibilidade de colocar em risco a integridade do paciente e de terceiros (o que reflete na modalidade de tratamento escolhida, se farmacológica ou não).

Na Tabela 25.3, constam algumas das mais importantes causas de agitação nos serviços de emergência, bem como o manejo indicado.

TABELA 25.3 CAUSAS COMUNS DE AGITAÇÃO NA EMERGÊNCIA E SEU MANEJO

Causa	Apresentação clínica	Manejo terapêutico
Delirium ou confusão mental	Níveis de consciência flutuantes, oscilação dos sinais vitais (disautonomia), alterações sensoperceptivas (alucinações visuais) e cognitivas (principalmente da atenção). Pode ser do tipo agitado, apático ou misto.	Garantir segurança ao paciente. Identificar e tratar a causa subjacente. Antipsicóticos menos sedativos para acalmar o paciente e para que a equipe de emergência continue o tratamento.
Delirium tremens	Todos os sinais de *delirium*, com tremores, com ou sem alucinações; intensa flutuação dos sinais vitais. Última ingestão de álcool há 24-72 horas.	Se o paciente apresenta via aérea intacta, sedá-lo ostensivamente com benzodiazepínicos injetáveis até seu torpor, se possível. Providenciar monitoramento em UTI, se necessário.
Abstinência de benzodiazepínicos/ barbitúricos	Similar à abstinência de álcool, mas sem alteração dos sinais vitais, pode se apresentar somente como um *delirium* com ou sem tremores. Alto risco de convulsões.	Descontinuar gradualmente o benzodiazepínico.
Hipoglicemia	Estado mental alterado com sudorese caracteristicamente fria, taquicardia, taquisfigmia, fraqueza, sonolência.	Se o paciente apresenta via aérea patente, usar glicose oral; caso contrário; usar dextrose 50%.
Estados pós-ictais	Nível de consciência alterado, confusão, eventualmente agressividade, ataxia. Pode apresentar sinais de mordedura na língua ou liberação esfincteriana.	Garantir segurança ao paciente, observar futuras convulsões. Se a agitação requerer tratamento, usar benzodiazepínicos, pois neurolépticos podem diminuir o limiar convulsivo. Determinar a causa da convulsão.
Psicose/mania/ transtorno psiquiátrico primário	Não costuma apresentar associação com desorientação, sem flutuações do nível de consciência e alerta, sem repercussões nos sinais vitais. Investigar outros sinais e história de doença psiquiátrica.	Garantir segurança ao paciente; oferecer medicamento oral ou medicamento intramuscular; considerar contenção, se necessário.
Anormalidade estrutural cerebral	Varia com a lesão; déficit neurológico focal, estado mental alterado com cefaleia, sinais meníngeos ou deterioração neurológica progressiva.	Garantir via aérea patente; solicitar tomografia computadorizada de emergência ou outro método de imagem.
Emergência toxicológica	Varia com os agentes, mas a ingestão de substâncias tóxicas pode levar a alterações do estado mental. Monitorar alterações pupilares, sudorese, sinais vitais ou outros sinais clínicos (hálito, urina, vômitos).	Tentar detectar o agente toxicológico. Entrar em contato com o Centro de Assistência Toxicológica.

Manejo

Deve-se tentar conter a agitação, inicialmente, com medidas não farmacológicas sempre que o psiquiatra julgar possível e dependendo de cada caso. Medidas de conteção física podem ser executadas por equipes treinadas. O indivíduo contido no leito deve estar isolado de outros pacientes e carece de avaliações em curtos espaços de tempo, para evitar desidratação e outras complicações.[14] A técnica correta de contenção mecânica pode ser visualizada em pormenores no excelente livro de Baldaçara e Cordeiro.[15]

Quando a agitação implica riscos imediatos a terceiros ou ao próprio paciente, medidas rápidas devem ser tomadas – geralmente, uso de psicotrópicos. É importante saber a etiologia da agitação para se assegurar uma escolha mais racional do tipo de agente farmacológico que deve ser administrado. A agitação no caso de uma catatonia hipercinética, por exemplo, responde bem à administração de benzodiazepínico intravenoso, mas pode responder mal ao uso de antipsicóticos. Já na agitação em contexto de *delirium*, o antipsicótico pode auxiliar o quadro, e o benzodiazepínico, agravá-lo.

A Tabela 25.4 informa sobre algumas opções farmacológicas para o manejo da agitação psicomotora.

MAUS-TRATOS E NEGLIGÊNCIA

Epidemiologia

Problemas de ordem social também justificam a visita de idosos em um serviço de urgência, sobretudo quando existem consequências a sua integridade física, as quais podem ser detectadas de modo direto pelo exame físico (lesões, hematomas) ou indireto pelo tipo de apresentação (higiene precária, desnutrição, assaduras). Maus-tratos e negligência constituem atos de omissão que resultam em danos ou ameaça de dano à saúde ou ao bem-estar dos idosos. Eles podem assumir muitas formas, incluindo abuso físico ou psicológico, negligência do cuidador, autonegligência e exploração financeira.[7]

Estima-se que mais de 2 milhões de idosos são maltratados por ano nos Estados Unidos.[16] Apesar do recente aumento no número de casos e da crescente conscientização, os maus-tratos e a negligência ainda são pouco denunciados.

O prejuízo cognitivo das vítimas pode impedí-las de prestar queixas. Em outros casos, elas podem hesitar em denunciar tais abusos por medo de piorar a situação. O agressor pode isolar a vítima ainda mais, o que tornaria o reconhecimento e a intervenção mais difíceis.

Comprometimentos cognitivo e funcional graves, bem como vida compartilhada com o agressor, são importantes fatores de risco para o abuso e a negligência. Outros fatores predisponentes são isolamento social, idade avançada e *status* de minoria.[7]

Avaliação

Deve-se suspeitar de abuso em idosos naqueles pacientes que apresentam lesões múltiplas em diferentes estágios de evolução ou quando são inexplicáveis.[7] Cuidado deve ser tomado, entretanto, para não confundir equimoses por pequenos traumas acidentais (que idosos frequentemente apresentam pelo fato de sua pele ser muito frágil e sensível) com maus-tratos. Deve-se suspeitar de negligência quando uma pessoa idosa com recursos financeiros e com um cuidador designado apresenta-se com desleixo significativo na higiene, na nutrição e nos cuidados médicos.

As complicações dos maus-tratos podem variar desde depressão a múltiplas lesões e até morte. O paciente deve ser en-

TABELA 25.4 MEDICAMENTOS COMUMENTE USADOS NO MANEJO DA AGITAÇÃO

Medicamento	Dose	Benefícios	Riscos
Clozapina	25-100 mg/dia VO	Menos SEPs/distonias; rápido efeito sedativo	Cuidado em dislipidêmicos, tabagistas e obesos. Não usar quando houver antecedente de AVC ou IAM. Agranulocitose é raríssima.
Aripiprazol	5-30 mg/dia VO	Menos SEPs/distonias; menos sedativo	Pode ocorrer acatisia, piorando a inquietação.
Clorpromazina	25-100 mg VO 25-50 mg IM	Muito sedativa; menos SEPs/distonia que outros agentes típicos	Maior risco de hipotensão ortostática e toxicidade cardiovascular em idosos.
Flufenazina	5-10mg VO ou IM	Sedativa; menos distonia que o haloperidol	SEPs Distonia
Haloperidol	IV 5-50 mg	Sedativo; início de ação rápido; baixo custo; o mais indicado para a agitação no *delirium*	Raros SEPs na forma IV. Muito seguro do ponto de vista cardiovascular.
Risperidona	0,25-3 mg	Segurança cardiovascular	Alta incidência de SEPs.
Olanzapina	5-10 mg VO (comprimido ou orodispersível) 5-10 mg IM Até 20 mg/dia	Menos SEPs/distonias; menos sedativo Apresentação dispersível ideal para idosos com dificuldades de deglutição	Dose máxima rapidamente alcançável. Alto custo.
Quetiapina	25-300 mg VO	Menos SEPs/distonias; rápido efeito sedativo	Pouco eficaz quando a agitação é devida a sintomas positivos (delírios e alucinações).
Lorazepam	1-4mg VO ou IM	Sem SEPs/distonias; também usado para abstinência de álcool ou benzodiazepínicos; ideal para pacientes com função hepática comprometida	Agitação e desinibição paradoxal. Depressão respiratória. Seguro em hepatopatas.
Diazepam	5-10mg VO ou IV lento; evitar IM (absorção errática)	Sem SEPs/distonias; também usado para abstinência de álcool ou benzodiazepínicos	Depressão respiratória. Metabólito ativo resultando em longo período de ação e problemático se há disfunção hepática.

SEPs: sintomas extrapiramidais; AVC: acidente vascular cerebral; IAM: infarto agudo do miocárdio; IM: intramuscular; IV: intravenoso; VO: via oral.

trevistado sozinho, longe da presença do presumido abusador. Se a suspeita de abuso for demasiada, a segurança do paciente deve ser assegurada pelo impedimento de seu retorno ao mesmo ambiente onde ocorre o abuso.

Manejo

O reconhecimento dos maus-tratos e da negligência constitui o primeiro passo no manejo desses problemas em idosos, não importando quão intimidativo e constrangedor possa ser tal diagnóstico.

Há relutância por parte de muitos psiquiatras em denunciar os maus-tratos em idosos por causa do ceticismo de que isso vá melhorar a situação, por medo de irritar o agressor, pela dificuldade de solicitar o apoio de membros da família do paciente e, às vezes, pela falta de cooperação da própria vítima.[7] Sempre que possível, no entanto, o psiquiatra deve notificar as autoridades responsáveis sobre o ocorrido, e medidas protetivas devem ser adotadas.

ABUSO DE SUBSTÂNCIAS OU INTOXICAÇÕES

Epidemiologia

Intoxicações medicamentosas e exógenas estão entre os problemas psiquiátricos mais comuns em serviços de urgência. Como os idosos apresentam maior vulnerabilidade aos efeitos colaterais de diversos psicotrópicos, além de predisposição a apresentar níveis plasmáticos mais altos de vários medicamentos por suas características farmacocinéticas peculiares, são candidatos preferenciais aos quadros de intoxicação. Além disso, idosos com dificuldades cognitivas e demência são especialmente vulneráveis a intoxicações acidentais. Outrossim, podem também apresentar intoxicação acidental ou intencional devida à tentativa de suicídio.

Calcula-se que em torno de 2 milhões de pessoas se intoxiquem por ano. Apesar de as crianças serem as mais expostas, as intoxicações nos adultos são mais letais. A maioria dos quadros (aproximadamente 85%) é acidental, enquanto 7,5% associam-se à tentativa de suicídio.[17] Os principais agentes envolvidos são listados no Quadro 25.1. Do ponto de vista estatístico, os mais letais foram: analgésicos, antidepressivos, sedativos/hipnóticos/antipsicóticos, agentes cardiovasculares, produtos de base alcoólica, anticonvulsivantes, relaxantes musculares e pesticidas.[17]

➤ IATROGENIAS

EPIDEMIOLOGIA

A iatrogenia constitui ocorrência muito comum em idosos e, na maior parte das vezes, não se associa o sintoma apresentado aos medicamentos utilizados, mesmo porque muitos deles ainda são encarados como substâncias inócuas (muitos prescritos em geriatria na forma de "pacote medicamentoso": medicamentos para dislipidemia, hormônios, vitaminas, suplementos, fitoterápicos, antidepressivos, etc.). Os idosos são especialmente vulneráveis a iatrogenias, por diversos motivos, desde os sociais (os indivíduos são acompanhados por várias especialidades) até os biológicos (maior vulnerabilidade física a efeitos colaterais de medicamentos). Como geralmente os idosos fazem vários acompanhamentos médicos em diferentes especialidades e muitos médicos se sentem obrigados a prescrever

---

QUADRO 25.1 AGENTES MAIS COMUMENTE ENVOLVIDOS EM INTOXICAÇÕES EM IDOSOS

Analgésicos, produtos de limpeza, cosméticos, corpos estranhos, plantas, xaropes, sedativos/hipnóticos/antipsicóticos, agentes tópicos, pesticidas, antidepressivos, produtos alimentares, álcool, hidrocarbonetos, anti-histamínicos, antimicrobianos e outras substâncias químicas.

Fonte: Riba e Ravindranath.[17]

algum fármaco, ao mesmo tempo que não indagam sobre outros medicamentos utilizados, a tendência desses pacientes é acumular tanto mais medicamentos quanto mais profissionais frequentam.

A população geriátrica é particularmente suscetível a reações adversas de medicamentos, pois, além de alterações farmacocinéticas e farmacodinâmicas relacionadas à idade, é comum que esses indivíduos apresentem várias condições médicas coexistentes e, portanto, façam uso de polifarmácia.

AVALIAÇÃO

O paciente vítima de iatrogenia muitas vezes é de difícil avaliação, pois seu quadro pode se confundir com a própria doença de base. Além disso, definir qual dos medicamentos em uso é o responsável pelo quadro de emergência, em um caso de polifarmácia, pode constituir tarefa árdua e até impossível. Em outras situações, a iatrogenia pode decorrer não dos efeitos colaterais de uma substância em particular, mas da interação entre elas, o que dificulta ainda mais o diagnóstico, pois não se identifica, em um primeiro momento, qualquer fármaco passível de culpa.[14] É muito comum também que os médicos responsáveis pelas iatrogenias tenham resistência em assumi-las ou mesmo omitam algumas informações sobre elas, retardando seu diagnóstico imediato e confundindo a avaliação em curso.

O psiquiatra deve interrogar sobre todos os medicamentos em uso, mesmo que não sejam psicotrópicos, e insistir em obter uma lista completa. Muitas vezes, são omitidos fármacos considerados inócuos ou "naturais", tais como fitoterápicos, suplementos, "vitaminas", hormônios, fortificantes, etc., mas que, na verdade, apresentam potencial iatrogênico (Quadro 25.2).

Medicações anticolinérgicas são especialmente indutoras de *delirium*, e sua lista abrange praticamente todas as especialidades médicas. Medicamentos hipoglicemiantes em excesso podem gerar confusão mental no idoso associada a uma sudorese fria, sintomas que são experimentados sobretudo à noite ou de madrugada, após a última dose de insulina. Antiparkinsonianos (especialmente a levodopa) e corticoides podem gerar quadros psicóticos ou de agitação grave em idosos. Antidepressivos e inibidores de apetite podem ocasionar virada maníaca, ideação suicida, ansiedade ou outros sintomas de ativação.

MANEJO

Diante da suspeita de iatrogenia, os medicamentos supostamente envolvidos devem ser descontinuados de pronto, e o psiquiatra deve avisar ao médico assistente responsável pela prescrição. Como regra, deve-se fazer esforço de diminuir ao máximo a prescrição de medicamentos em idosos de forma responsável, descartando fármacos mal indicados ou sem evidência de benefício e associações de vários agentes manipulados na mesma cápsula. A família e o paciente devem ser orientados sobre os riscos de visitas frequentes e desnecessárias a vários especialistas, o que promove prescrições cumulativas e leva a interações medicamentosas não controladas.

Algumas iatrogenias podem ser prontamente corrigidas: efeitos colaterais extrapiramidais (p. ex., distonia) de antipsicóticos, antivertiginosos ou anti-heméticos podem ser tratados com prometazina injetável com rápida reversão dos sintomas. Os efeitos hipoglicemiantes da insulina, por sua vez, podem ser eliminados com a adequação da dose.

QUADRO 25.2 CAUSAS FREQUENTES E INFREQUENTES DE IATROGENIAS EM IDOSOS

1. Frequentes:
   1.1. Uso de substâncias consideradas inofensivas:
      a. Antivertiginosos/antilabirínticos e anti-heméticos (metoclopramida): podem produzir sintomas parkinsonianos, tremor, bradicinesia, apatia.
      b. Estatinas: podem piorar a cognição e produzir dores difusas, sobretudo em membros, piorando a deambulação, e síndrome das pernas inquietas.
      c. Suplementos vitamínicos com 5-HT2 (5-hidroxitriptofano): precipitam a ativação bipolar em idosos com histórico de depressão.
      d. Cálcio: produz obstipação e dores epigástricas, podendo agravar comportamentos, especialmente em idosos com demência.
      e. Chás, ervas e outros fitoterápicos (waleriana), homeopatias: muitas dessas substâncias têm propriedades psicoestimulantes e podem gerar ou agravar quadros de agitação psicomotora, ansiedade e insônia; alguns fitoterápicos podem produzir insuficiência hepática.
      f. Anorexígenos (anfetamínicos, sibutramina): podem induzir virada bipolar e sintomas de ativação (agitação psicomotora, ansiedade e insônia).
      g. Inibidores da micção (usados para incontinência urinária): são anticolinérgicos e, portanto, causam sintomas cognitivos, sobretudo amnésia.
      h. Reposição hormonal: em idosas, pode agravar as queixas de memória e está associada a risco aumentado de doença de Alzheimer.
      i. xaropes/ antitussígenos: sedação e confusão mental.
   1.2. Psicotrópicos
      a. Inibidores seletivos da recaptação de serotonina (ISRSs): podem causar apatia (síndrome amotivacional) e sintomas parkinsonianos (tremor, bradicinesia).
      b. Psicotrópicos para dor: pregabalina e duloxetina podem induzir virada bipolar e sintomas de ativação (agitação psicomotora, ansiedade e insônia); amitriptilina e outros tricíclicos podem piorar as funções cognitivas, sobretudo memória; topiramato para enxaqueca pode piorar funções cognitivas, sobretudo a memória;
      c. Levodopa: pode piorar todo o quadro psiquiátrico, com vários sintomas mentais, desde insônia e agitação até psicose.
2. Infrequentes:
   a. Síndrome serotonérgica: pela associação de serotonérgicos, por exemplo, 5-hidroxitriptofano com ISRSs, selegilina com outros antidepressivos.
   b. Síndrome dopaminérgica: por aumento das doses ou associações de agentes dopaminérgicos.
   c. Síndrome noradrenérgica: por aumento das doses ou associações de agentes noradrenérgicos.
   d. Síndrome neuroléptica maligna: reação idiossincrática a neurolépticos.
   e. Hipertermia maligna: reação idiossincrática a neurolépticos.
   f. Discinesia tardia: movimento involuntário, principalmente facial e orolingual, secundário ao uso crônico de neurolépticos clássicos ou típicos.

► REFERÊNCIAS

1. Quevedo J, Schmitt R, Kapczinski F. Emergências psiquiátricas. 3. ed. Porto Alegre: Artmed; 2014.

2. Tueth MJ, Zuberi P. Life-threatening psychiatric emergencies in the elderly: overview. J Geriatr Psychiatry Neurol. 1999;12(2):60-6.

3. Tueth MJ. Diagnosing psychiatric emergencies in the elderly. Am J Emerg Med. 1994;12(3):364-9.

4. Kennedy GJ, Onuogu E, Lowinger R. Psychiatric emergencies: rapid response and life-saving therapies. Geriatrics. 1999;54(9):38-46.

5. Eriksson I, Gustafson Y, Fagerström L, Olofsson B. Urinary tract infection in very old women is associated with delirium. Int Psychogeriatr. 2011;23(3):496-502.

6. McDonald AJ, Abrahams ST. Social emergencies in the elderly. Emerg Med Clin North Am. 1990;8(2):443-59.

7. Piechniczek-Buczek J. Psychiatric emergencies in the elderly population. Emerg Med Clin North Am. 2006;24(2):467-90.

8. Caixeta L. Tratado de neuropsiquiatria, neurologia cognitiva e do comportamento e neuropsicologia. 2. ed. São Paulo: Atheneu; 2014.

9. Alencar A, Marcelo F, Nascimento AF, Souza MFM. O suicídio no Brasil. In: Brasil. Ministério da Saúde. Saúde Brasil 2006: uma análise da desigualdade em saúde [Internet]. Brasília: MS; 2006 [capturado em 05 mar 2015]. p. 565-85. Disponível em: http://bvsms.saude.gov.br/bvs/publicacoes/10001021537.pdf.

10. Bharucha AJ, Satlin A. Late-life suicide: a review. Harv Rev Psychiatry. 1997;5(2):55-65.

11. Kennedy GJ, Lowinger R. Psychogeriatric emergencies. Clin Geriatr Med. 1993;9(3):641-53.

12. Volpe FM, Tavares AR Jr. Electroconvulsive therapy in Brazil: lack of assistance exposed. J ECT. 2013;29(1):75.

13. Coppen A. Lithium in unipolar depression and the prevention of suicide. J Clin Psychiatry. 1994;55 Suppl:37-45.

14. Glick RL, Berlin JS, Fishkind A, Zeller SL, editors. Emergency psychiatry: principles and practice. New York: Lippincott Williams & Wilkins; 2008.

15. Baldaçara L, Cordeiro DC. Emergências psiquiátricas. São Paulo: Roca; 2007.

16. Borja B, Borja CS, Gade S. Psychiatric emergencies in the geriatric population. Clin Geriatr Med. 2007;23(2):391-400.

17. Riba MB, Ravindranath D, editors. Clinical manual of emergency psychiatry. Washington: American Psychiatric; 2010.

► LEITURAS SUGERIDAS

Camus V, Gonthier R, Dubos G, Schwed P. Etiologic and outcome profiles in hypoative and hyperactive subtypes of delirium. J Geriatr Psychiatry Neurol. 2000;13(1):38-42.

Zinetti J, Daraux J, Ploskas F. Psychiatric emergencies in the elderly. Rev Prat. 2003;53(11):1197-200.

26

INTERCONSULTA EM PSIQUIATRIA GERIÁTRICA

LEONARDO CAIXETA

Atualmente, as estatísticas mostram que 65% dos pacientes internados nos hospitais gerais pertencem ao segmento geriátrico.[1] Da mesma forma, nos serviços de urgência e emergência, bem como nas unidades de tratamento intensivo (UTIs), a terceira idade representa contingente apreciável do total de internamentos. Como se não bastasse, idosos em regime de internação representam o segmento mais vulnerável a diversas morbidades (infecção hospitalar, hospitalismo, *delirium*, iatrogenias, quedas, desidratação, alterações do ritmo circadiano) e à mortalidade em geral. Ademais, muitos desses acometimentos mórbidos estão no campo da psiquiatria e, portanto, demandam solicitações de interconsultas para tais profissionais.

Os três transtornos psiquiátricos mais frequentes em idosos internados são:[1] 1) *delirium* (responde por aproximadamente 40% das psicopatologias em idosos internados); 2) depressão (cerca de 22%); e 3) demência (por volta de 20%). O médico assistente não psiquiatra em geral não está preparado para lidar com a complexidade dos quadros psiquiátricos nos serviços de saúde, razão pela qual deve acionar o serviço de interconsulta psiquiátrica. As solicitações de interconsulta feitas por clínicos gerais costumam originar hipóteses psiquiátricas erradas sobre o caso a ser referenciado.[2]

Um serviço de psiquiatria de ligação desempenha um papel importante na redução efetiva da utilização e do consumo excessivos de recursos de saúde, uma vez que possibilita o reconhecimento precoce das condições psiquiátricas, bem como o manejo e a prevenção de prognósticos adversos, além de uma comunicação eficaz com ambulatórios, equipes de saúde mental comunitária e hospitais gerais. O diálogo entre a psiquiatria e outras especialidades representa uma oportunidade de ampliação da rede de cuidados dos idosos, e trocas muito frutíferas aos pacientes podem resultar desses encontros; contudo, também pode constituir fonte de estresse e desgaste se os profissionais consultores envolvidos não estiverem suficientemente habilitados.

▶ PERFIL DO INTERCONSULTOR PSIQUIÁTRICO

A interconsulta em psiquiatria geriátrica exige um profissional com rigorosa formação não apenas em psiquiatria, mas também em medicina interna e, especialmente, neurologia. Aliás, o que mais diferencia um psiquiatra bom de um ruim não é tanto o que ele sabe de psiquiatria, mas sobretudo o que ele sabe do resto da medicina. O interconsultor deve também apresentar sólido conhecimento de farmacologia geral e psicofarmacologia em particular, estando apto a reconhecer as mais importantes e frequentes interações medicamentosas. Deve ter inteligência emocional para saber conduzir a interação entre o médico assistente do paciente e os demais envolvidos em seu tratamento.

O interconsultor psiquiátrico é o mais bem equipado para prover a avaliação e o manejo de transtornos mentais no paciente clínico, devido a quatro habilidades principais:[3,4]

- Ele detém *expertise* e uma posição privilegiada no que diz respeito à avaliação das condições médicas com potencial para produzir sintomas psiquiátricos.
- Apresenta perícia em diferenciar transtornos cognitivos de transtornos do humor e transtornos orgânicos de funcionais.
- Tem vasto conhecimento e intimidade com medicamentos psicotrópicos.
- É o profissional mais preparado de toda a medicina para avaliar e abordar fatores psicossociais, familiares e de suporte social, além de ser o mais bem treinado em técnicas de psicologia médica.

Chegar a um diagnóstico correto e desenvolver um plano de tratamento acurado exige diligência na sistematização das causas e sintomatologias psiquiátricas e físicas. Não se deve permitir, portanto, que profissionais não médicos assumam esse papel, como ocorre nos hospitais e serviços de saúde brasileiros, tendo em vista a complexidade que cerca tais formulações diagnósticas e procedimentos terapêuticos. Infelizmente, em muitos casos, os próprios colegas de outras especialidades estimulam o exercício ilegal da medicina, ao encaminhar os pacientes com transtornos emocionais ou comportamentais (i.e., condições psiquiátricas) para profissionais não médicos, seja por ignorar a área de abrangência da psiquiatria, seja por preconceito contra a especialidade.[4]

INTERCONSULTA E CONFLITOS ENTRE PROFISSIONAIS ASSISTENTES

Conflitos entre os psicogeriatras e outros médicos (consultores ou assistentes) e outros profissionais (psicólogos, enfermeiros) são frequentes em hospitais gerais.[5] Infelizmente, tais disputas raras vezes são resolvidas a contento de todos. A sobreposição de territórios muitas vezes produz conflitos entre os profissionais da psiquiatria, geriatria, neurologia e psicologia que atuam em um campo de muitas interfaces; cada um pode ser chamado para tratar o mesmo paciente que manifesta sintomas psiquiátricos associados à terceira idade.[6] Diferenças no treinamento ou na formação recebidos, na história e na filosofia que fundamentam essas especialidades podem estar subjacentes a tais discordâncias.[7] Independentemente da causa, psicogeriatras que trabalham em hospitais gerais e interconsultores precisam ser capazes de reconhecer e administrar os conflitos interpessoais e interprofissionais, bem como suas consequências ao serviço e ao paciente.

A seguir, listamos alguns cenários propícios ao surgimento de conflitos:

- Uma situação corriqueira que dá ensejo a desentendimentos, por exemplo, é quando o psicogeriatra tem de intervir na prescrição do médico assistente, suspendendo algum medicamento pelo fato de estar causando efeitos colaterais psiquiátricos ou agravando uma comorbidade psiquiátrica prévia no paciente. Médicos têm resistência em admitir suas iatrogenias, e essa interferência externa de um interconsultor pode não ser bem-vinda.
- Alguns serviços boicotam a interconsulta psiquiátrica, solicitando, antes, parecer de outros profissionais de áreas mais ou menos afins e deixando a convocação da psiquiatria para último caso, quando nada se resolveu ou quando o paciente começa a ficar "chato", apresentar piora de saúde ou dar muito trabalho (p. ex., agita, quebra coisas, fica agressivo e perigoso, ameaça se suicidar). A não convocação de um psiquiatra também pode se dar por outros motivos: a) ausência desse especialista nos hospitais (o governo costuma não contratar psiquiatras, preferindo, antes, trocá-los por 10 outros profissionais não médicos para tentar acobertar a demanda psiquiátrica, que, na verdade, é sempre enorme); b) sobrecarga dos poucos psiquiatras existentes com consequente demora na resposta dos pareceres. O interconsultor psiquiátrico pode se sentir preterido nesses casos ou ficar ressentido por não ter sido chamado mais precocemente, quando a psicopatologia não estivesse tão grave ou difícil de ser tratada.
- Alguns serviços solicitam concomitantemente pareceres de diferentes especialidades para um mesmo problema clínico, em uma atitude redundante. Por exemplo, diante de um paciente com demência, solicitam parecer da psiquiatria, neurologia, geriatria e psicologia. Obviamente, nessas situações, ocorrerão divergências e assimetrias na abordagem e no manejo do mesmo problema, dependendo da formação de cada especialista.

▶ INTERCONSULTA EM CARDIOLOGIA

Na prática, o setor de cardiologia é um dos que mais solicitam interconsultas psicogeriátricas, por três motivos principais:

- Doenças cardiovasculares na senilidade são grandes contribuintes para sintomas psiquiátricos, em virtude de seus efeitos diretos e indiretos no cérebro.
- Muitos sintomas primariamente psiquiátricos (ansiedade e alterações do humor) se manifestam sobre a área cardíaca (angústia, dor, desconforto precordial) ou simulando sintomas cardiovasculares (tonteira, mal-estar difuso inespecífico, fadiga).
- Os tratamentos cardiológicos envolvem com frequência medicamentos potencialmente neurotóxicos.

A cardiologia é uma especialidade predisposta à confusão de sintomas psiquiátricos com sinais cardiológicos. O ataque de pânico, por exemplo, é muito ilustrativo desse fato. Os sintomas desse ataque (taquicardia, tontura, sudorese, sensação de desfalecimento, dor no peito e angústia) são facilmente entendidos como sinais de um infarto agudo do miocárdio (IAM), cardiopatias arrítmicas ou de insuficiência cardíaca congestiva (ICC). A dispneia suspirosa, sintoma associado a quadros ansiosos e depressivos, também confunde muito o cardiologista, que raramente considera a etiologia psiquiátrica desse sintoma, encaminhando o paciente a exames infrutíferos e abordagens penosas. Em geral, a falta de resposta às terapias convencionais preconizadas ou mesmo a piora do sintoma e a ausência de confirmação objetiva por meio dos parâmetros clínicos são os motivos que obrigam (sim, este é o termo!) o serviço de cardiologia a solicitar a interconsulta psiquiátrica.

O IAM é muito prevalente em idosos e está relacionado a grande morbidade psiquiátrica.[8] Cirurgias cardíacas que necessitam circulação extracorpórea e hemotransfusão também podem ocasionar confusão mental e déficits cognitivos.[8]

Na população idosa, doenças do aparelho cardiovascular contribuem enormemente para a soma total de transtornos psiquiátricos, sobretudo como resultado de acidente vascular cerebral (AVC).[8] Além do mais, a falha no reconhecimento de que uma mudança do estado mental seja devida a um distúrbio da função cardíaca é comum em pacientes idosos.[9] Mau funcionamento cardíaco por arritmia ou baixo débito cardíaco pode resultar em diminuição global do fluxo sanguíneo cerebral. A isquemia encefálica por tromboembolismo originário do coração (p. ex., na forma cardíaca da doença de Chagas e em portadores de fibrilação atrial) também pode resultar em sintomas psiquiátricos, desde alterações cognitivas até modificações do comportamento e confusão mental.

O IAM apresenta-se "classicamente" com dor no peito em menos de 50% das vezes nos idosos. A maioria dos casos na terceira idade se manifesta como "confusão mental" ou "agitação psicomotora".[7] Apresentações atípicas de angina – noturna, de decúbito ou diaforética – podem ser consideradas "funcionais" e, consequentemente, ignoradas pelo médico.[7] Arritmias e defeitos de condução são pouco tolerados pelos idosos e podem causar sintomas psiquiátricos.

A ICC pode se apresentar como ansiedade, fadiga, concentração deficiente ou perda de memória. Além disso, medicamentos como diuréticos e digoxina, usados no tratamento de ICC, podem causar delírio ou demência. Idosos parecem mais suscetíveis aos efeitos adversos da digoxina do que qualquer outro grupo etário. Embora a maioria dos efeitos adversos da digoxina ocorra em doses tóxicas, efeitos tóxicos também podem ocorrer em doses terapêuticas nos idosos. Sintomas psiquiátricos atribuíveis à digoxina incluem *delírium*, depressão, demência, alucinações, psicose, mania e letargia, sendo os estados hiperativos mais comuns que letargia e depressão.[10]

A hipertensão presente em 40% das pessoas com idade acima de 65 anos frequentemente é tratada com medicamentos que têm potencial para causar depressão, como betabloqueadores, alfametildopa, reserpina e outros.[7]

▶ INTERCONSULTA EM ONCOLOGIA

A relação da psicogeriatria com a oncologia também é íntima e rica, pelos seguintes motivos principais:

- Doenças oncológicas na senilidade são grandes contribuintes para sintomas psiquiátricos em virtude de seus efeitos sistêmicos e cerebrais ou, indiretamente, por meio de síndromes paraneoplásicas.
- Muitos transtornos psiquiátricos (sobretudo quando não tratados) representam risco aumentado ao aparecimento de câncer, até porque reduzem muito a imunidade do paciente: depressão, transtorno bipolar, transtorno da personalidade *borderline*, alcoolismo, tabagismo e outras dependências de drogas.
- Muitos sintomas primariamente psiquiátricos (redução grave de peso em algumas depressões e na demência;

apatia; fatigabilidade; delírio hipocondríaco de que se está com câncer) podem ser confundidos com indicadores da presença de câncer.
- O paciente oncológico é particularmente vulnerável em seu aspecto psicológico por ter de lidar com uma doença tabu e enfrenta, de forma crônica, procedimentos invasivos e expectativas incontroláveis que colocam sua vida sob constante ameaça.
- Os tratamentos oncológicos (quimioterapia, radioterapia, cirurgias) envolvem com frequência medicamentos ou procedimentos potencialmente neurotóxicos ou produtores de confusão mental.

O câncer atinge sobretudo idosos, e poderemos assistir sintomas psiquiátricos secundários a várias formas de neoplasias benignas (quando situadas no SNC), malignas, metástases e síndromes paraneoplásicas. Fenômenos psicopatológicos se tornam ainda mais comuns sobretudo nos estágios terminais e nas neoplasias que atingem o SNC, além de algumas formas especiais que classicamente se associam a manifestações psiquiátricas (p. ex., câncer de cabeça de pâncreas). Metástases para o SNC, em particular para os lobos frontais e temporais, também resultam com frequência em sintomas psicopatológicos, ainda que misturados com sinais neurológicos.[7,8] Várias modalidades de tratamento para o câncer (quimioterapia, radioterapia) também podem gerar sintomas psiquiátricos.

A população geriátrica está em risco crescente de câncer, com a incidência dessa doença aumentando com a idade até os 90 anos e 50% de todos os cânceres ocorrendo em pessoas com idade acima dos 65 anos.[7] O carcinoma colorretal corresponde a um quarto de todas as mortes por câncer ao final da vida, frequentemente presente com anemia e consequente fadiga e apatia, que pode se assemelhar a um transtorno depressivo. O carcinoma de esôfago, comum em alcoolistas e tabagistas inveterados, inicia em média entre os 60 e 65 anos de idade e pode se apresentar como uma dificuldade para engolir "aparentemente funcional", acompanhada de ansiedade, o que pode ser confundido com fobia a deglutição. O carcinoma de estômago é reconhecido por se apresentar com queixas vagas de anorexia, perda de peso e dor mórbida. Já o de cabeça de pâncreas, também reconhecido por sua apresentação psiquiátrica, tem sua maior prevalência nos grupos etários de 60 a 70 anos, e, em aproximadamente um terço dos casos, os sintomas psiquiátricos desenvolvem-se antes de qualquer outra queixa física.[8] Sintomas comuns incluem depressão, ansiedade e sensação persistente de incontestável incômodo. No paciente senil com emagrecimento importante de origem indeterminada, sem história psiquiátrica relevante, labilidade e depressão resistente a tratamento, deve-se levantar a suspeita do carcinoma como causa dos sintomas psiquiátricos.[7]

▶ INTERCONSULTA EM ENDOCRINOLOGIA E METABOLOGIA

A relação da psicogeriatria com a endocrinologia e a metabologia aumenta a cada dia de forma expressiva, existindo muitos pontos de contato entre ambas as especialidades:

- Doenças endocrinológicas e metabólicas produzem com muita frequência quadros psiquiátricos exuberantes em virtude de seus efeitos sobre a cognição e o comportamento.
- Muitos transtornos psiquiátricos (transtorno bipolar, depressão, alcoolismo, compulsão alimentar) representam risco aumentado ao aparecimento de diabetes, síndrome metabólica e obesidade.

- Todavia, a presença de obesidade, diabetes e síndrome metabólica aumenta muito a chance do aparecimento de alguns transtornos psiquiátricos (demência, transtorno neurocognitivo leve, apneia do sono).
- Muitos sintomas primariamente psiquiátricos (alterações de apetite e peso, alopecia, sonolência excessiva, insônia, ansiedade, lassidão, amnésia) podem ser confundidos com indicadores da presença de endocrinopatias.
- Alguns psicotrópicos (antipsicóticos atípicos, mirtazapina) podem produzir síndrome metabólica, diabetes e obesidade.
- Alguns medicamentos usados em endocrinologia (anorexígenos, hipoglicemiantes) podem produzir sintomas psiquiátricos graves.

As endocrinopatias que podem se apresentar com sintomas psiquiátricos incluem: diabetes melito, hipotireoidismo, hipertireoidismo, hiperparatireoidismo e síndromes de Cushing e de Addison.

O diabetes melito afeta 20% da faixa etária geriátrica. Sintomas precoces de diabetes podem ser pouca energia, fatigabilidade ou perda de peso. Um coma não cetótico, hiperglicêmico, hiperosmolar pode ser a primeira apresentação do diabetes melito, e uma mudança no estado mental do paciente pode ser o primeiro sintoma. A cetoacidose também pode ocorrer apresentando-se como confusão ou mudança no estado mental, bem como na hipoglicemia.

O Brasil é um dos campeões mundiais de hipotireoidismo, que ocorre em cerca de 4% dos idosos, apresentando-se em dois terços deles como apatia, retardo psicomotor, depressão ou déficit de memória.[7] Sintomas adicionais do hipotireoidismo podem incluir "letargia mental", lentificação de todas as funções cognitivas, fadiga, perda de interesse e iniciativa, irritabilidade, agitação ou psicose.[8] É notadamente a condição que mais leva a erros diagnósticos devido a seu desenvolvimento insipiente e sua natureza difusa das queixas precoces.[8] Sintomas mentais estão universalmente presentes na época em que o paciente procura auxílio médico.[8] O hipotireoidismo, que afeta até 4% dos idosos internados, também pode apresentar sintomas psiquiátricos. O hipertireoidismo em geral se apresenta nos idosos com sintomas cardíacos, gastrintestinais ou neuromusculares. Os sintomas, no entanto, podem ser mascarados em 25% dos casos na vida tardia por falência cardíaca ou infecção. O hipertireoidismo pode mimetizar estados de ansiedade, mas, em 15% dos casos, ele assemelha-se à depressão, que é a "tireotoxicose apática". Apresentações típicas da tireotoxicose incluem perda de peso, apatia ou depressão, demência e sintomas cardiovasculares.[7] Sinais de estado hipermetabólico podem estar ausentes, e nervosismo e episódio de ansiedade configuram-se como a queixa primária em mais de 95% dos pacientes não diagnosticados com a doença de Graves.[11]

O hiperparatireoidismo, que tem pico de incidência após os 55 anos, mais comumente apresenta sintomas psiquiátricos semelhantes à depressão (lassitude, ansiedade, cansaço, labilidade emocional), mudança de personalidade, *delirium* ou demência.

Os transtornos psiquiátricos em pacientes com distúrbios metabólicos devem ser mais investigados. Os desequilíbrios hidroeletrolíticos podem causar sintomas psiquiátricos. A depleção de volume, que pode se apresentar como *delírium*, resulta de várias condições, incluindo infecções, quadros patológicos gastrintestinais, doenças cardiovasculares e uso de medicamentos (sobretudo diuréticos). A hiponatremia, comumente presente no *delírium*, pode ser manifestar com lassitude, apatia, fraqueza, anorexia e confusão.[8] A depleção de potássio levando à hipocalemia também é comum na senilidade devido a anorexia, dieta pobre, problemas gastrintestinais e uso de diuréticos. Depressão, apatia, fraqueza, paranoia, psicose, apreensão ou irritabilidade podem ser sintomas inaugurais dessa doença.[8]

Os hipoglicemiantes orais indicados para o diabetes podem desencadear hipoglicemia grave em idosos, com intensa sintomatologia psiquiátrica: confusão mental, sonolência excessiva, agitação ou lassidão grave, agressividade, anorexia. Anorexígenos (anfetamínicos, anfepramona, sibutramina) produzem frequentemente efeitos colaterais psiquiátricos (disforia, agressividade, insônia, ansiedade), sobretudo em pacientes com transtornos do espectro bipolar.

▶ INTERCONSULTA EM REUMATOLOGIA

A relação da psicogeriatria com a reumatologia também é muito próxima, pelos seguintes motivos principais:

- A síndrome mais atendida em reumatologia, a fibromialgia, na verdade tem origem psiquiátrica e está sempre associada a transtornos do humor.
- Existe uma alta comorbidade entre alguns transtornos psiquiátricos e doenças reumatológicas particulares, indicando provavelmente genes comuns no desencadeamento dessas condições.
- Muitos sintomas primariamente psiquiátricos (dores de origem psíquica) ou efeitos colaterais de psicotrópicos (dor articular pela distonia) e anticolinérgicos (xerostomia, xeroftalmia) podem ser confundidos com sintomas reumatológicos.
- O paciente reumatológico parece ter uma predisposição especial para transtornos psiquiátricos (que são muito prevalentes nas reumatopatias), seja por seus efeitos sistêmicos e cerebrais ou, indiretamente, pela cronicidade e disfuncionalidade desencadeados, sobretudo no lúpus, na artrite reumatoide, nas vasculites e em outras reumatopatias.
- Os tratamentos reumatológicos, principalmente com cloroquina e corticosteroides (que estão entre os medicamentos mais usados em reumatologia), produzem extensos efeitos na área psiquiátrica, desde sintomas psicóticos até depressão com ideias suicidas. Os reumatologistas geralmente usam duloxetina, amitriptilina e pregabalina para fibromialgia, o que com frequência agrava os sintomas da depressão bipolar.

É de conhecimento bem estabelecido que a atmosfera psicológica de uma enfermaria de reumatologia é sempre carregada. No geral, são mulheres de temperamento muito disfuncional, com doenças crônicas e, algumas vezes, muito incapacitantes, submetidas a tratamentos com fármacos com amplo perfil de efeitos colaterais psiquiátricos e internações muito prolongadas. Além disso, muitas das reumatopatias ocasionam lesões vasculares e inflamatórias no SNC. Essa conjunção de fatores cria a combinação perfeita para a manifestação de transtornos psiquiátricos, tanto de etiologia funcional como (principalmente) orgânica. O psiquiatra interconsultor, na medida do possível, deve tentar fazer essa diferenciação (orgânico vs. funcional), ainda que, em muitos casos, ocorram sobreposições de ambas as etiologias, tornando as manifestações psiquiátricas das reumatopatias multicausais e, portanto, muito mais complexas.

As artrites e artroses são muito comuns entre idosos. Sintomas depressivos comórbidos podem amplificar as queixas relacionadas a essas doenças reumatológicas, o que, às vezes, confunde o reumatologista. O profissional pode atribuir o agravamento das queixas à piora do quadro reumatológico e, assim, insistir em medicações (p. ex., corticoides), que, por sua vez, podem agravar ainda mais o transtorno psiquiátrico comórbido. Esse círculo vicioso, com repercussões cada vez mais prejudiciais ao paciente, pode ser quebrado apenas por uma boa interconsulta psiquiátrica, já que os reumatologistas geralmente não têm formação psicopatológica para identificar essas interações envolvidas complexas.

A arterite temporal tem uma média de início aos 70 anos, raramente se apresentando antes dos 60 anos.[8] A arterite temporal pode ter uma fase prodrômica com artralgias e mialgias que podem ser erroneamente diagnosticadas como um transtorno depressivo. Quadros de confusão mental, *delirium*, déficit da memória, lassidão, sonolência e cansaço podem ser proeminentes. Durante o curso da doença, um estudo relatou que 7 de 35 pacientes com arterite temporal tinham depressão.[8] Embora essa condição seja caracterizada por febre, perda de peso e polimialgia nas áreas do quadril e peitoral, a depressão é muito comum, e paranoia também pode ocorrer.

➤ INTERCONSULTA EM HEMATOLOGIA

Nosso ilustre Monteiro Lobato, em seu livro *Urupês*, já prenunciava o estado de letargia e indolência associado à anemia ferropriva, presente no caboclo vulnerável a verminoses, imortalizado em seu personagem Jeca Tatu (Fig. 26.1). Distúrbios hematológicos podem se apresentar com sintomas de letargia, depressão e confusão, que, algumas vezes, são erroneamente interpretados como a "apatia fisiológica da velhice". A anemia é comum na população idosa carente e nas minorias étnicas isoladas (p. ex., indígena e quilombola), e frequentemente é negligenciada. Talvez ainda constitua uma das doenças mais prevalentes no Brasil. Seu diagnóstico se revela de especial importância se considerarmos o impacto na capacidade de trabalho e na vida de relação associada à síndrome amotivacional presente nesses quadros anêmicos.[7] O diagnóstico diferencial com as depressões primárias pode ser difícil. No intuito de reacendermos a discussão em relação à doença tropical tão negligenciada, sugerimos a denominação *"síndrome de Jeca Tatu"* para essa psicopatologia associada à importante parasitose intestinal e caracterizada por lassidão, apatia, atimormia, lentificação do processamento cognitivo (uma forma de pseudodemência subcortical), sonolência excessiva, inapetência com emagrecimento e palidez de mucosas.

As anemias hipocrômicas com deficiência de ferro resultantes de hemorragia gastrintestinal de carcinoma de colo ou

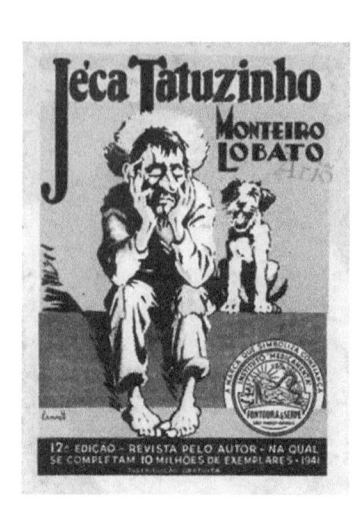

FIGURA 26.1 JECA TATUZINHO, PERSONAGEM DE MONTEIRO LOBATO, NA CAPA DE UM DE SEUS FOLHETINS, CARACTERIZANDO A LASSIDÃO E A ABULIA SECUNDÁRIAS À ANEMIA FERROPRIVA.

de gastrites secundárias a medicamentos como aspirina ou anti-inflamatórios não hormonais são apresentações familiares na população geriátrica. Anemia megaloblástica, anemia perniciosa por deficiência de vitamina B12 ou ácido fólico podem se apresentar com delírio ou demência.

Várias neoplasias hematológicas podem ocasionar sintomatologia psiquiátrica (principalmente depressão), entre elas as diversas formas de leucemia e os linfomas.[8] Procedimentos de hemotransfusão também podem cursar com ansiedade e confusão mental.

A presença de acantócitos no sangue periférico sinaliza a presença de uma doença hematológica que se manifesta com sintomas neuropsiquiátricos, a neuroacantocitose. Muito frequentemente, esses pacientes exibem traços obsessivo-compulsivos, impulsivos e, em alguns casos, sintomas de Gilles de La Tourette.

▶ INTERCONSULTA E A POLIMEDICAÇÃO DO IDOSO

Os idosos são particularmente vulneráveis a efeitos colaterais psiquiátricos de medicamentos com suscetibilidade atribuível tanto à frequência de exposição quanto à sensibilidade.[12] Do mesmo modo, são mais propensos a usar um ou mais fármacos. O uso de polifarmácia, comum em idosos, contribui para somação dos efeitos colaterais dos medicamentos e também toxicidade. Estudos de uso de medicamentos em um hospital geral revelaram que o número médio de fármacos por pessoa era de 3,2; em indivíduos com idade acima de 65 anos, a média subia para cinco.[13] A taxa de reações adversas aumenta de acordo com o número de medicamentos que a pessoa usa. Embora a taxa de reações adversas seja de 7% em pacientes em uso de 6 a 10 medicamentos, ela aumenta para 40% em indivíduos sob uso de 16 a 20 fármacos.[13]

Em geral, idosos têm problemas de adesão a medicamentos, tanto devido à falta como ao excesso de uso, além de tomar medicamentos utilizados por outras pessoas (automedicação). Aproximadamente 75% dos idosos que vivem em suas casas não têm adesão aos medicamentos, e isso aumenta com o número de fármacos e com a incapacidade do paciente. Ademais, idosos têm a tendência de usar medicamentos que já foram prescritos anteriormente, mas que não são mais necessários, além de migrar de consultório em consultório, recebendo novas receitas sem que os médicos saibam da receita anterior, em um processo cumulativo sem fim.

As complicações dos medicamentos ou do abuso de substâncias ocorrem devido a um não reconhecimento do uso ou abuso do fármaco, incluindo álcool, agentes hipnóticos e sedativos e cafeína.[12]

Mudanças patológicas e fisiológicas relacionadas com o envelhecimento tornam os idosos mais suscetíveis aos efeitos dos medicamentos no SNC. A capacidade do organismo em absorver, distribuir, metabolizar e excretar fármacos também é influenciada pelo envelhecimento, colocando os idosos em risco aumentado para maiores concentrações séricas (e potencialmente tóxicas). Doenças físicas, comuns na senilidade, também aumentam a vulnerabilidade aos efeitos dos medicamentos.[12] Nos idosos, os medicamentos podem causar sintomas psiquiátricos em doses terapêuticas ou tóxicas, bem como com a retirada da substância, seja intencional ou inadvertida.[14]

Agentes anticolinérgicos são associados com *delirium* mais do que qualquer outra classe de medicamentos.[15] Como os idosos comumente usam diversos fármacos, a toxicidade anticolinérgica pode ocorrer por efeito acumulativo. Mesmo se o paciente recebe medicamentos sem composição reconhecidamente anticolinérgica, níveis anticolinérgicos têm sido encontrados em 14 dos 25 agentes mais prescritos para idosos e, cumulativamente, podem causar toxicidade.[15] Os medicamentos são a causa mais comum de sintomas depressivos induzidos por tratamento, sendo os anti-hipertensivos e os sedativos os agentes mais envolvidos.

O psiquiatra interconsultor tem a missão de, na medida do possível, sempre enxugar a prescrição de polimedicamentos no idoso, começando por substâncias usadas como "vitaminas, suplementos, fortificantes, antioxidantes", passando por agentes aparentemente inofensivos, mas que induzem efeitos colaterais, até chegar a substâncias cujo o risco/benefício não justifica mais seu uso (p. ex., estatinas em um idoso sem dislipidemia grave e com efeitos prejudiciais como mialgia nas pernas que dificultam a deambulação).

CASO CLÍNICO

Uma paciente de 70 anos estava internada no setor de clínica médica para investigação e tratamento de dores difusas, hiporexia grave com perda apreciável de peso e mal-estar vago. Tinha antecedentes de depressão recorrente há 30 anos. Atualmente, manifestava muitos sintomas sem base orgânica detectável, mas negava estar depressiva, apesar de apresentar vários sintomas somáticos compatíveis e alterações de sono e apetite. Manifestava também sintomas dolorosos que foram interpretados como fibromialgia pelo reumatologista, tendo sido medicada com amitriptilina. A amitriptilina gerou quadro de amnésia e confusão mental (*delirium* anticolinérgico) e, então, foi trocada por duloxetina e pregabalina, que, por sua vez, pioraram os sintomas depressivos por ativação de estado misto bipolar (a paciente ficou mais irritada, ansiosa, hiper-reativa a estímulos banais, insone, com oscilações frequentes do humor e ideação de autoextermínio). Foi então que a enfermeira da clínica médica acionou o serviço de psicologia (em vez da psiquiatria), que "diagnosticou".a piora comportamental como devida a "problemas de adaptação" (e nada foi feito), além de "apoio emocional". Como a paciente continuava a piorar, tendo surgido sintomas como tontura vaga e mal-estar (muito comuns em quadros depressivos), foi encaminhada à otorrinolaringologia, que prescreveu antilabiríntico para provável labirintite. O antivertiginoso causou efeitos colaterais parkinsonianos, e, então, foi convocada a neurologia, que interpretou o quadro como início de doença de Parkinson e prescreveu levodopa. A levodopa agravou ainda mais o quadro psiquiátrico, produzindo sintomas psicóticos, e, como a paciente começou a dar muito trabalho e ameaçar a se jogar pela janela, foi solicitado parecer de um psiquiatra. O médico diagnosticou depressão mascarada com características bipolares, enxugou a prescrição, retirando as iatrogenias, e substituiu a combinação duloxetina-pregabalina pela associação de lamotrigina (até 150 mg) com quetiapina (25 mg iniciais até a dose final de 100 mg). Finalmente, os sintomas somáticos e dolorosos cederam, bem como o humor foi melhorando de modo progressivo ao longo de duas semanas.

Comentários
Os transtornos psiquiátricos incidentes no hospital geral são extremamente complexos e demandam pronta atuação psiquiátrica especializada, sob risco de uma sucessão de procedimentos iatrogênicos, os quais colocam em risco a vida de idosos ou retardam sua recuperação, onerando sobremaneira os serviços de saúde.

► REFERÊNCIAS

1. Nogueira V, Lagarto L, Cerejeira J, Renca S, Firmino H. Improving quality of care: focus on liaison old age psychiatry. Ment Health Fam Med. 2013;10(3):153-8.

2. Yamada K, Hosoda M, Nakashima S, Furuta K, Awata S. Psychiatric diagnosis in the elderly referred to a consultation-liaison psychiatry service in a general geriatric hospital in Japan. Geriatr Gerontol Int. 2012;12(2):304-9.

3. Popkin MK, MacKenzie TB, Callies AL. Psychiatric consultation to geriatric medically ill inpatients in a university hospital. Arch Gen Psychiatry. 1984;41(7):703-7.

4. Caixeta M, Caixeta L, Caixeta V, Vargas C. Psicologia médica. São Paulo: Sparta; 2015.

5. Caplan JP, Epstein LA, Stern TA. Consultants' conflicts: a case discussion of differences and their resolution. Psychosomatics. 2008;49(1):8-13.

6. Cunningham MG, Goldstein M, Katz D, O'Neil SQ, Joseph A, Price B. Coalescence of psychiatry, neurology, and neuropsychology: from theory to practice. Harv Rev Psychiatry. 2006;14(3):127-40.

7. Caixeta L. Tratado de neuropsiquiatria, neurologia cognitiva e do comportamento e neuropsicologia. 2. ed. São Paulo: Atheneu; 2014.

8. Lishman WA. Organic psychiatry. 4th ed. Oxford: Wiley-Blackwell; 2009.

9. Rosemberg G: Neuropsychiatric manifestations of cardiovascular disease in elderly. In: Leverson AJ, Hall RCW, editors. Neuropsychiatric manifestations of the physical disease in the elderly. New York: Raven Press; 1981.

10. Hubbard JR, Levensn JL, Patrick GA. Psychiatric side effects associated with ten most commonly dispensed prescription drugs: a review. J Fam Pract. 1991;33(2):177-86.

11. Hall RCW, editor. Psychiatric presentations of medical illness. New York: Medical and Scientific Books; 1980

12. Marsh CM. Psychiatric presentations of medical illness. Psychiatr Clin North Am. 1997;20(1):181-204.

13. Stewart RB, Hale WE. Acute confusional states in older adults and the role of polypharmacy. In: Omenn GS, editor. Annual review of public health. Palo Alto: Annual Reviews; 1992. p. 415-30.

14. Alessi CA, Cassel CK. Medical evaluation and common medical problems. In: Sadavoy J, Lazarus LW, Jarvik LF, editors. Comprehensive review of geriatric psychiatry II. 2nd ed. Washington: American Psychiatric; 1996. p. 251-85.

15. Tune L, Carr S, Hoag E. Anticholinergic effects of drugs commonly prescribed for the elderly: potential means of assessing the risk of delirium. Am J Psychiatry. 1992;149(10):1393-4.

► LEITURAS SUGERIDAS

Cassem EH. Depressive disorders in the medically ill. An overview. Psychosomatics. 1995;36(2):S2-10.

Cohen- Cole SA, Brown FW, McDaniel S. Assesment of depression and grief reactions in the medically ill. In: Stoudemire A, Fogel BS, editors. Psychiatric care of the medical patient. New York: Oxford University; 2000. p. 53-70.

Conn DK, Grek A, Sadavoy J, editors. Psychiatric consequenses of brain disease in the elderly. New York: Plenum; 1989.

Cummings JL. Organic delusions: phenomenology, anatomical correlations and review. Br J Psychiatry. 1985;146:184-97.

Dagon EM. Other organic mental syndromes. In: Bienefeld D, editor. Verwoerdt´s clinical geropsychiatry. Baltimore: Williams & Wilkins;1990. p. 85-106.

Hall WJ. Psychiatric problems in the elderly related to organic pulmonary disease. In: Leverson AJ, Hall RCW, editors. Neuropsychiatric manifestations of the physical disease in the elderly. New York: Raven Press; 1981.

Kaufman DM. Clinical neurology for psychiatrists. 3rd ed. Philadelphia: WB Saunders; 1990.

Koenig HG, Meador KG, Cohen HJ, Blazer DG. Depression in elderly hospitalized patients with medical illness. Arch Intern Med. 1988;148(9):1929-36.

Leverson AJ, Hall RCW, editors. Neuropsychiatric manifestations of the physical disease in the elderly. New York: Raven Press; 1981.

Scharre D. Neuropsychiatric aspects of neoplasic, demyelinating, infectous and inflamatory brain disorders. In: Coffey CE, Cummings JL, editors. Textbook of geriatric neuropsychiatry. Washington: American Psychiatric; 1994. p. 523-48.

Stoudemire A, Fogel BS, editors. Psychiatric care of the medical patient. New York: Oxford University; 1993.

Webb GM. Electrolyte and fluid imbalance: neuropsychiatric manifestations. Psychosomatics. 1981;22(3):199-203.

27

PSICOGERIATRIA DA MULHER

CARLA FONSECA ZAMBALDI
JERONIMO DE ALMEIDA MENDES RIBEIRO
AMAURY CANTILINO

A mulher passa por grandes transformações ao longo do ciclo vital, tanto nos aspectos psicossociais como nos fisiológicos e hormonais. Os períodos de grandes oscilações hormonais, como o pré-menstrual, o pós-parto e a perimenopausa, são considerados "janelas de vulnerabilidade". São épocas de maior suscetibilidade para a exacerbação de doenças psiquiátricas preexistentes ou para o surgimento de novos quadros.

O final do período reprodutivo representa uma época de grandes mudanças na mulher e uma etapa distinta para o adoecimento psíquico, especialmente no que se refere a depressão e ansiedade. A partir da pós-menopausa e na senilidade propriamente dita, além dos transtornos do humor e de ansiedade, as demências podem emergir, as comorbidades clínicas são frequentes, e as peculiaridades na psicofarmacologia das idosas devem ser observadas.

Neste capítulo, procuramos contextualizar o envelhecimento da mulher e descrever os aspectos psicopatológicos peculiares relacionados ao desenvolvimento e à apresentação clínica dos transtornos psiquiátricos nesse período da vida.

▶ TRANSIÇÃO MENOPAUSAL

ASPECTOS PSICOSSOCIAIS

O envelhecimento traz uma série de mudanças psicossociais à vida da mulher, algumas das quais podem ser caracterizadas como fatores estressores, levando ao prejuízo na qualidade de vida e ao desenvolvimento de transtornos mentais.

Um marco importante no envelhecimento da mulher é a menopausa. A transição menopausal é um período de mudança não apenas no sistema endócrino e reprodutivo, mas também nos aspectos sociais e psicológicos.[1] As mulheres enfrentam uma série de perdas, como o fim da fertilidade, o desaparecimento da jovialidade e a queda na saúde clínica, a perda do *status* após a aposentadoria, a diminuição do suporte social com a saída dos filhos de casa e, muitas vezes, o abandono do companheiro e dos amigos.

A maioria das mulheres na perimenopausa apresenta sentimentos relacionados à satisfação.[2] Mas, para algumas, pode ser época de vivenciar eventos de vida estressantes. Muitas mulheres assumem o papel de cuidadora de um familiar doente; outras têm de viver sozinhas após a perda do companheiro; há também aquelas que necessitam assumir várias responsabilidades, como cuidar dos netos ou dos pais. As mudanças nos papéis, responsabilidades e relacionamentos podem ser fonte de considerável estresse, afetando a identidade, a autoestima e os relacionamentos familiares e sociais.

ASPECTOS FISIOLÓGICOS

Na idade reprodutiva, o desenvolvimento de folículos ovarianos é induzido pelo hormônio estimulador de folículo (FSH), produzido pela hipófise. Os folículos em desenvolvimento produzem estradiol e inibina, que modulam a produção de FSH. Esse período é subdividido em fase inicial, pico e fase tardia. A Tabela 27.1 ilustra os estágios da vida reprodutiva da mulher, conforme o Stages of Reproductive Aging Workshop (SRAW).[3]

A transição menopausal inicia com as modificações no padrão menstrual e dura de 2 a 7 anos até a menopausa. No final da idade reprodutiva, os folículos ovarianos estão reduzidos e respondem mal ao FSH. Há diminuição na produção da inibina B e consequente aumento dos níveis de FSH. As flutuações dos níveis de estrogênio e a produção insuficiente de progesterona levam às variações do ciclo menstrual.[4]

A perimenopausa é o período que compreende desde a transição menopausal até um ano após a menopausa. A menopausa é a última menstruação, diagnosticada retrospectivamente, após 12 meses de amenorreia não associada a uma causa patológica. A idade média da menopausa natural gira em torno dos 51 anos, e a interrupção das menstruações, nesse caso, é sincrônica com a cessação da função ovariana. O Quadro 27.1 apresenta os quatro períodos da menopausa e suas características.

QUADRO 27.1 OS PERÍODOS DA MENOPAUSA

Transição menopausal: período compreendido entre o início das modificações no padrão menstrual até a menopausa.

Menopausa: a última menstruação, identificada após a inexistência de fluxo menstrual ininterruptamente por 12 meses, sem que uma causa cirúrgica ou medicamentosa possa explicar tal fenômeno.

Perimenopausa: período que compreende desde a transição menopausal até um ano após a menopausa.

Pós-menopausa: período que inicia após a última menstruação.

Receptores para hormônios esteroides estão amplamente expressos em todo o sistema nervoso central, cada um em um padrão específico organizado ainda durante o desenvolvimento embrionário. O estradiol parece ter um importante papel no desenvolvimento e na plasticidade neuronais. Ele promove a formação de fatores de crescimento neuronal, como o fator neurotrófico derivado do cérebro (BDNF). Além disso, o estrogênio regula a expressão de genes, aumenta o número de receptores serotonérgicos, bem como o transporte, a recaptação e a síntese de serotonina. Também influencia a afinidade de ligação de receptores 5-HT e diminuem seu metabolismo via atividade da monoaminoxidase (MAO). Ademais, parece aumentar a atividade noradrenérgica por

TABELA 27.1 ESTÁGIOS DA VIDA REPRODUTIVA DA MULHER

	Menarca						Período menstrual final (PMF)			
Estágios:	-5	-4	-3b	-3a	-2	-1	+1a	+1b	+1c	+2
Terminologia:	Período reprodutivo				Transição menopausa		Pós-menopausa			
	Inicial	Pico		Tardio	Inicial	Tardio	Inicial		Tardio	
					Perimenopausa					
Duração dos estágios:	Variável				Variável	1-3 anos	2 anos (1+1)		3-6 anos	Até a morte

Critérios principais

Ciclos menstruais:	Variável a regular	Regular	Regular	Alterações sutis no fluxo/duração	Variação na duração persistente (>7 dias diferente do normal)	Intervalo de amenorreia (60 dias)				

Critério de apoio

Endócrino:										
FSH			Baixo	Variável	Elevado	Elevado >25 IU/L	Elevado	Estável		
AMH			Baixo	Baixo	Baixo	Baixo	Baixo	Muito Baixa		
Inibina B			Baixa	Baixa	Baixa	Baixa	Baixa			
Contagem de folículo:			Baixa	Baixa	Baixa	Baixa	Muito baixa	Muito baixa		

Características descritivas

Sintomas						Prováveis sintomas vasomotores	Sintomas vasomotores muito prováveis			Aumento de sintomas de atrofia urogenital

Fonte: Baseada em Harlow e colaboradores.[3]

incrementar o *turnover* de noradrenalina, diminuindo sua recaptação e o número e a sensibilidade dos receptores D2.

SINTOMATOLOGIA DA PERIMENOPAUSA

Uma parcela significativa de mulheres relata expectativas desfavoráveis à menopausa, e muitas delas desenvolvem sintomatologia física e psíquica importantes. Os principais sintomas desse período são as manifestações vasomotoras (fogachos e ondas de calor), os distúrbios do sono, o ressecamento vaginal e a irritabilidade,[5] como mostra a Tabela 27.2.

Os sintomas vasomotores podem ser considerados como marcadores das intensas flutuações hormonais dessa fase da vida da mulher. Eles se manifestam como uma sensação espontânea de calor, sentida geralmente no tórax, no pescoço ou na face, em geral associada a sudorese, palpitações e ansiedade. Esses episódios são conhecidos como fogachos e suores noturnos. A dissipação de calor é acompanhada de vasodilatação periférica e cutânea, podendo ser seguida de calafrios ou arrepios. Podem variar quanto a intensidade, duração e frequência. Geralmente, duram menos de 5 minutos e tendem a ser recorrentes, podendo ser desencadeados, por exemplo, em ambientes abafados, após ingestão de comida apimentada ou de bebidas quentes, bem como pelo estresse. Para algumas mulheres, esses episódios interferem em suas rotinas e atividades, podendo ser necessária alguma intervenção terapêutica.

Em torno de 60 a 80% das mulheres apresentam sintomas vasomotores em algum período da transição menopausal. São considerados fatores de risco para tais sintomas: obesidade, fumar e história de sintomas pré-menstruais. Sua etiologia está relacionada às alterações hormonais (flutuação do estradiol, redução da inibina B e aumento do FSH), ao processo termorregulatório e à genética individual. A região de regulação térmica no hipotálamo parece maior nas mulheres que apresentam sintomas vasomotores, e pequenas flutuações no núcleo da temperatura corporal podem disparar o mecanismo de dissipação do calor, como sudorese e vasodilatação periférica.

A frequência e a gravidade dos sintomas vasomotores variam dependendo da presença de fatores étnicos e raciais. Os

TABELA 27.2 SINTOMAS MAIS COMUNS NA MENOPAUSA

Estágio	Pré-menopausa	Precoce	Tardia	Pós-menopausa
Fogachos	+	++	++++	+++
Irritabilidade	+	++++	+++	++
Limitações físicas	+	++	+++	++++
Depressão	+	++	+++	++
Desmineralização óssea	-	-	+++	+++
Menstruações frequentes	+	+++	+	-
Ressecamento/irritação vaginal	++	+++	++++	++++
Disfunção sexual	++	+++	+++/++++	+++/++++
Queixas relacionadas ao sono	++	+++	++++	++++

Fonte: Baseada em Soares e Warren.[6]

sintomas vasomotores são relatados com mais frequência por mulheres afro-americanas e menos comumente pelas asiáticas. Essas diferenças étnicas/raciais são evidenciadas em estudos, mesmo quando se controlam outros fatores, como índice de massa corporal (IMC), nível de estradiol, uso de hormônios, fumo, educação e condição socioeconômica.[7,8]

O uso de reposição hormonal (terapia de reposição hormonal [TRH]) é o tratamento mais efetivo para sintomas vasomotores e ressecamento urogenital. A TRH pode ser realizada com estrogênios isolados, estrogênios combinados com progestogênios ou tibolona (progestogênio fraco que, após metabolização, age em receptores progestogênicos, estrogênicos e androgênicos). O estrogênio é contraindicado em mulheres com câncer de mama suspeito, diagnosticado ou tratado; diagnóstico ou suspeita de neoplasias hormônio-dependentes; hiperplasia do endométrio não tratada; doença tromboembólica aguda ou tratada; hepatopatia ativa; hipertensão arterial sem tratamento; sangrameno genital de causa não eslcarecida; e porfiria cutânea tardia.[9]

O tratamento dos sintomas vasomotores também envolve mudanças no estilo de vida, intervenções não farmacológicas (técnicas de respiração, controle de estresse e psicoterapia) e terapia não hormonal. Os inibidores seletivos da recaptação de serotonina (ISRSs) e os inibidores seletivos da recaptação de noradrenalina e serotonina (ISRNSs) se mostram eficazes no controle dos sintomas vasomotores. Paroxetina (12,5 a 25 mg/dia) e fluoxetina (20 mg/dia) demonstram eficácia maior do que o placebo no controle dos sintomas vasomotores em quatro semanas de uso. A venlafaxina (37,5 a 150 mg/dia) também apresentou eficácia. O mecanismo de ação para controle dos sintomas vasomotores dos ISRSs e ISRNSs não está claro. Parece que os medicamentos atuam no centro de controle de temperatura corporal no hipotálamo.[9]

TRANSTORNO DEPRESSIVO NA PERIMENOPAUSA

Diversos estudos epidemiológicos têm identificado a transição menopausal como um fator de risco independente para o desencadeamento de sintomatologia depressiva. Um dos maiores trabalhos que avaliaram sintomas depressivos na transição menopausal foi o Study of Women's Health Across the Nation (SWAN). Esse estudo multicêntrico avaliou 3.302 mulheres na transição menopausal e encontrou risco aumentado de sintomatologia depressiva. Em cinco anos de acompanhamento, o risco relativo (OR) foi significativamente maior nas mulheres no início da perimenopausa (OR = 1,3), no final da perimenopausa (OR = 1,7) ou na pós-menopausa (OR = 1,57) em comparação àquelas no período pré-menopausal, independentemente de fatores demográficos, psicossociais e comportamentais.[10]

Assim como o SWAN, a maioria dos estudos utilizou instrumentos de autorresposta que identificam sintomas relacionados à depressão, como a Centre for Epidemiological Studies Depression Scale (CES-D), o Beck Depression Inventory (BDI), a Edinburgh Depression Scale (EDS) e o Women's Health Questionnaire (WHQ). Os estudos que utilizaram instrumentos para o diagnóstico do transtorno depressivo na transição menopausal ainda são poucos, mas também confirmam a associação.[11]

O estudo de Bromberger e colaboradores[12] também parte do SWAN, avaliou mulheres utilizando a Entrevista Clínica Semiestruturada para Transtornos do Eixo I do DSM-IV (SCID) para diagnosticar de transtornos depressivo. Foi observado que as mulheres na peri ou pós-menopausa apresentaram significativamente maior risco de ocorrência de depressão ao longo dos 10 anos de acompanhamento.[11]

A etiologia da relação entre a perimenopausa e a ocorrência da depressão parece multifatorial. Tudo indica que aspectos psicossociais, nutricionais, endócrinos e genéticos possam estar envolvidos. A teoria da janela de vulnerabilidade postula que as amplas flutuações hormonais fisiológicas poderiam ser responsáveis pelo risco de depressão nesse período, já que o estrogênio modula a expressão, a síntese e o metabolismo de várias monoaminas, especialmente serotonina e noradrenalina, aumentando sua atividade.

Os fatores de risco identificados para ocorrência de depressão na transição menopausal são história prévia de depressão, de transtorno disfórico pré-menstrual e de transtornos do humor no pós-parto, presença de sintomas vasomotores, estressores psicossociais, período menopausal longo e problemas físicos.[13]

O quadro clínico da depressão na perimenopausa envolve os sintomas típicos do transtorno, como humor deprimido, falta de vontade e dificuldade de concentração. Pode haver sobreposição de sintomas que são próprios da perimenopausa, como irritabilidade, alterações no sono e diminuição no interesse sexual.

Embora estudos iniciais tenham demonstrado que a TRH poderia tratar episódios depressivos na perimenopausa, essa abordagem não é recomendada como primeira linha. Apesar de a eficácia dos antidepressivos ter sido questionada nessa fase da vida, estudos mais recentes não mostram diferença na eficácia no período pré e pós-menopausal. Os antidepressivos são o tratamento de primeira escolha do transtorno depressivo na perimenopausa.

O estudo multicêntrico, randomizado e duplo-cego de Clayton e colaboradores[14] avaliou mulheres na perimenopausa e na pós-menopausa recebendo placebo ou desvenlafaxina, 50 mg/dia, para tratamento de depressão. Em 10 semanas, a resposta ao tratamento foi significativamente melhor nas pacientes que usavam desvenlafaxina comparadas àquelas que tomavam placebo. Além disso, não foi observada diferença considerável entre mulheres na pré-menopausa em comparação àquelas na pós-menopausa.[14]

O estudo de Kornstein e colaboradores[15] não observou diferença na resposta ao tratamento para depressão, com 10 semanas de uso ou na fase de manutenção de fluoxetina (20 a 60 mg/dia) ou venlafaxina (75 a 300 mg/dia) em grupo de mulheres na pré-menopausa ou na pós-menopausa.[16]

Um segundo estudo de Kornstein e colaboradores[16] avaliou o tratamento com citalopram em mulheres na pré-menopausa e na pós-menopausa que faziam ou não uso de TRH, mas não encontrou diferenças na resposta ao tratamento naquelas na pré ou pós-menopausa. Entre as que se encontravam na pós-menopausa, não houve diferença na resposta pelo uso ou não de TRH.[16]

TRANSTORNOS DE ANSIEDADE NA PERIMENOPAUSA

A prevalência de sintomas ansiosos é alta nas mulheres de meia-idade. Estima-se que metade daquelas que têm entre 40 e 55 anos apresenta alguma queixa relacionada a tensão, nervosismo ou irritabilidade. Assim como os sintomas depressivos, a ansiedade é mais comum nas mulheres que apresentam sintomas vasomotores.[17,18]

A análise transversal do estudo SWAN observou que risco de irritabilidade e nervosismo é maior em mulheres na perimenopausa inicial em comparação àquelas na pré-menopausa.[19] O SWAN longitudinal de 10 anos de acompanhamento observou que as mulheres que apresentavam altos escores de sintomas ansiosos estavam na perimenopausa inicial; tinham mais sintomas vasomotores e piores índices de saúde; e haviam passado por eventos de vida estressantes no último ano.[20]

Já é bem estabelecido que as mulheres são mais suscetíveis ao transtorno de pânico do que os homens. O curso do transtorno de pânico sofre influência do ciclo reprodutivo feminino, e a perimenopausa tem sido identificada como época de piora do transtorno preexistente ou de início da doença. Claudia e colaboradores[21] avaliaram 45 mulheres entre 40 e 60 anos, utilizando a SCID, e o transtorno de pânico foi diagnosticado em 8% da amostra.

ALTERAÇÕES COGNITIVAS NA PERIMENOPAUSA

Quase 60% das mulheres se queixam de déficit de memória durante a transição menopausal. Contudo, ainda há pouca informação sobre o desempenho delas em testes cognitivos nessa época da vida.

O SWAN avaliou 2.362 mulheres entre 42 e 52 anos por meio de testes cognitivos. Aquelas na pré-menopausa e no início da perimenopausa apresentaram bom desempenho nos testes de velocidade de processamento, havendo um pior desempenho nos testes na perimenopausa tardia. Na pós-menopausa, as mulheres demonstraram novamente bom desempenho nos testes de velocidade de processamento, sem diferença significativa entre as que usavam ou não TRH. Testes de memória verbal imediata e de memória de trabalho não mostraram diferenças entre os estágios da transição menopausal e com o uso de TRH ou não. Nos testes de memória verbal tardia, as mulheres na perimenopausa inicial ou tardia exibiram um desempenho pior.[22]

Em uma revisão sobre o tema, Weber e colaboradores[23] avaliaram quatro estudos transversais que compararam testes neuropsicológicos de mulheres na pré, peri e pós-menopausa que não faziam uso de TRH. Os resultados sugeriram associação entre os períodos da peri e pós-menopausa com pior desempenho na memória verbal em comparação à pré-menopausa. Além disso, a pós-menopausa foi associada a pior fluência verbal em comparação à perimenopausa. Porém, nenhum estudo observou alterações nas funções executivas.[23]

O hipocampo e o córtex pré-frontal, responsáveis pela memória episódica e de trabalho, são ricos em receptores estrogênicos. O uso de TRH na pós-menopausa tem sido associado a melhora no funcionamento cognitivo das mulheres. Os possíveis mecanismos para explicar o efeito benéfico do estrogênio nas funções cognitivas são sua ação tanto neurotrófica quanto neuroprotetora no cérebro. Do mesmo modo, o estrogênio promove o crescimento neuronal e a plasticidade sináptica, melhora a recaptação de colina, aprimora o transporte de glicose no hipocampo, potencializa a função colinérgica central, reduz a resposta inflamatória aguda, tem propriedades antioxidantes, protege contra neurotoxicidade excitatória e aumenta o fluxo sanguíneo cerebral.

Existe uma crescente corrente que acredita que o uso de estrogênio e hormonioterapia nas fases iniciais da transição menopausal podem trazer benefícios quanto à cognição, particularmente na memória verbal. Estudos mostram uma grande diferença de resultados com relação ao uso de TRH e à cognição. A teoria da janela de vulnerabilidade explica que a TRH, quando administrada na perimenopausa, poderia melhorar a cognição; já quando iniciada na pós-menopausa tardia, não apresentaria mais esse ganho.[24]

▶ PÓS-MENOPAUSA TARDIA

A pós-menopausa tardia (após cinco anos do período menstrual final) coincide, como fase do ciclo de vida, com o envelhecimento propriamente dito. O envelhecimento pode ser época de realizações, pois traz a maturidade e a possibilidade de desfrutar do que foi construído ao longo da existência. Porém, a terceira idade também é marcada pela proximidade da finitude humana, pela morte de familiares e amigos, assim como pelo declínio nas funções físicas e cognitivas.

Devido ao crescente aumento da expectativa de vida, as mulheres passam cerca de 20 a 30 anos no período pós-menopausa. A pós-menopausa é uma fase marcada pelo declínio do estrogênio. O estrogênio tem receptores periféricos e cerebrais e parece facilitar inúmeras funções, como regulação autonômica, humor e cognição. Em geral, o estrogênio refere-se a três diferentes hormônios: estradiol (E2), estrona (E1) e estriol (E3). Após a menopausa, os níveis de E2 caem drasticamente, e os níveis de E1 declinam de modo mais gradual, pois ainda são produzidos pelo tecido adiposo.[24]

A administração de estrogênio aumenta a ação antioxidante e reduz os radicais livres e a degeneração oxidativa mitocondrial. Além disso, promove crescimento de espinhas dendríticas no hipocampo e no córtex pré-frontal, bem como interage com vários neurotransmissores que afetam o humor e a cognição.[24]

DEMÊNCIAS

A demência se caracteriza por deteriorização cognitiva, com comprometimento da memória recente e remota, do pensamento abstrato, das funções corticais superiores e da capacidade de julgamento. Sua causa mais frequente é a demência de Alzheimer (DA), seguida pela demência vascular. Na DA, o início do quadro é insidioso, e a evolução, lenta e progressiva. Inicia-se por deterioração lenta e progressiva da memória, dificuldade de concentração, fatigabilidade e alteração da personalidade. Posteriormente, surgem afasia, apraxia, agnosia e perturbação do funcionamento executivo com dificuldade de planejamento, organização, sequenciamento e abstração.

A Alzheimer's Disease International estima que, atualmente, há 30 milhões de pessoas com demência no mundo. As mulheres apresentam risco duas vezes maior de apresentar DA do que os homens. Supõe-se que sua maior longevidade explicaria a constatação do maior número a doença. Tem sido evidenciado que as mulheres com a doença apresentam pior desempenho cognitivo que os homens.[25] Barner e colaboradores[26] analisaram 141 cérebros *post-mortem* de indivíduos com diagnóstico clínico de DA. Eles observaram que as mulheres mostraram maior índice de associação entre o diagnóstico patológico e clínico da doença, concluindo que a patologia é mais expressa clinicamente em mulheres do que em homens. Os homens com DA mostram melhor desempenho nas habilidades visuoespaciais e verbais em comparação às mulheres com DA.[26]

Há várias descrições de diferenças nas habilidades cognitivas entre homens e mulheres. Elas têm melhor desempenho nas habilidades verbais, e eles nas habilidades visuoespaciais. Em contraste, estudos sugerem que essas diferenças cognitivas de sexo desaparecem ou revertem na DA. Irvine e colaboradores,[25] em um estudo de revisão sistemática, observaram que as mulheres com DA mostram piores desempenhos em todos os domínios da cognição.

É muito discutido se a reposição de estrogênio traz benefícios na DA, seja prevenindo, retardando ou melhorando os sintomas. Existem estudos prospectivos e retrospectivos que mostram risco relativamente menor de desenvolver DA nas mulheres que receberam reposição de estrogênio. Entretanto, também há estudos que mostram resultados contrários, como o Women's Health Initiative Memory Study (WHI), em que a terapia combinada de estrogênio e progesterona aumentou o risco de demência em mulheres pós-menopáusicas com mais de 65 anos. Esses resultados são muito discutidos, pois são muitas as variáveis envolvidas, como dose e tempo de uso de estrogênio, se conjugado ou não com progesterona, época de início e sensibilidade individual ao hormônio.[27]

Ainda não há conclusão sobre efeito preventivo ou terapêutico ou indicação da TRH na DA. O tratamento medicamentoso recomendado são os inibidores da colinesterase e a memantina. O manejo das idosas com demência requer uma série de intervenções para melhorar o nível de funcionamento e promover segurança, conforto e melhoria na qualidade de vida. Idosas com demência geralmente se beneficiam de rotinas comportamentais compatíveis com seu estilo de vida quando mais jovens, podendo realizar tarefas de acordo com o nível de suas limitações.

PARTICULARIDADE DOS TRANSTORNOS PSIQUIÁTRICOS EM IDOSAS

A depressão é bastante prevalente nas mulheres acima de 60 anos e causa prejuízo significativo na qualidade de vida. Nessa época da vida, há maior prevalência de sintomas depressivos subsindrômicos do que de transtorno depressivo, mas eles já são suficientes para causar prejuízo no funcionamento e na qualidade de vida.

Um estudo de metanálise observou a prevalência de transtorno depressivo de 3 a 15% e de 13 a 39% de sintomas depressivos subsindrômicos em idosos brasileiros.[28] A depressão é mais comum em idosas que vivem sozinhas, vivenciaram eventos de vida negativos, têm pouco suporte social e apresentam sintomas ansiosos.

As idosas têm maior dificuldade de relatar tristeza ou humor deprimido do que as mulheres mais jovens. Os sintomas somáticos prevalecem. Retardo psicomotor, fraqueza, letargia e maior comprometimento das atividades de vida diária são os sintomas mais presentes. A presença de comorbidades clínicas pode confundir o diagnóstico. O quadro clínico de fraqueza e debilidade, envolvendo sintomas como perda de peso, cansaço, lentidão, falta de atividade e agilidade, é comum em idosas e pode estar associado à depressão.[29]

A depressão de início tardio é caracterizada pela ocorrência do primeiro episódio depressivo após os 65 anos de idade. A predominância da prevalência de depressão nas mulheres já não é tão expressiva nessa condição. A depressão de início tardio parece ter um prognóstico ruim, pois cursa com quadro crônico e maior risco de recaídas em comparação à depressão nos mais jovens. Sugere-se que a depressão de início tardio tem algumas peculiaridades em sua apresentação: prevalecem sintomas somáticos, retardo psicomotor, diminuição do interesse por atividades e alteração comportamental. Os sintomas cognitivos, como lentificação do pensamento e déficits de memória (pseudodemência), são frequentes.

O suicídio em idosos é mais comum entre os homens e parece relacionado com isolamento social, perda do *status* profissional, desvantagens financeiras e relacionais depois da aposentadoria, dificuldades para aceitar as contingências da velhice e ocorrência de doenças, particularmente aquelas que afetam a honra e a virilidade. Sugere-se que as mulheres podem cometer menos suicídio do que os homens porque envolvem-se menos em estilos de vida destrutivos, como abuso de drogas lícitas e ilícitas; agem menos por impulso; constroem laços afetivos e redes sociais mais facilmente; têm um pensamento mais inclusivo e complexo; aliam razão e emoção; cultivam várias prioridades na vida e não são movidas apenas por objetivos profissionais; e são mais envolvidas com a família e a comunidade.[30]

Contudo, as mulheres são mais suscetíveis ao transtorno de estresse pós--traumático (TEPT), pelo fato de serem mais vulneráveis a eventos traumáticos, especialmente violências físicas e sexuais. O TEPT ainda é pouco estudado em idosos. Pesquisas sugerem que idosas que sofreram traumas ao longo da vida se tornam mais suscetíveis a reações traumáticas diante de eventos de vida estressantes na velhice ou apresentam piores índices de saúde que as demais. O estudo de Higgins e Follete[31] avaliou 102 mulheres com mais de 60 anos e observou que 71,6% delas tinham história de pelo menos um tipo de trauma, sendo a violência doméstica o mais comum. A história de abuso sexual foi o trauma que resultou em maior nível de estresse. As mulheres com múltiplas vitimizações, incluindo sequestro, abuso sexual e violência doméstica, apresentavam altos níveis de estresse psicológico e fisiológico. Além disso, as idosas apresentaram mais comportamento evitativo, alterações de sono, hipervigilância e reações ansiosas e depressivas em comparação a mulheres mais jovens com histórias de traumas similares.[32]

Por definição, a psicose inclui alterações na sensopercepção, como alucinações, ou um transtorno do pensamento formal, como delírios. As doenças que mais comumente podem causar psicose em idosos incluem *delirium*, demência, transtornos do humor e transtornos psicóticos primários. Algumas formas de psicose ocorrem com mais frequência em mulheres do que em homens. Transtornos delirantes têm uma maior incidência na população idosa feminina, sendo mais comuns os delírios persecutórios, somáticos e de ciúme;[33] geralmente as mulheres tendem a ter delírios relacionados a parasitoses.[34]

A esquizofrenia de início tardio parece mais comum em mulheres e em geral tem sido associada a bom prognóstico e ocorrência de menos sintomas negativos,[35,36] apesar de alguns estudos encontrarem o inverso, com idosas tendo um pior desfecho em casos de sintomas de esquizofrenia com início após os 60 anos.[37,38]

Um possível efeito dos hormônios sexuais e da menopausa sobre a psicose foi proposto. Um segundo pico da esquizofrenia de início tardio relacionado à menopausa foi relatado por alguns autores, e teria sintomatologia mais grave.[39]

Embora várias teorias tenham sido apresentadas, não está clara a razão pela qual as idosas têm uma maior taxa de psicose do que seus homólogos masculinos em todo o espectro do transtorno. Ao examinar uma mulher idosa com um novo episódio de psicose, é indispensável uma avaliação multidisciplinar que permita descartar *delirium* ou outra condição clínica que possa estar causando esses sintomas.

▶ REFERÊNCIAS

1. Nelson HD. Menopause. Lancet. 2008;371(9614): 760–70.

2. Dennerstein L. Well-being, symptoms and the menopausal transition. Maturitas. 1996;23(2):147–57.

3. Harlow SD, Gass M, Hall JE, Lobo R, Maki P, Rebar RW, et al. Executive summary of the Stages of Reproductive Aging Workshop + 10: addressing the unfinished agenda of staging reproductive aging. J Clin Endocrinol Metab.2012;97(4):1159–68.

4. O'Neill S, Eden J. The pathophysiology of menopausal symptoms. Obstet Gynaecol Reprod Med. 2012;22(3):63–9.

5. Al-Safi ZA, Santoro N. Menopausal hormone therapy and menopausal symptoms. Fertil Steril. 2014;101(4):905–15.

6. Soares CN, Warren M, editors. The menopausal transition: interface between psychiatry and gynecology. New York: Karger; 2009. p. 7.

7. Whiteman MK, Staropoli CA, Benedict JC, Borgeest C, Flaws JA. Risk factors for hot flashes in midlife women. J Womens Health (Larchmt). 2003;(5):459–72.

8. Ziv-Gal A, Flaws JA. Factors that may influence the experience of hot flushes by healthy middle-aged women. J Womens Health (Larchmt). 2010;(10):1905–14.

9. Rossi P, Souza RC, Melo N. Aspectos psiquiátricos da perimenopausa e pós-menopausa. In: Rennó Jr J, Ribeiro HL, organizadores. Tratado de saúde mental da mulher. São Paulo: Atheneu; 2012.

10. Bromberger JT, Matthews KA, Schott LL, Brockwell S, Avis NE, Kravitz HM, et al. Depressive symptoms during the menopausal transition: the Study of Women's Health Across the Nation (SWAN). J Affect Disord. 2007;103(1-3):267-72.

11. Vivian-Taylor J, Hickey M. Menopause and depression: is there a link? Maturitas. 2014;79(2):142-6.

12. Bromberger JT, Kravitz HM, Chang Y-F, Cyranowski JM, Brown C, Matthews KA. Major depression during and after the menopausal transition: Study of Women's Health Across the Nation (SWAN). Psychol Med. 2011;41(9):1879-88.

13. Judd FK, Hickey M, Bryant C. Depression and midlife: are we overpathologising the menopause? J Affect Disord. 2012;136(3):199-211.

14. Clayton AH, Kornstein SG, Dunlop BW, Focht K, Musgnung J, Ramey T, et al. Efficacy and safety of desvenlafaxine 50 mg/d in a randomized, placebo-controlled study of perimenopausal and postmenopausal women with major depressive disorder. J Clin Psychiatry. 2013;74(10):1010-7.

15. Kornstein SG, Pedersen RD, Holland PJ, Nemeroff CB, Rothschild AJ, Thase ME, et al. Influence of sex and menopausal status on response, remission, and recurrence in patients with recurrent major depressive disorder treated with venlafaxine extended release or fluoxetine: analysis of data from the PREVENT study. J Clin Psychiatry. 2014;75(1):62-8.

16. Kornstein SG, Clayton A, Bao W, Guicopabia CJ. Post hoc analysis of the efficacy and safety of desvenlafaxine 50 mg/day in a randomized, placebo-controlled study of perimenopausal and postmenopausal women with major depressive disorder. Menopause. 2014;21(8):799-806.

17. Avis NE, Stellato R, Crawford S, Bromberger J, Ganz P, Cain V, et al. Is there a menopausal syndrome? Menopausal status and symptoms across racial/ethnic groups. Soc Sci Med. 2001;52(3):345-56.

18. Freeman EW, Sammel MD, Lin H, Gracia CR, Kapoor S, Ferdousi T. The role of anxiety and hormonal changes in menopausal hot flashes. Menopause. 2005;12(3):258-66.

19. Bromberger JT, Assmann SF, Avis NE, Schocken M, Kravitz HM, Cordal A. Persistent mood symptoms in a multiethnic community cohort of pre- and perimenopausal women. Am J Epidemiol. 2003;158(4):347-56.

20. Bromberger JT, Kravitz HM, Chang Y, Randolph JF, Avis NE, Gold EB, et al. Does risk for anxiety increase during the menopausal transition? Study of women's health across the nation. Menopause [Internet]. 2013;20(5):488-95.

21. Claudia P, Andrea C, Chiara C, Stefano L, Giuseppe M, Vincenzo DL, et al. Panic disorder in menopause: a case control study. Maturitas. 2004;48(2):147-54.

22. Greendale GA, Huang M-H, Wight RG, Seeman T, Luetters C, Avis NE, et al. Effects of the menopause transition and hormone use on cognitive performance in midlife women. Neurology. 2009;72(21):1850-7.

23. Weber MT, Maki PM, McDermott MP. Cognition and mood in perimenopause: a systematic review and meta-analysis. J Steroid Biochem Mol Biol. 2014;142:90-8.

24. Fischer B, Gleason C, Asthana S. Effects of hormone therapy on cognition and mood. Fertil Steril. 2014;101(4):898-904.

25. Irvine K, Laws KR, Gale TM, Kondel TK. Greater cognitive deterioration in women than men with Alzheimer's disease: a meta analysis. J Clin Exp Neuropsychol. 2012;34(9):989-98.

26. Barnes LL, Wilson RS, Bienias JL, Schneider JA, Evans DA, Bennett DA. Sex differences in the clinical manifestations of Alzheimer disease pathology. Arch Gen Psychiatry. 2005;62(6):685-91.

27. Sherwin BB. The critical period hypothesis: can it explain discrepancies in the oestrogen-cognition literature? J Neuroendocrinol. 2007;19(2):77-81.

28. Barcelos-Ferreira R, Izbicki R, Steffens DC, Bottino CMC. Depressive morbidity and gender in community-dwelling Brazilian elderly: systematic review and meta-analysis. Int Psychogeriatr. 2010;22(5):712-26.

29. Mezuk B, Edwards L, Lohman M, Choi M, Lapane K. Depression and frailty in later life: a synthetic review. Int J Geriatr Psychiatry. 2012;27(9):879-92.

30. Minayo MC de S, Cavalcante FG. Estudo compreensivo sobre suicídio de mulheres idosas

de sete cidades brasileiras. Cad Saude Publica. 2013;29(12):2405-15.

31. Higgins AB, Follette VM. Frequency and impact of interpersonal trauma in older women. J Clin Geropsychol. 2002;8:215-26.

32. Franco M. Posttraumatic stress disorder and older women. In: Malastesta VJ, editor. Mental health issues of older women. Philadelphia: Haworth; 2007.

33. Yamada N, Nakajima S, Noguchi T. Age at onset of delusional disorder is dependent on the delusional theme. Acta Psychiatr Scand. 1998;(2):122-4.

34. Trabert W. 100 years of delusional parasitosis. Meta-analysis of 1,223 case reports. Psychopathology. 1995;28(5):238-46.

35. Cohen CI, Vahia I, Reyes P, Diwan S, Bankole AO, Palekar N, et al. Focus on geriatric psychiatry: schizophrenia in later life: clinical symptoms and social well-being. Psychiatr Serv. 2008;59(3):232-4.

36. Pearlson GD, Kreger L, Rabins P V, Chase GA, Cohen B, Wirth JB, et al. A chart review study of late-onset and early-onset schizophrenia. Am J Psychiatry. 1989;146(12):1568-74.

37. Häfner H, Maurer K, Löffler W, Riecher-Rössler A. Schizophrenia and age. Nervenarzt. 1991;62(9):536-48.

38. Lindamer LA, Lohr JB, Harris MJ, McAdams LA, Jeste DV. Gender-related clinical differences in older patients with schizophrenia. J Clin Psychiatry. 1999;60(1):61-7.

39. Köhler S, van der Werf M, Hart B, Morrison G, McCreadie R, Kirkpatrick B, et al. Evidence that better outcome of psychosis in women is reversed with increasing age of onset: a population-based 5-year follow-up study. Schizophr Res. 2009;113(2-3):226-32.

28

PSIQUIATRIA FORENSE APLICADA À PSICOGERIATRIA

FERNANDO CÉSAR OLIVEIRA COSTA
MARCELO CAIXETA
LEONARDO CAIXETA

➤ ESPECIFICIDADE DA PSIQUIATRIA FORENSE

A psiquiatria forense é o ramo da psiquiatria cuja missão é auxiliar a Justiça.

O labor do psiquiatra forense diverge bastante daquele do clínico. O trabalho deste, com cada um de seus pacientes, consiste basicamente nas seguintes ações: estabelecer um diagnóstico e, com base nele, propor uma terapêutica. O trabalho do psiquiatra forense também se dá em duas etapas, sendo a primeira igual à do clínico. Porém, feito o diagnóstico, o psiquiatra forense parte para uma segunda avaliação: estabelecer a existência e o grau de (in)capacidade que tal transtorno, se existente, gerou naquele municipiando (lembrar que o psiquiatra forense não tem "pacientes").

A função específica do psiquiatra forense, portanto, é a avaliação de (in)capacidade – no direito penal, a capacidade que tinha o acusado de determinada ação de entender o caráter ilícito daquele fato (e de determinar-se de acordo com tal entendimento); no direito civil, de gerir sua própria vida; de trabalhar e prover seu sustento, no direito previdenciário.

Apesar de o psiquiatra forense ter tal missão específica, seu cuidado com o diagnóstico deve ser ainda maior que na clínica, pois o clínico pode refazer sua primeira hipótese com o decorrer do tratamento – enquanto, na psiquiatria forense, o primeiro encontro entre o médico e o municipiando geralmente é também o último. Há autores que postulam que esse profissional não deveria se preocupar muito com o diagnóstico nosológico (p. ex., parafrenia), podendo se contentar com o sindrômico (p. ex., psicose, que pode ter várias possíveis etiologias – alcoólica, epilética, esquizofrênica, maníaca, depressiva, puerperal, infecciosa, etc.).[1] Adotamos posição veementemente contrária, pois, na maioria das vezes, um dos quesitos aos quais o psiquiatra forense deve responder indaga sobre o prognósti-

QUADRO 28.1 ETAPAS NO PROCESSO DE AVALIAÇÃO PSIQUIÁTRICA FORENSE

1. Análise dos quesitos.
2. Análise de informação prévia e/ou complementar.
3. Entrevista inicial. A entrevista é a técnica que guia todo o processo. Por meio dela, o perito inicia a relação direta com o sujeito e obtém dados clínicos que são fundamentais para formular as hipóteses de intervenção. Essas entrevistas são semiestruturadas para obter, inicialmente, uma primeira anamnese do sujeito e poder definir tanto a natureza da conduta problemática como as primeiras hipóteses explicativas. É utilizada na forma individual ou grupal (entrevista familiar);
4. Formulação de hipóteses. Aqui nasce a diferença fundamental da avaliação forense em relação ao diagnóstico psiquiátrico clássico, uma vez que as conclusões que se obtêm das hipóteses destinam-se a responder ao objetivo judicial da avaliação.
5. Seleção das estratégias e técnicas de exploração. Este é o momento em que se verificam as hipóteses por meio das técnicas diagnósticas da psiquiatria (exame psicopatológico e neurocognitivo, exames de neuroimagem, laboratoriais, etc.), em função do contexto judicial de avaliação.
6. Integração dos resultados ou formulação de novas hipóteses. O perito procede à integração dos resultados se tiver conseguido confirmar suas hipóteses e responder (com os dados adquiridos) aos quesitos judiciais. Se assim for, passa a elaborar, de imediato, o relatório e as consequentes conclusões. Caso contrário, volta para o processo de avaliação e torna a formular novas hipóteses.
7. Elaboração do relatório. O relatório é um documento público que reúne uma dupla condição: documento científico e prova judicial. Como documento científico, tenta registar os elementos fundamentais que tornam replicáveis a avaliação; como prova judicial, pretende fundamentar e defender uma tese. Essa dupla condição faz tanto a estrutura como a linguagem adequarem-se aos destinatários: os profissionais da área judicial.

co do municipal do periciando. Não há como se falar em prognóstico com um diagnóstico sindrômico. Obviamente, o psiquiatra forense não deve "forçar" um diagnóstico – deve, apenas, ser bastante minucioso em sua anamnese. Na maioria das vezes, isso é suficiente para o estabelecimento de um diagnóstico nosológico fiável.

▶ AVALIAÇÃO DE INCAPACIDADE

Feito o diagnóstico, a conclusão sobre a (in)capacidade do indivíduo não é automática. Situações extremas geralmente são mais simples. Um indivíduo com demência avançada não possui capacidade laborativa, quase por definição. Já um transtorno cognitivo leve raramente pode ser causa única de incapacidade no trabalho, sobretudo se este for braçal. Contudo, em grande parte do tempo, o psiquiatra forense se depara com situações intermediárias: uma depressão moderada, perdas cogni-

QUADRO 28.2 ENTREVISTA SEMIESTRUTURADA

História clínica forense

– História pessoal – antecedentes pessoais e familiares, curva vital, infância, escolaridade, história relacional e história laboral
– História de delinquência (antecedentes criminais)
– Consumo de drogas
– Aspectos cognitivos
– Personalidade – conduta durante a entrevista
– Psicopatologia
– Integração sociolaboral e apoios psicossociais
– Motivação

QUADRO 28.3 FATORES A AVALIAR COM OS DADOS RESULTANTES DA AVALIAÇÃO PSICOGERIÁTRICA FORENSE

A. Confusão da realidade

- Alucinações: ouvir vozes, ver coisas, falsas sensações tácteis, olfativas e gustativas
- Ilusões: percepção errônea de imagens inofensivas como ameaçadoras
- Fobias: medos irracionais, como de sair da cela de encarceramento
- Desorientação: aparente confusão acerca do meio envolvente (pessoas incluídas)
- Delírios: crenças falsas consistentes, tais como crer que os advogados estão tentando prejudicá-lo, um guarda estar apaixonado por ele (a), envenenamento da comida, etc.

B. Problemas do discurso e da linguagem

- Incoerência, neologismos e falta de lógica
- Discurso sem sentido, incluindo a formação de novas palavras
- Pobreza de discurso e pensamento: as respostas são dadas pela metade; discurso monossilábico ou extenso, mas sem conteúdo
- Distratibilidade: alterações do discurso intermédio do sujeito (palavras intermediárias de uma frase)
- Tangencialidade: respostas irrelevantes
- Descarrilhamento: salto do curso de um pensamento oblíquo para outro
- Cirscunstancialidade: linguagem tediosa e enfadonha, sem objetivo
- Perseveração: repetições inapropriadas e persistentes
- Discurso pressionado: discurso exageradamente rápido
- Bloqueio: a mente "branqueia" no meio de um pensamento
- Parafasia: substituição inadequada de palavras por outras com fonemas ou significados semelhantes
- Monotonia
- Discurso bombástico
- Micrografia
- Hipergrafia
- Dislexia

C. Memória e atenção

- Amnésia
- Confabulação: o sujeito preenche detalhes e lacunas da memória (confabula)
- Hipermnesia: capacidade extraordinária para recordar
- Capacidade atencional limitada
- Inatenção seletiva para conteúdos com carga emocional

D. Queixas médicas

- Hipocondria
- Automutilações
- Propensão para acidentes
- Anorexia e alterações do comportamento alimentar
- Visão em borrão (enevoada)
- Problemas de audição
- Zumbidos nos ouvidos
- Cefaleias
- Tonturas
- Náuseas

> **QUADRO 28.3 FATORES A AVALIAR COM OS DADOS RESULTANTES DA AVALIAÇÃO PSICOGERIÁTRICA FORENSE** (continuação)
>
> - Fadiga
> - Perda de controle das funções corporais
>
> E. Tonalidade emocional inadequada
>
> - Ansiedade
> - Desconfiança
> - Depressão
> - Hostilidade
> - Irritabilidade
> - Excitação
> - Afeto plano (não reativo ao ambiente)
> - Instabilidade emocional
> - Riso inadequado
>
> F. Dificuldades na resolução de problemas e *insight* pessoal
>
> - Autoestima muito elevada ou muito reduzida
> - Frustração
> - Negação de problemas mentais
> - Dificuldades de planejamento
> - Dificuldade em mudar planos quando necessário
> - Incapacidade de aprender com o erro
>
> G. Problemas relacionados com a habilidade física
>
> - Agitação
> - Hipervigilância
> - Retardo psicomotor
> - Reação lentificada quanto aos movimentos ou quando responde às questões
> - Comportamento grosseiro
> - Tensão relacional
>
> H. Interações sociais incomuns
>
> - Isolamento
> - Dificuldade em perceber estímulos sociais
> - Sugestionabilidade
> - Afastamento emocional
> - Desinibição

tivas, não muito avançadas, geradas pelo alcoolismo, etc. Para essas situações, não há conclusão preestabelecida, e aí reside um "segredo" (e a beleza) da psiquiatria forense: *um mesmo diagnóstico não leva necessariamente sempre à mesma conclusão sobre a (in)capacidade do indivíduo.* Tendo o psiquiatra consciência disso, cada caso é efetivamente singular e leva a conclusões únicas.

Quatro exemplos breves: (1) uma depressão moderada pode estar implicada em um crime como agressão, mas dificilmente terá relação com um furto; (2) a dependência de substâncias ilícitas pode ter alta relação com furto de objeto de pouco valor, mas baixa ou nenhuma com assalto em quadrilha a um banco, crime muito mais relacionado com a ganância do indivíduo; (3) a um epilético com doença relativamente controlada contraindica-se que continue a trabalhar como motorista de caminhão, mas não há grande impedimento para que seja vendedor em uma loja; (4) a demência incipiente pode ser um grande empecilho ao trabalho de um contador, mas não tanto ao de um ascensorista.

➤ EXEMPLO DE OPINIÃO QUANTO AOS ASPECTOS LEGAIS

- Inconclusivo (clarificar)
- Evidências de lesão/afecção anterior/frontal/difusa que causa impulsividade/abuso de substância/baixos níveis de intenção
- Evidências de lesão/afecção posterior/parietal, occipital, temporal/difusa que causa prejuízo na compreensão
- Evidências de lesão/afecção temporal/difusa que causa raiva/insensibilidade/falta de intenção
- Os danos podem ser considerados como atenuantes (explicitar com base em que argumento)
- Outros

➤ PERFIS CLÍNICOS MAIS COMUNS

As situações clínicas mais frequentes em psiquiatria forense estão listadas na Tabela 28.1.

Conforme se nota, a depender da área do direito, o perfil clínico varia bastante. No direito penal, os transtornos costumam ser mais graves, debilitantes a ponto de predispor ao crime. No civil, indubitavelmente, a população geriátrica é maior. No direito previdenciário e no trabalhista, há um perfil clínico mais variado, mais similar ao de um consultório de um psiquiatra generalista.

Podemos dividir a população psiquiátrica geriátrica em duas classes: os indivíduos que, agora idosos, têm transtornos mentais que já existiam antes da senilidade; e os idosos cujos transtornos mentais surgiram na senilidade. A psicogeriatria forense lida com os dois tipos de situação.

Algumas demandas são menos comuns, mas merecem ser apontadas:

- A relação entre delírios de ciúme, que tem prevalência especial no alcoolista crônico, e o cometimento de atos de violência.
- O transtorno comportamental do sono REM, que também pode culminar em agressão.

TABELA 28.1 **SITUAÇÕES CLÍNICAS MAIS FREQUENTES NA PSIQUIATRIA FORENSE**

Direito penal	Direito civil	Direito previdenciário
– Dependência de substâncias psicoativas – esquizofrenia – Retardo mental – Transtornos mentais orgânicos – Demência – Transtornos da personalidade – Transtornos do humor	– Demência – Retardo mental – Esquizofrenia – Transtornos mentais orgânicos	– Transtornos do humor – Transtornos de ansiedade – Esquizofrenia – Retardo mental – Transtornos mentais orgânicos – Demência – Transtorno de déficit de atenção/hiperatividade

- A perda cognitiva que surge como evolução de epilepsia de longa data.
- Os efeitos coleterais de diversos medicamentos, que podem se manifestar em esfera psíquica, como na diminuição do controle de impulsos que pode ser desencadeada por benzodiazepínicos, etc.

O escopo diagnóstico do psiquiatra forense deve ser amplo; portanto, não deve o profissional limitar sua investigação ao campo dos transtornos mais comuns.

▶ DEMÊNCIA E DIREITO PENAL

Na área criminal, a avaliação mais comumente solicitada é o incidente de insanidade mental, em que, em suma, o psiquiatra deve responder a uma questão: havendo transtorno mental na época do fato do qual o municiando é acusado, a patologia teria alterado (reduzido ou abolido) a capacidade do réu de entender o caráter ilícito deste fato e/ou de determinar-se de acordo com esse entendimento? O Código Penal postula as seguintes soluções:

> Art. 26 – É isento de pena o agente que, por doença mental ou desenvolvimento mental incompleto ou retardado, era, ao tempo da ação ou da omissão, inteiramente incapaz de entender o caráter ilícito do fato ou de determinar-se de acordo com esse entendimento.
>
> **Redução de pena**
> Parágrafo único – A pena pode ser reduzida de um a dois terços, se o agente, em virtude de perturbação de saúde mental ou por desenvolvimento mental incompleto ou retardado, não era inteiramente capaz de entender o caráter ilícito do fato ou de determinar-se de acordo com esse entendimento.

A capacidade de entender o caráter ilícito do fato diz respeito especialmente às funções cognitivas do indivíduo. Tem ele inteligência normal? Tem uma inserção cultural básica? Sabia que a ação da qual é acusado é um crime passível de pena?

Em um nível mais sutil, o sujeito pode até saber que tal ação seria interdita, errada, mas não tem capacidade de entender todas as implicações do crime, como as consequências para si, para a vítima, para sua família, para os familiares da vítima, para a sociedade, etc. O indivíduo tem, portanto, uma noção moral do crime?

A demência é um exemplo paradigmático de situação na qual a cognição é afetada mais que outras funções psicopatológicas.

Já a capacidade de determinar-se de acordo com aquele entendimento do caráter ilícito do fato refere-se essencialmente à capacidade de controle dos impulsos. Há vários transtornos nos quais a cognição não é significativamente afetada, mas a capacidade de controlar os impulsos é reduzida ou abolida: depressão, mania, dependência de substâncias psicoativas, transtorno obsessivo-compulsivo, transtorno da personalidade *borderline*, transtorno pedofílico, etc.

Cabe apontar que, para conter-se de uma ação criminosa, o indivíduo precisa antes ter consciência de que tal fato é crime. Por consequência, por definição, a capacidade de determinar-se não pode ser maior que a de entender o caráter ilícito dos fatos – isto é, o controle dos impulsos depende não apenas do grau de impulsividade, mas, antes, da cognição. Assim, uma demência que reduza o entendimento do caráter ilícito de determinados fatos causa, *no mínimo*, igual redução da capacidade do acometido determinar-se de acordo com aquele entendimento menor. Estando abolido o entendimento, por definição também está abolida a capacidade de determinar-se.

Portanto, nas demências já instaladas, *em geral* (relembrar que cada caso é único) tanto o entendimento quanto a determinação do indivíduo estão afetados – não porque o acometido "se esqueça" de que determinada ação é crime, e sim porque a demência consolidada não afeta apenas a memória, mas também o processamento cognitivo como um todo.

Ao contrário da prática clínica, a população psiquiátrica forense na área penal é enormemente masculina. Enquanto vários estudos tentam descobrir a relação entre transtornos mentais e crimes, já se apontou que o maior fator de risco é que o paciente seja do sexo masculino – o que também ocorre na população criminosa não psiquiátrica. Os homens, por fatores biológicos e culturais, estão mais predispostos aos crimes substanciais do que as mulheres.[2] Na população geriátrica, o fenômeno se mantém.

Entretanto, duas questões emergem. A demência em si predispõe ao cometimento de delitos? A quais tipos de crimes? Infelizmente, a quantidade de trabalhos científicos em psiquiatria forense é baixa. Entre eles, poucos estudaram apenas a demência. Assim, não há resposta segura para tais indagações.

Citamos um estudo[3] que demonstra, involuntariamente, a dificuldade de abordar essas questões. Realizado na Coreia do Sul, encontrou apenas sete casos de demência entre 752 internados, no decorrer de um ano, no único manicômio judiciário do país – e, desses sete, quatro apresentavam "demência alcoólica", casos que poderiam de outra maneira ser diagnosticados como psicose. Os dois indivíduos com demência de Alzheimer foram acusados de furto (um, de um pão; outro, de pegar a camionete do vizinho para ir a um supermercado). Ambos não tinham suporte familiar. O único sujeito com demência vascular foi acusado de tentativa de homicídio. Tal estudo parece apontar que a demência tem pouca relação com o cometimento de crimes, porém há um grande viés, reconhece o próprio autor: estudos encontraram aumento da agressividade entre pessoas com demência,[4] mas as vítimas comumente são familiares e cuidadores – vítimas que, conscientes da doença do agressor, *não* irão a uma delegacia registrar a ocorrência.

A família cuidadosa de um indivíduo com demência tende a protegê-lo do mundo, no qual ele supostamente seria de modo mais fácil vítima do que algoz. Esse pode ser um dos motivos da baixa incidência de crimes contra desconhecidos cometidos por sujeitos com demência.

Se os delitos dessa população podem permanecer restritos ao ambiente familiar, também é nessa situação que ocorrem mais frequentemente, na população não senil, os crimes relacionados à pedofilia. A demência pode predispor ao abuso de crianças e adolescentes?

De fato, na prática, não é raro que o psiquiatra forense se depare com um periciando, na faixa dos 50 ou 60 anos, acusado de estupro de vulnerável (conjunção carnal ou qualquer outro ato libidinoso com vítima com menos de 14 anos). Quando essa é a primeira acusação de tal espécie pela qual passa o periciando, o psiquiatra *deve* pensar no diagnóstico de demência incipiente, se a cognição do examinado, superficialmente avaliada, *parece* normal (as queixas relativas à memória e à práxis são leves e tomadas como normais para a idade). Mais especificamente, deve ser lembrada a demência frontotemporal (DFT; antiga doença de Pick), na qual, em seu início, *não* se nota grande prejuízo das capacidades cognitivas, e sim deterioração do comportamento social, inclusive sexual. Já se apontou que, na DFT, a sociopatia como sintoma é bem mais frequente que nas demências de Alzheimer e vascular.[5,6]

Assim, na DFT, o abuso (que pode significar apenas atos menos agressivos que uma relação sexual, como alisar partes íntimas) de vulnerável pode ser *o primeiro* sintoma claro da doença. Tais casos merecem uma avaliação mais detida. Os exames de imagem, infelizmente, em geral ajudam pouco, pois, nessa fase da doença, as lesões podem ser mínimas, assimétricas.[7] A avaliação neuropsicológica é essencial, pois pode detectar um funcionamento cognitivo subnormal que, a um exame psíquico comum (mesmo que se apliquem testes como o Miniexame do Estado Mental), passaria despercebido. Sobretudo, deve o psiquiatra procurar, com os familiares, outros indícios de comportamentos incomuns, desviantes da conduta anterior do municiando, como aqueles decorrentes de diminuição de tato social.

A confirmação do diagnóstico é *essencial*, porque, apesar de não haver um grande declínio cognitivo no indivíduo com DFT incipiente e de seu entendimento do caráter ilícito do fato estar relativamente preservado, sua capacidade de controlar seus impulsos está comprometida, pois ele é vítima de um declínio "moral" e tende a agir de forma impulsiva. Ou seja, a ação criminosa pode ter ampla relação com a doença – sem esta, aquela não teria ocorrido. Além disso, o municiando deve, nesse caso, ser encaminhado para tratamento, e não para pena destinada a pessoas sem doença mental.

Os dois casos clínicos apresentados a seguir são bastante semelhantes, em superfície, porém expõem diferenças significativas no raciocínio clínico adotado.

CASO CLÍNICO 1

Municiando de 69 anos, morador de zona rural. Segundo a denúncia, apresentou comportamento libidinoso com algumas crianças do sexo feminino enquanto banhavam-se em um rio.

Sem atrasos no desenvolvimento neuropsicomotor. Analfabeto (sempre viveu em zona rural). Foi casado uma vez (duração de 17 anos) e amasiado duas vezes (17 anos na primeira vez e apenas cinco meses na segunda).

Nega internações psiquiátricas, nega uso prévio de psicotrópicos. Apresenta apenas queixas clínicas (dor na clavícula, após traumatismo há dois anos, e labirintite).

Cita, como antecedentes familiares, apenas o fato de um filho fazer abuso de álcool e ter tentado suicídio.

Nega outras intercorrências criminais.

Negou também a acusação. Afirma que não queria entrar no rio justamente pela presença de menores, mas que as adolescentes arrancaram a sua calça. A despeito da negativa, os depoimentos das vítimas e testemunhas convergem para os atos libidinosos do acusado.

O filho afirma que o municiando "sempre foi uma pessoa agressiva, de 'pavio curto', mas sempre foi trabalhador, não sei como caiu nesta..." Nega outros comportamentos anômalos do municiando, a não ser que "ele não anda muito legal. Falou que tenho 45 anos, mas ainda não fiz 35." Nega com veemência que o pai, em qualquer outra ocasião, tenha apresentado comportamento sexual incomum.

A avaliação pericial foi solicitada não porque tenha se suspeitado que o municiando possuísse transtorno mental *na época* dos fatos, mas porque, após a prisão recente, apresentou comportamento desorganizado e, aparentemente, delírios de perseguição relacionados a colegas de cela.

Entretanto, o exame psíquico atual do municiando encontrava-se relativamente normal, com falhas mínimas, como leve desorientação temporal, que podem ser atribuídas a seu baixo nível cultural.

A família não apresentava condições de realização imediata de exames de imagem e, devido à exiguidade dos prazos, eles foram dispensados.

Feito diagnóstico clínico, portanto, de demência frontotemporal. Concluiu-se que sua capacidade de entender o caráter ilícito dos fatos estava preservada (um bom indício disso é a capacidade que tem o municiando de negar e racionalizar a acusação), porém sua capacidade de determinar-se de acordo com tal entendimento estava reduzida.

CASO CLÍNICO 2

Periciando de 57 anos, acusado de abusar de neto, filho de um de seus quatro filhos (o pai da criança é filho adotivo do periciando).

Apresentou desenvolvimento neuropsicomotor normal. Foi criado em parte com a mãe, parte com a avó e parte em um internato. Tem ensino médio completo. Evangélico. Vendedor.

Casado há 30 anos. Nega relações homossexuais.

Nega traumatismo craniano, convulsões, uso de álcool ou de substâncias ilícitas.

Nega qualquer internação ou tratamento psiquiátrico prévio.

Afirma que sua mãe "está com começo de Alzheimer".

Um filho (não o pai da vítima) afirma que o periciando "era um paizão, trabalhador... Chegava em casa e ficava em casa."

Contudo, o periciando tem uma condenação anterior por crime semelhante ocorrido há alguns anos. Entretanto, não foi preso, e sua família, até o momento dos fatos atuais, nem mesmo sabia da acusação prévia.

Quando solicitado reiteradamente a relatar sua versão dos fatos, o periciando conta uma longa história, que se inicia sendo estuprado na infância por um vizinho. No internato, ao chegar, foi abusado simultaneamente por 12 garotos. Afirma que, após adulto, o desejo por crianças aflorou. "Meus filhos, eu evitava até colocar no colo. Não sei como acontece isso... Pode ser o demônio, pode ser falha de memória..."

Sua memória, entretanto, assim como todas as outras funções cognitivas, se encontravam intactas ao exame psíquico.

Feito diagnóstico de pedofilia, com preservação da capacidade de entender, porém com redução na capacidade de se determinar de acordo com o adequado entendimento do caráter ilícito dos fatos.

▶ REFERÊNCIAS

1. Taborda JGV, Chalub, M, Abdalla-Filho E, organizadores. Psiquiatria forense. Porto Alegre: Artmed; 2004.

2. Sirotich F. Correlates of crime and violence among persons with mental disorder: an evidence--based review. Brief Treat Crisis Intervention. 2008;8(2):171-94.

3. Kim JM, Chu K, Jung KH, Lee ST, Choi SS, Lee SK. Criminal manifestations of dementia patients: report from the National Forensic Hospital. Dement Geriatr Cogn Dis Extra. 2011;1:433-8.

4. Nguyen VT, Love AR, Kunik ME. Preventing aggression in persons with dementia. Geriatrics. 2008;63(11):21-6.

5. Tranel D. "Acquired sociopathy": the development of sociopathic behavior following focal brain damage. Prog Exp Pers Psychopathol Res. 1994:285-311.

6. Mendez MF, Chen AK, Shapira JS, Miller BL. Acquired sociopathy and frontotemporal dementia. Dement Geriatr Cogn Disord. 2005;20(2-3):99-104.

7. Neary D, Snowden JS, Gustafson L, Passant U, Stuss D, Black S, et al. Frontotemporal lobar degeneration: a consensus on clinical diagnostic criteria. Neurology. 1998;51(6):1546-54.

Parte V

TRATAMENTO E SUPORTE EM PSIQUIATRIA GERIÁTRICA

29
ABORDAGENS PSICOTERAPÊUTICAS EM PSICOGERIATRIA

LEONARDO CAIXETA

Minha alma é uma orquestra oculta; não sei que instrumentos tange e range, cordas e harpas, timbales e tambores, dentro de mim. Só me conheço como sinfonia.

Fernando Pessoa

Sempre que duas pessoas se encontram, na verdade há seis pessoas presentes. Há cada homem tal qual ele se vê, cada um como o outro o vê e cada um como ele realmente é.

William James

Antes de mais nada, é preciso distinguir uma "postura psicoterapêutica" de uma "psicoterapia formal".[1] A postura psicoterapêutica deve ser assumida e mantida em toda consulta psicogeriátrica (mesmo naquelas supostamente mais clínicas e com grande foco na abordagem farmacológica) e constitui um modo de relacionamento do psiquiatra com seu paciente, no qual elementos transferenciais são sempre levados em conta, bem como o cuidado com a individualização do sujeito diante do profissional. Essa postura, na verdade, está na essência de toda medicina, como arte, preconizada desde Hipócrates e sacramentada por outros ícones, como Willian Osler e Balint.[2] Ela é fundamental para não equivaler a psiquiatria a uma "técnica de prescrição de medicamentos", como querem alguns antipsiquiatras em sua eterna batalha pela desautorização da psiquiatria como ciência com humanidade.

A pseudopsicoterapia se equivale a uma "linguagem lego": a postura de encaixar frases pré-fabricadas e ocas dirigidas a todo e qualquer paciente, independentemente de suas digitais psíquicas, seu universo psicológico único e particular. Tais clichês politicamente corretos e sem consistência têm a ambição de posar como edifícios de concreto, mas não passam de meros vernizes ou arremedos de psicoterapia. O clichê psicoterápico é esvaziado de sentido genuíno como ato terapêutico e colabora no engrossamento das camadas de resistência entre o psiquiatra e o paciente, em vez de reduzi-las e resolvê-las.

Outra impostura científica refere-se à crença infundada e de modo infeliz difundida de que todo paciente psiquiátrico, independentemente de seus antecedentes de personalidade e do diagnóstico atual, carece de psicoterapia formal para sua plena recuperação. Com muita frequência, ouvimos comentários sem base científica de que, por exemplo, o tratamento de depressão deve passar, de modo obrigatório, por abordagens farmacológicas e psicoterapia. Não é verdade. Muitos pacientes são plenamente tratados apenas com psicofarmacoterapia, e os sintomas que se creditavam à psicodinâmica alterada (p. ex., ideia prevalente no tema da perda do cônjuge) representavam apenas sintomas psíquicos da depressão que se resolvem por completo com um tratamento psicofarmacológico bem ajustado. É óbvio que, antes do medicamento, deverá existir sempre um psiquiatra com escuta cuidadosa do sujeito e postura humana e acolhedora – o que já denominamos "postura psicoterapêutica" –, mas isso não implica psicoterapia formal, como mencionamos antes.

Como, então, separar as situações clínicas em psicogeriatria nas quais a psicoterapia deve ser ou não indicada? Em essência, não há regras absolutas em virtude da natureza subjetiva desse tema em particular. No Quadro 29.1, são mostradas algumas situações clínicas que podem indicar a necessidade de psicoterapia.

Algumas modalidades psicoterápicas não devem ser utilizadas em idosos, como, por exemplo, a psicanálise. Sobre isso, citamos o próprio Freud, que afirmou de forma explícita:

> A idade dos pacientes tem assim essa grande importância na determinação de sua adequação ao tratamento psicanalítico, que, por um lado, perto ou acima dos 50 anos a elasticidade dos processos mentais dos quais depende o tratamento em regra se acha ausente [...].[3]

QUADRO 29.1 INDICAÇÕES DE PSICOTERAPIA NA VELHICE

- Transtornos psiquiátricos recorrentes e resistentes
- Transtornos psiquiátricos fortemente influenciados pelo estresse
- Dificuldades interpessoais
- Transtornos da personalidade
- Situações de contraindicação de psicofarmacologia
- Ausência de suporte social adequado

Concordamos que a perda da flexibilidade mental, corolário do envelhecimento na maior parte dos idosos, representa séria limitação a processos psicodinâmicos que se apoiam no *insight*, como é o caso da psicanálise. Muitos autores, infelizmente, desconsideram tal realidade e tentam fazer o paciente caber em seu método terapêutico (comportamento bem retratado na mitologia grega pelo mito da "cama de Procusto"), enquanto o ideal seria precisamente o contrário: o método terapêutico deve se encaixar nas características subjetivas e necessidades do paciente.

O psiquiatra deve ser o responsável pela indicação da modalidade psicoterápica a ser aplicada em cada idoso e, preferencialmente, ele mesmo deve ser o terapeuta, pelas razões descritas a seguir. É o médico psiquiatra que tem a visão privilegiada do conjunto de aptidões e limitações de seu paciente, o único profissional com formação tanto nos domínios biológicos quanto psicológicos e cognitivos que compõem a integralidade do ser. Essa situação estratégica de visibilidade do todo do psiquiatra é fundamental para entender as dinâmicas subjacentes aos processos mórbidos, habilitando-o, portanto, a conhecer os melhores caminhos para a remediação. Qualquer outro profissional não médico sofrerá as limitações impostas pelo viés de sua formação em um campo exclusivo. O psicólogo, por exemplo, com formação apenas nos aspectos psicológicos da mente sadia, desconhece os mecanismos neurobiológicos subjacentes aos processos mórbidos psiquiátricos, além de não ter formação que o capacite para a diferenciação dos fenômenos psicopatológicos compreensíveis em relação aos explicáveis, uma habilidade sem a qual se torna impraticável o exercício da indicação psicoterápica. Por exemplo, a leitura psicodinâmica inadequada de fenômenos incompreensíveis como a vivência delirante primária beira muitas vezes o próprio delírio, uma vez que se deposita significados supostamente inconscientes (pertencentes a uma espécie de lógica subterrânea que só os psicanalistas acreditam enxergar) em material que pertence a outra natureza, construída sob os alicerces da neurobiologia.

O psiquiatra não deve se furtar ao exercício do sacerdócio de cuidar sempre (princípio hipocrático que fundamenta a medicina), evitando, portanto, delegar funções genuinamente médicas a outros profissionais apenas porque deseja "se livrar do problema" ou "não tem tempo para esse tipo de demanda". Balint[2] afirmou que a penetração do médico no mundo metafísico do doente e de sua doença confere-lhe um poder apostólico que não deve ser desprezado; pelo contrário, o médico pode e deve se utilizar dele para, no papel de um remédio, produzir lenitivo às dores experimentadas por quem padece de tão graves sofrimentos. Cabe ao psiquiatra cuidar integralmente de seu paciente, seja na dimensão biológica ou na psicodinâmica, e isso rende bons frutos no tratamento, pois todo paciente idoso aprecia poder contar com uma referência sólida em seus cuidados ("um médico que, de fato, assumiu o caso"), evitando a atomização em inúmeros pedaços abordados por diferentes profissionais desconectados e sem a noção do todo.[4]

▶ TÓPICOS RECORRENTES NA PSICODINÂMICA SENIL

ANGÚSTIA PELA PROXIMIDADE DA MORTE

A proximidade da morte pode aumentar a angústia (exclusiva do ser humano) diante da percepção da finitude da vida. Essa percepção é tão dolorosa em alguns que pode colaborar no desejo de abreviar esse período final da vida, sobretudo quando a vivência da experiência de envelhecer não é prazerosa. Já naqueles que apreciam a velhice, a ameaça do fim a qualquer momento pode ser motivo de ansiedade, com grande drenagem de energia.

As estratégias psicodinâmicas para abordar tal angústia variam de caso a caso. Em idosos que vivem alijados da realidade, imersos na fantasia da eterna mocidade, entregues ao culto do hedonismo (alcoolismo, compulsão sexual, compulsão por compras, cirurgias plásticas), a entronização dessa angústia pode auxiliá-los a reencontrar a perspectiva da vida como entrega e renúncia – vida como travessia para além de si, da fixação egocêntrica e do narcisismo sufocante e pueril. Já para outros idosos, sobretudo aqueles fixados em posições depressivas, a angústia da morte deve ser ressignificada por meio da possibilidade de continuar mediante sua descendência, deixando como herança seus valores mais preciosos e vivenciando a perpetuação da infinita rede de amor que une e sustenta as pessoas.

LUTOS E PERDAS

Alguns idosos vivenciam o envelhecimento como um processo que subtrai paulatinamente habilidades ou funções, atributos, talentos, valores que sempre o caracterizaram e o distinguiram dos demais seres humanos – enfim suas características de personalidade. Além disso, alguns sofrem mais que outros pelas perdas sucessivas em suas redes de relacionamentos: cônjuges, filhos, amigos e outros entes queridos.

Pacientes com demência, quando não privados de sua crítica (como no caso da demência frontotemporal, em que essa função encontra-se precoce e gravemente comprometida), podem apresentar, no início de suas doenças, dificuldades de ajustamento e mesmo sintomas depressivos e de ansiedade quando diante das perdas cognitivas ou de linguagem (afasias progressivas). Previamente autônomos e mesmo arrimos de famílias, agora sentem o fardo de depender de outras pessoas, muitas vezes até mesmo para a satisfação de suas necessidades mais simples, algo que pode ser sentido como humilhante e causar revolta (em alguns casos até gerando sintomas comportamentais, como agressividade, fugas do domicílio, negativismo e baixa aderência ao tratamento).

Situações que envolvem perdas particularmente difíceis são a proibição para a condução de veículos, a dependência para os cuidados de higiene (exposição da intimidade às vezes para desconhecidos) e uso de medicamentos. Todas essas situações repercutem de modo direto no sentimento de privação de liberdade, algo muito caro a qualquer pessoa que pretende manter sua dignidade perante aqueles que sempre dependeram dela.

Agravando ainda mais o sentimento de perda, está o fato de que os transtornos psicogeriátricos iniciam justamente na fase da vida em que o indivíduo pode utilizar a experiência e as economias amealhadas de modo árduo para desfrutar o merecido descanso e lazer aos quais não pôde se dedicar no tempo de mocidade e de maturidade.

A função de reparação que cabe ao médico ao minimizar o sofrimento diante de tais perdas não é fácil. Sempre que possível, o profissional deve proporcionar ao paciente o resgate de alguma forma de dignidade nas situações constrangedoras já citadas. Desse modo, em uma situação em que depende de outros para atividades para as quais nunca necessitou auxílio, o indivíduo deve ser convidado a receber a ajuda com outros olhos, reconhecendo pacientemente as próprias dificuldades ou aceitando que, para quem sempre cuidou dos filhos, tem agora o direito de receber auxílio, pois esse é ciclo natural da vida. Deve-se tentar repassar ao paciente que receber cuidado pode constituir um prazer, um sinal de amor, muitas vezes surgindo de quem menos esperávamos (tal qual mostra o filme canadense *Invasões bárbaras*, em que o pai em seu leito de morte é cuidado surpreendentemente pelo filho com quem tinha o pior relacionamento). Cabe também ao médico repassar a noção de que as perdas podem gerar crescimento interno, como sempre aconteceu desde a infância, por exemplo, quando "perde-se" determinados atributos para ganhar outros. Especialmente confortadoras são as palavras de Echkart[5] no *Livro da divina consolação*:

> Não devemos dialogar com o que perdemos, mas com o que nos restou. O que nos restou nos dará consolação. Suponhamos que tenhamos 100 reais e que tenhamos perdido 40. Sobraram 60 reais. Não vamos dialogar com os 40 que perdemos.

Não queremos dizer que as perdas produzidas pelo envelhecimento constituem algo bom de se experimentar. Antes, deve-se sugerir que elas podem resultar em algo positivo. Todos sabemos que uma pessoa cega pode desenvolver habilidades compensatórias incríveis, aliás, a capacidade de se autossuperar constitui uma das marcas da condição humana.

REDUÇÃO DA AUTOESTIMA

O processo de envelhecimento pode reduzir a autoestima, seja pela decadência progressiva da forma física, seja pela perda de habilidades e/ou funções intelectuais e, consequentemente, dos papéis sociais que os idosos desempenhavam quando dispunham dessas ferramentas em sua forma plena. A perda do poder aquisitivo com a aposentadoria e o rebaixamento da posição e da visibilidade sociais em relação ao *status* social na fase adulta podem impactar também sua autoestima.

A abordagem psicoterapêutica deve compensar essa sensação de perda com a percepção de que se mantém intocadas as características mais importantes (afetos, emoções, vínculos), além da noção de que "cada idade tem sua beleza"; com a velhice, existe também ganhos exclusivos desse período de vida: sabedoria, maior capacidade semântica, experiência acumulada, maior capacidade de experimentar determinados prazeres. A manutenção de papéis sociais para os idosos, ainda que impliquem novas tarefas e redimensionamento da colocação social, constitui ação fundamental no resgate da autoestima.

ESTRESSE DOS CUIDADORES

Em muitos casos, os cuidadores não toleram o estresse advindo do aumento da demanda por cuidados com o transtorno psiquiátrico, sob o risco inclusive de maltratar ou negligenciar os pacientes idosos, uma vez que, estando em situação de risco, podem comprometer a qualidade de cuidados prestados. Esse é um exemplo típico de como o descuido em relação a um componente da relação pode interferir no outro e justificando, portanto, a noção de uma relação triangulada: médico-paciente-cuidador.

Sentimentos de culpa por parte dos cuidadores e familiares são também muito comuns, já que essas pessoas estão situadas em um contexto no qual habitualmente se desgastam, perdem a paciência e mesmo passam a odiar entes que sempre lhes foram muito queridos, sentimentos ambivalentes que geram culpa. Tais sintomas devem ser abordados de forma assertiva pelo psicogeriatra, e, na maioria dos casos, um breve suporte psicológico é suficiente para contornar o problema.

O psiquiatra deve agir com atenção e paciência, bem como prestar todo cuidado necessário à superação do desconforto, evitando a banalização da queixa e a desautorização dos sentimentos experimentados.

▶ TRANSFERÊNCIA E CONTRATRANSFERÊNCIA EM PSICOGERIATRIA

Idosos podem identificar seus médicos como filhos (sobretudo quando a idade entre ambos difere muito) ou, dada a figura de autoridade do profissional e seu conhecimento diferenciado, como um pequeno deus, de quem depende sua vida e seu bem-estar. No primeiro caso, podem desautorizar as determinações do médico, julgando-o inexperiente ou inseguro, ou mesmo desqualificando-o como incapaz de penetrar no mundo dos padecimentos de quem é velho. No último caso (quando o médico é identificado com alguém sobre-humano), os psiquiatras devem ficar atentos a excessiva dependência dos pacientes, exagero de solicitações, atribuições de expectativas irreais ou indivíduos que esperam do médico intervenções inclusive em aspectos íntimos de suas relações pessoais.

Pacientes idosos e principalmente os muito idosos às vezes suscitam sentimentos niilistas nos médicos, que podem não ver sentido em uma abordagem terapêutica no final da vida. Existem pelo menos duas grandes falácias nessa postura. A primeira, de ordem técnica, é a crença equivocada, vigente entre muitos profissionais com formação precária na área, de que transtornos psiquiátricos graves na velhice (p. ex., as demências) não são suscetíveis de qualquer intervenção terapêutica. A segunda, de natureza humanística, recai na dificuldade em encarar o cuidado como uma das grandes missões da medicina. O niilismo terapêutico apresentado pelo médico sufoca um dos mais preciosos recursos que os seres humanos (no caso, a família e os cuidadores dos pacientes) evocam em momentos cruciais de dificuldades existenciais: a esperança. A esperança é fundamental para que a família vislumbre um futuro menos trágico e doloroso para seus entes queridos. O psicogeriatra não deve, irresponsavelmente, matá-la no coração daqueles que acompanham os idosos, ainda que interprete tal sentimento como ingênuo ou próprio daqueles que ignoram o que "de fato" está ocorrendo, até porque não detemos a visão privilegiada da verdade que paira sobre tais acontecimentos, e, com certeza, o fato biológico constitui apenas um dos elementos do complexo fenômeno que contemplamos à nossa frente. Em vez de anulá-la, a esperança deve ser utilizada terapeuticamente pelo psicogeriatra como uma aliada e a favor da família do paciente. A esperança nutrida pela família e estimulada pelo psicogeriatra pode melhorar a adesão ao tratamento proposto, aumentar a tolerância em relação às modificações no dia a dia impostas pela doença e aos efeitos colaterais dos medicamentos e pode, em última análise, funcionar como uma forma benéfica de cobrança da família pelas mais recentes novidades terapêuticas na área, ou seja, estimulando o psiquiatra para que continue o investimento em sua formação profissional, atualizando-se sempre.

O sentimento de impotência manifesta-se muitas vezes quando lidamos com idosos, principalmente com doenças terminais ou incuráveis. A impotência expõe a vulnerabilidade do médico, que tende a negá-la ou racionalizá-la. Esse sentimento guarda muita relação com o niilismo terapêutico, tema desenvolvido anteriormente. O sentimento de impotência em geral nasce da impressão de que nada estamos fazendo ou poderemos fazer diante das limitações impostas pela idade; nasce também da comparação abstrata de duas medidas: a grande envergadura e complexidade que o problema "velhice" impõe, as quais são alimentadas pelo desconhecimento ainda razoável de sua abordagem, mecanismos e tratamentos disponíveis, confrontados com a nossa pequenez, a pobreza de nosso arsenal técnico (e muitas vezes existencial) para enfrentar a implacabilidade do determinismo biológico.

A seguir, descrevemos uma situação real na qual o médico foi confrontado por outros profissionais a respeito do sentimento de impotência ao lidar com as possibilidades terapêuticas em pacientes com demência, no intuito de desencadear algum *insight* sobre esse problema.

Estávamos atendendo um idoso com grave transtorno psiquiátrico, em um hospital-escola, quando uma profissional, supervisionada pelo autor, interrogou, em tom de lamentação, a respeito da eficácia do tratamento em situações como aquela. Referia-se a casos em que um paciente perde quase completamente suas características de personalidade mais essenciais, sua própria identidade, tornando-se irreconhecível para sua família e totalmente dependente de cuidadores mesmo para a satisfação de suas necessidades mais simples. "Estamos de fato ajudando ou apenas nos iludindo que fazemos algo enquanto esse câncer mental ri de nossas ingênuas e limitadas abordagens, ganhando terreno na guerra que perdemos dia a dia?" Essa pergunta, sem dúvida, é legítima e já ocorreu a todos nós, em algum dia, ainda que muitos não tenham coragem de assumi-la. Ocorre, entretanto, que o excessivo pragmatismo dessa questão pode deixar-nos escapar os outros domínios envolvidos no ato médico, como, por exemplo, a dimensão do cuidar. Quando cuidamos, passamos adiante várias mensagens embutidas nesse ato, conseguimos concentrar valores e posturas que destacam a face mais humanística da psiquiatria. Para a família, o debruçar interessado sobre o paciente, o simples ato de atendê-lo, auscultá-lo, dedicar-lhe um espaço só seu, ainda que se encontre no estágio último de uma demência, mudo, desconectado, sem personalidade, totalmente alienado, pode representar a atitude belíssima de investimento e devoção ao outro, ainda que este outro esteja desenganado pela ciência, marginalizado pela sociedade, anulado pelo pragmatismo. A psiquiatria espera que nós lutemos pela vida até os últimos estertores, espera que sejamos teimosos e busquemos vida onde esta parece não mais existir. Isso constitui a dimensão psicoterapêutica de nossa *práxis*.

A família, diante de diagnósticos psiquiátricos, muitas vezes desespera-se. Na primeira fase, tendem a negar o diagnóstico e não hesitam em procurar uma segunda opinião, por exemplo, de um neurologista (é mais fácil o aceite de um diagnóstico ou um tratamento de neurologista, pois não suscita os preconceitos associados à doença mental e ao psiquiatra). Essa postura pode irritar o psicogeriatra responsável pelo diagnóstico, o qual se sente questionado em sua capacidade técnica, abalado em sua vaidade. Na segunda fase, acatam o diagnóstico, sentem-se muito pesarosos e, caso o psiquiatra não ofereça um acolhimento adequado à dor experimentada, passam a procurar, de forma cega e desesperada, terapias alternativas ou "novidades". Buscam resultados na medicina popular, uso de fitoterapia (vulgarmente conhecida como "raizada") ou apelam para práticas alternativas como homeopatia, medicina ortomolecular, e outros modismos – ou, ainda, procuram assistência espiritual por meio de igrejas, sessões de descarrego, curandeiros e outros. O psiquiatra deve saber interpretar o espírito dessa busca, analisando a formação cultural e as crenças de cada núcleo familiar.[4]

▶ MODALIDADES PSICOTERÁPICAS NA VELHICE

O tipo de psicoterapia indicada e utilizada depende das características clínicas do transtorno subjacente, bem como das particularidades temperamentais de cada idoso, além de sua capacidade de *insight* e flexibilidade cognitiva. Depende também dos objetivos que se quer alcançar em cada situação, os quais devem ser realistas e operativos (Quadro 29.2). A psicoterapia não deve ser usada como panaceia ou sem indicações nem objetivos precisos e bem delimitados, com avaliação periódica de resultados (com avaliadores externos ao processo, inclusive), lembrando que, em muitos casos, implica ônus financeiro adicional ao paciente. É preciso ser honesto e reconhecer também que existe pouca validação empírica sobre a eficácia desses procedimentos em psiquiatria geriátrica.[6]

PSICOTERAPIA DE SUPORTE

Provavelmente, essa modalidade representa uma das mais úteis para idosos. É indicada em situações de negligência ou abandono (de qualquer natureza: afetiva, material,

---

QUADRO 29.2 TIPOS DE OBJETIVOS PSICOTERÁPICOS PRETENDIDOS EM DIFERENTES CENÁRIOS

- Alívio sintomático
- Melhora da autoestima
- Aceitação de uma situação de maior dependência ou maior autonomia
- Adaptação em novas realidades e ambientes instáveis
- Modificação de estilos cognitivos deletérios
- Proporcionar espaço para manifestação de conflitos, desejos e vivências
- Redução de material reprimido
- Elaboração de lutos e perdas

familiar, institucional), reações de luto, restrição de atividades, além de poder ser utilizada em algumas situações de regressão e urgência. O objetivo é o reforço dos sistemas defensivos em decorrência de reiteradas perdas de referenciais significativos.[7]

A redução dos índices de emoção expressa por intervenções ambientais pode ser especialmente útil nos casos de transtornos psicóticos e orgânicos (p. ex., nas demências). Sempre que possível, deve-se adaptar o ambiente aos idosos, e não o contrário. Além disso, a linguagem deve ser direta, evitando-se ambiguidades, ironias e subentendidos.

PSICOTERAPIA COGNITIVA

Deve ser devidamente adaptada aos idosos. Será tratada em detalhes no capítulo seguinte.

PSICOTERAPIA BREVE

Indicada para problemas circunscritos, claramente delimitados, além de transtornos da adaptação, reações de luto, estresse pós-traumático, todos com potencial de resolução em períodos curtos, sendo as principais indicações:[8]

- Luto (p.ex., morte do cônjuge)
- Disputas interpessoais (p. ex., conflitos com os filhos adultos)
- Mudanças de papéis (p. ex., aposentadoria)
- Dificuldades interpessoais (p. ex., falta de assertividade).

O grande objetivo é a melhora sintomática (mais que a obtenção de *insight* ou promoção do autoconhecimento). A estipulação de um limite de tempo encoraja o paciente a reunir toda sua energia psíquica, concentrando-a na resolução focal do conflito ou desajuste, além de reduzir o ônus do tratamento. É muito menos rígida que a psicanálise, dando mais liberdade e flexibilidade ao terapeuta para a utilização de recursos adicionais (medicamento, orientações informais, etc.) e permitindo tanto a adaptação do método como seu enquadre nas características da velhice.

PSICOTERAPIA FAMILIAR

A psicoterapia familiar é frequentemente indicada para reduzir o estresse entre os familiares cuidadores de pacientes idosos, como também para restabelecer a homeostase familiar diante de um idoso com transtorno mental.[6] As intervenções têm como modelo uma visão sistêmica do funcionamento familiar, isto é, o problema do idoso se insere no sistema de interação social da família.

Existem quatro modelos estabelecidos de terapia de família que são aplicados na velhice:[6]

- Teoria dos sistemas. Enfatiza a importância dos padrões de comunicação corrente entre os membros do sistema e vê o carreador de sintomas como funcional porque distrai a família de conflitos de relacionamento mais fundamentais.
- Teoria comportamental. Entende o problema de comportamento como mantido primariamente por contingências de reforçamento imediato dentro da família.
- Teoria estrutural. Enfatiza o reconhecimento de fronteiras excessivamente rígidas ou obscuras em uma família que complica a renegociação de papéis e regras necessárias durante as transições no ciclo de vida familiar.
- Teoria psicanalítica. Postula que os conflitos familiares ocorrem quando o indivíduo projeta em cada um as neces-

sidades psicológicas e as experiências construídas a partir de suas famílias de origem.

As intervenções terapêuticas são descritas por meio quatro etapas:

- Entrada (acesso ao sistema e identificação de triangulações).
- Contextualização do problema (chegar à formulação sistêmica de múltiplos níveis por meio da investigação de crenças, ações e afetos que circundam o problema).
- Mobilização do sistema (p. ex., criar uma mudança nos papéis preestabelecidos ou nas linhas de comunicação).
- Consolidação da mudança, monitoração das consequências e finalização.

Algumas das técnicas sistêmicas são: reestruturação, *coaching*, investigação intergeracional, provas de lealdade, foco em soluções, questionamento circular, conotação positiva e reenquadramento, guia para revisão da vida e interpretação do geneagrama. A psicoeducação e as intervenções ecléticas são modalidades não sistêmicas.

PSICOTERAPIA DE GRUPO

As psicoterapias de grupo podem ser úteis em transtornos psicogeriátricos em diversas indicações.

Essa modalidade pode ser de base analítica ou do tipo cognitivo-comportamental, sendo este último mais indicado em idosos, pelos motivos já expostos anteriormente sobre a pouca efetividade de técnicas analíticas na velhice. A terapia comportamental dialética (reúne elementos comportamentais e cognitivos) ensina técnicas específicas para ampliar a crítica, a regulação do humor, as habilidades interpessoais e a tolerância ao estresse, sobretudo nos casos de depressão leve.

O treinamento de relaxamento, uma terapia comportamental que pode ser sistematizada em grupo, é indicada especialmente em transtornos de ansiedade leves. Técnicas de relaxamento muscular progressivo ou meditação relaxante podem ser usadas, bem como o *tai chi chuan*, que é empregado como um método popular de preservação e restauração da saúde física e mental entre idosos em vários países asiáticos.

Terapias comportamentais usando o princípio do condicionamento operante também podem ser usadas em alguns grupos de pessoas com demência. Da mesma forma, o treinamento de cuidadores por meio de técnicas de soluções de problema e ativação de comportamento estruturado e comunicação em pacientes com demência pode reduzir os sintomas depressivos nesses indivíduos.[8]

▶ REFERÊNCIAS

1. Paikin H. Various forms of dialogue. Not every dialogue is psychotherapy. Ugeskr Laeger. 1996;158(35):4889-93.

2. Balint M. O médico, seu paciente e a doença. Rio de Janeiro: Atheneu; 1980.

3. Freud S. Sobre a psicoterapia. In: Freud S. Obras psicológicas completas de Sigmund Freud. Vol. 7. Rio de Janeiro: Imago; 1972. p. 274.

4. Caixeta M, Caixeta L, Vargas C, Caixeta V. Psicologia médica. São Paulo: Sparta; 2015.

5. Echkart M. O livro da divina consolação. Petrópolis: Vozes; 2003.

6. Richardson C. Family therapy. Curr Opin Psychiatry. 1997;10:333-6.

7. Eizirik CL, Kapczinski F. Psicoterapia na velhice. In: Cordioli AV, organizador. Psicoterapias. Porto Alegre: Artmed; 1993. p.420-32.

8. Thakur ME. Clinical manual of geriatric psychiatry. Washington: American Psychiatric; 2013.

30

TERAPIA COGNITIVO-COMPORTAMENTAL EM IDOSOS

MICHELLA LOPES VELASQUEZ
IRISMAR REIS DE OLIVEIRA

O envelhecimento da população pode ser observado em quase todos os países do mundo e resulta da redução na mortalidade e do declínio da fertilidade da população. Estima-se que a população de idosos (indivíduos com idade igual ou superior a 60 anos), que, em 2013, representava 11,7% da população mundial, corresponderá a 21,1%, em 2050 – e, destes, 8 em cada 10 viverão em regiões menos desenvolvidas.[1] Além disso, mesmo a população de idosos envelheceu, uma vez que o percentual de indivíduos com idade igual ou superior a 80 anos, que, em 2013, correspondia a 14% da população mundial de idosos, conta com uma projeção de crescimento para 19%, em 2050. Esse aumento na longevidade traz consigo diversas consequências econômicas e sociais, motivando a reflexão sobre a assistência em saúde em tal contexto.[2]

Transtornos depressivos e de ansiedade não são experiências incomuns na terceira idade, e a referida perspectiva de crescimento populacional para as próximas décadas tem implicações diretas nos serviços e políticas públicas direcionados para esse segmento.[3]

▶ TERAPIA COGNITIVO-COMPORTAMENTAL EM IDOSOS

Reconhecida por sua eficácia no tratamento de diversos transtornos psiquiátricos, a terapia cognitivo-comportamental (TCC) – uma forma ativa, focada e colaborativa de psicoterapia baseada em uma teoria de personalidade abrangente, que enfatiza a importância de processos cognitivos na mediação de comportamentos, emoções e respostas fisiológicas[4] – tem sido sistematicamente avaliada e recomendada de modo amplo no tratamento de transtornos depressivos e de ansiedade em idosos.[5] Para Laidlaw,[6] essa adequação pode ser compreendida pela ênfase na ativação e na construção de habilidades do paciente, orientação para a resolução de problemas e foco no momento presente. A busca pelo aumento da autoeficácia e da autonomia costuma ser positivamente percebida pelo paciente idoso pela validação de crenças associadas a independência e resolutividade.

Em uma importante revisão de metanálises avaliando a eficácia da TCC em diferentes áreas de aplicação, Hofmann e colaboradores[7] observaram a efetividade da abordagem no tratamento de transtornos emocionais em idosos em relação a situações-controle, embora pouco se conheça a respeito da manutenção de ganhos ou da eficácia da psicoterapia associada ao uso de medicamento.

De acordo com Chand e colaboradores,[5] a TCC é especialmente indicada no tratamento de idosos com depressão leve a moderada (para os casos de depressão grave, recomenda-se a intervenção combinada), transtornos de ansiedade e insônia (tanto primária quanto secundária a outros quadros médicos e/ou psiquiátricos). Embora não existam contraindicações absolutas no que diz respeito ao emprego da TCC no tratamento de pacientes idosos, prejuízos cognitivos importantes, depressão e ansiedade graves, estado de saúde física muito frágil e perdas auditivas e visuais podem dificultar a participação ativa do indivíduo, representando obstáculos ao sucesso terapêutico.

▶ TRANSTORNOS DEPRESSIVOS TARDIOS

Os transtornos depressivos são uma causa importante de doença mental no envelhecimento, sobretudo em populações de idosos que apresentam comorbidades físicas, prejuízo cognitivo ou dependem de cuidado especializado.[6] A depressão na terceira idade é especialmente preocupante, não apenas pela maior diversidade de fatores etiológicos, mas também pelo risco de agravar qualquer quadro patológico preexistente e aumentar o risco de suicídio, de outras doenças crônicas e da possibilidade de hospitalização, bem como internação em casas de repouso. Isso gera um custo adicional para pacientes que já costumam ter suas receitas reduzidas ou dependem de auxílio financeiro externo.[8] Considerando-se que a desesperança tem sido associada a ideação suicida e depressão em pacientes idosos, intervenções que priorizam a redução da depressão e da desesperança diminuem o risco de suicídio nessa população.[9]

A consolidação da TCC como alternativa para o tratamento de transtornos depressivos em idosos reflete sua eficácia na redução de sintomas depressivos em relação a pacientes da lista de espera ou terapias tradicionais. Essa eficácia foi consistentemente observada em diversos ensaios clínicos, revisões sistemáticas da literatura e metanálises desenvolvidos nos últimos anos.[10-15]

Regan e Varanelli[16] recentemente desenvolveram uma revisão sistemática de ensaios clínicos com indivíduos ansiosos e depressivos com comprometimento cognitivo leve e demência precoce. Os resultados encontrados sugerem que esses pacientes podem ser beneficiados com TCC especialmente adaptada para as dificuldades apresentadas em cada caso, com o objetivo de promover a melhora de sintomas depressivos e ansiosos, aprimorar o ajustamento, desenvolver habilidades de resolução de problemas e aumentar a qualidade de vida.

O diagnóstico e o tratamento de sintomas psiquiátricos é de particular relevância na doença de Parkinson, em função do impacto negativo na evolução clínica dessa doença. Diferentemente do que ocorre com sintomas motores, os sintomas depressivos e ansiosos costumam não ser identificados ou tratados de modo adequado, levando à piora na qualidade de vida e aumento na mortalidade. Sintomas como fadiga, retardo psicomotor e redução no apetite e na expressão facial são associados tanto ao Parkinson quanto à depressão, o que pode contribuir para as recorrentes falhas no diagnóstico de transtornos depressivos em pacientes parkinsonianos. Nesses casos, por enfatizar a construção de recursos de enfrentamento para lidar com a situação de saúde de maneira realista e não "patologizante" – por meio de um plano de tratamento ajustado para as necessidades de cada paciente e visando tanto a resolução de problemas como a diminuição de sintomas –, a TCC constitui uma opção de tratamento potencialmente relevante.[17]

Os transtornos depressivos constituem uma consequência comum em vítimas de acidente vascular cerebral (AVC), contribuindo para o aumento nas taxas de mortalidade e comprometendo a recuperação funcional e o engajamento do paciente em programas de reabilitação física. Segundo Broomfield e colaboradores,[18] a referida comorbidade observada em sobreviventes de AVC parece estar associada à restrição da atividade em razão de limitações físicas, à presença de outras comorbidades e estressores comuns ao envelhecimento, ao processamento progressivamente negativo de si mesmo e das situações de vida e ao comprometimento cognitivo. Acredita-se que a TCC pode ser eficaz no tratamento desses pacientes, a despeito da ausência de evidências conclusivas, desde que haja uma adaptação para atender as necessidades específicas dessa população de sobreviventes. Para tanto, recomenda-se o uso de técnicas de entrevista motivacional, processamento do luto, treinamento de habilidades executivas e otimização de habilidades preservadas, em um plano terapêutico individualmente estruturado para melhorar habilidades de regulação emocional, aumentar a ativação funcional e manter padrões de interpretação mais positivos, porém realistas.[13]

Estudos comprovam a eficácia da TCC na redução de sintomas depressivos em pacientes com patologias comuns ao envelhecimento, e a tendência, com a perspectiva de envelhecimento da população, é que aumente a incidência de doença crônica com depressão em idosos.[19] Em se tratando de pacientes com condições de saúde crônicas, o terapeuta deve buscar solucionar obstáculos concretos à condução do tratamento; auxiliar seus clientes a perceber a depressão como um problema distinto e reversível, em vez desfecho inevitável da condição física apresentada; abordar a perda de papéis sociais e autonomia; bem como desafiar a comum percepção de si mesmo como um "peso" para os entes queridos.[20]

▶ TRANSTORNOS DE ANSIEDADE

Os transtornos de ansiedade são bastante comuns em idosos, particularmente o transtorno de ansiedade generalizada e as fobias específicas, embora menos prevalentes em relação à população de adultos jovens. Costumam ser acompanhados por sintomas e transtornos depressivos, assim como variadas condições de saúde,[21] o que muitas vezes dificulta o diagnóstico diferencial e a oferta de tratamento adequado. De acordo com Hendriks e colaboradores,[22] pacientes idosos tendem a atribuir a presença de sintomas físicos relacionados à ansiedade, tais como tensão muscular, hipervigilância e insônia, a condições físicas.

Diferentemente do que é observado nos transtornos depressivos, é raro os transtornos de ansiedade surgirem com o envelhecimento.[23] Como acontece com populações mais jovens, pacientes idosos com transtornos de ansiedade também apresentam um viés atencional em relação a informações negativas ou associadas a uma leitura de ameaça.[21] No entanto, é reconhecida a associação entre esses transtornos e comprometimento cognitivo ou demência, que costumam ser mais prevalentes em idosos ansiosos. Não se sabe, contudo, se sintomas e limitações fisiológicas fazem os indivíduos experimentarem mais ansiedade, ou se a cronicidade dos transtornos de ansiedade pode levar a degeneração neurológica e déficit cognitivo. Assim, a avaliação de pacientes idosos com esses transtornos deve considerar a presença de perda cognitiva, dado seu impacto na apresentação, na experiência e no tratamento de sintomas ansiosos.

Todos os tipos de transtorno de ansiedade já foram relatados no tratamento de pacientes com doença de Parkinson, embora o transtorno de ansiedade generalizada, o transtorno de pânico e a fobia social pareçam os mais comuns. No entanto, o diagnóstico preciso de um transtorno de ansiedade muitas vezes demora ou deixa de acontecer devido ao fato de que diversos sintomas ansiosos, como tontura, boca seca e tremor, também integram a manifestação clínica da doença de Parkinson. Esses transtornos geralmente são acompanhados por quadros depressivos em pacientes parkinsonianos, podendo ocorrer em qualquer estágio da doença, até mesmo antes dos primeiros sintomas motores, e a TCC tem sido uma alternativa de tratamento não farmacológico eficaz para os sintomas depressivos e ansiosos desses sujeitos.[17]

Apesar de todos os prejuízos associados aos sintomas e transtornos de ansiedade na heterogênea população idosa, o que se observa, de modo geral, é a não discriminação desses sintomas, inclusive pelos próprios profissionais da saúde que acompanham pacientes geriátricos, impedindo ou retardando o acesso ao tratamento adequado, bem como levando à não utilização de todo o potencial da TCC para os casos de ansiedade.[6] Em recente revisão da literatura, Gould e colaboradores[10,11] observaram que a TCC aplicada a transtornos ansiosos na velhice geralmente compreende o uso de psicoeducação, técnicas de relaxamento, exposição graduada, treinamento em resolução de problemas, estratégias preventivas para a preocupação patológica, higiene do sono e ativação comportamental.

▶ INSÔNIA CRÔNICA

A maioria das pessoas já vivenciou episódios de insônia, resultantes de um estímulo estressor agudo, com duração de alguns dias. Fala-se em insônia crônica quando o quadro persiste em decorrência do emprego de estratégias desadaptativas ou de fatores físicos, comportamentais, ambientais e/ou psicossociais.[24] Pacientes idosos frequentemente vivenciam mudanças ambientais, dificuldades físicas e mentais, bem como aumento nos estímulos estressores internos e externos, o que os torna mais predispostos à insônia crônica do que a população em geral. De fato, estima-se que aproximadamente metade dos indivíduos com idade igual ou superior a 65 anos vivencie problemas de insônia, cujos efeitos se estendem a diferentes aspectos da saúde geral e da qualidade de vida desses sujeitos e de suas famílias, além dos custos para o sistema de saúde.[12]

Muito frequentemente, a insônia relatada por pacientes geriátricos é secundária a outra condição médica ou psiquiátrica, o que não raro produz a demora ou mesmo a não oferta de tratamento adequado. A TCC é reconhecida por sua eficácia no tratamento desses pacientes,[25] por meio utilização de técnicas comportamentais, prática da higiene do sono, reestruturação cognitiva, controle de estímulos e/ou restrição de sono e técnicas de relaxamento.[24] Estima-se que apenas 15% dos pacientes idosos com insônia crônica têm oportunidade de acesso ao tratamento apropriado em razão de barreiras que variam desde a ausência de políticas públicas mais eficazes, passando pelo despreparo de profissionais da saúde em relação à especificidade dessa população, até crenças dos próprios pacientes e familiares de que determinados sintomas físicos e comportamentais constituem parte natural do processo de envelhecimento, o que retarda o diagnóstico e a consequente busca por uma intervenção efetiva.[5]

► ALTERAÇÕES NO PADRÃO DA TERAPIA COGNITIVO--COMPORTAMENTAL

Desde os primeiros estudos que avaliaram a eficácia na TCC no tratamento da depressão em pacientes idosos, houve uma expansão para outros transtornos psiquiátricos comuns a essa população, que levou a reflexões acerca de possíveis mudanças no padrão da técnica com vista a melhores resultados. De acordo com Laidlaw,[6] uma versão da TCC baseada em evidências, teoricamente orientada pelo modelo cognitivo-padrão, mas preparada para os desafios que a crescente geração de pacientes idosos tende a trazer para a psicoterapia, pode levar à maior eficácia no tratamento desses indivíduos.

A maioria dos programas desenvolvidos em especial para a população de idosos atualmente traz alterações de protocolos e manuais reconhecidos de TCC-padrão para adultos.[26] Assim, programas dirigidos para a ansiedade em idosos costumam incluir revisões periódicas de conceitos-chave, alterações no *setting* terapêutico e contato entre sessões com lembretes relevantes.[23] Nesses casos, também pode ser necessário simplificar a racionalidade das intervenções utilizadas para acomodar o repertório cognitivo limitado de muitos integrantes desse grupo tão heterogêneo.

Com o envelhecimento, sintomas depressivos e perdas cognitivas podem dificultar o sucesso terapêutico.[5] Infelizmente, muitos terapeutas compreendem que pequenas mudanças em procedimentos básicos da TCC-padrão, como a adoção de um ritmo de sessão mais lento, são suficientes para o tratamento adequado de idosos com doenças neurológicas. Para esses pacientes, são necessárias alterações mais complexas, visando facilitar a compreensão das mudanças em seu funcionamento global e nas relações interpessoais em decorrência da patologia apresentada, assim como auxiliá-los a construir o melhor repertório possível dentro de seus limites físicos.[27]

Laidlaw e colaboradores[27] desenvolveram um modelo abrangente de conceituação de caso para a depressão tardia, que incorpora elementos específicos do processo de envelhecimento à estrutura central do diagrama de conceituação do modelo cognitivo para depressão proposto por Beck e colaboradores,[4] como pode ser observado na Figura 30.1. Nesse modelo de conceituação de caso para a população de idosos, são consideradas não apenas as crenças centrais idiossincráticas, mas também aquelas da geração a que pertence o paciente, o que inclui crenças e experiências culturais e históricas compartilhadas por determinada faixa etária. São também investigadas possíveis mudanças ocorridas no investimento em atividades, relacionamentos e interesses significativos para o paciente no que diz respeito a seu papel e sua importância na sociedade, assim como aspectos de tensão associados ao relacionamento entre gerações. Conhecer a perspectiva do indivíduo a respeito do próprio envelhecimento fornece ao clínico importantes informações a respeito de uma vulnerabilidade desadaptativa em relação ao processo de envelhecer, que reflete estereótipos negativos de um contexto sociocultural que, muito frequentemente, retarda a busca por tratamento psicológico ou interfere no engajamento no processo terapêutico. Além disso, o modelo proposto recomenda a investigação cuidadosa a respeito da presença e do impacto de determinadas condições de saúde, bem como da percepção do próprio paciente a respeito do problema e de sua evolução.

Partindo do modelo proposto por Laidlaw e colaboradores,[27] Evans[28] sugere modificações procedimentais e de conteúdo no tratamento do grupo composto por indivíduos com idade igual ou superior a 65 anos. Entre as modificações procedimentais, estão incluídas a abordagem cuidadosa de alterações cognitivas, sensoriais e físicas, o que pode facilitar o emprego de estratégias mais eficazes para aumentar o benefício do tratamento para esses pacientes, como o uso de recursos visuais e auditivos, técnicas de memorização, experimentos comportamentais com metas realistas, bem como a maior flexibilidade na escolha do formato e *setting* terapêutico. De acordo com James,[20] a formulação de caso no tratamento de idosos deve considerar o ambiente em que a intervenção será oferecida, as pessoas envolvidas no tratamento do paciente, a natureza do transtorno, o grau de engajamento do paciente na terapia e sua possibilidade de fazer uso dos recursos terapêuticos disponíveis. Para Chand e colaboradores,[5] o envolvimento de outros profissionais da saúde ligados ao paciente também pode contribuir para um processo de cuidado compartilhado, em que metas comuns tendem a ser mais facilmente atingidas.

As modificações relacionadas ao conteúdo da terapia envolvem tanto o modelo de conceituação de caso proposto por Laidlaw e colaboradores,[27] como também uma ênfase mais específica em temas que comumente integram o sistema de crenças disfuncionais do paciente geriátrico, tais como perdas, momentos de transição, percepções

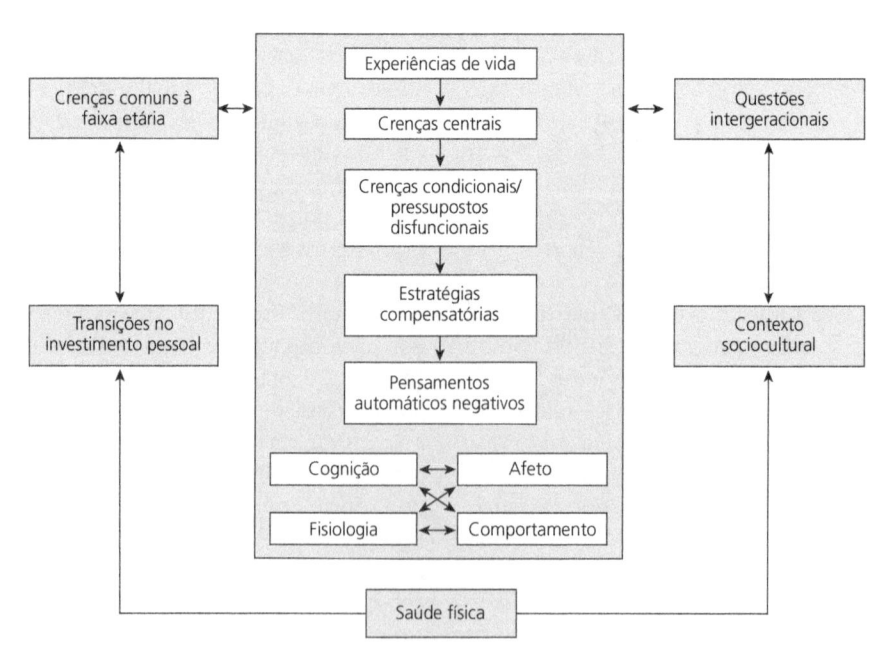

FIGURA 30.1 DIAGRAMA DE CONCEITUAÇÃO DO MODELO COGNITIVO PARA DEPRESSÃO.
Fonte: Beck e colaboradores.[4]

sobre o envelhecimento e condições de saúde. Uma vez que o envelhecimento pode ser visto como processo, existe grande heterogeneidade na maneira como as pessoas de um modo geral vivenciam essa experiência tão complexa e pessoal.[2] São, ainda, ressaltados aspectos relativos a construção e manutenção da aliança terapêutica, contribuindo para o manejo de problemas como preconceitos tanto do paciente quanto do terapeuta em relação a idade, passividade e dependência do paciente, além de crenças associadas ao estigma do transtorno emocional, preconceitos em relação à terapia e mesmo experiências passadas traumáticas com outros tratamentos.

▶ PERSPECTIVAS PARA O FUTURO

Dado o expressivo aumento populacional na faixa dos indivíduos de mais idade, cada vez mais os profissionais da saúde receberão pacientes com esse perfil, o que reforça a necessidade de preenchimento da atual lacuna representada pelo desconhecimento da aplicação dos diferentes modelos de psicoterapia disponíveis para as necessidades dessa população específica.[6]

Um estudo recente desenvolvido por Bains e colaboradores[29] apresenta a TCC em grupo como uma alternativa promissora para o tratamento de idosos com quadros mistos de depressão e ansiedade. Diante da estimativa de demanda crescente dessa população e dos limitados recursos materiais e humanos em geral disponíveis, a possibilidade de atender um número maior de pacientes, em menos tempo e com custo reduzido, é especialmente relevante.

O desenvolvimento de pacotes de terapia cognitivo-comportamental computadorizada (TCCC) foi uma iniciativa com o objetivo de ampliar o acesso a tratamento psicológico baseado em evidências. Por meio de tecnologia multimídia interativa, os pacientes aprendem técnicas para administrar de modo mais adequado sintomas de ansiedade e depressão, sem a presença física de um psicólogo clínico treinado, o que possibilita sua oferta como tratamento de primeira linha a um grande número de indivíduos com sintomas leves a moderados. Os resultados de um estudo piloto realizado por McMurchie e colaboradores[3] são promissores em relação ao uso da TCCC no tratamento de idosos.

Ao investigar fatores preditores de satisfação com o tratamento psicológico entre idosos ansiosos, Hundt e colaboradores[30] notaram que os pacientes com melhor adesão e maior credibilidade ao tratamento reportaram mais satisfação ao final do processo terapêutico. Isso sugere que, para aumentar a satisfação desses pacientes com a psicoterapia, os programas oferecidos devem enfatizar a racionalidade das intervenções utilizadas, assim como estimular a adesão ao longo de toda a intervenção.

O aumento da eficácia terapêutica também parece resultar da atualização profissional no que tange a longevidade e ao processo de envelhecimento, de modo a ampliar a compreensão a respeito das possibilidades de crescimento e desenvolvimento ao longo da vida, contribuindo para a restauração de uma funcionalidade realista diante de eventos associados ao envelhecimento.[6] Além disso, parece decorrer da reflexão por parte dos profissionais em psicoterapia a respeito do desenvolvimento continuado de competências centrais no manejo de pacientes idosos e de suas próprias atitudes, crenças e expectativas em relação ao atendimento dessa população, bem como da maneira como esses elementos podem interferir na relação terapêutica.[31]

▶ REFERÊNCIAS

1. United Nations. World population ageing 2013[Internet]. New York: UN; 2013 [capturado em 10 mar. 2015]. Disponível em: http://www.un.org/en/development/desa/population/publications/pdf/ageing/WorldPopulationAgeing2013.pdf.

2. Shenkin SD, Laidlaw K, Allerhand M, Mead GE, Starr JM, Deary IJ. Life course influences of physical and cognitive function and personality on attitudes to aging in the Lothian Birth Cohort 1936. Int Psychogeriatr. 2014:1-14.

3. McMurchie W, Macleod F, Power K, Laidlaw K, Prentice N. Computerised cognitive behavioural therapy for depression and anxiety with older people: a pilot study to examine patient acceptability and treatment outcome. Int J Geriatr Psychiatry. 2013;28(11):1147-56.

4. Beck AT, Rush AJ, Shaw BF, Emery G. Terapia cognitiva da depressão. Porto Alegre: Artmed; 1997.

5. Chand SP, Grossberg GT, Fordyce SW. How to adapt cognitive-behavioral therapy for older adults. Current Psychiatry [Internet]. 2013 [capturado em 10 mar 2015];12(3):[aproximadamente 5 p.]. Disponível em: http://www.currentpsychiatry.com/index.php?id=22661&tx_ttnews[tt_news]=177556

6. Laidlaw K. A deficit in psychotherapeutic care for older people with depression and anxiety. Gerontology. 2013;59(6):549-56.

7. Hofmann SG, Asnaani A, Vonk IJ, Sawyer AT, Fang A. The efficacy of cognitive behavioral therapy: a review of meta-analyses. Cognit Ther Res. 2012;36(5):427-40.

8. Moss KS, Scogin FR. Behavioral and cognitive treatments for geriatric depression: an evidence-based perspective. In: Gallager-Thompson D, Steffen AM, Thompson LW. Handbook of behavioral and cognitive therapies with older adults. New York: Springer; 2008. p. 1-17.

9. Brown GK, Brown LM, Bhar SS, Beck AT. Cognitive therapy for suicidal older adults. In: Gallager-Thompson D, Steffen AM, Thompson LW. Handbook of behavioral and cognitive therapies with older adults. New York: Springer; 2008. p. 135-50.

10. Gould RL, Coulson MC, Howard RJ. Cognitive behavioral therapy for depression in older people: a meta-analysis and meta-regression of randomized controlled trials. J Am Geriatr Soc. 2012;60(10):1817-30.

11. Gould RL, Coulson MC, Howard RJ. Efficacy of cognitive behavioral therapy for anxiety disorders in older people: a meta-analysis and meta-regression of randomized controlled trials. J Am Geriatr Soc. 2012;60(2):218-29.

12. Karlin BE, Trockel M, Brown GK, Gordienko M, Yesavage J, Taylor CB. Comparison of the effectiveness of cognitive behavioral therapy for depression among older versus younger veterans: results of a national evaluation. J Gerontol B Psychol Sci Soc Sci. 2015;70(1):3-12.

13. Laidlaw K, Davidson K, Toner H, Jackson G, Clark S, Law J, Howley M, et al. A randomised controlled trial of cognitive behaviour therapy vs treatment as usual in the treatment of mild to moderate late life depression. Int J Geriatr Psychiatry. 2008;23(8):843-50.

14. Serfaty MA, Haworth D, Blanchard M, Buszewicz M, Murad S, King M. Clinical effectiveness of individual cognitive behavioral therapy for depressed older people in primary care. Arch Gen Psychiatry. 2009;66(12):1332-40.

15. Peng XD, Huang CQ, Chen LJ, Lu ZC. Cognitive behavioural therapy and reminiscence techniques for the treatment of depression in the elderly: a systematic review. J Int Med Res. 2009;37(4):975-82.

16. Regan B Varanelli L. Adjustment, depression, and anxiety in mild cognitive impairment and early dementia: a systematic review of psychological intervention studies. Int Psychogeriatr. 2013;25(12):1963-84.

17. Pachana NA, Egan SJ, Laidlaw K, Dissanayaka N, Byrne GJ, Brockman S, et al. Clinical issues in the treatment of anxiety and depression in older adults with Parkinson's disease. Mov Disord. 2013;28(14):1930-4.

18. Broomfield N, Laidlaw K, Hickabottom E, Murray M, Pendrey R, Whittick J, et al. Post-stroke depression: the case for augmented cognitive behaviour therapy. Clin Psychol Psychother. 2011;18(3):202-17.

19. Sharpe L, Gittins CB, Correia HM, Meade T, Nicholas MK, Raue PJ, et al. Problem-solving versus cognitive restructuring of medically ill seniors with

depression (PROMISE-D trial): study protocol and design. BMC Psychiatry. 2012;12:207.

20. James IA. Cognitive behavioural therapy with older people: interventions for those with and without dementia. London: Jessica Kingsley; 2010.

21. Mohlman J, Price RB, Vietri J. Attentional bias in older adults: effects of generalized anxiety disorder and cognitive behavior therapy. J Anxiety Disord. 2013;27(6):585-91.

22. Hendriks GJ, Kampman M, Keijsers GP, Hoogduin CA, Voshaar RC. Cognitive-behavioral therapy for panic disorder with agoraphobia in older people: a comparison with younger patients. Depress Anxiety. 2014;31(8):669-77.

23. Wolitzky-Taylor KB, Castriotta N, Lenze EJ, Stanley MA, Craske MG. Anxiety disorders in older adults: a comprehensive review. Depress Anxiety. 2010;27(2):190-211.

24. Stone KC, Booth AK, Lichstein KL. Cognitive-behavior therapy for late-life insomnia. In: Gallager-Thompson D, Steffen AM, Thompson LW. Handbook of behavioral and cognitive therapies with older adults. New York: Springer; 2008. p. 48-60.

25. Karlin BE, Trockel M, Spira AP, Taylor CB, Manber R. National evaluation of the effectiveness of cognitive behavioral therapy for insomnia among older versus younger veterans. Int J Geriatr Psychiatry. 2015;30(3):308-15.

26. Cox D, D'Oyley H. Cognitive-behavioral therapy with older adults. BCMJ. 2011;53(7):348-52.

27. Laidlaw K, Thompson LW, Gallagher-Thompson D. Comprehensive conceptualization of cognitive behaviour therapy for late life depression. Behav Cogn Psychother. 2004;32:389-99.

28. Evans C. Cognitive-behavioural therapy with older people. Adv Psychiatr Treat. 2007;13:111-8.

29. Bains MK, Scott S, Kellett S, Saxon D. Group psychoeducative cognitive-behaviour therapy for mixed anxiety and depression with older adults. Aging Ment Health. 2014;18(8):1057-65.

30. Hundt NE, Armento ME, Porter B, Cully JA, Kunik ME, Stanley M. Predictors of treatment satisfaction among older adults with anxiety in a primary care psychology program. Eval Program Plann. 2013;37:58-63.

31. Pachana NA, Knight B, Karel MJ, Beck JS. Training of geriatric mental health providers in CBT interventions for older adults. In: Gallager-Thompson D, Steffen AM, Thompson LW, editors. Handbook of behavioral and cognitive therapies with older adults. New York: Springer; 2008. p. 295-308.

➤ LEITURAS SUGERIDAS

Blazer DG. Protection from late life depression. Int Psychogeriatr. 2010;22(2):171-3.

Gallager-ThompsonD, Steffen AM, Thompson LW, editors. Handbook of behavioral and cognitive therapies with older adults. New York: Springer; 2008.

31

REABILITAÇÃO COGNITIVA EM PSICOGERIATRIA

CÂNDIDA DIAS SOARES
VÂNIA SOARES
LEONARDO CAIXETA

Nas últimas décadas, o envelhecimento da população vem crescendo de forma acelerada, não só no Brasil, mas também em todo o mundo. Há uma previsão de que, em 2050, a população de idosos chegará a 2 bilhões de indivíduos.[1] Esse aumento traz implicações para diversas áreas, especialmente para a psicogeriatria.

No decorrer do envelhecimento, ocorrem declínios cognitivos que são esperados para a idade. O cérebro do idoso, em média, é menor e tem menos peso do que o de um jovem. Alguns giros são mais finos e separados por sulcos mais profundos e abertos, resultando em menor espessura das regiões corticais. Nota-se diminuição do número de neurônios e sinapses, além da existência de sintomas psicológicos e físicos, como os lapsos de memória, menor velocidade de raciocínio, episódios passageiros de confusão, tremor, dificuldade de locomoção, insônia noturna com sonolência diurna e perda de equilíbrio.[2]

A intensidade dos declínios cognitivos sinaliza a presença ou não de síndromes demenciais, cujo diagnóstico é fundamentado em exame clínico e de imagem, testes laboratoriais e avaliação neuropsicológica.

A avaliação neuropsicológica indica o caminho adequado para a reabilitação cognitiva, pois é possível, a partir dela, obter-se os dados precisos das funções cognitivas comprometidas e daquelas que apresentam melhor desempenho. Na prática clínica psicogeriátrica, os pacientes mais comprometidos demonstram dificuldades no relacionamento interpressoal e social, prejudicando significativamente sua qualidade de vida. Estas últimas podem ser minimizadas nos estágios iniciais e intermediários da doença com o suporte da reabilitação cognitiva.

O processo de reabilitação cognitiva é realizado por meio da reestruturação neurocognitiva do paciente, promovendo a reconstrução de atividades da vida diária, organizando sua rotina, inserindo novas atividades, ensinando-o a fazer uso de estratégias compensatórias e adaptando-o às novas limitações.[3] A participação dos familiares é fundamental, porque, na maioria das vezes, a adesão ao tratamento é difícil, sendo alternativas o atendimento domiciliar e atividades externas que facilitem o planejamento e a organização de atividades da vida diária.

As alterações comumente encontradas nas síndromes demenciais estão interligadas ao comprometimento da memória, da atenção, da linguagem e do planejamento, bem como à lentificação do raciocínio e do processamento de informações, etc. Os modelos de programas de reabilitação mais adequados são focados nos objetivos do paciente, com base em suas dificuldades diárias.

Neste capítulo, trataremos sobre a recapacitação de alguns domínios cognitivos que são trabalhados na reabilitação cognitiva dos idosos, como a memória, a atenção, a linguagem e o comportamento.

▶ REABILITAÇÃO DA MEMÓRIA

Existem diversas intervenções na abordagem cognitiva. A reabilitação cognitiva (RC) é mais abrangente quando comparada ao treino cognitivo (TC), pois identifica e trabalha as necessidades individuais e familiares do paciente, elaborando estratégias para compensar os défcits cognitivos e funcionais, enquanto o TC dirige-se à prática específica de uma atividade que abrange uma ou várias funções cognitivas treinadas por um curto período de tempo.[4]

O programa de reabilitação cognitiva (PRC) utiliza técnicas cognitivas que são direcionadas por modelos reconhecidos, como as estratégias compensatórias, a orientação para a realidade, as reminiscências, os recursos mnemônicos, a mnemotécnica, a aprendizagem sem erro e a psicoeducação dos cuidadores.[5,6]

A técnica de estratégias compensatórias compreende o uso de recursos externos (gravadores, agendas, sinalizadores, cartazes) que produzem efeitos benéficos quando os pacientes estão em fase inicial, e menos na fase intermediária, dependendo do auxílio do cuidador e do terapeuta.[7] Os idosos com prejuízo significativo de memória frequentemente não se lembram de fazer uso dos apoios externos, sendo importante a modificação da modalidade de interação do indivíduo por meio de alterações ambientais.

Essas mudanças podem ser realizadas com a redução da quantidade de objetos em um mesmo local; a utilização de avisos espalhados pela casa; instruções de manuseio de alguns eletrodomésticos; e descrições de tarefas cotidianas em locais de fácil visualização. O auxílio de familiares e/ou cuidadores é indispensável para a melhor adesão e adaptação do paciente a essa técnica.[8]

A técnica de orientação de realidade é o treino sistemático de informações presentes e contínuas, amparadas por estímulos ambientais de orientação espacial e temporal. Facilita a sociabilidade e pode ser orientada por apoios externos.[9]

A técnica das reminiscências consiste em utilizar diversos materiais de contexto autobiográfico e das próprias histórias remotas que fazem parte do acervo mnemônico preservado do paciente. Essa técnica estimula a socialização e a integração no grupo terapêutico.[10] Os recursos mnemônicos compreendem os apoios verbais e visuais associados ao aprendizado. Esses recursos produzem resultados mais eficientes no armazenamento de uma nova informação quando comparados à repetição.[11]

A mnemotécnica foi proposta como um aprimoramento dos recursos mnemônicos, por meio de uma associação ou combinação de informações mentais para se recordar em conjunto. Podem ser utilizadas histórias que se conectem a materiais a recordar, palavras sem sentido treinadas com um objeto ou, ainda, nomes ou rostos ligados a uma característica da pessoa.[12]

O aprendizado sem erros tem como base os estudos com memória implícita, em que o indivíduo é capaz de aprender e desempenhar uma habilidade, mesmo que não tenha capacidade de lembrá-la.[13]

A psicoeducação de cuidadores é outra técnica importante. Vários pesquisadores têm enfatizado que a falta de informação sobre a doença e sua evolução, como também os encargos estressantes e emocionais, podem gerar impacto desestruturante sobre a vida do cuidador.[14] Cuidadores bem orientados e estruturados emocionalmente têm maior possibilidade de dar continuidade ao uso das técnicas de reabilitação cognitiva e, por conseguinte, contribuem para a melhoria da qualidade de vida, tanto do paciente quanto de sua própria.[15]

▶ REABILITAÇÃO DA ATENÇÃO

A atenção é a capacidade de selecionar e manter controle sobre a entrada de informações externas necessárias em dado momento, bem como relaciona-se ao controle de informações geradas internamente. Sem essa capacidade de seleção, a quantidade de informações externas e/ou internas seria enorme e inviabilizaria qualquer atividade mental.[16]

A atenção é dividida nos aspectos da ativação, seletividade, alternância e sustentação. A *ativação* é subdividida em tônica e fásica. A primeira corresponde à intensidade que o paciente está acordado, em estado de alerta e pronto para emitir uma resposta; a segunda dirige a atenção para qualquer ponto dos campos externos e internos. Os demais parâmetros dependem da integridade desses dois mecanismos. Na atenção *seletiva*, o indivíduo apresenta a capacidade de focalizar um estímulo específico e ignorar distratores. A *alternância* oscila entre um estímulo ou tipo de tarefa e outro, sucessivamente. Na *sustentação*, o paciente consegue manter o foco atencional, de modo que esta também pode ser denominada de concentração. A atenção é investigada durante a avaliação cognitiva, cujo déficit normalmente está interligado a comprometimentos secundários em outras áreas (em especial, a memória).

A reabilitação cognitiva da atenção é estimulada durante todo o atendimento de RC, pois, para o idoso responder a determinado comando verbal ou mesmo motor, ele necessita utilizar sua atenção. A organização do ambiente, a fim de diminuir os estímulos auditivos e/ou visuais, é de extrema importância para o rendimento do paciente.

Um ponto importante a ser observado em atendimentos domiciliares ou mesmo em consultório é que, quando há ruído de fundo, movimentação de pessoas ou outros distratores que impeçam o paciente de focar sua atenção na voz do terapeuta, o passo inicial é retirá-los. Quando o indivíduo consegue voltar seu campo visual para aquilo que o profissional está trabalhando com ele (gravura, frase, objeto, etc.), o processo torna-se eficaz. A atenção é, portanto, um dos pré-requisitos para o bom rendimento do trabalho cognitivo como um todo.

O programa de reabilitação cognitiva da atenção em idosos vai depender do traçado que a avaliação neuropsicológica apontar, e as estratégias utilizadas devem ser condizentes com o perfil de vida daquele paciente (grau de escolaridade, hábitos de vida, etc.) para a escolha adequada de recursos terapêuticos que consigam "acessá-lo". Com aqueles que fazem uso da informática, pode-se utilizar alguns jogos atencionais e alguns programas que estimulem a atenção. Com o uso de músicas que o paciente gosta, pode-se estimular a atenção auditiva sustentada.

▶ REABILITAÇÃO DA LINGUAGEM

A linguagem, sendo um fator que sofre influência de possíveis processos cognitivos em declínio na velhice, é um aspecto que não deve ser negligenciado na intervenção cognitiva dos idosos. Estratégias que visem a intervenção em aspectos como velocidade de processamento, memória de trabalho e atenção devem ser desenvolvidas para trabalhar a favor da linguagem.

Os aspectos linguísticos, como compreensão, sintaxe, semântica, fluência verbal, discurso, leitura e escrita, são estimulados durante a reabilitação, podendo-se observar o envolvimento de outras funções cognitivas.

Há inúmeras estratégias de reabilitação de linguagem que são utilizadas nas afasias e que podem ser direcionadas para idosos com alterações cognitivas, tais como:

- Criação de álbum de fotografias dos familiares, amigos e lugares vividos com conteúdo emocional
- Utilização da música
- Jogos (memória, dominó, palavras cruzadas, xadrez, etc.)
- Produção e interpretação textual
- Leitura

Em todas as atividades, o profissional busca enfatizar o domínio linguístico que deve ser mais estimulado. Uma atividade simples pode se tornar elaborada quando aplicada conforme o objetivo preestabelecido.

Algumas dicas auxiliam no intercâmbio comunicativo com os idosos, como:[15]

- Falar com frases curtas e simples, utilizando um vocabulário direto, evitando expressões e eufemismos que podem apenas confundir o paciente.
- Realizar apenas uma pergunta ou uma solicitação de cada vez.
- Dar o tempo que o idoso precisar para pensar no que lhe foi dito e formular sua resposta, sem o apressar ou interromper seu raciocínio. Se observar que pode ser útil, repetir o pedido ou a questão.
- Repetir a resposta ou a pergunta, de preferência de modo igual ou muito semelhante à forma anterior.
- Estar atento às próprias linguagem corporal e expressões faciais, bem como às do idoso.

A utilização da comunicação não verbal para idosos com demência fundamenta-se em estudos apontando que esta carrega um conteúdo menos consciente que a expressão verbal, ou seja, menos dependente da cognição para sua execução, não envolvendo somente aspectos de memorização.

▶ REABILITAÇÃO DO COMPORTAMENTO

Uma infinidade de procedimentos comportamentais pode ser empregada na RC. Os passos para o planejamento do tratamento consistem em:[16,17]

- Especificar o comportamento a ser trabalhado.
- Determinar os objetivos do tratamento claramente.
- Registrar a frequência com que o comportamento-problema ocorre ou não, ou seja, a quantidade de vezes que o paciente faz a mesma pergunta no período de uma sessão. Não há número determinado de encontros para se obter uma boa linha de base, mas os autores recomendam quatro sessões para comportamentos que não apresentam muita variação. Para comportamentos com grande variabilidade, podem ser necessários mais, além de se fazer uma análise mais detalhada de fatores que possam estar interferindo (horário do dia, cansaço, presença de algumas pessoas, etc.).
- Identificar motivadores ou reforçadores. O tipo de reforçador escolhido deve ser valorizado pelo paciente.
- Especificar os passos do tratamento de maneira que um novo membro da equipe possa implementar as atividades caso seja necessário substituir algum profissional. Investigar que tipos

de técnicas comportamentais são mais eficazes para cada problema e analisar quais são as habilidades cognitivas que o paciente deve ter para se beneficiar de um procedimento.
- Monitorar o progresso. Isso deve ser feito de acordo com o que foi planejado.
- Avaliar. Isso pode ser feito por meio de registros ou de um estudo de caso experimental.
- Fazer modificações, caso sejam necessárias.
- Planejar a generalização. Essa é uma parte crucial da reabilitação, pois os pacientes têm dificuldade para transferir o que foi aprendido no ambiente terapêutico para a vida cotidiana. Isso pode ser feito mediante treinos fora do ambiente das sessões e instruindo os familiares a incentivar o indivíduo nos mais diversos ambientes, o que ajuda a promover o aprendizado e a generalização do que foi reabilitado. É importante não ter expectativas de que a generalização ocorrerá espontaneamente, pois, na maioria das vezes, isso não acontece.

A seguir, é apresentado um caso clínico com a finalidade de exemplificar o trabalho de RC.

CASO CLÍNICO

Paciente com 79 anos, com demência de Alzheimer, sexo feminino, destra, oito anos de escolaridade.

Anamnese. A paciente vem apresentando declínio de memória acentuado. Esquece onde guardou objetos e nomes de pessoas conhecidas; conta um caso mais de uma vez e não se recorda; não sai sozinha de casa, mas não tem se perdido em lugares conhecidos, embora possa se perder na vizinhança; confunde-se, às vezes, pensando que está em Goiânia ou na fazenda (Tocantins). Com relação ao quadro geral, o sono e o apetite da paciente são instáveis em decorrência das fases da depressão bipolar. Nas atividades da vida diária, não consegue mais cuidar e desempenhar atividades domésticas, porém realiza o autocuidado com pequena ajuda no momento de calçar e abotoar as peças. Assiste à TV, mas compreende pouco e não acompanha atualidades. Confunde as funcionárias de vários períodos, seus nomes, a hora que chegam e saem, bem como suas aparências. Às vezes, troca nomes de pessoas e confunde fatos relacionados com sua história de vida familiar.

Dados gerais da avaliação neuropsicológica. A paciente apresenta comprometimento na atenção concentrada, sustentada e seletiva; bem como nas memórias auditiva verbal imediata e tardia, lógica, de trabalho e visual. Verifica-se declínio na flexibilidade de pensamento, no planejamento, organização perceptual, orientação visuoespacial e raciocínio nas relações espaciais. Com relação à linguagem, os resultados indicaram comprometimento na capacidade de abstração, declínio na fluência verbal, redução no repertório verbal, dificuldades na compreensão e execução de vários comandos verbais, capacidade reduzida em manter a atenção sustentada para enredos, histórias que são contadas (curtas) oralmente e dificuldades no armazenamento das informações contidas nelas. As alterações no acesso ao léxico têm acarretado dificuldades no discurso narrativo espontâneo durante os diálogos; entretanto, a paciente respeita a troca dos turnos conversacionais durante um diálogo. A escrita mostra-se com prejuízo significativo. Verifica-se disortografia, com presença de letra trêmula e omissões de letras, acarretando dificuldades de compreensão da expressão gráfica.

Reabilitação cognitiva. A partir desses resultados, o terapeuta deve optar entre três tipos de aproximações na reabilitação, que não são necessariamente excludentes: o restabelecimento da função alterada, a compensação do déficit por meio da aprendizagem de novas estratégias ou habilidades e/ou adaptação do ambiente às dificuldades. A prioridade concedida a um ou outro tipo de enfoque na reabilitação está condicionada à natureza do transtorno, mas também à gravidade das alterações e ao tempo transcorrido desde o início das alterações cognitivas.[18]

> CONSIDERAÇÕES FINAIS

É importante salientar que em todo PRC, o plano terapêutico deve ser condizente aos gostos e costumes do paciente – ou seja, ao que ele está acostumado a fazer, suas preferências musicais e literárias, locais onde gosta de ir, contato com pessoas mais próximas, assuntos voltados à sua atividade profissional, enfim, tudo o que envolve sua experiência de vida.

A qualidade da relação terapêutica é outro fator essencial para os bons resultados de um programa de reabilitação. Se o paciente não gostar do profissional, não confiar nele ou não o respeitar, não se mostrará cooperativo nem conseguirá se beneficiar do programa. Além disso, o reforçamento por parte do profissional é crucial, sendo motivador para o paciente e contribuindo para seu engajamento no programa.

As pesquisas sobre reabilitação de comprometimento cognitivo em idosos despontam para um amadurecimento metodológico associado a achados de técnicas avançadas de neuroimagem. O desafio ainda encontrado é o de controlar as inúmeras variáveis individuais e ambientais que interferem no longo processo de reabilitação.

> REFERÊNCIAS

1. Instituto Brasileiro de Geografia e Estatística. Sinopse do censo demográfico 2010: população residente, por sexo e grupos de idade, segundo as grandes regiões e as unidades da Federação [Internet]. Rio de Janeiro: IBGE; 2010 [capturado em 05 mar 2015]. Disponível em: http://www.censo2010.ibge.gov.br/sinopse/index.php?dados=12.

2. Lent R. Cem bilhões de neurônios: conceitos fundamentais de neurociências. Rio de Janeiro: Atheneu; 2001.

3. Nomura S, Garcia JL, Fabrício AM, Bolognani SAP, Camargo CHP. Reabilitação neuropsicológica. In: Forlenza OV, Caramelli P, organizadores. Neuropsiquiatria geriátrica. São Paulo: Atheneu; 2000. p. 539-43.

4. Clare L, Woods RT, Moniz Cook ED, Orrell M, Spector A. Cognitive rehabilitation and cognitive training for early-stage Alzheimer´s disease and vascular dementia. Cochrane Database Syst Rev. 2003;(4):CD003260.

5. De Vreese LP1, Neri M, Fioravanti M, Belloi L, Zanetti O. Memory rehabilitation in Alzheimer´s disease: a review of progress. Int J Geriatr Psychiatry. 2001;16(8):794-809.

6. Wilson BA, Herbert CM, Shiel A. Behavioural approaches in neuropsychological rehabilitation: optimising rehabilitation procedures. New York: Psychology; 2003.

7. Bourgeois MS. Enhancing conversation skills in patients with Alzheimer's disease using a prosthetic memory aid. J Appl Behav Anal. 1990;23(1):29-42.

8. Sohlberg MM, Matee CA. Cognitive rehabilitation. New York: Guilford; 2001.

9. Vaisman H, Almeida KMH, Almeida OP. Abordagens psicoterápicas para idosos demenciados. In: Forlenza O, Almeida OP, organizadores. Depressão e demência no idoso. São Paulo: Lemos; 1997. p. 167-92.

10. Fraser M. Memory clinics and memory training. In: Arie T, editor. Recent advances in psychogeriatrics. London: Churchill Livingstone; 1992. p. 105-15.

11. Wilson BA. Memory rehabilitation: integrating theory and practice. New York: Guilford; 2009.

12. Brooks DN, Baddeley AD. What can amnesic patients learn. Neuropsychologia. 1976;14(1):111-22.

13. Garrido R, Almeida OP. Distúrbios de comportamento em pacientes com demência. Impacto na vida do cuidador. Arq Neuropsiquiatr. 1999;57(2B):427-34.

14. Sohlberg MM, Mateer CA. Cognitive rehabilitation: an integrative neuropsychological approach. New York: Guilford; 2001.

15. Walsh K. Neuropsychology: a clinical approach. 2nd ed. London: Churchill Livingstone; 1997. p. 140-3.

16. Marcon SS, Andrade OG, Silva DMP. Percepção de cuidadores familiares sobre o cuidado no domicílio. Texto Contexto Enferm. 1998;7(2):289-307.

17. McGlynn SM. Behavioral approaches to neuropsychological rehabilitation. Psychol Bull. 1990;108(3):420-41.

18. Muñoz-Céspedes JM, Tirapu J. Rehabilitación neuropsicológica. Madri: Síntesis; 2001.

▶ LEITURAS SUGERIDAS

Squire LR. Memory and brain. Oxford: Oxford University; 1987.

Wilson BA, Moffat N. The development of group memory therapy. In: Wilson BA. Moffat N, editors. Clinical management of memory problems. 2nd ed. London: Chapman and Hall; 1992. p. 243-73.

32

ABORDAGENS PSICOSSOCIAIS EM PSIQUIATRIA GERIÁTRICA

ANA CAROLINE MARQUES VILELA
DANIELLY BANDEIRA LOPES
LEONARDO CAIXETA

Não te deixes destruir...
Ajuntando novas pedras
e construindo novos poemas.
Recria tua vida, sempre, sempre.
Remove pedras e planta roseiras e faz doces. Recomeça.
Faz de tua vida mesquinha
um poema.
E viverás no coração dos jovens
e na memória das gerações que hão de vir.

Cora Coralina

O aumento da expectativa de vida é uma realidade. Não basta, porém, apenas viver mais tempo, urge que se viva com qualidade. O processo de envelhecimento não deve ser vivenciado apenas com as dores das perdas e a redução da autoestima, mas também com satisfação pelo ganho de sabedoria, pela evolução espiritual e pela condição de acervo histórico vivo com potencialidades de transmissão de experiências e, consequentemente, reconhecimento social, por levar consigo todo esse tesouro de vivências e passado de contribuições.

Como se não bastasse aos idosos seu processo natural e inexorável de perdas progressivas, eles experimentam também isolamento social e perdem sua visibilidade política. É por isso que ainda temos um cenário de importantes desigualdades regionais e sociais, no qual idosos não encontram amparo adequado no sistema público de saúde e previdência, acumulam sequelas de várias doenças crônico-degenerativas, desenvolvem incapacidades e perdem autonomia e qualidade de vida.

Alguns idosos podem apresentar quadros psiquiátricos comuns nessa faixa etária, como estados depressivos, demenciais ou psicóticos manifestados tardiamente, trazendo prejuízos adicionais em sua qualidade de vida.[1] Transtornos psiquiátricos nessa idade podem, eventualmente, se associar a diferentes fatores psicossociais que colaboram na expressão de tais processos, pois esses indivíduos vivenciam perdas significativas e continuadas, diminuição da função cognitiva, perda da autonomia e de papéis sociais, viuvez, isolamento, restrições financeiras, etc. Esses fatores afetam a autoestima e pode culminar em crise. A perda dos mecanismos de reserva e resiliência pode aumentar a vulnerabilidade dos idosos, tornando-os seres frágeis.

A forma como os indivíduos enfrentam essas perdas depende de seus recursos internos e do apoio social disponível.

▶ ABORDAGEM PSICOSSOCIAL

A dinâmica fisiológica neuronal parece uma metáfora de nossa vida social. Neurônios, como outros seres sociais, dialogam entre si, convergem e divergem em suas ações, inibem-se ou estimulam-se, sempre dentro de grandes contextos e respeitando regras imutáveis. Quando o neurônio se isola, degenera. O mesmo ocorre com os idosos quando perdem suas aferências e referências sociais, quando se desarticulam da rede social em que antes se integravam.

QUADRO 32.1 EIXOS DIAGNÓSTICOS DO DSM-IV, COM DESTAQUE PARA O EIXO IV

- Eixo I: transtornos clínicos, incluindo principalmente transtornos mentais, bem como problemas do desenvolvimento e aprendizado;
- Eixo II: transtornos da personalidade ou invasivos, bem como retardo mental;
- Eixo III: condições médicas agudas ou desordens físicas;
- **Eixo IV: fatores ambientais ou psicossociais contribuindo para os transtornos;**
- Eixo V: Avaliação Global das Funções (Global Assessment of Functioning) ou Escala de Avaliação Global para Crianças (Children's Global Assessment Scale) para jovens abaixo de 18 anos (em uma escala de 0 a 100).

A vida social é fundamental para prevenir e, muitas vezes, para corrigir os transtornos que se assentam na mente.

A reabilitação psicogeriátrica significa, além do tratamento médico costumeiro, estimular o indivíduo a evocar o máximo de sua capacidade e função, em termos físicos, mentais, emocionais, sociais, vocacionais e não vocacionais. A ideia de avaliar a necessidade do paciente para tratamento, baseada em um diagnóstico preciso e no conhecimento do processo fisiopatológico, está bem incutida na educação e nos sistemas de prática médica tradicionais.

Menos tradicional, porém frequentemente mais apropriada para a situação, é uma análise específica do grau pelo qual as circunstâncias orgânicas, psicológicas e sociais são responsáveis pelas limitações na função e como essas limitações podem ser reduzidas para preservar a extensão das atividades normais, por meio da reabilitação clínica e física, do treinamento psicológico e do reforço de suportes sociais. Esse tipo de análise é apropriado sobretudo para idosos que ficam doentes, pois os fatores orgânicos, psicológicos e sociais quase sempre se tornam inexplicavelmente interligados. Nesse sentido, o antigo DSM-IV proporcionou uma modalidade de diagnóstico em eixos (Quadro 32.1) que contemplava a avaliação em diversos domínios do processo de adoecer, inclusive o social, projeto infelizmente abandonado no DSM-5.

É fundamental conhecer as características psicossociais dos idosos e ser capaz de integrar essa informação ao conhecimento sobre suas limitações orgânicas.

As abordagens psicossociais têm respaldo em campos teóricos diversificados e que consideram vários quesitos: o empírico, o histórico, o cultural e o científico dos agentes sociais. Seu principal foco é o conhecimento desses aspectos de modo que se alcance uma escuta mais analítica e atenta, bem como haja interação, com intuito de obter os saberes da realidade atual. Deve-

-se alertar, entretanto, para os exageros de algumas correntes psicossociais mais extremistas, que consideram, sem nenhuma base científica, o transtorno mental como sempre resultado de desarranjos sociais. Nessa postura equivocada, confunde-se quase sempre o efeito como a causa.

A abordagem psicossocial apresenta-se no âmbito de uma prática ampliada, valorizando a inserção cultural e o cotidiano particular de cada idoso e encarando-o como ser biopsicossocial. Essa abordagem entende que nossa história de vida é marcada pelas relações em rede, que ora se ampliam, ora se estreitam, muitas vezes com mudanças operadas pelo processo mórbido; concebe, pois, o sujeito como um todo que mobiliza e é mobilizado pelo mundo, enfatizando a interação e a interdependência dos fenômenos biopsicossociais e buscando pesquisar a natureza dos processos dinâmicos subjacentes que compõem o homem em sua vivência.[2]

Uma das metas da abordagem psicossocial é conceber o homem em movimento, considerando a consciência e a identidade como importantes elementos para a expressão da condição humana.[2] Esse tipo de abordagem é de extrema importância para pacientes psiquiátricos, de modo que os fortalece e cria meios para potencializar seus projetos de vida e ressocialização.[3]

No Quadro 32.2 são apresentadas algumas formas de abordagem psicossocial.

A seguir, são apresentadas as principais abordagens psicossociais aplicadas aos idosos com tipos específicos de transtornos psiquiátricos, bem como o papel do cuidador na sua condução.

▶ TRANSTORNOS DO HUMOR

DEPRESSÃO

A depressão é um transtorno mental comum em idosos, erroneamente considerado ocorrência natural no processo de envelhecimento. Em geral, é subdiagnosticada e subestimada por pacientes e equipes de saúde. Talvez seja a causa mais frequente de sofrimento emocional na vida adulta e diminui de modo significativo a qualidade de vida em idosos. Nos últimos anos, a literatura sobre a depressão senil evoluiu intensamente.

As entidades clínicas listadas como transtornos do humor no DSM-5[4] relevantes para a depressão em pacientes idosos incluem:

- Transtorno do humor bipolar
- Transtorno depressivo maior (com ou sem características psicóticas)
- Transtorno depressivo persistente (distimia)

Episódios de depressão que ocorrem durante o ciclo de vida, em especial de depressão maior, quase sempre ou pelo menos parcialmente entram em remissão. No entanto, a depressão é uma doença crônica e recorrente.

Os fatores de risco para o desenvolvimento de depressão em idosos são semelhantes aos da população adulta em geral: ser do sexo feminino, não estar casado (particularmente "viuvez") e ter doenças físicas significativas aumentam a probabilidade de desenvolver o transtorno.

A melhor associação estabelecida entre depressão e sintomas físicos é a relação entre depressão e incapacidade funcional.[5] Um estudo que acompanhou, durante seis anos, idosos deprimidos mostrou que 67% apresentavam maior comprometimento das atividades da vida diária e 73% maior probabilidade de sofrer restrições de mobilidade do que aqueles que não estavam deprimidos.[6]

O impacto social e econômico advindo do não reconhecimento e, consequentemente, da intervenção terapêutica insatisfatória desse grupo é alto para pacientes e sociedade e justifica que esforços vigoro-

> **QUADRO 32.2 ALGUMAS FORMAS DE ABORDAGEM PSICOSSOCIAL**
>
> **Psicoeducação.** Provisão de informações relevantes aos pacientes em relação a seu diagnóstico, com o objetivo de melhorar seu entendimento sobre a doença, além de lidar de modo mais adequado com ela.
>
> **Treinamento de habilidades sociais.** Intervenção comportamental baseada nas tradições de aprendizado social, na qual o funcionamento social do paciente é o alvo para melhorar seu desempenho em situações sociais, manejar tarefas da vida diária e reduzir o estresse social. A importância é depositada na comunicação verbal e não verbal, bem como na aprendizagem de percepções e respostas apropriadas às pistas sociais oferecidas. A intervenção também pode incluir treinamento nas habilidades para vida independente.
>
> **Modificação ambiental.** O ambiente imediato dos idosos pode representar fonte de estímulos estressantes (ruídos, excesso de estímulos) ou, ao contrário, ser demasiadamente pobre em estímulos saudáveis e convidativos (elementos da natureza, estimulação sensorial multimodal equilibrada e harmônica). Estímulos muito complexos às vezes também constituem problema para idosos com déficits cognitivos. Aqueles com transtornos psiquiátricos podem iniciar dificuldades adaptativas passíveis de correção pela manipulação do ambiente. Técnicas de reorganização ambiental, *feng shui* ou simplesmente a retirada de estímulos geradores de estresse podem ser úteis.
>
> **Fortalecimento de vínculos.** Busca-se enfatizar o valor das atuais relações sociais próximas como uma fonte importante de prazer, prevenindo o isolamento e estimulando uma rede de boas relações afetivas. Os cuidadores e familiares mais próximos geralmente são os integrantes mais apropriados nessa modalidade de abordagem, e é necessário ampliar o *insight* do paciente para sua valorização, focando os sentimentos que apoiam os cuidados ofertados (amor, renúncia, dedicação).
>
> **Revitalização da rede social.** Busca-se conferir novo fôlego às relações sociais passadas que já foram significativas e carregadas de valência afetiva, mas que foram progressivamente se desgastando ou sendo abandonadas, seja por passividade, seja por motivos banais que devem ser superados e ressignificados.
>
> **Aconselhamento.** É uma terapia de fala não diretiva na qual os participantes têm um canal aberto para discutir suas dificuldades, sem que sejam ativamente induzidos ou desafiados pelo terapeuta. Nessa abordagem, os elementos comuns às psicoterapias estão presentes, mas sem o enquadramento técnico fechado delas.
>
> **Relações terapêuticas.** Procura-se conferir *status* de "relação terapêutica" a toda e qualquer abordagem aos idosos, ou seja, transformar atos corriqueiros e ações despretensiosas ou automáticas em abordagens pensadas com enquadramento terapêutico e pedagógico, atitudes que se transfiguram em ações com propósito último de melhoria do bem-estar mental deles.

sos sejam destinados a aprimorar o diagnóstico precoce e o tratamento dos idosos deprimidos.[7]

Um dos desafios mais significativos da psiquiatria geriátrica é desenvolver um entendimento aprimorado da dinâmica psicossocial e cognitiva do comportamento depressivo.

TRANSTORNO BIPOLAR

O transtorno bipolar (TB) é uma das psicopatologias mais negligenciadas e subdiagnosticadas na velhice. O estigma vinculado ao diagnóstico reduz sua aceitação e intimida o próprio psicogeriatra; que raramente pensa nessa hipótese quando diante de depressões recorrentes ou resistentes e com características atípicas ou mistas.

De acordo com a Organização Mundial da Saúde (OMS), o TB é a sexta causa de incapacidade e a terceira entre as doenças mentais, após depressão unipolar e esquizofrenia.[8] Muito embora seus mecanismos sejam heterogêneos, os fatores etiológicos mais estabelecidos para o TB são familiares e genéticos. Além disso, fatores sociais e psicológicos podem também interferir de forma significativa na precipitação, no curso e na recorrência da doença.[1]

Os primeiros sintomas costumam aparecer entre a segunda e a terceira décadas de vida, mas, em aproximadamente 8% dos casos, podem começar após os 65 anos de idade.[9] Tal como acontece com os adultos mais jovens, o TB em idosos pode ser subdetectado e subtratado, e 10% dos casos ocorrem pela primeira vez após os 50 anos. Os eventos estressantes podem piorar o prognóstico em pacientes bipolares. Tanto os indivíduos bipolares jovens quanto os mais velhos têm uma história de eventos de vida mais estressante do que controles saudáveis.[10]

Diversos fatores podem ser considerados advindos do TB e estar envolvidos nas consequências psicossociais para a vida dos pacientes e daqueles que o cercam, tais como qualidade de vida, indicadores sociodemográficos, limitações físicas, comorbidades e, especialmente, funcionalidade.[11] Funcionalidade é um conceito complexo, pois envolve a capacidade de trabalhar, estudar, viver de forma independente, participar de atividades de lazer e manter relações interpessoais.

Embora o TB seja visto de forma mais positiva do que a esquizofrenia e menos positiva do que a depressão, evidências consideráveis recentes indicam que os pacientes bipolares e suas famílias são estigmatizados, fator que afeta sua qualidade de vida e seu funcionamento social.[12] A hetero e a autoestigmatização constituem uma das barreiras que atrasam ou impedem o tratamento eficaz, influenciando, desse modo, o desfecho clínico.[12]

CONTRIBUIÇÕES PSICOLÓGICAS

Os fatores psicológicos, tais como atributos de personalidade, neuroticismo, distorções cognitivas e controle emocional, podem contribuir para o aparecimento de depressão tardia, mas ainda não são específicos para as origens da depressão em adultos mais velhos. Um estudo[13] comparando pacientes idosos com e sem transtorno da personalidade concluiu que aqueles que apresentavam transtorno foram quatro vezes mais propensos a continuar com ou experimentar um ressurgimento dos sintomas depressivos.

As distorções cognitivas estão entre as origens psicológicas mais estudadas de depressão em todo o ciclo de vida. Por exemplo, em um estudo sobre a experiência e os efeitos de eventos adversos da vida, pacientes mais velhos com depressão maior relataram mais eventos de vida adversos no passado e maior efeito negativo desses acontecimentos do que os grupos de comparação de idosos com distimia e controles de saudáveis.[14] Não é claro se o efeito relatado reflete um aumento da vulnerabilidade a eventos ou um viés na comunicação por causa do humor depressivo atual.

CONTRIBUIÇÕES SOCIAIS

Além de suas origens biológicas e manifestações psicológicas, a depressão tardia pode ter contribuições de origens sociais, incluindo eventos de vida estressantes, luto, estresse crônico ou tensão, baixo nível socioeconômico e apoio social prejudicado.

A contribuição relativa desses fatores parece variar ao longo do ciclo de vida.

Os eventos de vida estressores graves (p. ex., luto, doença fatal de terceiro, doença grave pessoal) e as dificuldades sociais (p. ex., problemas de saúde de alguém próximo, questões de habitação, dificuldades nos relacionamentos conjugais e familiares) estão fortemente associados com o início da depressão tardia. Idosos que não contam com um confidente são especialmente vulneráveis aos efeitos de eventos de vida estressantes. Em comparação aos mais jovens, os adultos mais velhos apresentam maior risco de sintomas depressivos secundários a eventos estressantes.[15]

Menor nível socioeconômico tem sido associado com depressão ao longo do ciclo de vida. Tanto a frequência de sintomas depressivos como sua duração por mais de 2 a 4 anos foram associadas com dificuldade socioeconômica em uma amostra de adultos com mais de 50 anos, os quais originalmente preencheram os critérios para depressão maior.[16]

A percepção de apoio social tem se mostrado um indicador consistente para sintomas depressivos tardios. O apoio social é percebido como adequado em adultos mais velhos, mesmo entre amostras clínicas.[5] Redes sociais entre idosos tendem a diminuir, mas outras novas surgem para alguns grupos. A maioria das pessoas idosas acredita ter contato suficiente com a família e os amigos e tende a avaliar as relações que têm com suas redes sociais como positiva.[17] Mesmo assim, quando a rede social torna-se insuficiente de maneira abrupta, quer pela perda de alguém próximo (como um cônjuge ou filho) ou por uma mudança na qualidade do relacionamento (como uma disputa dentro da família), o apoio social prejudicado pode emergir como um dos mais importantes contribuintes para a depressão tardia.

▶ TRANSTORNOS DE ANSIEDADE

Estudos epidemiológicos têm produzido grande variação nas estimativas de prevalência de transtornos de ansiedade em idosos, que oscilam de 1,2 a 15% em amostras comunitárias e de 1 a 28% em ambientes médicos.[18]

Embora um fenômeno natural em qualquer época da vida, a ansiedade pode assumir proporções patológicas quando ocorre na vigência de situações ameaçadoras que colocam em risco a integridade física ou mental do sujeito. Existem muitos motivos pelos quais idosos podem ficar ansiosos, além dos transtornos primariamente psiquiátricos: deterioração da acuidade sensorial e da condição física geral, situação financeira incerta, mudança rápida no ambiente social, diminuição das fontes de autoestima e significado e solidão.[19]

A sobreposição de ansiedade com doenças físicas complica o reconhecimento dos transtornos de ansiedade em pessoas idosas. Os sintomas ansiosos podem ser predominantemente somáticos em alguns, o que pode confundir o médico de atenção primária (Quadro 32.3).

Devido às peculiaridades dos idosos em relação à idade, à proximidade da finitude, às condições gerais de saúde e às dificuldades de concretização dos projetos de vida,

QUADRO 32.3 SINTOMAS SOMÁTICOS DE ANSIEDADE EM IDOSOS

- Dispneia suspirosa
- Tremor
- Inquietação
- Fadiga
- Vertigem
- Tontura
- Dores e desconfortos vagos
- Mãos frias
- Gemência
- Palpitações
- Parestesias
- Sudorese
- Náuseas e vômitos
- Frequência urinária aumentada
- Indigestão
- Pernas inquietas

a ansiedade pode assumir proporções clínicas que inspiram cuidados por parte do psicogeriatra.

ABORDAGEM PSICOSSOCIAL

No tratamento, a forma como os pacientes lidam com sua doença e estressores psicossociais também têm implicações importantes. Infelizmente, são poucos os estudos que abordam esses fatores nos transtornos do humor de idosos. Psicoterapia, psicoeducação (melhor conhecimento de sintomas emergentes), facilitação de acesso ao tratamento e suporte social estão indicados, pois melhoram a adesão terapêutica, o entendimento da doença e o funcionamento social.

TERAPIA COGNITIVO-COMPORTAMENTAL

Os modelos cognitivo-comportamentais são muito populares na intervenção com idosos. A terapia cognitivo-comportamental (TCC) apresenta-se como uma estratégia muito eficaz na redução da sintomatologia psíquica e no aumento da satisfação com a vida.[15] Um capítulo inteiro deste livro é dedicado a ela.

A TCC geralmente tem um enquadramento de otimismo e mudança. Essa abordagem pode ser muito útil para os idosos, estando indicada sobretudo para quadros depressivos, perturbação do sono, disfunções sexuais e transtornos de ansiedade.[20] Desse modo, a conceituação do tratamento com essa população segue as mesmas orientações utilizadas com pacientes em outras etapas do ciclo vital, a saber:

- Avaliação multidimensional dos comportamentos, emoções e cognições.
- Estabelecimento de relações funcionais entre meio, comportamento, emoções e cognições.
- Definição das áreas problemáticas a intervir.

Na década de 1960, Albert Ellis e Aaron Beck chegaram à conclusão de que algumas formas de depressão podem resultar de hábitos de pensamentos extremamente arraigados e, assim, descreveram os conceitos fundamentais da TCC.

O modelo cognitivo de Beck para a depressão pressupõe dois elementos básicos: a tríade cognitiva e as distorções cognitivas.[21]

A tríade cognitiva consiste na visão negativa de si mesmo, na qual a pessoa tende a ver-se como inadequada ou inapta (p. ex., "Sou uma pessoa chata", "Sou desinteressante"); na visão negativa do mundo, incluindo relações, trabalho e atividades (p. ex., "As pessoas não apreciam meu trabalho"); e na visão negativa do futuro, o que parece estar cognitivamente vinculado ao grau de desesperança. Os pensamentos mais típicos e expressões verbais sobre a visão negativa do futuro incluem: "As coisas nunca vão melhorar", "Nunca vou servir para nada" ou "Nunca serei feliz".

Quando tais pensamentos associam-se à ideação suicida, a desesperança torna-os mais intensos, e a morte pode ser compreendida pelos pacientes depressivos como um alívio para a dor ou o sofrimento psicológicos, ou, ainda, como saída de uma situação percebida como impossível de ser suportada.[22]

A TCC para ansiedade na vida senil geralmente envolve psicoeducação, relaxamento, terapia cognitiva, treinamento de habilidades para resolução de problemas, exercícios de exposição (p. ex., exposição e habituação às situações ansiogênicas) e higiene do sono – quando necessária para problemas comuns de insônia –, similar ao tratamento em pessoas jovens.[23] Em idosos, o ingrediente mais eficaz de TCC para ansiedade pode ser o relaxamento.[24]

APLICAÇÃO DA TERAPIA COGNITIVA

As estratégias terapêuticas da abordagem cognitivo-comportamental da depressão envolvem três ações:[25]

- Foco nos pensamentos automáticos e esquemas depressogênicos.
- Foco no estilo da pessoa relacionar-se com outros.
- Mudança de comportamentos a fim de obter melhor enfrentamento da situação-problema.

Uma das vantagens da TCC é o caráter de participação ativa do paciente no tratamento, de modo que ele (ou ela) é auxiliado(a) a:

- Identificar suas percepções distorcidas.
- Reconhecer os pensamentos negativos e buscar pensamentos alternativos que reflitam a realidade com mais precisão.
- Encontrar as evidências que sustentam os pensamentos negativos e os alternativos.
- Gerar pensamentos mais acurados e dignos de crédito associados a determinadas situações, um processo chamado de reestruturação cognitiva.

Adaptações da TCC em idosos incluem um ritmo mais moderado, com aumento de repetição, menos técnicas de reconstrução cognitiva abstrata e, consequentemente, maior foco na mudança de comportamento e nos problemas relacionados à saúde. Além disso, envolve uma sessão com a família, refletindo a importância de engajar a família no tratamento da saúde mental geriátrica.

PSICOTERAPIA

Alguns idosos podem ser submetidos a certas modalidades de psicoterapia. A terapia individual pode ser útil para identificar qualidades interpessoais e habilidades de lidar com problemas, que ajudam o paciente a se adaptar às diferentes situações que deverá enfrentar mais tarde na vida. Também pode ser útil facilitar a revisão dos processos de vida no manejo de perdas e pesar antecipado por perdas inevitáveis. Os idosos exibem direção e perspectiva de vida não encontradas comumente nos jovens; isso pode fornecer uma experiência intensa e gratificante tanto para o paciente como para o terapeuta.

BIBLIOTERAPIA

Existe evidência de que a biblioterapia (i.e., o uso de materiais de leitura selecionados com técnicas específicas e com propósitos dirigidos) é eficaz no tratamento da depressão leve e dos transtornos de ansiedade. Mesmo os pacientes que não sabem ler podem ser levados aos grupos de leitura (p. ex., bíblica, que faz parte da cultura brasileira). A biblioterapia cognitiva e a biblioterapia comportamental foram igualmente eficazes quando comparadas.[26]

TERAPIA FAMILIAR

Não somente a disfunção familiar pode contribuir com os sintomas depressivos sofridos pelos idosos, mas também o apoio de parentes é fundamental para um resultado bem-sucedido no tratamento da depressão em indivíduos da terceira idade.

Indivíduos com transtorno do humor, principalmente o transtorno bipolar, apresentam maior probabilidade de ser viúvos, separados ou divorciados. Os pacientes com mania, hipomania ou sintomas sub-sindrômicos maníacos tiveram uma maior taxa de separação conjugal em comparação a um grupo sem transtorno mental. As atitudes e o apoio de membros da família, bem como as atitudes sociais, também atuam como facilitadores ou como barreiras ambientais no resultado funcional dos pacientes.[11]

O médico deve estar atento para:

- A identificação dos membros da família que estarão disponíveis ao idoso.
- A identificação da frequência e da qualidade das interações entre o idoso e os membros da família.
- A atmosfera familiar geral.
- O histórico familiar relacionado a transtornos psiquiátricos.
- O apoio familiar e a tolerância dos sintomas (p. ex., expressões de desejo de parar de viver).
- Os estressores encontrados pela família além da depressão sofrida pelo idoso.

A maioria dos idosos deprimidos não apresenta resistência à interação entre o médico e os membros da família. Com a permissão do paciente, seus familiares devem ser instruídos sobre a natureza do transtorno depressivo e dos riscos potenciais associados à depressão tardia, especialmente o suicídio.

Os membros da família podem ajudar o médico das seguintes maneiras:

- Observando mudanças no comportamento do paciente, como aumento no desconforto (físico ou emocional) e do isolamento social, diminuição da verbalização e interesse por medicamentos ou armas.
- Removendo possíveis instrumentos de suicídio de lugares facilmente acessíveis.
- Tomando a responsabilidade de administração dos medicamentos ao idoso que está instável ou cujo potencial para suicídio é alto.

Quando os sintomas de depressão se tornam tão graves que a internação se faz necessária, os membros da família são de grande ajuda ao facilitar a internação. Sem uma aliança entre médico e família, esta pode ficar resistente à internação e prejudicar as tentativas do profissional de tratar o idoso apropriadamente. É comum a necessidade de o médico assumir a responsabilidade de dizer que a internação é essencial – que a situação chegou a um ponto em que a família não tem escolha. O clínico informa o paciente – na presença de parentes – da necessidade de internação, e a família, em troca, pode apoiar a decisão do profissional.

➤ TRANSTORNOS PSICÓTICOS

O início da esquizofrenia costuma ocorrer antes dos 40 anos. Somente cerca de 10% de idosos manifestam essa doença pela primeira vez na sexta década de vida ou mais tarde. A esquizofrenia de início tardio é mais comum em mulheres. É importante considerar que alguns autores não aceitam a existência de uma "esquizofrenia tardia".

A maioria dos adultos com esquizofrenia desenvolveu a doença no início da vida adulta. Os sintomas que aparecem tardiamente em geral são semelhantes aos que ocorrem em pacientes jovens. Alucinações e delírios são evidentes. Pacientes geriátricos internados com esquizofrenia exibem sintomas psicóticos moderados a graves e sintomas cognitivos e negativos graves.[27]

Sempre que sintomas psicóticos ocorrem tardiamente, uma cuidadosa avaliação para possíveis problemas médicos subjacentes é essencial. Sintomas psicóticos são comuns durante o curso da demência. Alguns medicamentos ou outras substâncias podem causar delírio com alucinações proeminentes, especialmente visuais. Muitas outras condições médicas podem produzir sintomas psicóticos de início recente em idosos, como abuso de álcool e drogas, tumor cerebral, infecções do sistema nervoso central, coreia de Huntington, convulsões, neurossífilis, acidente vascular cerebral, entre outras. Assim, devem ser incluídas no diagnóstico diferencial.

CASO CLÍNICO

A. R. é uma mulher de 83 anos que foi internada no hospital para uma cirurgia ginecológica eletiva. Durante a noite, ela acordou gritando; ficou apavorada e não cooperativa desde então. Recusou-se a deixar o técnico iniciar sua punção venosa para a cirurgia prevista e parecia assustada quando alguém entrava no quarto.

Quando o médico psiquiatra começou a conversar com a paciente sobre seu despertar súbito, ela contou que tinha sonhado com a época em que era criança. Chorou e contou como tinha sido estuprada ainda muito jovem. Conforme o psiquiatra a encorajava a descrever a cena, ela lembrou que o residente que fizera sua internação na noite anterior tinha um bigode e um sotaque que a lembravam de seu agressor. Recordava que ele a havia levado para a mesa de exames, preparando seu exame pélvico, mas não conseguia lembrar-se de qualquer evento subsequente até ter despertado de seu pesadelo.

Ela reconheceu que, por quase 20 anos após o estupro, sofreu com *flashbacks* e respostas de susto, e evitava situações que lembrassem o evento. Esses sintomas tinham ficado quiescentes durante décadas, até o exame pélvico da noite anterior.

Comentários
O psiquiatra recomendou o adiamento temporário da cirurgia. Ele deve encorajar uma maior elucidação da experiência traumática, sugerir intervenções ambientais para aumentar a sensação de segurança da paciente e ajudá-la a reconstituir sua capacidade de diferenciar a situação atual da lembrança dolorosa.

ABORDAGEM PSICOSSOCIAL

O tratamento psicossocial é necessário para idosos com psicose. O envolvimento da família e dos amigos ajuda a criar uma rede de apoio, aumentando as chances de obediência à administração de medicamentos e de detectar os sintomas de modo precoce.

Recentemente, observa-se o desenvolvimento de intervenções psicossociais em idosos com transtornos psicóticos crônicos. Um estudo[28] mostrou que o treinamento de habilidades sociais cognitivo-comportamentais – que combina técnicas de enfrentamento cognitivas e comportamentais, treinamento de funcionamento social e resolução de problemas, fornecendo auxílio compensatório para déficits neurocognitivos – levou a aumento significativo na frequência de atividades de funcionamento social, aumento na capacidade de *insight* (mais objetividade na reavaliação de sintomas psicóticos) e maior domínio de atividades da vida diária. Um aumento na capacidade cognitiva de *insight* foi significativamente correlacionado com maior redução em sintomas positivos. Em 12 meses de acompanhamento, o grupo que participou do treinamento de habilidades sociais havia mantido sua maior aquisição de competências e *performance* nas atividades da vida diária.[29]

Patterson e colaboradores[30] conduziram um estudo controlado randomizado de um grupo de idosos com transtorno psicótico crônico submetidos à intervenção comportamental chamada "adaptações funcionais e treinamento de habilidades" (Functional Adaptation Skills Training – FAST), uma intervenção comportamental projetada para melhorar as atividades da vida diária, como a administração de medicamentos, habilidades sociais, habilidades de comunicação, organização e planejamento, transporte e administração financeira. Os pesquisadores notaram que o grupo mostrou uma melhora significativa nas habilidades da vida diária e sociais, mas não em relação à administração dos medicamentos.[30]

Uma vez que é comum idosos psicóticos terem perdido o contato com seus familiares e ter poucos amigos, ou nenhum, o gerenciamento de atendimento e outros serviços de apoio comunitário são obrigatórios para manter sua atividade e independência. Grupos terapêuticos também podem aumentar a ajuda disponível para esses pacientes. A psicoterapia individual de apoio pode prestar-se muito bem a tal função, e isso pode ajudar os indivíduos a lidar com os fatores de estresse da vida conforme forem surgindo.

▶ TRANSTORNO POR USO DE ÁLCOOL

Os idosos podem aumentar ou iniciar a ingestão alcoólica por motivos diversos, biológicos e/ou psicossociais. A perda do companheiro, a aposentadoria ou a perda geral do propósito da vida são fatores importantes e comuns no início de um problema com bebida nessa faixa etária. A possível relevância de doenças cerebrais subjacentes ou de algum transtorno do espectro depressivo deve também ser considerada como causa de um problema com álcool de início tardio.

ABORDAGEM PSICOSSOCIAL

O tratamento nessa faixa etária requer cuidados especiais a fim de responder de maneira eficaz a sua situação de vida. Isso implica conhecimento dos recursos locais disponíveis para ajudar os idosos, tais como clubes, centros de convivência, diaristas, enfermeiras, etc. Mobilizar todo o apoio familiar possível também pode ser importante. Quaisquer que sejam as especificidades da terapia, não se podem perder de vista aspectos não específicos, como humanismo, esperança e estabelecimento de objetivos. Muitos idosos precisam que se expliquem as etapas do tratamento com vagar e detalhes, e que negociem soluções em ritmo compatível com seu funcionamento.

Entrevista motivacional, treino de habilidades sociais, abordagem de reforço da comunidade, contrato comportamental e automonitoração são abordagens bem fundamentadas pelas pesquisas atuais.[31]

A abordagem dos problemas com bebida em idosos ainda é, por vezes, influenciada negativamente por falhas de compreensão, como "Bem, a bebida é a única coisa que ele tem, e se beber até morrer...". Tais atitudes são totalmente injustificadas. É possível ajudar idosos com problemas com álcool, proporcionando-lhes grandes benefícios em termos de saúde, desfrute da vida e dignidade.

▶ PAPEL DO CUIDADOR NO DESENVOLVIMENTO DE ABORDAGENS PSICOSSOCIAIS

Assim como em todos os outros tipos de terapêuticas (sejam medicamentosas ou não), o cuidador é peça-chave e essencial no desenvolvimento e consequente sucesso das abordagens psicossociais em idosos com transtornos psiquiátricos.

A literatura traz uma diferenciação entre cuidador formal e informal, baseada no vínculo existente entre idoso e cuidador:

- O cuidador formal é aquele que oferta cuidados profissionais ao idoso.
- O cuidador informal oferta cuidados não profissionais. Normalmente, trata-se de algum familiar (filho, irmão, cônjuge, neto, etc.), mas também podem ser amigos e vizinhos.

Independentemente do tipo de cuidador, faz-se necessário o estabelecimento de uma relação de confiança entre ele e o(s) profissional(is) responsável(is) pelo tratamento, de forma que torne-se um aliado na terapêutica ofertada. Nesse tipo de terapêutica, segundo Alves e Francisco,[2]

> as relações do sujeito com sua rede familiar e comunitária passam a ocupar um lugar privilegiado, convocando-se os atores sociais envolvidos, em dada situação, a participarem da compreensão dos processos que os envolvem e a responsabilizarem-se pela transformação de seu entorno.

Dessa forma, o papel desempenhado pelo cuidador na abordagem psicossocial é de um "facilitador", para que o profissional consiga compreender o "mundo" e os aspectos mais relevantes da vida do idoso que podem auxiliar no desenvolvimento e na eficácia da terapêutica proposta. Muitas vezes, esse "mundo" já pode ser percebido diretamente pela/pelo conversa/contato com o cuidador, por meio de observação minuciosa e analítica dele. Outro papel do cuidador é manter o idoso "fiel" ao tratamento em questão.

É importante que o profissional que propõe a terapêutica ao idoso tenha sensibilidade suficiente para compreender as relações previamente estabelecidas entre cuidador e paciente, de modo que não fragilize a ligação existente. Ao mesmo tempo em que o psicogeriatra oferece tratamento ao idoso, deve proporcionar também apoio ao cuidador, para que a relação de confiança não se estremeça com o passar do tempo e o paciente sinta-se acolhido, compreendido e tratado (seja com terapêuticas medicamentosas ou não), de modo que essa parceria não seja perdida, mas, pelo contrário, seja reforçada para se alcançar maiores êxitos.

▶ CONSIDERAÇÕES FINAIS

O envelhecimento da população brasileira é resultado da transição demográfica e epidemiológica que o País sofreu nas últimas décadas. O aumento da expectativa de vida trouxe junto com o envelhecimento o aumento da probabilidade do indivíduo desenvolver transtornos psiquiátricos. O tratamento medicamentoso desse tipo de transtorno costuma ser prioritário e hegemônico nessa população, mas não deve relegar ao segundo plano os aspectos psicossociais. Diante dos estudos apresentados, percebe-se a importância da associação de terapêuticas medicamentosas e não medicamentosas (abordagem psicossocial) para um tratamento efetivo, considerando também a participação do cuidador em todo esse processo. Levando em conta o atual modelo político e assistencial vigente no País, essa temática é um desafio a governantes e profissionais implicados nessa tarefa, fazendo-se necessária a criação de políticas e programas voltados para atenção aos idosos com transtornos psiquiátricos e seus cuidadores.

▶ REFERÊNCIAS

1. Beyer JL, Kuchibhatla M, Looney C, Engstrom E, Cassidy F, Krishnan KRR. Social support in elderly patients with bipolar disorder. Bipolar Disord. 2003;5(1):22-7.

2. Alves ES, Francisco AL. Ação psicológica em saúde mental: uma abordagem psicossocial. Psicol Ciênc Prof. 2009;29(4):768-79.

3. Saraceno B. A concepção de reabilitação psicossocial como referencial para as intervenções terapêuticas em saúde mental. Rev Ter Ocup. 1998;9(1):26-31.

4. American Psychiatric Association. Manual diagnóstico e estatístico de transtornos mentais: DSM-5. 5. ed. Porto Alegre: Artmed; 2014.

5. Blazer D, Burchett B, George LK. The association of age and depression among the elderly: an epidemiologic exploration. J Gerontol. 1991;46(6):M210-5.

6. Penninx BW, Leveille S, Ferrucci L, Van Eijk J, Guralnik JM. Exploring the effect of depression on physical disability: longitudinal evidence from the

established populations for epidemiologic studies of the elderly. Am J Public Health. 1999;89(9):1346-52.

7. Charney DS, Reynolds CF, Lewis L, Lebowitz BD, Sunderland T, Alexopoulos GS, et al. Depression and Bipolar Support Alliance consensus statement on the unmet needs in diagnosis and treatment of mood disorders in late life. Arch Gen Psychiatry. 2003;60(7):664-72.

8. Costa AMN. Transtorno afetivo bipolar: carga da doença e custos relacionados. Rev Psiquiatr Clín. 2008;35(3):104-10.

9. Almeida OP, Fenner S. Bipolar disorder: similarities and differences between patients with illness onset before and after 65 years of age. Int Psychogeriatr. 2002;14(3):311-22.

10. Sajatovic M, Madhusoodanan S, Coconcea N. Managing bipolar disorder in the elderly. Drugs Aging. 2005;22(1):39-54.

11. Sanchez-Moreno J, Martinez-Aran A, Tabarés-Seisdedos R, Torrent C, Vieta E, Ayuso-Mateos J. Functioning and disability in bipolar disorder: an extensive review. Psychother Psychosom. 2009;78(5):285-97.

12. Latalova K, Ociskova M, Prasko J, Kamaradova D, Jelenova D, Sedlackova Z. Self-stigmatization in patients with bipolar disorder. Neuro Endocrinol Lett. 2013;34(4):265-72.

13. Morse J, Lynch TR. A preliminary investigation of self-reported personality disorders in late life: prevalence, predictors of depressive severity, and clinical correlates. Aging Mental Health. 2004;8(4):307-15.

14. Devanand D, Kim MK, Paykina N, Sackeim HA. Adverse life events in elderly patients with major depression or dysthymic disorder and in healthy-control subjects. Am J Geriatr Psychiatry. 2002;10(3):265-74.

15. Areán PA, Gum A, McCulloch CE, Bostrom A, Gallagher-Thompson D, Thompson L. Treatment of depression in low-income older adults. Psychol Aging. 2005;20(4):601.

16. Mojtabai R, Olfson M. Major depression in community-dwelling middle-aged and older adults: prevalence and 2-and 4-year follow-up symptoms. Psychol Aging. 2005;20(4):601-9.

17. Cornoni-Huntley J, Ostfeld AM, Taylor JO, Wallace RB, Blazer D, Berkman LF, et al. Established populations for epidemiologic studies of the elderly: study design and methodology. Aging (Milano). 1993;5(1):27-37.

18. Bryant C, Jackson H, Ames D. The prevalence of anxiety in older adults: methodological issues and a review of the literature. J Affect Disord. 2008;109(3):233-50.

19. Flint AJ. Epidemiology and comorbidity of anxiety disorders in later life: implications for treatment. Clin Neurosci. 1997;4(1):31-6.

20. Knight BG. Overview of psychotherapy with the elderly: the contextual, cohort-based, maturity--specific-challenge model. In: Zarit SH, Knight BG, editors. A guide to psychotherapy and aging: effective clinical interventions in a life-stage context. Washington: APA; 1996. p. 17-34.

21. Beck AT. Thinking and depression: I. Idiosyncratic content and cognitive distortions. Arch Gen Psychiatry. 1963;9:324-33.

22. Beck AT. Cognitive therapy and the emotional disorders. New York: Penguin; 1979.

23. Stanley MA, Diefenbach GJ, Hopko DR. Cognitive behavioral treatment for older adults with generalized anxiety disorder a therapist manual for primary care settings. Behav Modif. 2004;28(1):73-117.

24. Thorp SR, Ayers CR, Nuevo R, Stoddard JA, Sorrell JT, Wetherell JL. Meta-analysis comparing different behavioral treatments for late-life anxiety. Am J Geriatr Psychiatry. 2009;17(2):105-15.

25. Leahy RL. Cognitive therapy techniques: a practitioner's guide. New York: Guilford; 2003.

26. Scogin F, Jamison C, Gochneaur K. Comparative efficacy of cognitive and behavioral bibliotherapy for mildly and moderately depressed older adults. J Consult Clin Psychol. 1989;57(3):403-7.

27. Davidson M, Harvey PD, Powchik P, Parrella M, White L, Knobler HY, et al. Severity of symptoms in chronically institutionalized geriatric schizophrenic patients. Am J Psychiatry. 1995;152(2):197-207.

28. Granholm E, McQuaid JR, McClure FS, Auslander LA, Perivoliotis D, Pedrelli P, et al. A randomized, controlled trial of cognitive behavioral social skills training for middle-aged and older outpatients with chronic schizophrenia. Am J Psychiatry. 2005;162(3):520-9.

29. Granholm E, McQuaid JR, McClure FS, Link PC, Perivoliotis D, Gottlieb JD, et al. Randomized controlled trial of cognitive behavioral social skills training for older people with schizophrenia: 12-month follow-up. Am J Geriatr Psychiatry. 2013;21(3):251-62.

30. Patterson TL, Mausbach BT, McKibbin C, Goldman S, Bucardo J, Jeste DV. Functional adaptation skills training (FAST): a randomized trial of a psychosocial intervention for middle-aged and older patients with chronic psychotic disorders. Schizophr Res. 2006;86(1-3):291-9.

31. Gordon AJ, Conigliaro J, Maisto SA, McNeil M, Kraemer KL, Kelley ME. Comparison of consumption effects of brief interventions for hazardous drinking elderly. Subst Use Misuse. 2003;38(8):1017-35

33
PSICOFARMACOLOGIA EM IDOSOS

FÁBIO ARMENTANO
TANIA CORREA DE TOLEDO FERRAZ ALVES
CHEI TUNG TENG

Seguindo a tendência global de envelhecimento, o Brasil tem passado por um momento de transição epidemiológica com aumento significativo da proporção de idosos na pirâmide etária. O aumento da expectativa de vida traz como consequência imediata o crescimento da prevalência e incidência de doenças potencialmente crônicas, entre as quais destacamos os transtornos mentais.[1] Entre aqueles com primeira incidência na população idosa, verificamos maior frequência de transtornos de ansiedade e por abuso de álcool entre os homens; e transtornos de ansiedade e do humor entre as mulheres.[2] A relação entre doença física crônica e transtorno mental ainda é controversa, entretanto uma tendência nessa associação é comumente aceita.[3,4]

Apesar dessa clara conexão entre envelhecimento e maior risco de adoecimento psíquico, na prática clínica diária pode-se notar que os idosos com doenças mentais ainda são frequentemente subdiagnosticados e tratados de modo inadequado. Esse fato decorre de um vasto agregado de fatores, sendo alguns deles de suma importância.[5]

- Apresentação clínica: os sintomas comuns ao adoecimento mental não raramente se apresentam de forma menos exuberante do que nos adultos jovens, levando à menor identificação de problemas por parte dos profissionais da saúde e também da família.
- Crenças e fatores culturais: na sociedade, ainda perduram conceitos que dificultam a detecção de doenças psiquiátricas na população geriátrica, principalmente os de que alguns sintomas fazem parte do processo normal de envelhecimento, como declínio cognitivo (mnéstico, atencional), isolamento social e perda do papel social.
- Alterações fisiológicas: mudanças relacionadas à farmacocinética e à far-

macodinâmica, aumento do potencial prejudicial de efeitos colaterais de medicamentos e coexistência de doenças produzem maior receio no momento da prescrição de fármacos e esquemas terapêuticos, podendo levar ao manejo incompleto ou inadequado pela utilização de subdoses ou mesmo não uso de determinados medicamentos.

Por fim, é recomendável dar a devida atenção à polifarmácia, que pode deixar o paciente particularmente vulnerável à ocorrência de interações medicamentosas indesejáveis e reações adversas (Tabs. 33.1 e 33.2).

► FARMACOCINÉTICA E FARMACODINÂMICA NA TERCEIRA IDADE

Com o passar dos anos, diversas alterações fisiológicas são esperadas, tendo como consequência lógica mudanças no funcionamento dos mecanismos envolvidos na farmacocinética e na farmacodinâmica.

Em linhas gerais, pode-se definir farmacocinética como o conjunto de processos por meio dos quais o organismo lida com determinada substância. São eles:

- Absorção. Os efeitos reais do envelhecimento sobre o processo de absorção dos fármacos ainda permanece incerto, apesar das várias mudanças já bem caracterizadas. É sabido que ocorrem alterações no pH do estômago e na redução do esvaziamento gástrico; o intestino é acometido pela diminuição gradual em sua motilidade, bem como na espessura de sua mucosa; e todo o trato gastrintestinal sofre uma redução do fluxo sanguíneo. Como em grande parte da farmacocinética, tal impacto deve ser avaliado individualmente para cada fármaco, tendo em vista que cada um tem características próprias.

- Metabolismo. Ocorre redução do volume hepático e de seu aporte sanguíneo, acarretando em diminuição no efeito de primeira passagem. Dessa forma, fármacos que dependem de ativação hepática têm menor biodisponibilidade, enquanto aqueles independentes desse mecanismo apresentam biodisponibilidade aumentada.[6,7]

- Distribuição. O aumento da idade cursa com alteração da composição corpórea, caracterizada principalmente pela redução da massa e da porcentagem de água corporal total, em contraposição ao aumento relativo da porcentagem de gordura. O resultado disso é o prolongamento da meia-vida de fármacos lipofílicos, exigindo maior atenção ao processo de *washout* de medicamentos. Algumas alterações também ocorrem na concentração de proteínas plasmáticas, e a redução da albumina sérica pode resultar em maior fração livre de algumas substâncias. É importante salientar, no entanto, que, em geral, tais alterações só têm magnitude clinicamente relevante em pacientes desnutridos.[6]

- Excreção. A avaliação da função renal e hepática é muito importante, em especial nessa fase da vida, pois grande parte dos fármacos utilizados na psiquiatria sofrem metabolismo hepático e são excretados pelo rim. Além disso, algumas substâncias não sofrem metabolismo hepático e dependem particularmente do bom funcionamento renal para que possam ser eliminadas de forma adequada. O comprometimento da função renal ou hepática pode resultar no aumento da meia-vida dessas substâncias e, consequentemente, em risco de intoxicação.[6,7]

Pacientes idosos também apresentam alterações relacionadas à farmacodinâmica, manifestando frequentemente respostas exacerbadas a agentes do sistema

TABELA 33.1 **PSICOFÁRMACOS POTENCIALMENTE INAPROPRIADOS EM IDOSOS CONSIDERANDO O DIAGNÓSTICO OU A CONDIÇÃO CLÍNICA**

Doença ou condição	Psicofármaco	Preocupação
Hipertensão arterial sistêmica	Pílulas dietéticas; anfetaminas	Possibilidade de elevação da pressão arterial secundária à atividade simpatomimética.
Convulsão ou epilepsia	Clozapina; clorpromazina; tioridazina; bupropiona	Possibilidade de diminuir o limiar convulsivo.
Retenção urinária baixa	Anticolinérgicos; anti-histamínicos; antiespasmódicos gastrintestinais; relaxantes musculares; ATC; descongestionantes	Possibilidade de diminuir o fluxo urinário levando a retenção urinaria.
Arritmias	ATC	Efeitos proarrítmicos e possibilidade de alterar o intervalo QT.
Insônia	Descongestionantes; metilfenidato (ritalina); IMAOs; anfetaminas	Efeitos de estimulação do SNC.
Doença de Parkinson	Antipsicóticos convencionais e tacrina	Efeitos antidopaminérgicos.
Declínio cognitivo	Barbitúricos; anticolinérgicos; antiespasmódicos; relaxantes musculares; estimulantes ao SNC: metilfenidato, anfetamina	Alteração do nível de consciência.
Depressão	Benzodiazepínicos de longa duração; alfametildopa (Aldomet), reserpina e guanetidina	Possibilidade de induzir ou agravar depressão.
Anorexia e má nutrição	Estimulantes do SNC: metilfenidato; fluoxetina.	Efeitos anorexígenos.
Síncopes e quedas	Benzodiazepínicos de curta e média duração; ATC	Possibilidade de produzir ataxia, diminuir a função psicomotora, induzir síncopes e quedas.
Obesidade	Olanzapina	Estimulação do apetite e aumento do ganho de peso.
DPOC	Benzodiazepínicos de longa duração; betabloqueador: propranolol	Possibilidade de induzir depressão respiratória.
Constipação crônica	Bloqueadores do canal de cálcio, anticolinérgicos e ATC	Possibilidade de exacerbar a constipação.

SNC: sistema nervoso central; DPOC: doença pulmonar obstrutiva crônica; IMAOs: inibidores da monoaminoxidase; ATC: antidepressivo tricíclico.
Fonte: Baseada em Beers.[8]

nervoso central. Isso ocorre em grande parte por alteração de neurotransmissores/receptores, mudanças hormonais (sobretudo hormônios sexuais) e maior permeabilidade da barreira hematencefálica por redução da atividade da glicoproteína-P, responsável pela remoção ativa de substâncias do cérebro.[9]

TABELA 33.2 **CUIDADO ESPECIAL EM RELAÇÃO AOS EFEITOS COLATERAIS COM AS SEGUINTES COMBINAÇÕES**

Antipsicótico	Antidepressivo	Estabilizador do humor	Outros fármacos
Aripiprazol	Paroxetina, ATC, IMAO, nefazodona	Lítio, carbamazepina, lamotrigina	Codeína, cetoconazol, fenitoína
Clozapina	Fluoxetina, fluvoxamina, paroxetina, sertralina, bupropiona, mirtazapina, nefazodona, trazodona, ATC, IMAO	Lítio, carbamazepina, gabapentina, lamotrigina, valproato	Atenolol, cafeína, captopril, codeína, corticoides, digoxina, cetoconazol, loratadina, antibiótico macrolídeo, nifedipina, fenitoína, teofilina, tramadol, warfarina
Olanzapina	Fluoxetina, fluvoxamina, paroxetina, mirtazapina, nefazodona, ATC, IMAO	Lítio, carbamazepina, lamotrigina, valproato	Codeína, fenitoína, teofilina, tramadol
Quetiapina	Fluvoxamina, nefazodona, ATC, IMAO	Lítio, carbamazepina, lamotrigina, valproato	Codeína, loratadina, cetoconazol, fenitoína, tramadol
Risperidona	Fluoxetina, paroxetina, nefazodona, ATC, IMAO	Lítio, carbamazepina, lamotrigina	Codeína, fenitoína, tramadol
Ziprazidona	Fluoxetina, fluvoxamina, nefazodona, ATC, IMAO	Lítio, carbamazepina, lamotrigina, valproato	Codeína, fenitoína, tramadol, digoxina, cetoconazol
Convencional de alta potência	Fluoxetina, fluvoxamina, paroxetina, ATC, IMAO	Lítio, carbamazepina, lamotrigina	Codeína, fenitoína, tramadol
Convencional de média potência	Fluoxetina, fluvoxamina, paroxetina, nefazodona, ATC, IMAO	Lítio, carbamazepina, lamotrigina, valproato	Atenolol, captopril, codeína, digoxina, loratadina, nifedipina, fenitoína, tramadol
Convencional de baixa potência	Fluoxetina, fluvoxamina, paroxetina, mirtazapina, nefazodona, trazodona, ATC, IMAO	Lítio, carbamazepina, lamotrigina, valproato, gabapentina	Atenolol, captopril, codeína, digoxina, loratadina, nifedipina, antibiótico macrolídeo, fenitoína, tramadol

ATC: antidepressivo tricíclico; IMAO: inibidor da monoaminoxidase.

▶ TRANSTORNOS PSICÓTICOS

Sintomas psicóticos em idosos não são incomuns e representam um grande desafio diagnóstico e terapêutico por sua associação com uma enorme gama de fatores etiológicos. Algumas das principais causas incluem *delirium*, demência, transtornos do humor, outras doenças do sistema nervoso central, efeitos colaterais de medicamentos e outras substâncias de abuso.

Os antipsicóticos são o tratamento de escolha, e, atualmente, existe uma crescente preferência pelos atípicos devido à menor incidência de efeitos colaterais extrapiramidais, que podem ser especialmente maléficos nessa população.

Em contrapartida, os neurolépticos de segunda geração têm sido associados a distúrbios de metabolismo bastante relevantes, em especial ganho de peso, dislipidemia e hiperglicemia, estando associados inclusive a aumento da mortalidade de pacientes que utilizam esses agentes regularmente. Todos eles têm boa eficácia no controle dos sintomas psicóticos, devendo-se atentar ao perfil de queixas e aos potenciais efeitos adversos quando da escolha.

- Risperidona. Está associada a efeitos adversos extrapiramidais, principalmente em altas doses, tendo em vista seu alto potencial de bloqueio de receptores dopaminérgicos nigroestriatais. Também está associada a hiperprolactinemia, sonolência excessiva, ganho de peso, hipotensão e quedas, devendo seu uso ser monitorado sistematicamente.
- Olanzapina. Bastante associada a ganho de peso, alterações metabólicas e sonolência, porém com menos incidência de sintomas parkinsonianos quando comparada à risperidona.
- Quetiapina. Raramente produz efeitos adversos extrapiramidais; apresenta boa eficácia tanto em sintomas negativos quanto positivos. Também pode ser indicada em pessoas com alterações comportamentais relacionadas a quadros de demência. Seus principais efeitos colaterais são sonolência excessiva e hipotensão postural.
- Ziprasidona. Tem menor incidência de alterações metabólicas quando comparada à olanzapina e à risperidona, apresentando também melhor perfil de influência na *performance* cognitiva por atuar pouco em receptores colinérgicos. Está associada a maior incidência de sintomas extrapiramidais quando comparada à quetiapina.
- Aripiprazol. Pode ser efetivo tanto em sintomas negativos quanto positivos, porém alguns estudos reportaram casos de piora inicial dos sintomas psicóticos e agitação. Tem menor portencial sedativo e pode bloquear receptores dopaminérgicos de forma bastante importante em altas doses. Tem meia-vida prolongada, devendo ser utilizado com cautela em pacientes com alterações na função renal.

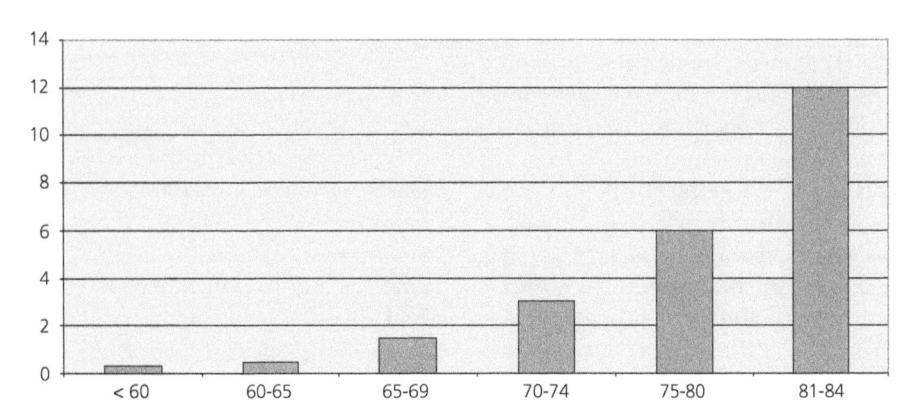

FIGURA 33.1 **PREVALÊNCIA DE QUADROS DEMENCIAIS SEGUNDO A FAIXA ETÁRIA.**

▶ TRANSTORNOS DO HUMOR

Os transtornos do humor na população geriátrica, bem como em outras faixas etárias, são as doenças mentais mais prevalentes, quer sejam de início precoce e se estendam ao longo da vida, quer sejam em fase avançada da vida. Apesar de bastante frequentes, jamais devem ser considerados parte do envelhecimento normal ou patologias de menor potencial danoso, pois em geral interferem de forma determinante na qualidade de vida, na funcionalidade e na *performance* cognitiva. Além disso, estão intimamente ligados com pior prognóstico de doenças associadas, maior mortalidade (inclusive por suicídio) e maior utilização de serviços de saúde.[10]

▶ DEPRESSÃO

O diagnóstico da depressão em idosos pode ser desafiador, pois é comum os pacientes apresentarem-se sem uma polarização clara do humor e já com alterações cognitivas e funcionais. Frequentemente, não relatam tristeza ou melancolia e têm como principais queixas sintomas físicos que podem ou não ser decorrentes de outras doenças associadas.[11]

Invariavelmente, outras doença clínicas que podem mimetizar sintomas depressivos devem ser investigadas, tais como alterações da tireoide, cardiopatias, doenças cerebrais orgânicas – por exemplo, tumores, ataque isquêmico transitório e acidente vascular cerebral, entre outras.[12]

A resposta ao tratamento pode ser variável, principalmente pela frequente existência de comorbidades e fatores causais associados. Alterações vasculares cerebrais podem levar o indivíduo a apresentar pior prognóstico ou exigir maior tempo de espera e persistência para que a resposta clínica desejada seja obtida.[13] A abordagem inicial deve incluir necessariamente avaliações para risco de suicídio e existência de sintomas psicóticos, inventário completo de doenças associadas, uso de medicamentos que podem levar a sintomas depressivos, álcool e substâncias. Dados relacionados a quadros depressivos prévios (idade de início, tratamentos, duração, tempo de remissão), história pessoal e familiar de resposta a medicamentos e condições sociais associadas também são úteis. A psicoterapia deve ser sempre considerada como opção de tratamento concomitante a medidas farmacológicas, assim como a adoção da prática regular de exercícios físicos.[14]

É aconselhável a adoção de cuidados mais rigorosos durante o uso de antidepressivos nesses pacientes, tais como:

- Aguardar tempo adequado para resposta, que costuma levar de 4 a 6 semanas para ocorrer, mas pode estender-se até 12 semanas.[15,16]
- Monitorar sistematicamente efeitos colaterais.
- Iniciar o tratamento com dosagens mais baixas e elevá-las paulatinamente até níveis terapêuticos (*"Start low, go slow but go"*).

Em linhas gerais, a recomendação-padrão para o tratamento inicial do quadro depressivo em idosos é a monoterapia, sendo os inibidores seletivos da recaptação de serotonina (ISRSs) normalmente a primeira escolha, devido às razoáveis taxas de resposta associadas a maior tolerabilidade, quando comparados aos antidepressivos tricíclicos. Os critérios de escolha para a decisão de qual medicamento será utilizado passam pela magnitude de interações medicamentosas, tempo de meia-vida, perfil de efeitos colaterais e facilidade de posologia, entre outros. A princípio, sertralina, citalopram e escitalopram são os ISRSs mais utilizados como tratamento de primeira linha. Alguns dos potenciais efeitos colaterais dos

ISRSs são acatisia, distúrbios gastrintestinais, bradicardia sinusal, mudanças de apetite (especialmente anorexia), alterações de sono e hiponatremia.

Como dito anteriormente, as taxas de remissão tendem a ser mais baixas nos idosos do que nos adultos jovens, e, com frequência, outras estratégias farmacológicas são necessárias.[17] O tratamento de segunda linha pode ser feito pela troca do antidepressivo ou associação de agentes potencializadores. Entre as opções de classes antidepressivas, há:

- Inibidores da recaptação de serotonina e noradrenalina (IRSNs), como a venlafaxina e a duloxetina. Podem ser considerados seguros para o tratamento da depressão em idosos. São indicados especialmente para aqueles que sofrem de sintomas de dor crônica associada. Alguns estudos mostram maior incidência de efeitos colaterais quando comparados aos ISRSs. A venlafaxina requer atenção especial devido ao risco de ocorrência de picos hipertensivos ao longo do tratamento, sendo recomendado o monitoramento sistemático da pressão arterial.[18]
- Inibidores da recaptação de noradrenalina e dopamina, entre os quais a bupropiona é o principal fármaco. Pode ser uma opção viável para pacientes cujas queixas principais recaem sobre sintomas de letargia, adinamia e sonolência excessiva, bem como aqueles que não toleram os efeitos colaterais relacionados ao aumento da atividade serotonérgica. Também podem ser utilizados como agentes potencializadores. A bupropiona deve ser evitada em pacientes com história de epilepsia e trauma craniencefálico recente.[19]
- Tetracíclicos. A mirtazapina é um antidepressivo cuja ação principal recai sobre seu potente antagonismo em receptores alfa2-adrenérgicos, 5-HT2A, 5-HT2C, 5-HT3 e histaminérgico. Seus principais efeitos colaterais incluem sedação (especialmente em baixas doses), ganho de peso, boca seca e constipação intestinal. Pode ser utilizada em combinação com a venlafaxina em pacientes que respondem mal a outras alternativas farmacológicas.[20]
- Antagonistas/inibidores da recaptação de 5-HT2A. A nefazodona é um potente antagonista do receptor 5-HT2A com bloqueio secundário da recaptação de serotonina e adrenalina. É também um potente inibidor da CYP450; logo, apresenta perfil de interações medicamentosas desfavorável. Foi retirada de mercado em alguns países devido a relatos consistentes de hepatotoxicidade. A trazodona compartilha o mesmo mecanismo de ação serotonérgico da nefazodona, porém sem efeito significativo na neurotransmissão noradrenérgica. Adicionalmente, a trazodona também tem propriedades antagonistas em receptores histamínicos e alfa1-adrenérgicos, sendo indicada sobretudo em combinação com outros antidepressivos, por seu efeito sedativo.[21]
- Tricíclicos. Os antidepressivos devem ser utilizados com cautela devido aos efeitos colaterais anticolinérgicos, como sedação, constipação, retenção urinária, confusão mental e *delirium*, em um grupo de pacientes já com maior tendência para desenvolver tais quadros. Também podem prolongar o intervalo QT em pacientes que possivelmente já tenham alterações cardíacas, podendo levar a taquiarritmias ventriculares ameaçadoras à vida, como *torsade de pointes*.[22,23]

Existem diversos estudos que têm por objetivo sistematizar o manejo da depressão em idosos, entre os quais podemos

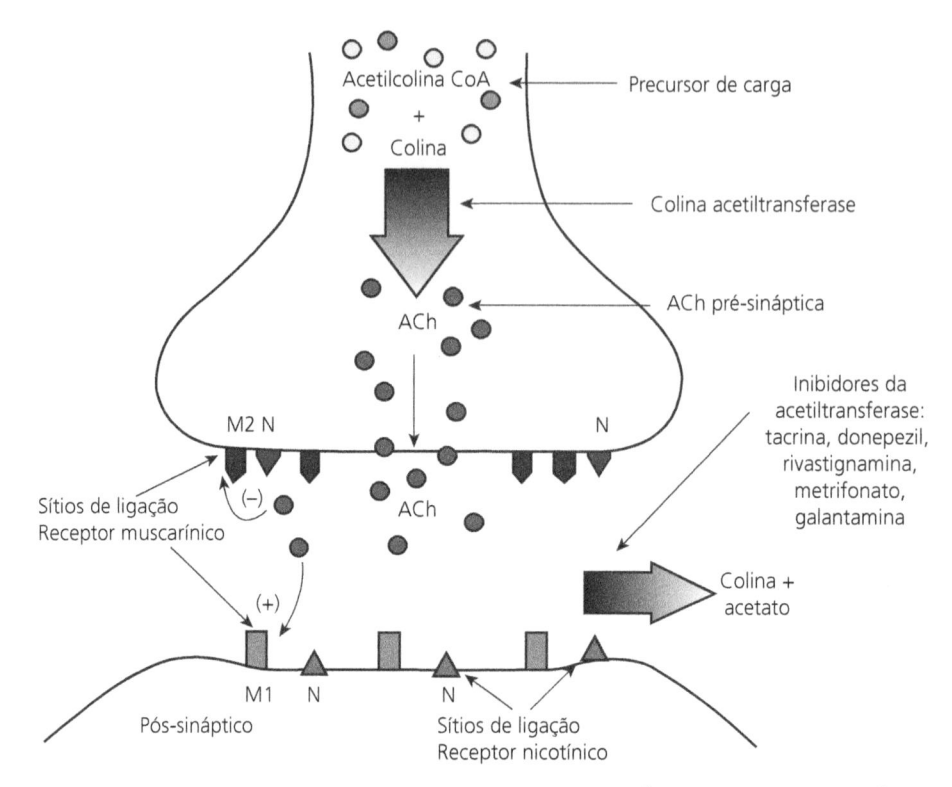

FIGURA 33.2 **FARMACOLOGIA DA ACETILCOLINA E MECANISMO DE AÇÃO DOS ANTICOLINESTERÁSICOS.**

Memantina M e demência

A memantina protege o neurônio de um fluxo elevado de cálcio

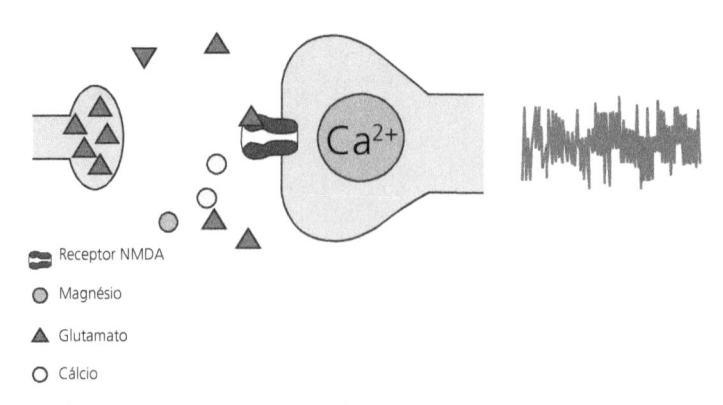

FIGURA 33.3 **RELAÇÃO ENTRE MEMANTINA E DEMÊNCIA.**

destacar o The Sequenced Treatment Alternatives to Relieve Depression (STAR*D) Study e o The Duke Somatic Treatment Algorithm for Geriatric Depression (STAGED) Approach, este último modificado e validado para a população brasileira em 2013.[24-26] Outras alternativas de tratamento incluem o uso de lítio, quetiapina (que serão discutidos a seguir), hormônio tireoidiano, eletroconvulsoterapia (ECT) e estimulação magnética transcraniana.

▶ DEPRESSÃO COM SINTOMAS PSICÓTICOS

A ocorrência de sintomas psicóticos associados ao quadro depressivo confere maior gravidade ao transtorno, requerendo cuidado intensivo e imediato, tendo em vista os maiores riscos à segurança do paciente e daqueles que estão a seu redor, a pior adesão medicamentosa e o pior prognóstico. Nesses casos, a ECT pode ser indicada primariamente, embora a combinação de agente antidepressivo e antipsicótico também seja bem indicada.[23]

▶ TRANSTORNO BIPOLAR

O transtorno bipolar (TB) em idosos configura-se como uma entidade heterogênea, com grande variabilidade de características, dependendo da idade de início dos sintomas, e pode ter implicações no tratamento e no prognóstico. Fatores de risco genético, por exemplo, desempenham importante papel no TB de início precoce, enquanto têm relevância indefinida no TB de início tardio. Em compensação, diversas condições neurológicas e orgânicas são determinantes para a instalação da doença, em especial alterações vasculares cerebrais, lesões e infecções de sistema nervoso central e trauma craniencefálico.[27]

O desfecho e o prognóstico também podem variar bastante, podendo haver diferenças no que diz respeito a tempo de remissão e recorrência, quando se comparam idosos a pacientes mais jovens.[27]

O tratamento em si não diverge drasticamente daqueles do adulto jovem, mas, seguindo as regras gerais da psicofarmacologia do paciente idoso, deve-se observar maior cautela na realização de associações. Entre as opções terapêuticas, destacam-se (Tabs. 33.3 e 33.4):

- Carbonato de lítio. Seu uso é consolidado como "padrão ouro" de resposta: não apresenta declínio ao longo da vida, mas o padrão de resposta em idosos ainda carece de maiores estudos. Ainda não está determinada, por meio de estudos clínicos randomizados, a dosagem sérica ideal de lítio na terceira idade. Deve-se prestar atenção redobrada à dosagem sérica da substância, pois o envelhecimento normalmente cursa com declínio da taxa de filtração glomerular e redução do *clearance* renal, levando a aumento de meia-vida e risco de intoxicação. Monitoramento das funções renal e tireoidiana, eletrocardiograma e hemograma são especialmente necessários em idosos. Diabetes insípido neurogênico, toxicidade cardiovascular, ataxia e interações medicamentosas são efeitos colaterais que devem ser considerados. Alguns estudos demonstraram que o uso crônico do lítio parece apresentar efeito protetor para demência em pacientes bipolares. Nunes e colaboradores[29] apontaram que a prevalência de doença de Alzheimer em bipolares sem uso contínuo do lítio era de 33%, enquanto naqueles que utilizaram o medicamento era de 5%. Entretanto, o uso de lítio nesses casos necessita de controle por parte do clínico e atenção por parte dos pacientes. Nos idosos, o uso combinado com ISRS pode aumentar a prevalência de efeitos

TABELA 33.3 **OPÇÃO DE TRATAMENTO DE UM EPISÓDIO DE MANIA**

	Tratamento de preferência	Também considerar
Mania moderada	Estabilizador do humor apenas. Retirada do antidepressivo caso o paciente esteja recebendo um.	-----
Mania não psicótica grave	Estabilizador do humor associado a um antipsicótico. Retirada do antidepressivo caso o paciente esteja recebendo um.	Estabilizador do humor apenas.
Mania psicótica	Estabilizador do humor associado a um antipsicótico. Retirada do antidepressivo caso o paciente esteja recebendo um.	Eletroconvulsoterapia. Estabilizador do humor associado a um antipsicótico e um benzodiazepínico. Antipsicótico apenas.
Episódio misto	-----	Estabilizador do humor associado a um antipsicótico. Estabilizador do humor apenas.

TABELA 33.4 **FÁRMACOS POTENCIALMENTE INAPROPRIADOS EM IDOSOS**

Fármaco	Preocupação
ATC, principalmente amitriptilina	Efeito anticolinérgico e sedação.
Doses de BZD de curta duração: doses maiores que 3 mg de lorazepam; 2 mg de alprazolam	Aumento da sensibilidade.
BZD de longa duração: clodiazepóxido, diazepam, flurazepam	A meia-vida longa produz sedação prolongada e aumento da incidência de quedas e fraturas.
Anticolinérgicos e anti-histamínicos	Possibilidade de causar confusão mental e sedação.
Os barbitúricos (menos o fenobarbital; exceto quando usado para controlar convulsão)	Alto potencial de abuso.
Anfetaminas e agentes anorexígenos	Potencial para causar dependência, hipertensão arterial sistêmica, angina e infarto do miocárdio.
Fluoxetina	Meia-vida longa e risco de produzir estimulação excessiva do SNC, distúrbios do sono e aumento da agitação.
Antipsicóticos convencionais	Aumento da sensibilidade aos efeitos colaterais.
Risperidona	Eventos cerebrovasculares

ATC: antidepressivo tricíclico; BZD: benzodiazepínico; SNC: sistema nervoso central.
Fonte: Baseada em Beers.[8]

neurotóxicos do fármaco.[30] Medicamentos como a teofilina podem reduzir a concentração de lítio, enquanto tiazídicos, anti-inflamatórios não esteroides e inibidores da conversão de angiotensina podem aumentar sua meia-vida.

> **QUADRO 33.1 POSSÍVEIS RESULTADOS DE SENSIBILIDADE DO RECEPTOR COLINÉRGICO OU MONOAMINÉRGICO RELACIONADA À IDADE**
>
> - Diminuição do barorreflexo, produzindo aumento da suscetibilidade ao efeito hipotensor de alguns antidepressivos.
> - Aumento de sintomas extrapiramidais relacionados a eventos adversos.
> - Aumento noradrenérgico (p. ex., boca seca, retenção urinária, taquicardia, hipertensão e tremor) e efeitos antiadrenérgicos (p. ex., bradicardia, exacerbação da insuficiência cardíaca congestiva e hipotensão).
> - Aumento do efeito anticolinérgico (constipação, retenção urinária e *delirium*).

Fonte: Adaptado de Rajji e colaboradores.[31]

- Valproato de sódio. Tambem mostra-se eficaz no tratamento agudo e de manutenção do TB, sendo efetivo em níveis séricos que podem variar de 31 a 106 mg/mL.[32] A fração livre do valproato parece estar aumentada em idosos, enquanto sua meia-vida encontra-se prolongada. Em relação a interações medicamentosas, o ácido acetilsalicílico (AAS) aumenta sua fração livre, enquanto carbamazepina e fenitoína a reduzem. O divalproato ainda aumenta os níveis séricos da lamotrigina aumentando a chance de ocorrer a síndrome de Steven-Johnson. Cuidados relativos a função hepática, discrasias sanguíneas e interações medicamentosas devem ser frequentes no uso desse medicamento.
- Carbamazepina. Seu uso em idosos ainda carece de maiores validações, mas parece ser seguro no longo prazo.[33] Deve ser avaliada a presença de comorbidades hematológicas, assim como de alterações no ritmo cardíaco e disfunção hepática. Como principais efeitos colaterais, a carbamazepina apresenta a possibilidade de sedação, ataxia, nistagmo, leucopenia, síndrome da secreção inapropriada do hormônio antidiurético (SIADH) e agranulocitose. Também é importante ressaltar a grande capacidade de indução do sistema do citocromo P450 e consequente diminuição da meia-vida de diversos medicamentos em uso pelos idosos.

TABELA 33.5 FATORES QUE AFETAM O NÍVEL DE ADESÃO AO TRATAMENTO DE DEPRESSÃO NOS IDOSOS

Modificável	Atitudes, percepções e preferências
	Crenças espirituais, crenças sobre etiologia/efetividade de tratamento da depressão
	Comunicação com o paciente/cuidador
	Normas sociais, opções de cuidadores e familiares e estigma do cuidador
Modificado com dificuldade/ potencialmente modificável	Ansiedade comórbida
	Abuso de substância
	Polifarmácia e comorbidade médica
	Custos do tratamento
	Suporte social
Não modificáveis	Gênero
	Raça

Fonte: Adaptada de Rajji et a colaboradores.[31]

- Lamotrigina. Seu uso em idosos ainda não está suficientemente estudado. Sua indicação recai principalmente no tratamento e na prevenção de depressão bipolar, sendo indicada em alguns casos quando há depressão bipolar refratária. Seu uso combinado ao divalproato pode apresentar riscos, em especial o aumento sérico da lamotrigina e o desenvolvimento da síndrome de Stevens-Johnson. Não houve diferença significativa de *rash* em relação a adultos jovens.

O uso de antipsicóticos atípicos no tratamento do TB tornou-se mais frequente sobretudo pela boa tolerabilidade e resposta. Apesar desse melhor perfil e da menor probabilidade de desenvolver discinesia tardia, ainda não há dados de longo prazo, especialmente em idosos, para corroborar tal tendência de maior segurança. A maioria dos dados de idosos, na verdade, representa uma extrapolação daqueles referentes a adultos jovens (Tab. 33.6).

O aripiprazol, a olanzapina, a quetiapina, a risperidona e a ziprasidona são aprovados pelo órgão regulatório dos Estados Unidos (Food and Drug Administration) para o tratamento agudo de fase maníaca e estado misto. A olanzapina também está aprovada para a terapia de manutenção; e a quetiapina, para o tratamento agudo de depressão bipolar.

Esses medicamentos apresentam maior probabilidade em relação aos agentes típicos de desenvolver síndrome metabólica e descompensação do diabetes melito, bem como dislipidemia. Dados em relação a seu uso em pacientes com sintomas psicóticos na demência sugerem um aumento na mortalidade de idosos, o que levou ao estabelecimento de alerta para esses medicamentos.

A princípio, o tratamento de manutenção é feito com o mesmo esquema farmacológico pelo qual se atingiu a remissão do quadro agudo, devendo-se realizar ajustes de acordo com tempo de evolução, efeitos colaterais e oscilações de sintomas.

A ECT também mostrou-se eficaz em pacientes resistentes à farmacoterapia,

TABELA 33.6 ANTIPSICÓTICOS NOS IDOSOS

Medicamento	Dosagem	Efeitos colaterais
Clozapina	25 – 800 mg	Comuns: ganho de peso, sedação, hipotensão postural, hipersalivação. Graves: agranulocitose, discrasias sanguíneas, miocardite, hepatites, pancreatites e convulsões.
Risperidona	0,5 – 4 mg	Comuns: hipotensão postural, sintomas extrapiramidais, ganho de peso. Graves: AVC, síndrome neuroléptica maligna, priapismo, hiperprolactinemia.
Olanzapina	2,5 – 20 mg	Comuns: hipotensão postural, sintomas extrapiramidais dose-dependentes, DM, hiperlipidemia e ganho de peso. Graves: AVC, síndrome neuroléptica maligna, convulsões.
Quetiapina	50 – 800 mg	Comuns: hipotensão postural, sintomas extrapiramidais dose-dependentes, DM, hiperlipidemia e ganho de peso. Graves: leucopenia, síndrome neuroléptica maligna, convulsões e hepatite.
Aripiprazol	2,5 – 30 mg	Comuns: sedação, ganho de peso, efeitos anticolinérgicos. Graves: síndrome neuroléptica maligna e convulsões.

AVC: acidente vascular cerebral; DM: diabetes melito.

tanto durante a fase aguda quanto na manutenção em casos bastante específicos e de difícil controle.[34]

▶ TRANSTORNOS DE ANSIEDADE

Diversos estudos demonstraram que frequentemente os transtornos de ansiedade e a depressão compartilham fatores de risco semelhantes e beneficiam-se de estratégias de tratamento similares. Mais do que isso, seus sintomas muitas vezes ocorrem de forma comórbida, coexistindo tanto nos transtornos de ansiedade quanto nos do humor.

Em geral, a prevalência das doenças do espectro ansioso é menor que em adultos jovens, sendo os mais frequentes o transtorno de pânico (TP) e o transtorno de ansiedade generalizada (TAG), cujos diagnósticos seguem os mesmos critérios e parâmetros do adulto jovem.

Os antidepressivos são considerados agentes de primeira classe para o tratamento dos transtornos de ansiedade, sendo os ISRSs normalmente os mais utilizados, mesmo quando não há presença de sintomas depressivos comórbidos. Não há estudos que comprovem de maneira consistente maior eficácia de um medicamento específico dentro dessa classe.

Os benzodiazepínicos são a classe medicamentosa mais prescrita para TAG, porém nunca devem ser considerados como primeira escolha devido a potencial de dependência, risco de prejuízo cognitivo, sedação excessiva, alterações na marcha, quedas e pouca eficácia em sintomas depressivos. Podem ser benéficos por curtos períodos de tempo no primeiro estágio de tratamento, quando o efeito do antidepressivo ainda é aguardado. Ao utilizá-los, deve-se dar preferência àqueles com menor meia-vida e sem metabólitos ativos, como o lorazepam. A buspirona também pode ser utilizada, uma vez que causa menos sedação e prejuízo cognitivo quando comparada aos benzodiazepínicos, porém com atenção aos efeitos colaterais e lembrando que não deve ser considerada como substituta dos antidepressivos.

▶ *DELIRIUM*

O *delirium* é um transtorno mental grave de início agudo, causado normalmente por algum desequilíbrio na homeostase do organismo e que requer investigação imediata. É muito prevalente em pacientes hospitalizados, havendo risco aumentado nos mais idosos e naqueles que já apresentam algum tipo de alteração cognitiva, como, por exemplo, uma síndrome demencial. Caracteriza-se principalmente pela oscilação do nível de consciência, levando o indivíduo a apresentar confusão mental, déficit atencional, prejuízo na *performance* cognitiva e alterações comportamentais diversas.[35]

Com base no tipo de alteração de atividade motora e estado de alerta do paciente, podemos dividir o *delirium* em três padrões: hiperativo-hiperalerta, hipoativo-hipoalerta e misto. No primeiro, o paciente normalmente encontra-se mais inquieto e agitado, podendo até mesmo ficar agressivo, com maior produção delirante e alucinatória, bem como importante desorganização do pensamento e, consequentemente, do discurso. O subtipo hipoativo, por sua vez, apresenta sintomatologia menos exuberante, destacando-se sobretudo a apatia, a atividade psicomotora reduzida, o contato visual e verbal deficiente e a produção verbal pobre. Por ter uma apresentação mais "rica", o *delirium* hiperativo é mais fácil e precocemente reconhecido; todavia, esses pacientes têm maior tendência a receber altas doses de neurolépticos, o que pode, às vezes, representar um risco de administração excessiva de medicamentos.[36]

As causas mais comuns de *delirium* em idosos são: desidratação, infecção do trato urinário, infecção pulmonar, distúrbios metabólicos e uso de medicamentos. Como cerca de 50% dos casos de câncer ocorrem em pacientes acima de 65 anos, estudar e entender os aspectos preventivos, fisiopatológicos, terapêuticos e prognósticos do *delirium* é essencial na prática da oncologia.

O *delirium* deve ser tratado como uma emergência médica, principalmente por estar associado a internações hospitalares mais longas, pior desempenho funcional e cognitivo após seu desfecho (Fig. 33.4), além de alta morbidez e mortalidade, que, pelo menos em parte, mostram-se independentes da condição médica inicial e do *status* cognitivo pré-mórbido. É fator de pior prognóstico da doença de base, independentemente do controle dela, sobretudo devido ao risco de aspiração, embolia pulmonar, quedas e redução de ingesta oral de líquidos e alimentos, bem como supermedicação para controle da agitação e agressividade. Assim, medidas que tenham por objetivo identificar pacientes com risco potencial para desenvolver *delirium* e a implementação de estratégias que visam preveni-lo (protocolo de orientação temporoespacial e atividades de estímulo cognitivo, reconhecimento e intervenção precoce de déficits auditivos e visuais [próteses auditivas, óculos, iluminação adequada, livros com letras maiores]), estímulo à deambulação precoce, evitando-se métodos de contenção prolongados, protocolo de identificação ativa e precoce de desidratação, e melhora da qualidade de sono, com medidas principalmente não farmacológicas) são as ações principais disponíveis, já que o tratamento não tem impacto significativo na mortalidade e no risco de institucionalização a longo prazo.[37]

O tratamento consiste no controle das causas orgânicas de base que deram origem ao quadro confusional, associado a medidas de redução dos sintomas associados. Muitas das medidas comportamentais e ambientais preventivas listadas há pouco também são úteis após a instalação do *delirium* e podem ser associadas, quando necessário, a medidas farmacológicas. Para tal, a classe medicamentosa mais utilizada continua sendo a de antipsicóticos, principalmente o haloperidol administrado por via intramuscular. Outros neurolépticos também demonstram-se úteis, em especial os atípicos; a quetiapina, a ziprasidona, a olanzapina e a risperidona têm sido associadas a diminuição do tempo de duração e gravidade dos sintomas, com menos efeitos colaterais do que os típicos, porém ainda carecem de mais estudos. Uma metanálise de três estudos pequenos comparando olanzapina e risperidona concluiu que ambas têm a mesma eficácia que o haloperidol.[38]

Os benzodiazepínicos, os inibidores da acetilcolinesterase e a memantina também têm sido estudados, mas ainda com discreta evidência de eficácia e resultados pouco conclusivos.[39,40]

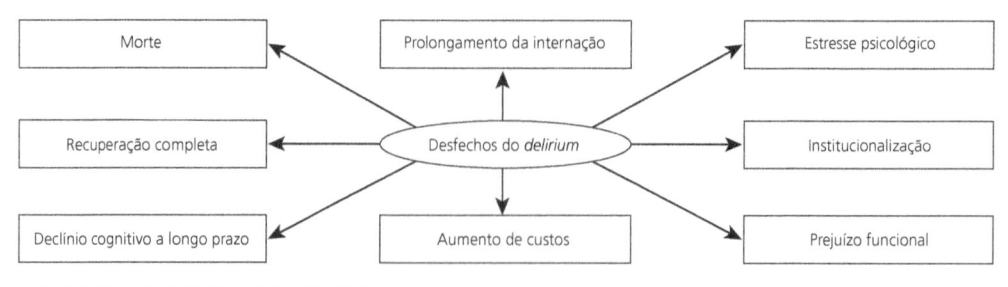

FIGURA 33.4 **DESFECHOS DO *DELIRIUM*.**

▶ INSÔNIA

O envelhecimento costuma ser associado a maior frequência de distúrbios do sono, sobretudo para iniciá-lo e mantê-lo adequadamente. Tais problemas podem acarretar queixas de sonolência e tontura diurnas, dificuldade de concentração e memorização, irritabilidade, desânimo e sensação de fadiga crônica, bem como aumentam o risco de quedas e acidentes, hospitalização e institucionalização.

É um problema de alta prevalência na população geriátrica e apresenta grande variabilidade estatística, dependendo da região de moradia, da ocorrência de comorbidades clínicas e psiquiátricas e do *setting* da pesquisa. Enquanto, em idosos da comunidade, a ocorrência de insônia pode variar entre 11 e 30%, em pacientes hospitalizados esse número pode atingir de 27 a 37%.[41]

Para o tratamento adequado, são vitais a identificação e o manejo de condições comórbidas que possam contribuir para a perpetuação das queixas, bem como o controle de fatores externos inapropriados, como, por exemplo, uso de cafeína, álcool e automedicação. O objetivo é a melhora da qualidade do sono noturno e do funcionamento global diurno, e, para isso, é importante a avaliação adequada dos parâmetros do sono (tempo de latência, número de despertares, angústia noturna, frequência e gravidade das queixas, sintomas diurnos).[42]

A primeira – e muitas vezes mais eficaz – atitude a ser tomada é a adoção de medidas de higiene do sono: evitar barulho (com tampão de ouvido), luz (cortinas nas janelas) e temperatura excessiva (cobertor/ar condicionado) durante o período do sono; evitar, entre outras substâncias, a cafeína, a nicotina e as bebidas alcoólicas nas últimas 4 a 6 horas que antecedem o sono; evitar cochilos durante o dia.

O objetivo da terapia farmacológica (Tab. 33.7) é o mesmo das abordagens comportamentais, com a ressalva da existência de efeitos colaterais potencialmente prejudiciais. A escolha de qual fármaco utilizar deve incluir, além dos critério habituais do uso de medicamentos em idosos, avaliações quanto ao padrão de sintomas, objetivos de tratamento, resposta e reações adversas a fármacos anteriores, comorbidades, interações medicamentosas.

- Benzodiazepínicos. Seu uso leva à redução do sono REM, da latência de sono e de despertares noturnos. Deve-se dar preferência àqueles de meia-vida mais curta, pois, quanto maior o tempo de ação, maior o risco de sonolência diurna e prejuízo de *performance* cognitiva e funcionalidade diurna. Inicialmente, são bastante efetivos, porém apresentam grande risco de tolerância e, por conseguinte, de dependência.
- Hipnóticos não benzodiazepínicos
    - Zolpidem. É o mais utilizado. Apresenta meia-vida de 2 a 4 horas e não altera a arquitetura do sono. Apesar de menor intensidade quando comparado aos benzodiazepínicos,

TABELA 33.7 **MEDICAMENTOS UTILIZADOS PARA INSÔNIA**

Medicamento	Meia-vida	Dose (mg)
Alprazolam	12 – 15	0,25 – 3
Bromazepam	10 – 30	0,75 – 3
Clordiazepóxido	7 – 28	5 – 50
Clonazepam	18 – 56	0,5 – 4
Diazepam	20 – 60	2 – 20
Lorazepam	10 – 20	0,5 – 3
Flurazepam	60 – 100	7,5 – 30
Midazolam	2,5	7,5 – 30
Zolpidem	0,7 – 3	2,5 – 10

também pode causar dependência. É contraindicado em pacientes com problemas respiratórios noturnos, insuficiência hepática grave e risco de depressão respiratória.
- Zopiclona. Assim como o zolpidem, também age em receptores do ácido gama-aminobutírico (GABA), diminuindo latência de sono e o número de despertares noturnos sem alterar a arquitetura do sono. Apresenta metabolização no fígado, não sendo indicado em pacientes com insuficiência hepática grave.
- Antidepressivos
  - Trazodona. Pode ser utilizada em baixas dosagens, principalmente pelo baixo risco de dependência. Apesar disso, tem maior propensão a causar sonolência diurna residual. Os principais efeitos colaterais associados são náuseas e hipotensão, que podem ser graves em idosos.
  - Mirtazapina. Conforme discutido anteriormente, pode ser uma opção em pacientes depressivos, porém deve-se prestar atenção ao potencial ganho de peso e a outros efeitos colaterais relacionados ao bloqueio histaminérgico, como hipotensão postural e tontura.
  - Tricíclicos. Devem ser utilizados apenas quando outros medicamentos mais seguros e eficazes não surtirem efeito, tendo em vista o potencial arritmogênico e outros efeitos adversos.
- Antipsicóticos. Tanto os típicos de baixa/alta potência quanto os atípicos não devem ser utilizados em pacientes com sintomas de insônia sem psicose, tendo em vista o aumento da mortalidade associada a esses agentes.

▶ REFERÊNCIAS

1. Coutinho LM, Matijasevich A, Scazufca M, Menezes PR. Prevalence of common mental disorders and the relationship to the social context: multilevel analysis of the São Paulo Ageing & Health Study (SPAH). Cad Saude Publica. 2014;30(9):1875-83.

2. Bijl RV, de Graaf R, Ravelli A, Smit F, Vollebergh WAM. Gender and age-specific first incidence of DSM-III-R psychiatric disorders in the general population – Results from the Netherlands Mental Health Survey and Incidence Study (NEMESIS). Soc Psychiatry Psychiatr Epidemiol. 2002;37(8):372-9.

3. Beekman AT, Penninx BW, Deeg DJ, Ormel J, Braam AW, van Tilburg W. Depression and physical health in later life: results from the Longitudinal Aging Study Amsterdam (LASA). J Affect Disord. 1997;46(3):219-31.

4. Kruijshaar ME, Hoeymans N, Bijl RV, Spijker J, Essink-Bot ML. Levels of disability in major depression: findings from the Netherlands Mental Health Survey and Incidence Study (NEMESIS). J Affect Disord. 2003;77(1):53-64.

5. McLean AJ, Le Couteur DG. Aging biology and geriatric clinical pharmacology. Pharmacol Rev. 2004;56(2):163-84.

6. Mangoni AA, Jackson SH. Age-related changes in pharmacokinetics and pharmacodynamics: basic principles and practical applications. Br J Clin Pharmacol. 2004;57(1):6-14.

7. Turnheim K. Drug therapy in the elderly. Exp Gerontol. 2004;39(11-12):1731-8.

8. Beers MH. Explicit criteria for determining potentially inappropriate medication use by the elderly. An update. Arch Intern Med. 1997;157(14):1531-6.

9. Bowie MW, Slattum PW. Slattum, Pharmacodynamics in older adults: a review. Am J Geriatr Pharmacother. 2007;5(3):263-303.

10. Mark TL, Joish VN, Hay JW, Sheehan DV, Johnston SS, Cao Z. Antidepressant use in geriatric populations: the burden of side effects and interactions and their impact on adherence and costs. Am J Geriatr Psychiatry. 2011;19(3):211-21.

11. Canadian Coalition for Seniors' Mental Health. National guidelines for seniors' mental health. Ottawa: CCSMH; 2006.

12. Sadock BJ, Sadock VA, Kaplan HI, editors. Kaplan & Sadock's comprehensive textbook of psychiatry. 8th ed. Philadelphia: Lippincott Williams & Wilkins; 2004.

13. Steffens DC, Pieper CF, Bosworth HB, MacFall JR, Provenzale JM, Payne ME, et al. Biological and social predictors of long-term geriatric depression outcome. Int Psychogeriatr. 2005;17(1):41-56.

14. Sjösten N1, Kivelä SL. The effects of physical exercise on depressive symptoms among the aged: a systematic review. Int J Geriatr Psychiatry. 2006;21(5):410-8.

15. Mittmann N, Herrmann N, Shulman KI, Silver IL, Busto UE, Borden EK, et al. The effectiveness of antidepressants in elderly depressed outpatients: a prospective case series study. J Clin Psychiatry. 1999;60(10):690-7.

16. Solai LK, Mulsant BH, Pollock BG. Selective serotonin reuptake inhibitors for late-life depression: a comparative review. Drugs Aging. 2001;18(5):355-68.

17. Roose SP, Schatzberg AF. The efficacy of antidepressants in the treatment of late-life depression. J Clin Psychopharmacol. 2005;25(4 Suppl 1):S1-7.

18. Oslin DW, Ten Have TR, Streim JE, Datto CJ, Weintraub D, DiFilippo S, et al. Probing the safety of medications in the frail elderly: evidence from a randomized clinical trial of sertraline and venlafaxine in depressed nursing home residents. J Clin Psychiatry. 2003;64(8):875-82.

19. Steffens DC, Doraiswamy PM, McQuoid DR. Bupropion SR in the naturalistic treatment of elderly patients with major depression. Int J Geriatr Psychiatry. 2001;16(9):862-5.

20. Anttila SA, Leinonen EV. A review of the pharmacological and clinical profile of mirtazapine. CNS Drug Rev. 2001;7(3):249-64.

21. Spina E, Scordo MG. Clinically significant drug interactions with antidepressants in the elderly. Drugs Aging. 2002;19(4):299-320.

22. Taylor WD, Doraiswamy PM. A systematic review of antidepressant placebo-controlled trials for geriatric depression: limitations of current data and directions for the future. Neuropsychopharmacology. 2004;29(12):2285-99.

23. Alexopoulos GS, Streim J, Carpenter D, Docherty JP; Expert Consensus Panel for Using Antipsychotic Drugs in Older Patients. Using antipsychotic agents in older patients. J Clin Psychiatry. 2004;65 Suppl 2:5-99.

24. Rush AJ, Fava M, Wisniewski SR, Lavori PW, Trivedi MH, Sackeim HA, et al. Sequenced treatment alternatives to relieve depression (STAR*D): rationale and design. Control Clin Trials. 2004;25(1):119-42.

25. Ribeiz SR, Ávila R, Martins CB, Moscoso MA, Steffens DC, Bottino CM. Validation of a treatment algorithm for major depression in an older Brazilian sample. Int J Geriatr Psychiatry. 2013;28(6): 647-53.

26. Steffens DC, McQuoid DR, Krishnan KR. The Duke Somatic Treatment Algorithm for Geriatric Depression (STAGED) approach. Psychopharmacol Bull. 2002;36(2):58-68.

27. Subramaniam H, Dennis MS, Byrne EJ. The role of vascular risk factors in late onset bipolar disorder. Int J Geriatr Psychiatry. 2007;22(8):733-7.

28. Oostervink F, Nolen WA, Kok RM; EMBLEM Advisory Board. Two years' outcome of acute mania in bipolar disorder: different effects of age and age of onset. Int J Geriatr Psychiatry. 2015;30(2):201-9.

29. Nunes PV, Forlenza OV, Gattaz WF. Lithium and risk for Alzheimer's disease in elderly patients with bipolar disorder. Br J Psychiatry. 2007;190:359-60.

30. Aziz R, Lorberg B, Tampi RR. Treatments for late--life bipolar disorder. Am J Geriatr Pharmacother. 2006;4(4):347-64.

31. Rajji TK, Mulsant BH, Lotrich FE, Lokker C, Reynolds CF 3rd. Use of antidepressants in late-life depression. Drugs Aging. 2008;25(10):841-53.

32. Noaghiul S, Narayan M, Nelson JC. Divalproex treatment of mania in elderly patients. Am J Geriatr Psychiatry. 1998;6(3):257-62.

33. Shulman KI, Herrmann N. The nature and management of mania in old age. Psychiatr Clin North Am. 1999;22(3):649-65.

34. American Psychiatric Association. Practice guideline for the treatment of patients with bipolar disorder (revision). Am J Psychiatry. 2002;159(4 Suppl):1-50.

35. Witlox J, Eurelings LS, de Jonghe JF, Kalisvaart KJ, Eikelenboom P, van Gool WA. Delirium in elderly patients and the risk of postdischarge mortality, institutionalization, and dementia: a meta-analysis. JAMA. 2010;304(4):443-51.

36. Ross CA, Peyser CE, Shapiro I, Folstein MF. Delirium: phenomenologic and etiologic subtypes. Int Psychogeriatr. 1991;3(2):135-47.

37. Breitbart W, Alici Y. Agitation and delirium at the end of life: we couldn't manage him. JAMA. 2008;300(24):2898-910, E1.

38. Lonergan E, Britton AM, Luxenberg J, Wyller T. Antipsychotics for delirium. Cochrane Database Syst Rev. 2007;(2):CD005594.

39. Carnes M, Howell T, Rosenberg M, Francis J, Hildebrand C, Knuppel J. Physicians vary in approaches to the clinical management of delirium. J Am Geriatr Soc. 2003;51(2):234-9.

40. van Eijk MM, Roes KC, Honing ML, Kuiper MA, Karakus A, van der Jagt M, et al. Effect of rivastigmine as an adjunct to usual care with haloperidol on duration of delirium and mortality in critically ill patients: a multicentre, double-blind, placebo-controlled randomised trial. Lancet. 2010;376(9755):1829-37.

41. Isaia G, Corsinovi L, Bo M, Santos-Pereira P, Michelis G, Aimonino N, et al. Insomnia among hospitalized elderly patients: prevalence, clinical characteristics and risk factors. Arch Gerontol Geriatr. 2011;52(2):133-7.

42. Schutte-Rodin S, Broch L, Buysse D, Dorsey C, Sateia M. Clinical guideline for the evaluation and management of chronic insomnia in adults. J Clin Sleep Med. 2008;4(5):487-504.

▶ LEITURA SUGERIDA

Fick DM, Cooper JW, Wade WE, Waller JL, Maclean JR, Beers MH. Updating the Beers criteria for potentially inappropriate medication use in older adults – Results of a US consensus panel of experts. Arch Intern Med. 2003;163(22):2716-24.

34

TRATAMENTO FARMACO-LÓGICO DOS TRANSTORNOS COGNITIVOS

LEONARDO CAIXETA

A memória é a garantia de nossa própria identidade, o podermos dizer "eu" reunindo tudo o que fomos e fizemos a tudo o que somos e fazemos.

Marcel Proust

A sociedade moderna vive sob a égide das funções cognitivas. Hoje, somos o que pensamos, analisamos, decidimos, em uma ditadura da cognição sobre as emoções. A mais famosa herança de Descartes anuncia: *"Cogito, ergo sum"* ("penso, logo existo"). Só existimos porque pensamos. Acumular informações vale dinheiro, e a capacidade individual de foco pode significar a diferença entre o sucesso e o fracasso em todas as áreas da vida.[1] Os idosos perdem cada vez mais "valor comercial" na cultura ocidental capitalista, pois não dispõem exatamente do que se pede e deseja: memória operacional, aprendizado eficiente, processamento rápido, fôlego atencional, flexibilidade. Como se não bastasse, doenças terríveis do cérebro assolam exatamente esse período frágil da vida, minando nossas memórias, roubando nossa identidade e consumindo nossas habilidades intelectuais desenvolvidas com muito sacrifício ao longo de toda vida.

O ser humano, pois, persegue o "Santo Graal" da atividade nervosa superior, algo que preserve sua capacidade cognitiva ou, melhor ainda, que restaure pedaços preciosos que se foram junto com neurônios deteriorados pelo tempo. Modernamente, surgiu um novo campo de interesses dentro da farmacologia: as *smart drugs*, ou drogas inteligentes. Esses potencializadores da cognição são medicamentos capazes de facilitar as habilidades de atenção e aquisição, armazenamento e recuperação de informações, bem como atenuar o comprometimento cognitivo associado ao traumatismo craniano, ao acidente vascular cerebral (AVC), à idade e às patologias relacionadas à idade.[2]

Na verdade, a história das substâncias pró-cognitivas não é tão recente, antecedendo em séculos a origem propriamente dita da psicofarmacologia cognitiva, quando teve início o processo de descoberta (por acaso) dos medicamentos nootrópicos, a partir dos achados com o piracetam em 1972, ocasião em que surgiu o termo "nootrópico" (do grego *noos* = mente e *tropein* = em direção). Existem vários relatos de uso ancestral de substâncias pró-cognitivas, como o café na África, o chá e a folha de *Ginkgo biloba* na China, a folha de coca pelos incas na América do Sul, entre outros. Infelizmente, a maioria dessas substâncias naturais, quando estudadas sob o escrutínio científico, não se revela mais eficaz que o placebo para o tratamento de condições médicas (p. ex., o transtorno neurocognitivo leve ou o transtorno neurocognitivo maior), como é o caso da *Ginkgo biloba*.[3]

O desenvolvimento de medicamentos pró-cognitivos ainda é uma tarefa difícil por causa da complexidade das funções cerebrais, da má previsibilidade de testes em animais e de ensaios clínicos demorados e dispendiosos. Após a descoberta acidental precoce de potenciadores da cognição de primeira geração, a pesquisa atual é baseada em uma variedade de hipóteses de trabalho, derivadas do progresso do conhecimento da neurobiopatologia dos processos cognitivos.[2,4]

Para saber prescrever tais fármacos, é crucial que o psiquiatra conheça alguns fundamentos da neurobiologia da cognição.

▶ NEUROBIOLOGIA DA COGNIÇÃO

A cognição tem bases morfológicas (neuroanatomia), neurofisiológicas (circuitos envolvidos) e neuroquímicas (sistemas de neurotransmissores encarregados das várias modalidades cognitivas).

É óbvio que todo o encéfalo participa da atividade nervosa superior, cada região colaborando com sua função. No entanto, sabemos que existem áreas com maior vocação para a atividade nervosa superior. As regiões encefálicas mais relacionadas com aspectos específicos da cognição são as seguintes:

- Frontal (juízo, memória de trabalho, raciocínio abstrato, valoração, tomada de decisão, gerenciamento, sequenciação, planejamento, motivação, controle mental, pragmatismo)
- Temporal (memória episódica, acesso lexical, nomeação, erros de interpretação, reconhecimento de fisionomias, gnosias, navegação mental [GPS cerebral])
- Parietal (orientação espacial, erro de julgamento espacial, orientação esquerda-direita, cálculo, praxias)
- Occipital (gnosia visual, negligência, habilidades visuoconstrutivas e visuoespaciais)
- Substância branca (rapidez de processamento cognitivo)

Os circuitos ainda são pouco conhecidos. Alguns são expostos na Figura 34.1 e envolvem tanto o córtex (responsável pela maior parte das funções cognitivas), quanto as estruturas subcorticais (núcleos da base: aprendizado fundamentado em recompensa), substância branca (rapidez de processamento de informação) e tronco encefálico (sistema ativador reticular ascendente: alerta, tônus do sistema cognitivo). Os neurotransmissores mais relacionados à cognição são: a acetilcolina, a noradrenalina, a dopamina e o glutamato.

ASPECTOS COGNITIVOS NOS TRANSTORNOS PSIQUIÁTRICOS FUNCIONAIS

Os transtornos psiquiátricos funcionais estão associados a padrões específicos e com-

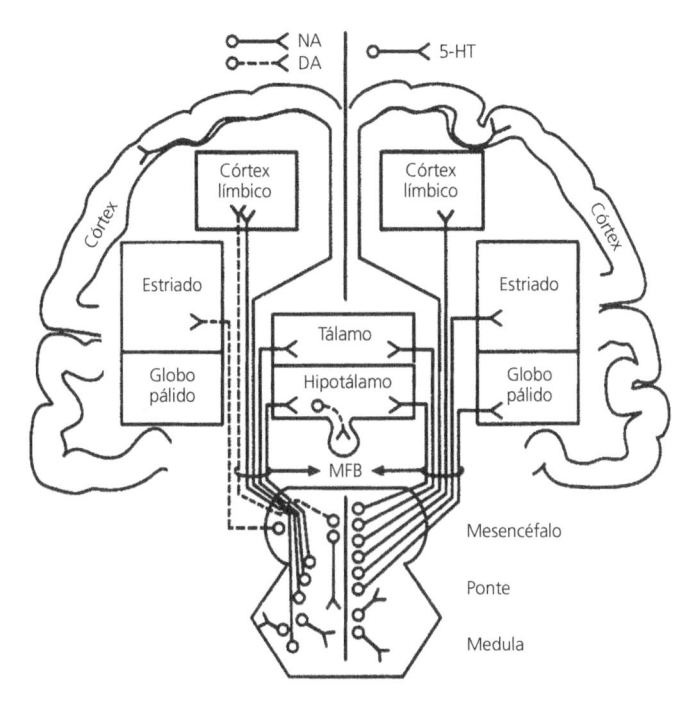

FIGURA 34.1 DIAGRAMA ESQUEMÁTICO DA MAIOR VIA MONOAMINÉRGICA DO ENCÉFALO.
DA: dopamina; 5-HT: serotonina; MFB: porção medial do mesencéfalo; NA: noradrenalina (norepinefrina).

plexos de prejuízo cognitivo (Fig. 34.2), com padrões peculiares de perdas cognitivas em domínios particulares quando comparados uns aos outros (Tab. 34.1), algumas vezes se aproximando de perfis cognitivos encontrados em transtornos psiquiátricos orgânicos (p. ex., doença de Alzheimer) ou neuropatologias (p. ex., Parkinson).[5] Certos domínios cognitivos podem ser classificados como "superiores" em termos de sua natureza mais especializada e sofisticada. O transtorno cognitivo é produzido – e prevenido – por vários fatores genéticos, epigenéticos, desenvolvimentais e ambientais, que interagem entre si. As alterações são expressas tanto no nível neuronal e da glia (desde transcrições gênicas alteradas até mudanças no padrão de ativação neuronal) quanto no nível de redes neurais (local e inter-regionalmente). As disfunções por trás de prejuízos cognitivos são hierárquica e espacialmente variadas, ocorrendo em uma escala temporal que varia de milissegundos (como a ativação neuronal) a horas (como a síntese proteica) ou anos (no arranjo arquitetural das sinapses). Alguns fatores de suscetibilidade, como os epigenéticos, podem ser passados para a prole. Algumas causas de prejuízo cognitivo podem ser compensadas ou corrigidas, mas alterações no nível molecular que passam para o nível sistêmico não são necessariamente reversíveis; portanto, a prevenção e o tratamento precoce são cruciais.[5]

▶ CLASSIFICAÇÃO DOS NOOTRÓPICOS

A classificação dos nootrópicos não é consensual, ocorrendo de acordo com seu(s) mecanismo(s) de ação e envolvendo 18

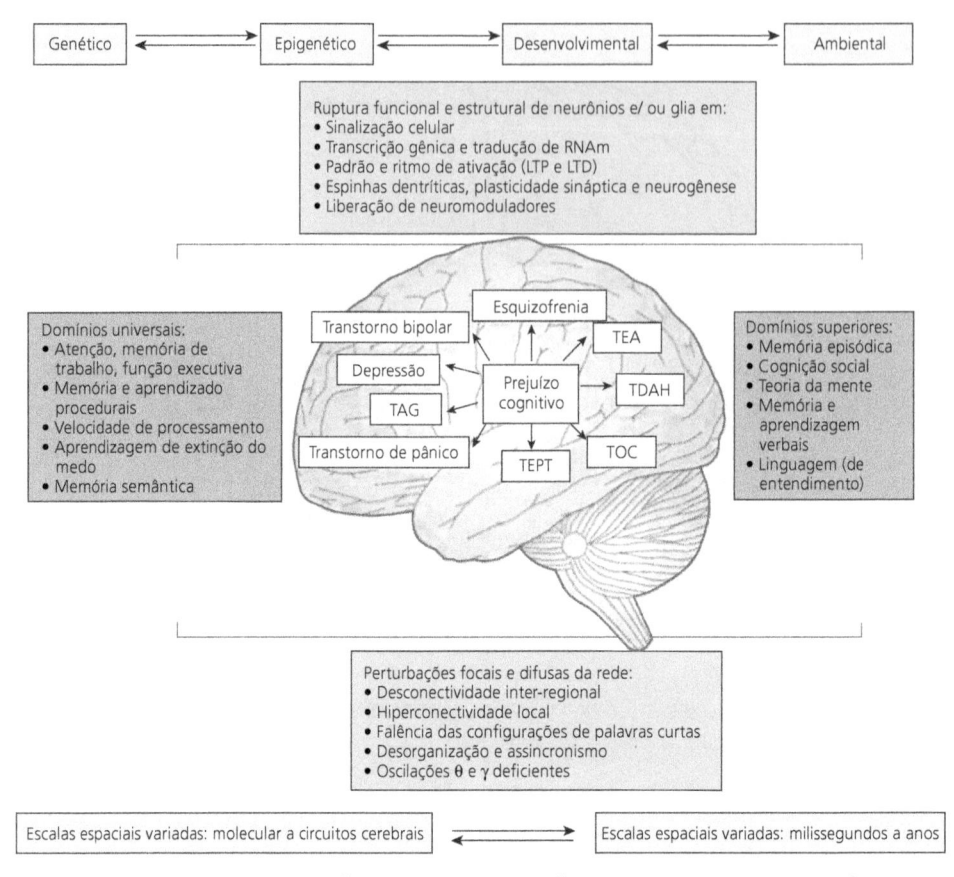

FIGURA 34.2 PANORAMA DA COGNIÇÃO E DE SUAS DISFUNÇÕES NOS TRANSTORNOS PSIQUIÁTRICOS.
TAG: transtorno de ansiedade generalizada; TEPT: transtorno de estresse pós-traumático; TEA: transtornos do espectro autista; TDAH: transtorno de déficit de atenção/hiperatividade; TOC: transtorno obsessivo-compulsivo; RNAm: RNA mensageiro; LTP: potencial de longa duração; LTD: descarga de longa duração.

categorias.[6-8] Entre elas, as mais importantes são: agentes que interagem com receptores, enzimas, canais iônicos, fatores de crescimento neuronal, transportadores de recaptação, antioxidantes, quelantes de metais e fármacos modificadores da doença, ou seja, moléculas pequenas, vacinas e anticorpos monoclonais que interagem com ß-amiloide e tau. Para os medicamentos cujo mecanismo de ação não é conhecido, há uma classificação de acordo com sua estrutura – por exemplo, peptídeos – ou conforme a origem – por exemplo, produtos naturais.

▶ CUIDADOS NA PRESCRIÇÃO DE NOOTRÓPICOS

O psiquiatra deve conhecer bem as substâncias que prescreve, principalmente em situações de uso fora de bula. O emprego desses fármacos deve ser reservado a condições médicas, em indivíduos com dificuldades cognitivas e sem contraindicações. Cuidado adicional deve ser tomado com pacientes do espectro bipolar devido ao risco de virada. O uso de tais fármacos deve ser acompanhado constantemente pelo psiquiatra, inclusive com a necessidade, em alguns

TABELA 34.1 PRINCIPAIS CARACTERÍSTICAS DE PREJUÍZOS COGNITIVOS EM TRANSTORNOS PSIQUIÁTRICOS E COMPARAÇÃO COM DOENÇA DE PARKINSON E DE ALZHEIMER

	Atenção e/ou vigilância	Memória de trabalho	Função executiva	Memória episódica	Memória semântica	Memória visual	Memória verbal	Extinção do medo	Velocidade de processamento	Memória procedural	Cognição social (teoria da mente)	Linguagem
Depressão maior	+(+)	++	++	++	+	+	+(+)	0/+?	++(+)	+	+(+)	+
Transtorno bipolar	++(+)	++	++	++	+	+	++	+?	++	0	++	++
Esquizofrenia	+++^{M}	+++^{M}	+++^{M}	+++	++	+(+)^M	+++^{M}	++	++^{M}	+	+++^{M}	+++
TEA	+++	+	+++	++	+	+	+(+)	+(+)	+++	0/+	+++	+++
TDAH	+++	++	+++	0/+	+	++	++	++	++	+	+	0/+
TOC	+++(↑)	+(+)	++	+	0/+	+	0/+	0/+	++	++	+	0/+
TEPT	+++(↑)	+(+)	+(+)	++	+	+	++(+)	++	+	0	0/+	0
Transtorno de pânico	+++(↑)	+	0/+	+	0/+	0/+	+	+	++	0	0	0
TAG	+	+	0	0	+	+	+	+	0	0	0/+	0
Doença de Parkinson	++	++(+)	++	+	0/+	+++	+	0?	+++	+++	+(+)	+(+)
Doença de Alzheimer	+(+)	+(+)	+(+)	+++	+++	+++	++(+)	0?	+	+	+	++

0: essencialmente ausente; 0/+: relato ruim, ambíguo, mediano e/ou variável; +: presente de forma consistente, embora pouco nítido; ++: comum, característico; +++: característica grave e praticamente universal do transtorno; ?: não avaliado de forma clara; ↑: aumentado; TEA: transtornos do espectro autista; TAG: transtorno de ansiedade generalizada; TDAH: transtorno de déficit de atenção/hiperatividade; TEPT: transtorno de estresse pós-traumático; TOC: transtorno obsessivo-compulsivo; M (sobrescrito): um domínio cognitivo especificado no programa Measurement and Treatment Research to Improve Cognition in Schizophrenia (MATRICS), no qual as memórias episódica e semântica foram agrupadas em "memória e aprendizagem verbais ou visuais".

*prejuízos cognitivos são observados na ausência de tratamento.

Nota: Cognição social engloba a teoria da mente. Em casos raros (como no savantismo), indivíduos autistas apresentam um aumento considerável da memória declarativa e da velocidade de processamento para certos domínios de interesse. As observações do TDAH se referem aos jovens; sintomas similares estão presentes na vida adulta. Indivíduos com TOC, TEPT e transtorno do pânico apresentam-se hiperalertas aos estímulos ameaçadores (intrusivos), o que pode interromper a execução de tarefas objetivo-dirigidas. Na doença de Alzheimer, as observações são referentes ao grau de progressão leve da doença. Os parênteses nos símbolos de "+" indicam uma magnitude intermediária do prejuízo, por exemplo, +(+) indica algo entre + e ++.

casos, de monitoração cardíaca por meio de eletrocardiogramas (ECGs) periódicos.

Alterar a função do glutamato pelo uso de psicoestimulantes pode prejudicar a flexibilidade comportamental, levando ao desenvolvimento ou à potencialização dos comportamentos aditivos.

É importante saber que a dopamina e a noradrenalina não exibem efeitos lineares; em vez disso, sua modulação em relação à função cognitiva e neuronal se comporta como uma curva em U invertido (Fig. 34.3). O uso de doses inadequadas apresenta o risco de extrapolar os níveis ideais de neurotransmissores em direção a estados hiperdopaminérgicos e hipernoradrenérgicos, piorando, assim, os próprios comportamentos e cognições que eram objetivo de melhora (Fig. 34.3).

▶ INDICAÇÕES DE USO DOS FÁRMACOS PRÓ-COGNITIVOS

DÉFICIT DE MEMÓRIA

Ao detectar déficit de memória no paciente, é fundamental que o psiquiatra defina, antes de escolher o medicamento mais indicado, qual o tipo de memória envolvida (Fig. 34.4). Esse diagnóstico diferencial é imprescindível para a escolha do medicamento correto para a deficiência cognitiva em questão, e, em alguns casos, o psiquiatra deve recorrer ao auxílio de uma avaliação neuropsicológica mais detalhada para proceder em tal diferenciação em relação aos tipos de memória envolvidos no problema (em determinadas situações, inclusive, mais de uma memória pode estar comprometida). Decisões erradas resultam em tratamentos sem benefício, efeitos colaterais indesejáveis, perda de tempo e ônus ao paciente.

De modo geral, pode-se considerar dois grandes grupos principais de pacientes (Fig. 34.4):

- Quando o déficit de memória se relaciona à memória de trabalho, ele ocasiona um tipo de amnésia de padrão frontal, e a opção farmacológica deve recair nos nootrópicos com perfil noradrenérgico e dopaminérgico. Na verdade, estatisticamente, a maioria dos casos atendidos com queixa de memória no consultório do psiquiatra pertence a esse grupo (e não ao grupo com demência ou doença de Alzheimer). São principalmente pacientes jovens e de meia-idade com queixas de memória da seguinte natu-

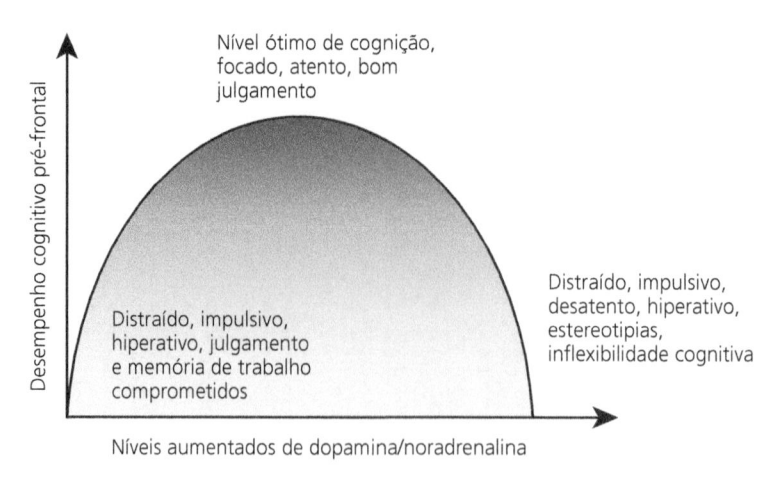

FIGURA 34.3 MODULAÇÃO DA FUNÇÃO COGNITIVA PELA DOPAMINA E NORADRENALINA.

DISTÚRBIO DE MEMÓRIA

(Definir)

Memória episódica → Amnésia límbica → Geralmente alterada no transtorno neurocognitivo leve (amnéstico) e transtorno neurocognitivo maior (demências: de Alzheimer com corpos de Lewy, vascular) → Tratamento com anticolinesterásico:
- Donepezil
- Rivastigmina
- Galantamina

Memória de trabalho → Amnésia frontal → Geralmente alterada em transtornos funcionais (depressão, bipolar) e demências do tipo não Alzheimer → Tratamento com agonistas noradrenérgicos e dopaminérgicos

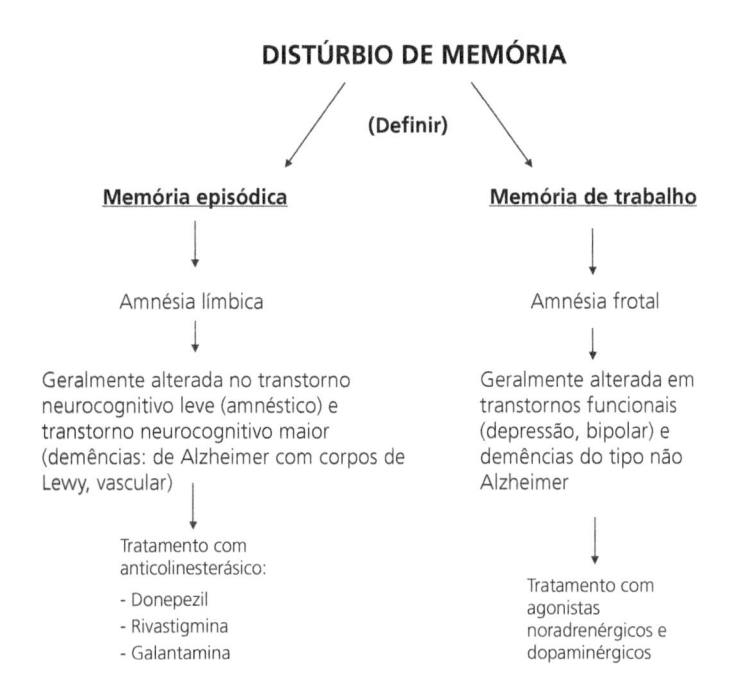

FIGURA 34.4 ALGORITMO PARA A CONDUÇÃO DO TRATAMENTO DE UM CASO DE DISTÚRBIOS DE MEMÓRIA.

reza: esquecem qual era o objetivo da ação que estavam realizando; perdem o "fio da meada" do que estavam falando; apresentam dificuldade de acompanhar uma sequência longa de pensamento; exibem suscetibilidade aumentada a interrupções ou estímulos distrativos. Essas queixas geralmente estão vinculadas a outros transtornos psiquiátricos funcionais (transtorno do espectro bipolar, depressão, ansiedade, transtorno de déficit de atenção, etc.) ou a demências do tipo não Alzheimer (demências frontais, demências associadas ao parkinsonismo *plus*, etc.).

- Quando o déficit de memória refere-se à incapacidade de registro ou arquivamento de novas informações (mesmo com a oferta de pistas ou dicas, o paciente não consegue recuperar o material anteriormente apresentado, atestando sua incapacidade de fixar a informação, e não apenas de resgatá-la), ocasiona um tipo de amnésia de padrão límbico (hipocampal), e a opção farmacológica deve recair sobre os anticolinesterásicos. Esse grupo é mais raro no consultório psiquiátrico e é representado por indivíduos com transtorno neurocognitivo leve amnéstico (não associado a outro transtorno psiquiátrico, diferentemente do grupo anterior) ou transtorno neurocognitivo maior (associado a doença de Alzheimer, demências mistas, demência com corpos de Lewy e doença de Parkinson).

Infelizmente, o que se detecta na realidade brasileira é a não observância desses princípios e a prescrição inadequada de medicamentos pró-cognitivos sem a devida consideração fisiopatológica do tipo de déficit de memória apresentado. É por isso que ocorrem distorções em tal processo, como, por exemplo, a prescrição absurda de memantina para problemas de memória em geral e no transtorno neurocognitivo leve, usos diferentes de sua única indicação, que é para as fases moderadas e graves da doença de Alzheimer; aliás, esse é, infelizmente, o medicamento mais prescrito para memória no Brasil.

A seguir, vamos discorrer sobre os agentes anticolinérgicos, os quais constituem indicação para problemas de memória episódica (amnésia límbica). Incluiremos a memantina nesse grupo tão somente por fazer parte das indicações terapêuticas para a doença de Alzheimer.

Anticolinérgicos

Desde a introdução do primeiro anticolinérgico (tacrina), em 1997, esses agentes ainda representam as melhores e mais específicas opções terapêuticas farmacológicas para o tratamento da doença de Alzheimer.

Trata-se de medicamentos que melhoram a função colinérgica pela inibição da enzima responsável pela degradação da acetilcolina na fenda sináptica (AChE), aumentando, assim, o tempo de permanência da acetilcolina e, consequentemente, ampliando a possibilidade de um sinal no neurônio colinérgico pós-sináptico.[9] Como se sabe, a acetilcolina é o principal neurotransmissor da circuitaria neuronal relacionada aos sistemas de memória, e sua redução está implicada na fisiopatologia dos déficits de memória de forma geral e da doença de Alzheimer de forma particular (hipótese colinérgica dessa demência). Do ponto de vista teórico, portanto, seria desejável o acréscimo da quantidade de acetilcolina na fenda sináptica. Para isso, uma das estratégias possíveis, entre muitas, é a desativação da acetilcolinesterase, enzima que degrada a acetilcolina presente na fenda sináptica, reduzindo sua biodisponibilidade.

Como o principal déficit na neurotransmissão da memória envolve a acetilcolina, várias estratégias têm sido utilizadas para alcançar farmacologicamente o sistema colinérgico, sobretudo na doença de Alzheimer. O uso de precursores colinérgicos (colina e lecitina) mostrou-se decepcionante, porém novos inibidores da colinesterase foram promissores na melhora ou manutenção da função cognitiva em pacientes com doença de Alzheimer.[9]

Já existe evidência acumulada de que os anticolinérgicos também incidem sobre o curso dessa doença, reduzindo a velocidade de sua progressão. No início, acreditava-se que apenas os pacientes nos estádios iniciais (Miniexame do Estado Mental [MEEM] entre 21 e 26) da patologia se beneficiariam dos efeitos nos sintomas da memória e na progressão do processo demencial, porém alguns estudos apontam para a possibilidade de melhora também nos estágios intermediários (MEEM entre 10 e 20) e mesmo avançados da doença.[10]

Tem sido demonstrada também a capacidade dos inibidores da colinesterase (IchEs) de interferir positivamente nos sintomas comportamentais (além de sua já notória eficácia sobre os cognitivos), estendendo, assim, seu campo de atuação terapêutica. Prova disso é a redução de 58 a 23% na utilização de antipsicóticos em pacientes com demência com alterações de comportamento que utilizavam anticolinérgicos, como sugerido em alguns estudos de longo prazo.[11] Logo, parece claro que os IchEs atuam no tripé de sintomas que caracterizam a síndrome demencial: os sintomas cognitivos, principalmente, mas também os comportamentais e, em última análise, o desempenho das atividades da vida diária. Tudo isso parece justificar um julgamento favorável sobre a relação custo-benefício implicada no uso desse grupo de medicamentos.[11]

Como um grupo, os anticolinérgicos disponíveis na atualidade se parecem, seja em sua eficácia, seja no perfil de efeitos colaterais (cabe dizer, todavia, que se parecem mais na eficácia do que no perfil de efeitos colaterais). Mais recentemente, entretanto, começaram a surgir indicações particularizadas com base em algumas características peculiares de cada um dos fármacos que compõem esse grupo, uma vez que se observa com frequência que um paciente considerado não respondedor a um anticolinérgico pode mostrar resposta a outro (variabilidade individual diante de tratamentos diferentes). Foi assim que vários laboratórios farmacêuticos investiram no estudo aprofundado do mecanismo de ação diferencial de cada um desses agentes, justificando e ressaltando os pontos de atuação clínica que pudessem indicar maior benefício de um fármaco particular. O fato é que o estado da arte atual da abordagem farmacológica na doença de Alzheimer ainda não permite tal especificação ou opção preferencial. Ainda assim, há sugestões de que talvez os medicamentos que tivessem perfil de ação não apenas colinérgico, mas também nicotínico, poderiam ser melhores candidatos para o tratamento de pacientes que exibissem não apenas déficits de memória, mas também alterações comportamentais associadas, como é o caso de vários indivíduos com doença de Alzheimer. Existem também sugestões de que fármacos atuantes em ambos os sistemas enzimáticos degradantes da acetilcolina (AChE e BChE) poderiam corrigir melhor as alterações fisiopatológicas colinérgicas da doença.

Uma das questões ainda pendentes no tratamento com anticolinérgicos é o momento ideal para descontinuar o medicamento. Em muitos casos, quando o fármaco já não parece fazer efeito, a descontinuação leva a uma queda acentuada da capacidade mnéstica, obrigando o médico a restituí-la. Não são todos os pacientes com doença de Alzheimer que melhoram com o uso de anticolinérgicos. Além disso, em sua maioria, aqueles que melhoram não o fazem de modo dramático.

Outras formas de demência, além da doença de Alzheimer, podem se beneficiar do uso desses medicamentos. Curiosamente, alguns estudos parecem sugerir que, na demência com corpos de Lewy, os resultados com o uso de tais agentes são mais intensos e promissores do que na doença de Alzheimer, talvez porque a deficiência colinérgica seja maior naquela do que nesta. Também pacientes com demência vascular e particularmente de demência mista (doença de Alzheimer mais demência vascular) parecem obter ganhos. Em outras formas de demência, entretanto, não são notados benefícios, e, pelo contrário, os pacientes podem mostrar-se especialmente sensíveis aos efeitos colaterais desses medicamentos, como observa-se naqueles com demência frontotemporal.

Para avaliar se a resposta ao uso dos anticolinérgicos foi eficaz ou não, são necessários pelo menos seis meses de administração ininterrupta. Quando existe efeito favorável sobre a cognição, ele tende a ser mantido pelo período de dois anos. Com relação à resposta terapêutica a esses fármacos, podemos dividir o grupo de pacientes com demência em duas grandes categorias: "respondedores" e "não respondedores". Ainda não dispomos de características preditivas seguras e bem estabelecidas para definir em qual grupo os pacientes se enquadram.

Ao potencializar a acetilcolina, os anticolinérgicos podem induzir efeitos colaterais do tipo colinérgico periférico, sobretudo sobre o trato gastrintestinal e o sistema cardiovascular (náuseas, vômitos, diarreia, desconforto abdominal, anorexia, bradicardia, arritmia, síncope), os quais são as maiores causas de interrupção do tratamento. Em muitos casos, tal ocorrência pode ser evitada com a titulação bastante lenta da dose até que se atinjam as dosagens consideradas terapêuticas. Tem sido descrita também a ocorrência de crises colinérgicas em doses altas desses agentes. Tais crises são caracterizadas por mal-estar geral, tontura, diaforese, síncope, ansiedade, náuseas, vômitos, anorexia, cefaleia, insônia e cãibras.

Birks[12] conduziu uma metanálise dos ensaios controlados e randomizados disponíveis na época para avaliar a eficácia dos IChEs donepezil, rivastigmina e galantamina na doença de Alzheimer leve, moderada e grave. Os resultados de 10 ensaios duplos-cegos randomizados e controlados por placebo demonstraram que o tratamento por seis meses com donepezil, galantamina ou rivastigmina na dose recomendada produziu melhoras na função cognitiva, nas atividades da vida diária e no comportamento. Como conclusão, temos que tais IChEs atrasam a degradação da acetilcolina liberada na fenda sináptica e, assim, melhoram a neurotransmissão colinérgica. Os três IChEs são eficazes para doença de Alzheimer leve a moderada. Apesar das ligeiras variações no modo de ação desses fármacos, não há qualquer evidência de diferenças entre eles com relação à eficácia. A evidência de um grande estudo mostra menos eventos adversos associados ao donepezil em comparação à rivastigmina.

Donepezil

O donepezil é um IChE de nova geração com especificidade para a acetilcolinesterase (AChE) cerebral. Faz parte da família dos inibidores reversíveis da AChE e parece ter pouca atuação sobre a butirilcolinesterase (BChE). É o anticolinérgico mais usado no mundo, com exceção do Brasil. O donepezil é metabolizado sobretudo no fígado, utilizando-se do sistema P450 (liga-se pouco às isoenzimas CYP 2D6 e CYP 3A4), o que favorece sua segurança quando associado a outros agentes que habitualmente interferem nesse sistema enzimático.

São administrados, a princípio, 5 mg/dia, em dose única noturna (devido à sua meia-vida longa), sempre após uma refeição, com a opção de titulação para 10 mg/dia em 28 dias no intuito de reduzir a emergência de efeitos colaterais, os quais são dose-dependentes.

Rivastigmina

A rivastigmina pertence à segunda geração de agentes anticolinérgicos com especificidade para a inibição da AChE cerebral (principalmente no hipocampo e neocórtex, sendo menor no tronco cerebral e estriado) e também da BChE. Faz parte da família dos inibidores pseudo-irreversíveis da AChE/BChE.[9] Praticamente, não se utilizam as isoenzimas do sistema citocromo P450 para seu metabolismo, o que confere a tal agente segurança no uso, algo muito bem-vindo quando estamos tratando de idosos usuários de polifarmácia com o risco de várias interações medicamentosas.

Devido a sua meia-vida curta, pode ser administrada duas vezes ao dia e com a vantagem de, uma vez descontinuada, permitir o rápido retorno aos níveis normais de acetilcolina, o que pode ser interessante em algumas situações clínicas de emergência (cirurgias de urgência) ou mesmo diante de uma crise colinérgica. A dose inicial é de 1,5 mg, duas vezes ao dia e sempre após as refeições, devendo ser aumentada para 3 mg, depois para 4,5 mg e, por último, para 6 mg, inevitavelmente com um intervalo de duas semanas entre os acréscimos, até a dose máxima considerada terapêutica (12 mg/dia, divididas em duas administrações diárias). A apresentação transdérmica (*patch* 5, 10 e 15) reduziu significativamente os efeitos colaterais, aumentando a tolerância e o conforto posológico da rivastigmina, bem como favorecendo a adesão ao tratamento.

Galantamina

A galantamina é um anticolinesterásico que apresenta um mecanismo de ação duplo (inibição da AChE e modulação alostérica do receptor nicotínico).

O medicamento foi aprovado pela Food and Drug Administration (FDA) nas doses de 16 e 24 mg/dia. É iniciada com 4 mg, duas vezes ao dia. Depois de um mês, é aumentada para 8 mg, duas vezes ao dia, dose considerada ótima para a maioria dos pacientes. Aqueles que não melhoram com essa dose (16 mg/dia) ou que deterioram com sua continuidade podem receber aumento para 12 mg, duas vezes ao dia (24 mg/dia).

Memantina

O L-glutamato é o principal neurotransmissor excitatório do sistema nervoso central, uma vez que desempenha um papel importante na transmissão neural, na aprendizagem, na memória e nos processos de plasticidade neuronal. Há evidências de que o aumento da ação excitatória desse aminoácido interfere na patogênese da doença de Alzheimer. No entanto, a ação fisiológica do glutamato é necessária para a atividade normal do cérebro e, portanto, não pode ser bloqueada totalmente. Antagonistas de baixa afinidade para os receptores do tipo N-metil-D-aspartato (NMDA), tais como a memantina, podem impedir a neurotoxicidade excitatória, sem interferir nas ações fisiológicas do glutamato necessárias para a aprendizagem e a memória.

A memantina, um antagonista de baixa afinidade dos receptores de glutamato NMDA, tem a promessa de impedir a neurotoxicidade excitatória na doença de Alzheimer. Em 2003, foi aprovada pela FDA para o tratamento da condição de moderada e grave.

DÉFICIT DE ATENÇÃO

O déficit de atenção em psicogeriatria pode ser visto em várias formas de demência, como também pode acompanhar transtornos psiquiátricos funcionais (transtorno bipolar, depressão, ansiedade, esquizofrenia residual), especialmente em pacientes subtratados.[13] Os seguintes medicamentos podem ser usados para o déficit de atenção ou concentração em idosos, independentemente da etiologia subjacente:

- Lisdexanfetamina
- Metilfenidato
- Modafinil (indicação fora de bula)
- Bupropiona
- Outros agonistas dopaminérgicos (fora de bula)
  - Pramipexol
  - Selegilina
- Fase de testes:
  - Agonistas seletivos para o receptor nicotínico α4β2 (receptor colinérgico pré-frontal: detecção de estímulos novos e relevantes).[14]

DÉFICIT NA MEMÓRIA DE TRABALHO E LENTIDÃO COGNITIVA

Todas as opções de medicamentos para esses quadros ainda não constam em bula, mas existem vários agentes potencialmente úteis na melhora sintomática da memória de trabalho e na lentidão cognitiva, independentemente da etiologia subjacente. Em geral, são seguros para uso na velhice, em diversas condições psiquiátricas, funcionais ou orgânicas. É necessário monitorar a pressão arterial e a frequência cardíaca (podem aumentar), bem como o sono e o apetite (podem diminuir), os quais podem ser alterados com o uso desses medicamentos.

- Metilfenidato. Pode melhorar o desempenho cognitivo de adultos em tarefas sensíveis a lesões no lobo frontal e em circuitos frontoestriatais, incluindo aspectos da memória de trabalho espacial.[15]

- Lisdexanfetamina
- Modafinil
- Bupropiona
- Outros agonistas dopaminérgicos
  - Pergolida. Melhora o tempo de reação em tarefas de alto *span* e piora o tempo de reação em tarefas de baixo *span*. A pergolida aumenta a atividade em regiões relacionadas com a tarefa de memorização espacial e reduz a atividade em regiões relacionadas com a tarefa de memorização de objetos, incluindo as áreas pré-frontal e parietal.[16]
  - Bromocriptina. Melhora o aprendizado reverso com base em recompensa em relação àquele com base em punição em indivíduos com capacidade basal reduzida de síntese de dopamina.[17]
  - Pramipexol
  - Selegilina

DÉFICIT DE APRENDIZAGEM E COGNIÇÃO GERAL

Existem relatos anedóticos de substâncias que podem melhorar o aprendizado e o desempenho cognitivo geral, mas são achados ainda especulativos e que carecem de mais estudos consistentes.

- Piracetam. É um medicamento seguro e muito bem tolerado e se relaciona com outros agentes aparentados (grupo "análogos do piracetam": pramiracetam, que demonstrou benefício no déficit cognitivo associado ao traumatismo craniencefálico; fenilpiracetam, mais potente). Embora o piracetam não apresente benefícios de longo prazo para o tratamento de transtornos neurocognitivos leves, estudos recentes demonstraram seu efeito neuroprotetor quando usado durante a cirurgia de revascularização do miocárdio. Ele também foi eficaz no tratamento de déficits cognitivos de origem cerebrovascular e traumática; no entanto, seu efeito sobre a redução global da depressão e da ansiedade foi maior do que o benefício sobre a memória. Em combinação com um agente vasodilatador, o piracetam parece ter um efeito aditivo benéfico em vários déficits cognitivos.[4,18] Seus mecanismos de ação continuam um enigma. Foram implicados efeitos diferentes sobre os subtipos de receptores de glutamato, mas não efeitos gabaérgicos. O piracetam parece ativar o influxo de cálcio em células neuronais, no entanto essa ação é questionável à luz dos resultados de que um influxo persistente de cálcio pode ter impacto deletério sobre células neuronais.[18]
- Ampaquinas (CX717). Melhoram a transmissão excitatória rápida, promovem a indução e aprimoram a carga do potencial de longa duração. Também aumentam a produção do fator neurotrófico derivado do cérebro (BDNF).[19]

▶ QUANDO O TRATAMENTO COGNITIVO SIGNIFICA CESSAR A IATROGENIA

Abordagens farmacológicas na velhice requerem cuidados especiais. Muitos medicamentos usados por idosos podem produzir efeitos colaterais sobre a cognição, prejudicando seu já delicado equilíbrio no domínio das atividades nervosas superiores. Nesses casos, o tratamento cognitivo consiste na retirada do fármaco responsável pela repercussão cognitiva.

Muitas vezes, o médico prescritor, principalmente quando pertence a uma especialidade menos afim ao sistema nervoso central, não se preocupa em conhecer os efeitos colaterais cognitivos dos medicamentos que prescreve. Alguns fármacos tidos como inócuos e prescritos de forma liberal na velhice, como as estatinas e os medicamentos para incontinência urinária, são, por isso mesmo, especialmente perigosos, já que escondem riscos dos quais ninguém desconfia.

No Quadro 34.1 são listados alguns medicamentos com o potencial de piorar a cognição.

➤ CONSIDERAÇÕES FINAIS

A melhora da cognição constitui talvez um dos temas mais intrigantes e controversos das neurociências de hoje. Atualmente, além dos anticolinérgicos para a memória episódica, as principais classes de medicamentos utilizadas como potenciais estimuladores cognitivos incluem os psicoestimulantes (metilfenidato, anfetamínicos), mas agentes promotores de vigília (modafinil) e ativadores de glutamato (ampaquinas) também são usados com frequência cada vez maior. Farmacologicamente, substâncias que potencializam os componentes dos circuitos de memória/aprendizagem – dopamina, glutamato (excitação neuronal) e/ou noradrenalina – melhoram a função cerebral.

QUADRO 34.1 MEDICAMENTOS COM POTENCIAL DE PIORA DA COGNIÇÃO

- Anticolinérgicos de forma geral (biperideno)
- Medicamentos para incontinência urinária (oxibutinina, imipramina)
- Alguns antipsicóticos (geralmente quanto mais sedativos, piores para a cognição)
- Antidepressivos com efeito anticolinérgico (tricíclicos, sobretudo a amitriptilina)
- Anticonvulsivantes (especialmente o topiramato e o fenobarbital)
- Estatinas
- Hipnóticos
- Benzodiazepínicos
- Orexígenos/estimulantes de apetite (buclizina)

O tratamento efetivo dos transtornos cognitivos depende da avaliação e da indicação correta com base em formação sólida em ciência cognitiva. Essa é uma área da psiquiatria sujeita a interferência externa (sociologia, filosofia, mídia) e com alto risco de uso em população não doente, bem como automedicação e, em alguns casos, dependência.[20]

➤ REFERÊNCIAS

1. Coleman D. Foco. São Paulo: Objetiva; 2014.

2. Buccafusco JJ. Emerging cognitive enhancing drugs. Expert Opin Emerg Drugs. 2009;14(4):577-89.

3. Birks J, Grimley Evans J. Ginkgo biloba for cognitive impairment and dementia. Cochrane Database Syst Rev. 2009;(1):CD003120.

4. Gualtieri F, Manetti D, Romanelli MN, Ghelardini C. Design and study of piracetam-like nootropics, controversial members of the problematic class of cognition-enhancing drugs. Curr Pharm Des. 2002;8(2):125-38.

5. Millan MJ, Agid Y, Brüne M, Bullmore ET, Carter CS, Clayton NS, et al. Cognitive dysfunction in psychiatric disorders: characteristics, causes and the quest for improved therapy. Nat Rev Drug Discov. 2012;11(2):141-68.

6. Froestl W, Muhs A, Pfeifer A. Cognitive enhancers (nootropics). Part 1: drugs interacting with receptors. J Alzheimers Dis. 2012;32(4):793-887.

7. Froestl W, Muhs A, Pfeifer A. Review.Cognitive enhancers (nootropics). Part 2: drugs interacting with enzymes. J Alzheimers Dis. 2013a;33(3):547-658.

8. Froestl W, Pfeifer A, Muhs A. Cognitive enhancers (nootropics). Part 3: drugs interacting with targets other than receptors or enzymes. disease-modifying drugs. J Alzheimers Dis. 2013b;34(1):1-114.

9. Caixeta L. Doença de Alzheimer. Porto Alegre: Artmed; 2012.

10. Allen H, Burns A. Current pharmacologic treatments for dementia. In: Growdon JH, Rossor MN, editors. The dementias. Boston: Butterworth-Heinemann; 1998. p. 335-58.

11. Fago JP. Dementia: causes, evaluation and management. Hosp Pract (1995). 2001;36(1):59-69.

12. Birks J. Cholinesterase inhibitors for Alzheimer's disease. Cochrane Database Syst Rev. 2006;(1):CD005593.

13. Caixeta L. Tratado de neuropsiquiatria, neurologia cognitiva e do comportamento e neuropsicologia. 2. ed. São Paulo: Atheneu; 2014.

14. Bloem B, Poorthuis RB, Mansvelder HD. Cholinergic modulation of the medial prefrontal cortex: the role of nicotinic receptors in attention and regulation of neuronal activity. Front Neural Circuits. 2014;8:17-23.

15. Mehta MA, Owen AM, Sahakian BJ, Mavaddat N, Pickard JD, Robbins TW. Methylphenidate enhances working memory by modulating discrete frontal and parietal lobe regions in the human brain. J Neurosci. 2000;20(6):RC65.

16. Gibbs SE, D'Esposito M. A functional magnetic resonance imaging study of the effects of pergolide, a dopamine receptor agonist, on component processes of working memory. Neuroscience. 2006;139(1):359-71.

17. Cools R, Frank MJ, Gibbs SE, Miyakawa A, Jagust W, D'Esposito M. Striatal dopamine predicts outcome-specific reversal learning and its sensitivity to dopaminergic drug administration. J Neurosci. 2009;29(5):1538-43.

18. Malykh AG, Sadaie MR. Piracetam and piracetam-like drugs: from basic science to novel clinical applications to CNS disorders. Drugs. 2010;70(3):287-312.

19. Hampson RE, España RA, Rogers GA, Porrino LJ, Deadwyler SA. Mechanisms underlying cognitive enhancement and reversal of cognitive deficits in nonhuman primates by the ampakine CX717. Psychopharmacology (Berl). 2009;202(1-3):355-69.

20. Lanni C, Lenzken SC, Pascale A, Del Vecchio I, Racchi M, Pistoia F, et al. Cognition enhancers between treating and doping the mind. Pharmacol Res. 2008;57(3):196-213.

▶ LEITURAS SUGERIDAS

Kumar R. Approved and investigational uses of modafinil: an evidence-based review. Drugs. 2008;68(13):1803-39.

Urban KR, Gao WJ. Performance enhancement at the cost of potential brain plasticity: neural ramifications of nootropic drugs in the healthy developing brain. Front Syst Neurosci. 2014;8:38-43.

35

TRANSTORNOS DO COMPORTAMENTO NAS DEMÊNCIAS

LEONARDO BALDAÇARA

As demências são caracterizadas por sintomas cognitivos com consequências funcionais (prejuízo das atividades da vida diária) e, principalmente, psicológicos e comportamentais. Neste último grupo, estão os sintomas psicóticos, depressivos, agitação, agressividade, ansiedade, desinibição, entre outros, que tornam o paciente dependente, dificultam o autocuidado, bem como o cuidado por terceiros, e, por conseguinte, promovem maior estresse para a família e demais responsáveis; ademais, aumentam muito os gastos com a doença.[1] Além disso, estão entre as principais causas de busca por emergências e internação[2] e são o motivo primordial de institucionalização.[1] Visto sua importância, tais quadros recebem denominação própria e são chamados de sintomas comportamentais e psicológicos das demências (SCPDs).

Os SCPDs não devem ser vistos apenas como condições a abordar e sanar, mas como sinais e sintomas clínicos que auxiliam o médico no diagnóstico correto. Muitas síndromes demências podem evoluir progressivamente para SCPDs, enquanto outras podem iniciar os sinais mais evidentes por meio desses sintomas. Portanto, a observação e investigação de cada evento é de extrema importância e conduz ao diagnóstico mais preciso e, por conseguinte, a um tratamento mais efetivo.[3]

➤ PRINCIPAIS SINAIS E SINTOMAS DE DEMÊNCIA

Os sintomas de demência podem variar de acordo com tipo de doença (Tab. 35.1), local de acometimento predominante (Tab. 35.2), personalidade prévia, contexto e presença ou ausência de comorbidades psiquiátricas. Neste último caso, é importante salientar que os SCPDs podem estar presentes e ser falsamente diagnosticados como outra doença mental e vice-versa. Portanto, é importante estar atento ao histórico prévio,

TABELA 35.1 **ALGUNS SINTOMAS COMPORTAMENTAIS E PSICOLÓGICOS SEGUNDO O TIPO DE DEMÊNCIA**

Demência	Principal local de acometimento	Principais sinais ou sintomas comportamentais
Doença de Alzheimer	Cortical primária	Apatia, sintomas depressivos, psicose, agitação, ansiedade, confabulação
Demência vascular	Secundária	Apatia, irritabilidade, abulia, depressão, psicose, incontinência emocional
Demência com corpos de Lewy	Corticossubcortical	Alucinações visuais, *sundowning*, confabulações, agitação psicomotora, flutuações e confusão mental (*delirium*)
Demência frontotemporal	Cortical pré-senil	Apatia, desinibição, comportamentos repetitivos, pseudopsicopatia, pseudodepressão
Demência no parkinsonismo	Subcortical	Apatia, humor depressivo, ansiedade, alucinações visuais/delírios/mania
Neurossífilis	Infecciosa	Mória, desinibição, depressão, apatia, psicose

TABELA 35.2 **ALGUNS SINAIS E SINTOMAS SECUNDÁRIOS AO COMPROMETIMENTO DE ÁREAS CEREBRAIS ESPECÍFICAS**

Região	Sinais ou sintomas do comprometimento
Córtex pré-frontal dorsolateral	– Perseveração – Dificuldade na mudança de *set* – Fluência verbal reduzida – Fluência não verbal reduzida – Prejuízo na abstração – Julgamento empobrecido – Planejamento deficitário – Inibição de resposta prejudicada – Recuperação espontânea reduzida
Córtex orbitofrontal	– Desinibição – Impulsividade – Sociopatia – Euforia – Inadequação social
Córtex temporal anterior	– Hiperoralidade – Ganho de peso – Placidez – Afeto remoto e bizarro – Hipermetamorfose – Anomia semântica
Cíngulo anterior	– Apatia – Motivação reduzida – Perda de interesse

sobretudo se os sintomas iniciaram muito antes, pouco antes ou após o diagnóstico de demência.

Referente às causas dos SCPDs, ainda há controvérsia na literatura, mas as alterações comportamentais e psicológicas podem ser resultantes do comprometimento de áreas cerebrais específicas, prejuízo nos circuitos cerebrais, secundário ao déficit cognitivo e ao sofrimento pela doença, e pelas comorbidades psiquiátricas.

➤ ABORDAGEM DOS SCPDs

A abordagem deve seguir sempre os seguintes passos:

- História detalhada da doença
  Avaliar o relato do paciente e de seus cuidadores. Avaliar início dos sintomas, momento do surgimento, duração e remissão. Verificar se há relação com algum evento, como, por exemplo, determinado tipo de pessoa, ficar sozinho, período do dia. Examinar se os sintomas surgiram após o início da doença.
- Investigação diagnóstica
  Avaliar se o diagnóstico de demência e, principalmente, o tipo de demência foram estabelecidos de modo correto – solicitar exames complementares, em especial de neuroimagem.
- Exclusão de causas secundárias (doenças físicas ou outras condições mentais)
  Avaliar se os sintomas realmente são secundários à doença ou podem ser relacionados a *delirium* (estado confusional agudo), dor, descompensação de patologia clínica ou mental. É importante salientar que os sintomas físicos sempre devem ser cogitados, visto que os pacientes com demência apresentam comprometimento da memória, da orientação e da linguagem, e, portanto, não conseguem relatar os sintomas de forma detalhada.

- Abordagem não medicamentosa
- Abordagem medicamentosa

➤ ABORDAGEM NÃO MEDICAMENTOSA

Independentemente da gravidade ou do tipo da demência, todos os pacientes necessitam de abordagem comportamental específica. Trata-se de indivíduos que apresentam dificuldades em recordar, assim como identificar datas, locais onde estão e encontrar objetos. Sua capacidade de entendimento é limitada, e eles já perderam grande parte de suas habilidades. Assim, estando o paciente estável ou não, independentemente do local, todos devem seguir algumas medidas comportamentais (Quadro 35.1).

QUADRO 35.1 MEDIDAS COMPORTAMENTAIS NAS DEMÊNCIAS

- Durante o dia, o ambiente deve ser iluminado; à noite, é necessário reduzir a intensidade luminosa.
- Reduzir a intensidade sonora à noite.
- Não colocar tapetes nem deixar o chão muito liso.
- Ter horários fixos para ir ao banheiro.
- Ter horários fixos para dormir e acordar.
- Ter horários fixos para se alimentar.
- Deixar objetos familiares ao redor, e, principalmente, o relógio e o calendário com hora e data marcadas.
- Nas conversas, dar informações simples e de forma clara, evitar falas de duplo sentido ou piadas.
- Explicar novamente o que ocorre, se for necessário.
- Evitar o maior número de medicamentos possível.
- Manter o paciente alimentado e hidratado.
- Deixar o paciente junto à família.
- Abordar a privação sensorial.

Um fator muitas vezes ignorado é a privação visual. Com frequência, os pacientes com demência apresentam dificuldades visuais e auditivas, o que, por sua vez, prejudica a orientação temporal e espacial e são gatilhos para o início de alguns sintomas, como crises de ansiedade, reação catastrófica, sintomas deliroides, agitação ou agressividade. Nesses casos, há benefício com o manejo do prejuízo: se o déficit for visual, é necessário avaliar a possiblidade de uso de óculos, se há indicação de correção de catarata ou se deve ser prescrito medicamento para glaucoma; se o déficit for auditivo, é necessário avaliar a possibilidade de uso de aparelho e orientar a família a se comunicar de forma correta (falar pausadamente, fazer gestos e utilizar timbre de voz mais grave).

▶ ABORDAGEM MEDICAMENTOSA

A abordagem medicamentosa também é tema de controvérsia na literatura. No caso de causa secundária, ou seja, alteração comportamental por doença física ou outro transtorno mental, o tratamento deve ser específico para cada situação. No caso de SCPDs, a primeira abordagem medicamentosa a ser pensada deve ser a específica. Se falhar, outros psicotrópicos podem ser cogitados de acordo com o tipo de manifestação, conforme será discutido posteriormente.

No caso da abordagem específica, recomenda-se o uso de medicamentos que focam o comprometimento dos circuitos acometidos pelas doenças, tais como o dopaminérgico e o colinérgico. Na Tabela 35.3, apresentamos as principais indicações de medicamentos denominados específicos segundo o tipo de demência.

▶ PRINCIPAIS SINTOMAS COMPORTAMENTAIS E PSICOLÓGICOS DAS DEMÊNCIAS E SEU MANEJO

AGRESSIVIDADE E AGITAÇÃO

Agressividade e agitação são comuns nas demências. Apesar de frequentemente transitórias, essas situações estão relacionadas à entrada em instituições de cuidados.[4,5] O manejo medicamentoso é limitado, sendo que é recomendada a associação de manejo comportamental com uso de anti-

TABELA 35.3 **MEDICAMENTOS ESPECÍFICOS PARA CADA TIPO DE DEMÊNCIA**

Demência	Medicamento
Doença de Alzheimer	– Anticolinesterásicos – Antagonista do glutamato
Demência vascular	– Antagonista do glutamato
Demência frontotemporal	– Apenas para manejo dos sintomas, tais como antidepressivos e antipsicóticos
Demência com corpos de Lewy	– Anticolinesterásicos – Antagonista do glutamato – Precursores da dopamina
Demência na doença de Parkinson	– Anticolinesterásicos – Antagonista do glutamato
Demência alcóolica	– Antagonista do glutamato
Demência secundária à infecção por HIV	– Antivirais que cruzam a barreira hematoencefálica, tais como a zidovudina

psicóticos, porém considerando muito os custos e benefícios.

O primeiro passo é o diagnóstico diferencial, bem como o melhor manejo e o tratamento específico para a causa. Entre as principais causas de agitação – e a primeira que sempre é cogitada – estão os sintomas deliroides secundários ao prejuízo cognitivo. Todavia, são transitórios e podem ser manejados de forma não medicamentosa. Entretanto, outras causas merecem atenção, conforme ilustra o Quadro 35.2.

Uma vez identificada a causa, independentemente da conduta, é necessária a implementação das medidas comportamentais gerais. Em seguida, parte-se para as medidas medicamentosas. Entretanto, em casos de agitação grave, recomenda-se primeiro as medidas medicamentosas e, posteriormente, as ambientais.[6] O ideal é iniciar por medicamentos por via oral, em baixas doses (pelo menos um terço da dose para adultos) e fracionadas (2 a 3 vezes ao dia) para evitar os efeitos colaterais. É importante observar as interações medicamentosas, que podem piorar o quadro de agitação.

Há evidência de que os antipsicóticos atípicos possam ser utilizados para a redução da agitação e da agressividade, tais como a risperidona e a olanzapina. Entretanto, esses agentes têm potencial para grandes complicações, como, por exemplo, ganho de peso, sintomas extrapiramidais, efeitos cardíacos e até maior risco de acidente vascular cerebral (AVC). Além disso, doses altas podem levar o idoso a ficar mais tempo acamado e diminuir sua funcionalidade. Os antipsicóticos também podem agravar as alucinações nos pacientes com demência com corpos de Lewy e agravar os sintomas extrapiramidais, assim como na demência de Parkinson. Do mesmo modo, os antipsicóticos, se forem utilizados de forma não criteriosa, podem aumentar o risco de mortalidade, devido a seus efeitos cardiovasculares e o aumento da imobilidade.

Outra opção para reduzir a agitação são os anticolinérgicos, em especial na demência leve e moderada.[7]

APATIA

A apatia é muitas vezes ignorada e subdiagnosticada. Em geral, é definida como uma falta de interesse, emoção e motivação. Embora seus reais mecanismos ainda não estejam totalmente elucidados, é atribuída em especial à disfunção de circuitos frontais, como o córtex pré-frontal dorsolateral (envolvido nas funções executivas), o córtex orbitofrontal lateral (associado à desinibição) e o cíngulo anterior (relacionado à motivação). Grandes lesões bilaterais do córtex do cíngulo anterior podem produzir mutismo acinético, apatia e imobilidade amotivacional. Outras teorias envolvem a disfunção colinérgica frontal média e límbica e vias dopaminérgicas frontossubcorticais (primeiramente, é necessário recorrer às intervenções não farmacológicas). Os cuidadores, muitas vezes, sentem-se frustrados com os pacientes apáticos, pois interpretam sua perda de motivação como desinteresse e preguiça. Educar os cuidadores reduz o sofrimento e culpa direcionada para o paciente. Intervenções – incluindo técnicas comportamentais – que otimizam

---

QUADRO 35.2 CAUSAS DE AGITAÇÃO NAS DEMÊNCIAS

- Sintomas deliroides (delírio secundário ao prejuízo cognitivo)
- Intoxicação medicamentosa (p.ex., por estimulantes)
- Ansiedade
- Sintomas extrapiramidais (acatisia)
- Estado confusional agudo
- Insônia
- Estados vegetativos (fome, sede, constipação ou retenção urinária)

o funcionamento, tais como realizar comportamentos dirigidos e aumentar a participação em atividades prazerosas, também são úteis. Em relação às intervenções farmacológicas, apenas os anticolinérgicos demonstraram eficácia no tratamento de apatia.[8] Outras opções são a memantina, o metilfenidato, a pergolida, a bromocriptina, os antagonistas dos canais de cálcio e antipsicóticos. É importante salientar que os ensaios clínicos são poucos, e as evidências para uso de tais medicamentos são modestas.[9,10] Segundo Berman e colaboradores[9] não há suporte na literatura para justificar o uso de antidepressivos ou anticonsulsivantes.

▶ SINTOMAS PSICÓTICOS

Uma vez que os sintomas psicóticos nas demências são geralmente secundários ou deliroides, as principais medidas devem ser não medicamentosas. Entre elas, estão incluídas a correção de prejuízos perceptivos, como a correção visual e auditiva, a melhora da iluminação e a diminuição de estímulos que podem levar a más interpretações, tais como reflexo em um espelho ou uma janela. O uso de anticolinérgicos é eficaz e seguro. Já os antipsicóticos só devem ser instituídos em último caso, quando todas as outras medidas falharem, pois estão relacionados a complicações graves, como maior risco cardiovascular, imobilidade e efeitos extrapiramidais.[8,11]

▶ INSÔNIA E OUTROS DISTÚRBIOS DO SONO

As demências, em especial, a demência de Alzheimer, estão relacionadas a distúrbios do sono, seja pela inversão do ciclo sono-vigília, seja pela desregulação de neurotransmissores responsáveis pela indução do sono. Portanto, é imprescindível a aplicação de medidas de higiene do sono, principalmente o estabelecimento de horários para levantar e ir para cama, assim como do controle da intensidade luminosa e sonora conforme o horário de dia. Cochilos durante o dia podem ocasionar insônia. O uso de medicamentos sedativos durante o dia também produz a inversão do ciclo sono-vigília. É importante observar as causas medicamentosas e modificá-las na medida do possível. Caso seja necessária a abordagem medicamentosa, a primeira opção deve ser os anticolinérgicos. O donepezilo demonstrou eficácia na regulação do sono em pacientes com doença de Alzheimer, portanto deve ser a primeira escolha, principalmente quando há outros transtornos do comportamento envolvidos. Os benzodiazepínicos devem ser evitados, mas, quando usados, devem ser prescritos na menor dose necessária. Os indutores do sono podem causar distorções perceptivas e, portanto, devem ser evitados.[11]

ANSIEDADE

Os sintomas de ansiedade são frequentes nos indivíduos com demência. Muitas vezes, podem ser reconhecidos pelo próprio paciente, outras não. Existe um grande número de causas, e cabe à equipe encontrá-las antes de pensar em medidas farmacológicas (Quadro 35.3).

Quando as medidas medicamentosas são necessárias, o uso de benzodiazepínicos deve ser evitado devido ao risco de quedas, dependência e piora cognitiva. Entretanto, se estritamente necessário, deve-se optar por doses baixas, perfil ansiolítico sobre o hipnótico e meia-vida curta ou doses mais baixas, como, por exemplo, o alprazolam, o bromazepam ou o clonazepam. Caso os sintomas de ansiedade sejam exacerbados,

> **QUADRO 35.3 CAUSAS DE ANSIEDADE**
>
> – Dificuldade de orientação ou recordação
> – Estados deliroides
> – Insônia
> – Fome, sede, retenção urinária ou intestinal
> – Imobilidade
> – Medicamentos (principalmente estimulantes)
> – Efeitos extrapiramidais
> – Abstinência a benzodiazepínicos
> – Privação sensorial

está indicado o uso de inibidores seletivos da recaptação de serotonina (ISRSs).[11]

DEPRESSÃO

Os sintomas depressivos são comuns nas demências, principalmente na demência de Alzheimer e vascular. Porém, o tratamento acaba sendo dificultado, já que nem sempre é possível realizar o diagnóstico de forma precisa, pois há pacientes que, devido ao prejuízo de memória e da falta de crítica, não relatam seus sintomas. Portanto, o diagnóstico deve ser observado por meio do comportamento do paciente. Algumas evidências apontam para abordagens não medicamentosas, como terapia cognitivo-comportamental (TCC), mas com grandes limitações nos pacientes com demência grave.[12]

Outras terapias estudas foram musicoterapia, exercícios e atividades recreativas. Uma vez que o tratamento alternativo não tenha funcionado ou se agravem os sintomas a farmacoterapia deve ser instituída. A farmacoterapia segue as mesmas orientações daquela voltada ao transtorno depressivo em idosos, atentando-se principalmente para a dose dos medicamentos (iniciar com metade a um terço), o maior tempo para avaliação dos sintomas, as interações medicamentosas e os efeitos colaterais.

Como recomendação, orienta-se iniciar pelos inibidores seletivos da recaptação da serotonina (ISRSs), porém cada caso deve ser individualizado.[8]

▶ COMPORTAMENTO SEXUAL INAPROPIADO

Infelizmente, a literatura é escassa sobre o tema. São poucos os estudos existentes, e os trabalhos disponíveis têm limitações importantes ou são relatos de casos individuais ou de pequenas séries. Além disso, a maioria dos relatos envolve homens, o que torna incerto como as mulheres podem responder a algumas propostas terapêuticas. No entanto, a orientação pode ser dada por extrapolação. Por exemplo, os médicos devem usar uma abordagem sequencial que começa com o manejo de estratégias não farmacológicas e, posteriormente, medicamentos. Alguns fármacos pioram a desinibição (p. ex., os benzodiazepínicos e agonistas da dopamina) e, portanto, devem ser descontinuados.[8,13]

Outras intervenções não farmacológicas devem ser adaptadas para o paciente de forma individual. Geralmente, incluem remoção de fatores precipitantes, estratégias de distração e oportunidades para aliviar impulsos sexuais. Em casas geriátricas, pode ser necessário separar um paciente de outro interno ou membro da equipe quando essa pessoa é o gatilho do comportamento.[8,13] A separação pode ser conseguida deslocando um residente para outro andar.[8,13] A distração com outras atividades pode, por vezes, ajudar (p. ex., fazer artesanato para ocupar as mãos e evitar o toque impróprio ou a masturbação pública).

Entre as medidas medicamentosas, estão antidepressivos ISRSs, mitarzapina ou clomipramina; o uso de antiandrogênios; estrogênios; análogos do GnRH; antipsicóticos (haloperidol ou queitapina); anticonvulsivantes (gabapentina ou carbamazepina); anticolinérgicos (rivastigmina ou donepezil); anti-H2 (cimetidina); antifúngicos (cetoconazol); diuréticos poupadores de potássio (espironolactona); ou hormônio liberador de gonadotropina.[8,13]

➤ REFERÊNCIAS

1. Caixeta L. Demência: abordagem multidisciplinar. São Paulo: Atheneu; 2006.

2. Baldaçara L, Batista IAG, Neves AAM, Silva I, Jackowski AP. Emergências psiquiátricas nos idosos. Estudo epidemiológico. Arq Med Hosp Fac Cienc Med Santa Casa São Paulo. 2012;57(1):11-8.

3. Caixeta L. Tratado de neuropsiquiatria, neurologia cognitiva e do comportamento e neuropsicologia. 2. ed. São Paulo: Atheneu; 2014.

4. Ballard C, Corbett A. Agitation and aggression in people with Alzheimer's disease. Curr Opin Psychiatry. 2013;26(3):252-9.

5. Kokmen E, Beard CM, Chandra V, Offord KP, Schoenberg BS, Ballard DJ. Clinical risk factors for Alzheimer's disease: a population-based case-control study. Neurology. 1991;41(9):1393-7.

6. Docherty JP, Frances A, Kahn DA. Treatment of agitation in older persons with dementia. New York: McGraw-Hill Healthcare; 1998.

7. O'Brien JT, Burns A; BAP Dementia Consensus Group. Clinical practice with anti-dementia drugs: a revised (second) consensus statement from the British Association for Psychopharmacology. J Psychopharmacol. 2011;25(8):997-1019.

8. Joller P, Gupta N, Seitz DP, Frank MG, Gill SS. Approach to inappropriate sexual behaviour in people with dementia. Can Fam Physician. 2013;59(3):255-60.

9. Berman K, Brodaty H, Withall A, Sheeher K. Pharmacologic treatment of apathy in dementia. Am J Geriatr Psychiatr. 2012;20(2):104-22.

10. Starkstein SE, Jorge R, Mizrahi R. The prevalence, clinical correlates and treatment of apathy in Alzheimer´s disease. Eur J Psychiat. 2006;20(2):96-106.

11. Jacoby R, Oppenheimer C, Dening T, Thomas A. Old age psychiatry. Oxford: Oxford University; 2008.

12. Overshott R, Burns A. Treatment of dementia. J Neurol Neurosurg Psychiatry. 2005;76 Suppl 5:v53-9.

13. Chen ST. Treatment of a patient with dementia and inappropriate sexual behaviors with citalopram. Alzheimer Dis Assoc Disord. 2010;24(4):402-3.

➤ LEITURAS SUGERIDAS

Cohen-Mansfield J. Nonpharmacologic treatment of behavioral disorders in dementia. Curr Treat Options Neurol. 2013;15(6):765-85.

Di Santo SG, Prinelli F, Adorni F, Caltagirone C, Musicco M. A meta-analysis of the efficacy of donepezil, rivastigmine, galantamine, and memantine in relation to severity of Alzheimer's disease. J Alzheimers Dis. 2013;35(2):349-61.

Noguchi D, Kawano Y, Yamanaka K. Care staff training in residential homes for managing behavioural and psychological symptoms of dementia based on differential reinforcement procedures of applied behaviour analysis: a process research. Psychogeriatrics. 2013;13(2):108-17.

Osborn GG, Saunders AV. Current treatments for patients with Alzheimer disease. J Am Osteopath Assoc. 2010;110(9 Suppl 8):S16-26.

36

MANEJO CLÍNICO PRÁTICO DAS PRINCIPAIS SÍNDROMES GERIÁTRICAS ASSOCIADAS

ELISA FRANCO DE ASSIS COSTA

Discutir o manejo clíinico das situações conhecidas como síndromes geriátricas requer primeiro compreender o significado delas e o que as faz diferentes das síndromes clínicas tradicionais.

O termo "síndrome geriátrica" tem sido adotado em várias publicações para descrever aquelas condições clínicas comuns em idosos, mas que não se enquadram em categorias distintas de doenças.[1]

Por essa definição, fica claro que nem toda condição clínica mais prevalente em idosos pode ser chamada de síndrome geriátrica, pois sua apresentação clínica resulta não só de uma única doença bem definida, mas do acúmulo de deficiências em vários sistemas orgânicos, e ocorre quando esse efeito cumulativo compromete a capacidade compensatória do organismo.

Muitos dos problemas abordados pelos médicos que assistem idosos podem ser classificados como síndromes geriátricas, inclusive o *delirium,* a demência, as quedas, a fragilidade, a incontinência, a imobilidade, as úlceras por pressão e a iatrogenia.[2]

Como são condições de difícil manuseio clínico, de elevada prevalência e de grande impacto na qualidade de vida da população geriátrica, elas merecem um capítulo à parte dentro do estudo dos problemas de saúde em idosos.

➤ SÍNDROME CLÍNICA TRADICIONAL *VERSUS* SÍNDROME GERIÁTRICA

Uma síndrome pode ser definida como um padrão de sintomas e sinais, com uma única causa subjacente, a qual pode ou não ser conhecida. No caso da síndrome clínica tradicional, trata-se de uma única alteração que resulta em diversos fenômenos clínicos, e seu exemplo mais clássico é a síndrome de Cushing, ilustrada na Figura 36.1.

Pode-se dizer que a síndrome geriátrica é o reverso da síndrome clínica tradicional,

Processo patogênico específico → Múltiplos fenômenos clínicos

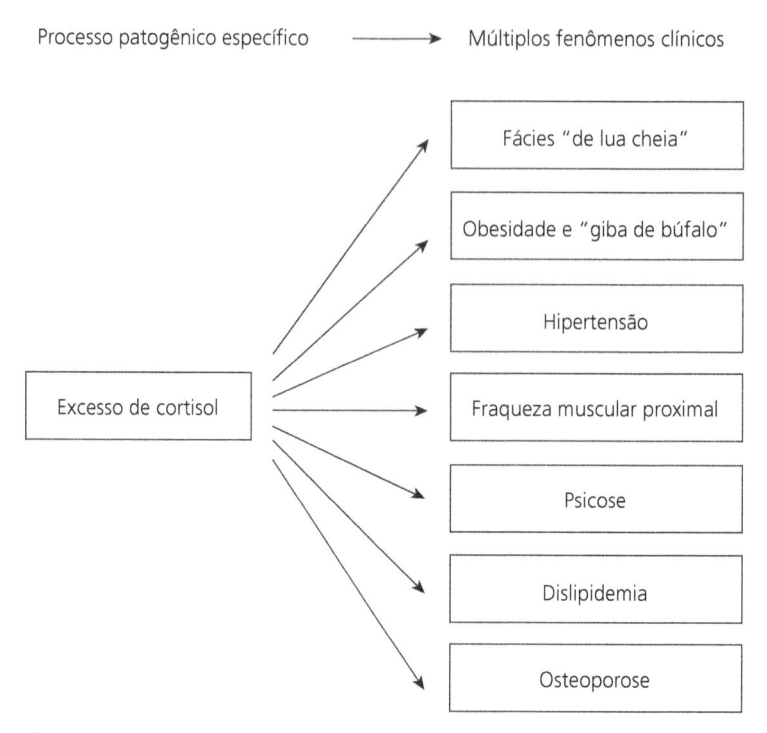

Excesso de cortisol →
- Fácies "de lua cheia"
- Obesidade e "giba de búfalo"
- Hipertensão
- Fraqueza muscular proximal
- Psicose
- Dislipidemia
- Osteoporose

FIGURA 36.1 SÍNDROME CLÍNICA TRADICIONAL – SÍNDROME DE CUSHING.
Fonte: Flacker.[3]

pois nela um único fenômeno resulta de diversos processos patogênicos, e seu exemplo mais comum é o *delirium*, como mostra a Figura 36.2.

► CARACTERÍSTICAS DAS SÍNDROMES GERIÁTRICAS

As síndromes geriátricas apresentam características comuns, e a mais importante delas é que são muito frequentes na população geriátrica e sua prevalência aumenta com a idade. Outras características que as definem são:

- Envolvimento de vários órgãos e sistemas.
- Contribuição de diversos fatores de risco, entre eles a diminuição da reserva funcional dos órgãos que caracteriza o envelhecimento, a perda cognitiva e da capacidade funcional e a redução da mobilidade.
- A causa principal é geralmente difícil de ser determinada, pois estão envolvidos inúmeros processos patogênicos.
- Não constituem risco de vida iminente, mas se associam a maior mortalidade e importante comprometimento da qualidade de vida.
- Podem ocorrer concomitantemente e compartilham fatores de risco entre si.
- É comum uma síndrome geriátrica contribuir para o aparecimento de outra.
- A perda da capacidade funcional – ou seja, habilidade para executar as atividades da vida diária (AVDs) – é fator de risco para síndromes geriátricas, mas também pode ser um de seus desfechos desfavoráveis.
- Apresentam desfechos comuns como perda funcional, incapacidade, depen-

Múltiplos processos patogênicos ⟶ Fenômenos clínico único

- Demência
- Desidratação
- Gravidade da doença aguda
- Déficits sensoriais
- Efeitos de medicamentos
- Desnutrição
- Idade avançada

→ *Delirium*

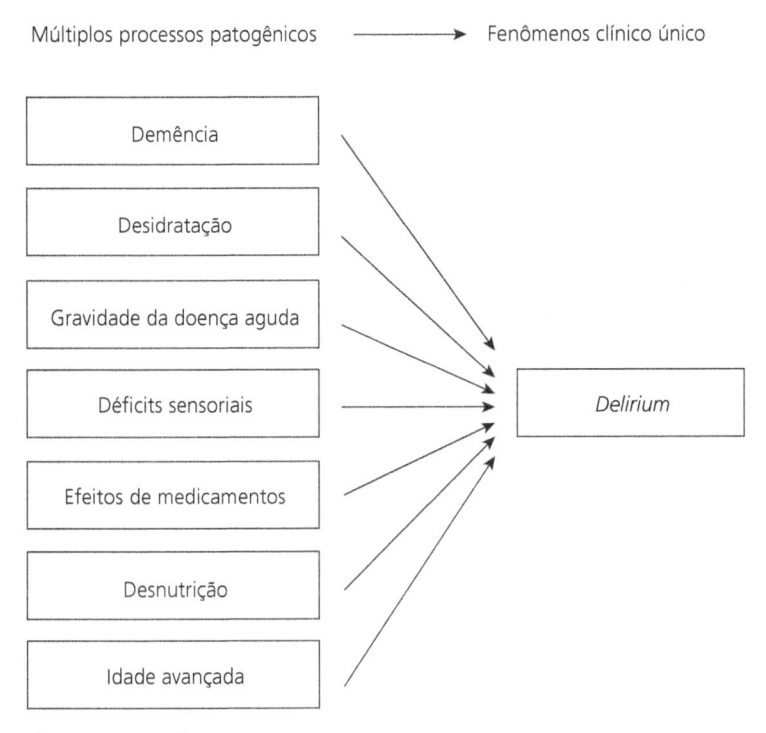

FIGURA 36.2 SÍNDROME GERIÁTRICA – *DELIRIUM*.
Fonte: Flacker.[3]

dência, necessidade de cuidados de longa duração, hospitalização e morte.
- Intervenções dirigidas para melhorar os fatores contribuintes devem resultar em redução na incidência ou na gravidade da condição.

▶ PRINCIPAIS SÍNDROMES GERIÁTRICAS

Diversas situações clínicas comuns na velhice são classificadas como síndromes geriátricas. Convém ressaltar que, apesar de mais frequentes em idosos e do aumento de sua prevalência com a idade, não são exclusivas dessa população, podendo ocorrer em indivíduos mais jovens – é o caso, por exemplo, das quedas, da incontinência e mesmo do *delirium*. O que as torna diferentes quando acometem idosos e justifica sua denominação é o fato de que, nas faixas etárias mais avançadas, elas são geralmente o resultado de vários processos patogênicos que interagem entre si.

O melhor exemplo disso são as quedas. Nos jovens, elas costumam ser ocasionadas por fatores ambientais, como tropeçar, escorregar, queda de um local mais elevado (árvores, telhado, escadas, muros), acidentes de trabalho, acidentes na prática de esportes e outras situações. Quando têm uma causa intrínseca, é mais fácil determinar um processo patogênico único, como, por exemplo, queda por síncope (neuromediada, por arritmia cardiaca, etc.) ou queda durante uma crise convulsiva.

Já em um idoso com várias doenças crônicas (multimorbidade) que apresentou muitas quedas no último ano, os fatores ambientais contribuem para tanto (p. ex., tapetes), mas medicamentos, perda cognitiva, perda de massa muscular (sarcopenia), deficiências sensoriais (visual, de sensibilidade proprioceptiva) e alterações das articulações com redução da mobilidade e estabilidade também desempenham um papel. Todos esses fatores dificultam a marcha segura e a recuperação postural diante de um obstáculo, como tropeçar no tapete. É por isso que, no caso de um idoso "caidor", cada queda tem uma história diferente, acontece em locais diferentes e em horários diferentes, e nem sempre os obstáculos ambientais estão presentes.

Outro exemplo é o *delirium*, que raramente ocorre em indíduos jovens e, quando ocorre, em geral é relacionado a uma doença grave e a uma causa bem determinada, como o caso do *delirium* do indivíduo internado em unidade de tratamento intensivo (UTI) com quadro de insuficiência respiratória e hipoxemia por sepse grave. Um idoso, por sua vez, pode apresentar *delirium* sem que se consiga determinar um único fator predisponente, como no caso daqueles hospitalizados com infecções, desequilíbrios hidroeletrolíticos, em uso de diversos medicamentos com potencial anticolinérgico, fora de seu ambiente familiar, contido no leito, com dor, portador de demência prévia, com deficiências auditiva e/ou visual sem óculos e/ou próteses auditivas e desnutrido. Nesse caso, mesmo que se identifique um fator desencadeante principal – um medicamento, por exemplo –, a intervenção nesse único fator nem sempre é suficiente para melhorar o quadro. Só a intervenção multifatorial pode ser eficaz.

Diversas condições são descritas como síndromes geriátricas. Entre elas, destacam-se *delirium*, demência, depressão, tontura, quedas, síndrome de imobilidade, úlceras por pressão, incontinência, polifarmácia, declínio funcional, sarcopenia, desnutrição e fragilidade.[4-6]

Entretanto, apenas Tinetti e colaboradores[7] conseguiram explicar o termo síndrome geriátrica para *delirium*, tontura, quedas, incontinência e declínio funcional, bem como forneceram evidências suficientes que justifiquem a avaliação e a intervenção multidimensional. Depois, acrescentou-se a síndrome de fragilidade e, mais recentemente, Cruz-Jentoft e colaboradores[6] puderam demonstrar o mesmo com a sarcopenia.[6-10]

▶ MANUSEIO CLÍNICO DAS SÍNDROMES GERIÁTRICAS

É comum que os idosos com síndrome geriátrica apresentem também outras doenças crônicas (multimorbidade) e transtornos do humor e neurocognitivos, como demência e depressão, além de fazer uso de muitos medicamentos (polifarmácia). Isso faz o manuseio das síndromes geriátricas tornar-se extremamente complexo. Portanto, para fazer frente a essa complexidade, é necessária uma avaliação multidimensional, identificando-se todos os fatores que contribuem para cada situação clínica e, com base nos achados dessa avaliação, fazer o planejamento das intervenções de forma mais ampla. Muitas vezes, essas intervenções são feitas sem que se necessite de exames invasivos, pois a maioria dos fatores contribuintes pode ser identificada por meio da Avaliação Geriátrica Ampla (AGA).

A AGA tem uma estrutura muito variável e pode ser dividida em dimensões, de forma que, em cada uma delas, haja vários parâmetros a se avaliar. Os instrumentos de avaliação utilizados podem ser diferentes dependendo da equipe e do local – se em hospital, instituição de longa permanência, pronto-socorro ou ambulatório.

Apesar da diversidade, a AGA tem características próprias e constantes, como o fato de ser sempre multidimensional e utilizar instrumentos padronizados (escalas e testes) para quantificar a capacidade funcional e avaliar parâmetros médicos, psicológicos e sociais.[11] A Figura 36.3 mostra as

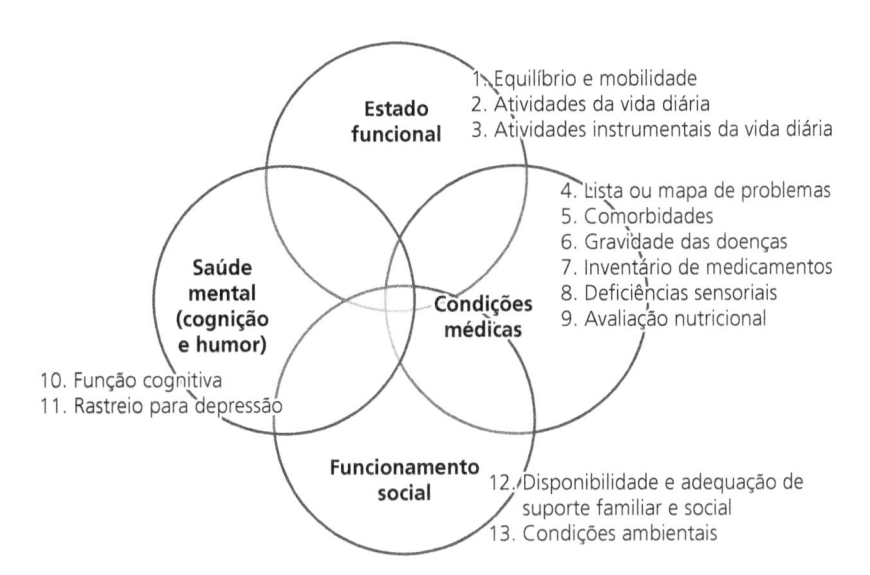

FIGURA 36.3 DIMENSÕES E PARÂMETROS AVALIADOS NA AGA.
Fonte: Soares e colaboradores.[11]

Diagrama de Venn com quatro círculos sobrepostos:
- **Estado funcional**: 1. Equilíbrio e mobilidade; 2. Atividades da vida diária; 3. Atividades instrumentais da vida diária
- **Condições médicas**: 4. Lista ou mapa de problemas; 5. Comorbidades; 6. Gravidade das doenças; 7. Inventário de medicamentos; 8. Deficiências sensoriais; 9. Avaliação nutricional
- **Saúde mental (cognição e humor)**: 10. Função cognitiva; 11. Rastreio para depressão
- **Funcionamento social**: 12. Disponibilidade e adequação de suporte familiar e social; 13. Condições ambientais

dimensões e os parâmetros que devem ser avaliados na AGA.

▶ DELIRIUM

É uma síndrome geriátrica caraterizada por comprometimento agudo ou subagudo da função mental. A prevalência e a incidência aumentam com a idade, porém não é uma síndrome exclusiva do idoso, podendo ocorrer em pacientes jovens com doenças graves.

Nos hospitais, a prevalência de *delirium* entre idosos (presente à admissão) varia de 18 a 35%. Se acrescidos os incidentes dentro do hospital, estima-se uma ocorrência geral de 29 a 64%. A prevalência de *delirium* na comunidade é baixa (1 a 2%), mas sua ocorrência geralmente leva o paciente para atendimento de urgência.[12]

Na população geriátrica, sobretudo nos indivíduos mais frágeis, a condição é frequentemente subdiagnosticada, em especial quando se apresenta na forma hipoativa, em pacientes de 80 anos ou mais e/ou naqueles com demência ou déficit visual.

O *delirium* desencadeia uma cascata de eventos que culmina com o comprometimento da qualidade de vida dos idosos. Caracteriza-se por início agudo, curso flutuante, com comprometimento da consciência e da atenção. Geralmente, observam-se alterações do pensamento, da orientação, da memória e da percepção (com alucinações e delírios), bem como agitação psicomotora ou letargia. Baseando-se na presença de agitação, o quadro é classificado em hiperativo, hipoativo ou letárgico e misto.

Na abordagem do *delirium*, o primeiro passo é a identificação, assim como os pacientes de risco, ou seja, os fatores predisponentes. Deve-se ficar atento a esses pacientes de risco e prevenir os fatores precipitantes; naqueles com a síndrome já instalada, é preciso prevenir e corrigir fatores perpetuantes.

Para identificação de todos esses fatores, a AGA é essencial. Além disso, existem vários instrumentos para o reconhecimento do *delirium* propriamente dito que podem ser incorporados à AGA, tais como o Confusion Assessment Method (CAM), o mais utilizado e validado no Brasil.[12,13]

Convém ressaltar que entre os fatores predisponentes estão a demência, a depressão e outras condições neuropsiquiátricas comuns nos idosos.

A Tabela 36.1 mostra o CAM, e a Tabela 36.2, os fatores predisponentes, precipitantes e perpetuantes do *delirium*.

Em pacientes com *delirium*, principalmente naqueles com transtorno neurocognitivo prévio, medicamentos e infecções devem ser os primeiros fatores precipitantes a se afastar. Portanto, faz-se necessário um inventário detalhado dos medicamentos utilizados pelo paciente – incluindo aqueles sem prescrição médica – das mudanças na

TABELA 36.1 CONFUSION ASSESSMENT METHOD (CAM)

Critérios	Características
Critério 1	Início agudo; existe evidência de uma alteração aguda do estado mental do paciente em relação ao nível de base.
Critério 2	Déficit de atenção; dificuldade para focar a atenção. Característica flutuante.
Critério 3	Pensamento desorganizado.
Critério 4	Alteração do nível de consciência; hiperativo, letárgico, estupor.
Achados associados	Desorientação temporal ou espacial. Alteração da memória. Alterações da percepção (alucinações). Agitação psicomotora ou retardo psicomotor. Alteração do ciclo sono-vigília.
Diagnóstico	Critérios 1, 2 e 3. Critérios 1, 2 e 4.

TABELA 36.2 FATORES PREDISPONENTES, PRECIPITANTES E PERPETUANTES PARA O *DELIRIUM*

Fatores predisponentes	Fatores precipitantes	Fatores perpetuantes
Idade avançada (principalmente > 80 anos)	Infecções	Diagnóstico inexato e não correção dos fatores precipitantes
Deficiência visual e/ou auditiva	Medicamentos	Medicamentos
História de alcoolismo	Desidratação, distúrbios ácido-básicos, hidroeletrolíticos e/ou metabólicos	Desidratação, distúrbios ácido-básicos, hidroeletrolíticos e/ou metabólicos
Várias doenças crônicas (multi-morbidade)	Hipoxemia	Sondas, cateteres
Depressão	Anemia	Imobilidade, contenção física
Demência ou déficit cognitivo prévios	Descompensação de doenças crônicas	Ambiente pouco familiar, isolamento
Fragilidade	Impactação fecal	Dor
Polifarmácia	Pós-operatório	Hiperestimulação
Incapacidade funcional prévia	Álcool	*Delirium* terminal

posologia e da suspensão recente de algum fármaco.

A AGA vai nortear a indicação de testes complementares. Entretanto, devem ser solicitados, para a maioria dos pacientes, os seguintes exames: hemograma, glicemia, ureia, creatinina, transaminase glutâmico-oxolacética (TGO), transaminase glutamicopirúvica (TGP), eletrólitos enzimas cardíacas, T4 livre, hormônio estimulador da tireoide (TSH), urina I (EAS), radiografia de tórax e eletrocardiograma (ECG). Exames de imagem cerebral devem ser solicitados na avaliação inicial apenas quando houver história de quedas, crise convulsiva, déficits motores ou outros sinais que sugiram acidente vascular cerebral. No *delirium* persistente, ou quando a avaliação inicial não é suficiente para que se possa estabelecer os prováveis fatores precipitantes, exames de imagem cerebral devem ser solicitados. Da mesma forma, exames mais invasivos, culturas, dosagens sanguíneas de medicamentos ou metais, exame do líquido cerebrospinal e eletrencefalograma (EEG) podem ser úteis em situações especiais, dependendo da avaliação clínica inicial.

O tratamento do *delirium* baseia-se em identificação e correção dos fatores precipitantes, medidas não farmacológicas e uso de medicamentos para controle da agitação psicomotora e dos sintomas psicóticos; os antipsicóticos, em especial o haloperidol, ainda são os medicamentos de escolha para o tratamento.

A Tabela 36.3 mostra as principais medidas não farmacológicas usadas no tratamento e na prevenção do *delirium*. Já a Figura 36.4 apresenta as recomendações para o uso de antipsicóticos.

▶ QUEDAS

As quedas ocorrem quando há deslocamento não intencional do corpo para um nível inferior à posição inicial com incapacidade de correção em tempo hábil. São consideradas uma síndrome geriátrica devido a sua incidência com a idade e por serem, nos idosos, ocasionadas geralmente por circunstâncias multifatoriais que comprometem a marcha e a estabilidade postural.[14]

Aproximadamente 30% dos idosos da comunidade caem pelo menos uma vez ao ano, e essa porcentagem sobe para 60% quando experimentaram uma queda no ano anterior. Nos indivíduos com transtorno neurocognitivos, as quedas são um problema muito importante. Elas ocorrem não só nas fases avançadas das síndromes demenciais, mas também nas etapas iniciais, podendo ser um indicador da perda cognitiva, principalmente das funções executivas e da capacidade de executar dupla-tarefa.[15]

A instabilidade postural e as quedas podem significar uma forma de apresentação atípica de doenças em idosos. Infarto agudo do miocárdio, tromboembolismo pulmonar e algumas infecções podem ter como único sintoma um episódio de queda. Quando frequentes, elas também podem ser um indicador de sarcopenia e síndrome de fragilidade, pois constituem um de seus principais desfechos desfavoráveis.

As quedas são uma das mais importantes causas de atendimento de urgência em idosos, e mais de 50% das internações hospitalares, nessa faixa etária, por causas externas devem-se às quedas, suplantando os acidentes automobilísticos. Portanto, é no pronto-socorro que se deve iniciar a correta abordagem do idoso que cai, pois, do contrário, o paciente terá suas lesões decorrentes da queda tratadas, mas os fatores que contribuíram para essa queda não serão elucidados e corrigidos. Nesse caso, o risco de o paciente sofrer novo episódio de queda e retornar ao hospital é elevado.

Entre as suas principais consequências, destacam-se os traumas craniencefálicos e as fraturas, sobretudo as vertebrais e do fêmur proximal, bem como o trauma social que leva o indivíduo a reduzir suas ativida-

TABELA 36.3 **MEDIDAS NÃO FARMACOLÓGICAS PARA O TRATAMENTO E PREVENÇÃO DE *DELIRIUM***	
Cognição	– Modificar o ambiente (ruídos, iluminação, estímulos). – Orientar o paciente. – Explicar todos os procedimentos em linguagem simples. – Permitir a presença de familiares e controlar visitas. – Evitar exames desnecessários.
Correção de deficiências sensoriais	– Trazer óculos, próteses auditivas. – Limpar o cerume.
Manutenção do sono	– Não acordar para dar medicamentos. – Evitar benzodiazepínicos.
Mobilização	– Estimular a mobilização. – Recomendar fisioterapia. – Evitar contenção física.
Hidratação e nutrição	– Trazer prótese dentária. – Fornecer assistência fonoaudiológica. – Fornecer alimentação assistida. – Instituir suplementos nutricionais orais. – Trazer alimentos caseiros. – Evitar nutrição por via artificial.
Tratamento da dor	– Assegurar a analgesia adequada, inclusive com opioides, se necessário. – Instituir medidas físicas para tratamento da dor.
Otimização da prescrição	– Manter a prescrição mais enxuta possível, avaliando-se o custo-benefício de cada medicamento prescrito. – Evitar fármacos com efeito anticolinérgico. – Prestar atenção nas interações medicamentosas.
Eliminações e higiene	– Prestar atenção em impactação fecal e retenção urinária. – Evitar cateteres urinários. – Manter a higienização adequada.

des sociais, de lazer e esportivas. Esse trauma, em idosos frágeis, pode ser tão intenso que ocasiona a chamada síndrome pós-queda (Quadro 36.1).

As quedas, como toda síndrome geriátrica, geralmente não têm causa única, mas resultam de vários fatores de risco que interagem entre si. Os principais fatores que contribuem para as quedas de idosos são:

- Fatores relacionados à idade: diminuição da massa muscular (sarcopenia), alterações da marcha e da postura, diminuição dos reflexos profundos, redução da capacidade de dividir a atenção (dupla-tarefa), diminuição da visão e da audição.
- Doenças específicas: doença de Parkinson, demência, depressão, miopatia (inclusive medicamentosa), neuropatia periférica, vertigem postural paroxística benigna (VPPB), hidrocefalia de pressão normal, mielopatia cervical, disfunção autonômica, hipotensão postural, cardiopatias, doença cerebrovascular.
- *Delirium* e transtornos do comportamento associados às demências, principalmente se o paciente fica agitado e perambulando.

ANTIPSICÓTICOS:
Começar sempre com a menor dose.
Usar pelo menor tempo possível.

- 1ª linha: haloperidol (0,25 a 2,5 mg) IM, SC, VO ou SNG
- 2ª linha:
  - Quetiapina (25 a 50 mg) VO ou SNG
  - Risperidona (0,25 a 2 mg) VO ou SNG
  - Olanzapina (2,5 a 5 mg) IM, VO ou SNG

Repetir de 30 em 30 minutos até atingir a sedação ou a dose máxima:
- Haloperidol: 20 mg, olanzapina: 30 mg, risperidona: 4 mg, quetiapina: 200 mg.

MANUTENÇÃO: 50% da dose de ataque.

BENZODIAZEPÍNICOS
Usados no caso de contraindicações aos antipsicóticos.
- LORAZEPAN - 2 mg VO, SL, IM, IV ou por SNG a cada 4 horas

FIGURA 36.4 **TRATAMENTO MEDICAMENTOSO DA AGITAÇÃO E DOS SINTOMAS PSICÓTICOS DO** *DELIRIUM*.
IM: intramuscular; SC: subcutâneo; VO: via oral; SNG: sonda nasogástrica; SL: sublingual; IV: intravenoso.

QUADRO 36.1 SÍNDROME PÓS-QUEDA

Síndrome pós-queda (medo de quedas futuras). Idosos "caidores" passam a ter tanto medo de cair novamente que se tornam apáticos e com dificuldades para deambular, sem que tenham ocorrido lesões motoras que justifiquem a incapacidade. A síndrome pós-queda caracteriza-se por:

- **Alterações da postura.** O indivíduo passa a sentar-se na borda da cadeira com os ombros encostados no respaldo. Levanta-se sozinho, mas é incapaz de fazer a propulsão do corpo e começar a andar.
- **Alteração da marcha.** Quando a marcha é possível, ela só acontece após muita persuasão e com ajuda. É lenta, hesitante e de passos curtos, sem, no entanto, lesões que justifiquem essas características.
- **Alterações psíquicas.** Apatia, bradipsiquismo, tendência a se tornar muito dependente, ansiedade e medo intenso ao passar da posição sentada para a de pé, isolamento social, depressão.

- Defeitos nos pés e unhas: deformidades nas articulações dos membros inferiores, deformidades dos pés e das unhas (onicogrifose).
- Álcool e medicamentos: benzodiazepínicos, antidepressivos tricíclicos, antipsicóticos, anti-hipertensivos, antiarrítmicos, anticonvulsivantes e fármacos com efeitos sedativos e/ou anticolinérgicos (risco maior se o paciente usar mais de quatro medicamentos diferentes – polifarmácia).
- Incapacidade funcional: incapacidade para as atividades da vida diária.
- Fatores ambientais: iluminação inadequada, solo ou piso irregular, escadas inadequadas e sem corrimão, banheiros e cozinhas sem adaptação, tapetes soltos, móveis mal posicionados.
- Vestuário: roupas e, principalmente, calçados inadequados (vestidos e calças arrastando no chão, chinelos, sapatos abertos atrás, saltos altos e finos, solados lisos e escorregadios).

- História prévia de queda, pois quem já caiu uma vez tem maior risco de cair novamente.
- Uso inadequado de instrumentos ou dispositivos auxiliares de marcha (DAM), como bengalas, muletas e, principalmente, andadores.

O idoso que cai ou em risco de queda deve ser avaliado de forma multidimensional, e o instrumento mais adequado para isso é a AGA. Na AGA, deve-se dar ênfase especial ao inventário de medicamentos e à avaliação ambiental e da marcha e equilíbrio. O risco de queda pode ser avaliado pelo Teste de "Levantar e Andar" Cronometrado (Timed Get up and Go Test – TGUG). No TGUG, pede-se ao paciente para se levantar de uma cadeira reta e com encosto, caminhar cerca de três metros, fazer uma rotação de 180^0, voltar e sentar-se. O paciente que demora mais de 30 segundos para completar o teste tem maior risco de queda. É importante observar as dificuldades que ele apresenta ao se levantar e ao se virar, como também sua marcha e postura. Outra avaliação útil é a velocidade de marcha. Idosos com velocidade de marcha menor que 0,8 metros por segundo apresentam maior risco de quedas (Fig. 36.5).[16]

▶ INCONTINÊNCIA

Trata-se de outra situação clínica considerada uma síndrome geriátrica, pois sua prevalência aumenta com a idade e é desencadeada por vários fatores. Ela pode ser urinária e/ou fecal (Quadro 36.2), sendo que a dupla incontinência geralmente ocorre em estágios avançados das doenças neurodegenerativas.

A incontinência tem importante impacto negativo na qualidade de vida dos idoso, predispondo a restrição da atividade física, isolamento social, baixa autoestima, insegurança, depressão e maior risco de institucionalização. Outras consequências negativas da incontinência são: infecções perineais, genitais, do trato urinário e urossepse; maceração e ruptura da pele; formação de escaras; interrupção do sono e predisposição a quedas.

Na avaliação de idosos com incontinência de início recente, principalmente naqueles com demência por doença neurodegenerativa, é importante afastar causar transitórias, tanto para a incontinência urinária como para a fecal, antes de atribuir a síndrome como parte da evolução da doença. É importante ressaltar que, na evolução das demências, a incontinência geralmente é mista, porém o aparecimento da urinária pode preceder o da fecal.

Os Quadros 36.3 e 36.4 mostram as causas transitórias e reversíveis de incontinência urinária e fecal. Para a urinária, pode-se usar a regra mnemônica com a palavra DIURAMIT.[17]

QUADRO 36.2 TIPOS DE INCONTINÊNCIA

Incontinência urinária: qualquer perda involuntária de urina.[17]

Incontinência fecal: qualquer perda involuntária de fezes líquidas ou sólidas ou flatos.[18]

Fonte: Resnick[17] e Wald.[18]

QUADRO 36.3 CAUSAS TRANSITÓRIAS DE INCONTINÊNCIA URINÁRIA

D elirium
I nfecções do trato urinário
U retrite e vaginite atróficas
R estrição da mobilidade
A umento do débito urinário
M edicamentos
I mpactação fecal
T ranstornos psiquiátricos

Fonte: Resnick.[17]

Tabela: Questões de avaliação de quedas

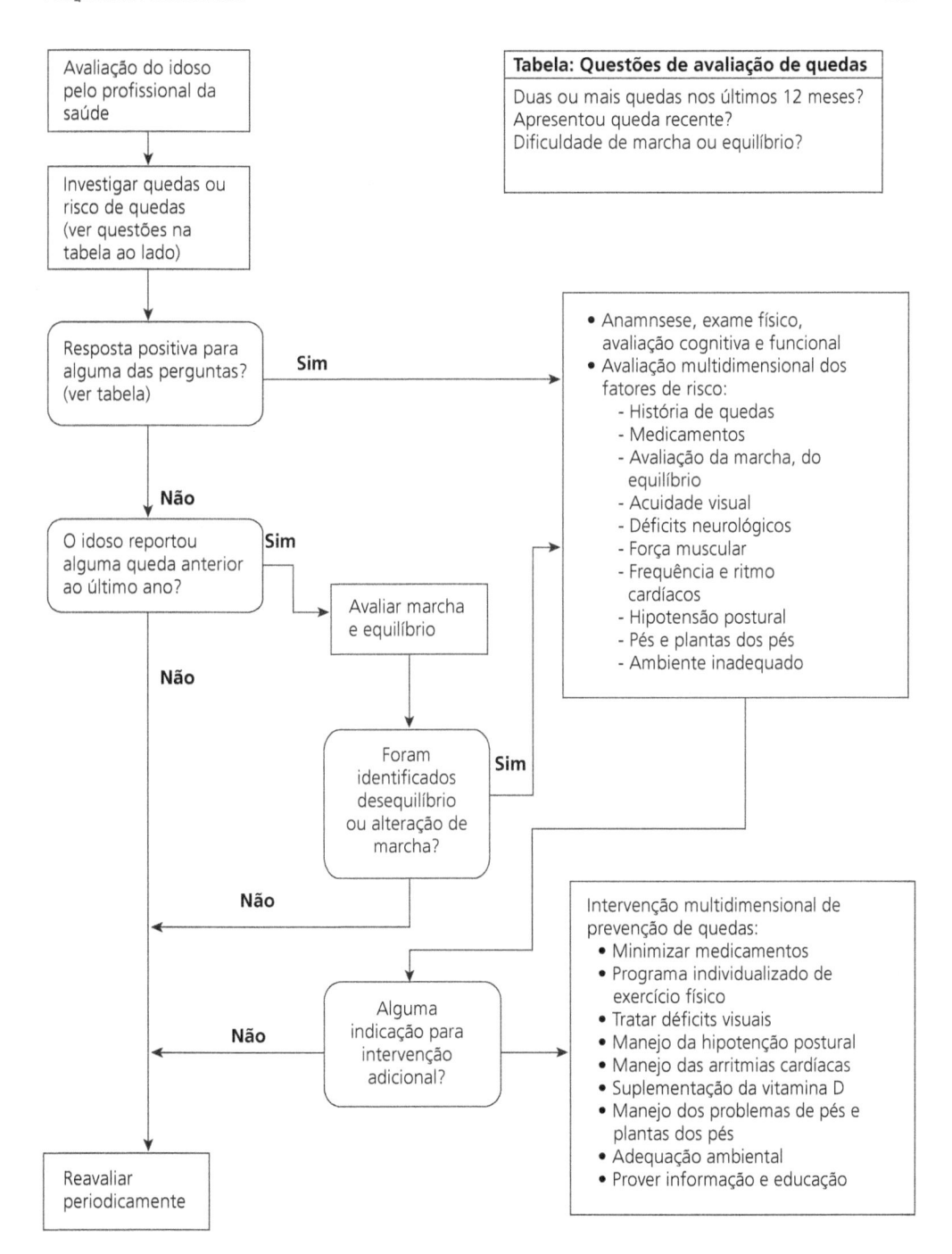

Duas ou mais quedas nos últimos 12 meses?
Apresentou queda recente?
Dificuldade de marcha ou equilíbrio?

FIGURA 36.5 ALGORITMO PARA O MANUSEIO DAS QUEDAS EM IDOSOS.
Fonte: Panel on Prevention of Falls in Older Persons e American Geriatrics Society.[14]

> **QUADRO 36.4 CAUSAS TRANSITÓRIAS DE INCONTINÊNCIA FECAL**
>
> – *Delirium*
> – Transtornos psíquicos
> – Diarreia
> – Impactação fecal
> – Restrição da mobilidade
> – Infecções (parasitas, bactérias, com especial destaque para a oxiuríase)
> – Medicamentos

Nas síndromes demenciais, o aparecimento precoce de incontinência, ou seja, em fases iniciais, suscita o diagnóstico de outras causas que não a doença de Alzheimer. Nesses casos, a hidrocefalia de pressão normal ou a demência vascular são mais prováveis.

A investigação da incontinência, seja urinária ou fecal, passa primeiro pela AGA, com ênfase no inventário dos medicamentos em uso, e pela solicitação de exames para afastar causas transitórias.[19]

O toque retal faz parte do exame físico de qualquer idoso com incontinência, mesmo quando a queixa é incontinência urinária. É mandatória a solicitação de exames complementares mais simples, como hemograma, proteína C reativa, eletrólitos, glicemia, ureia, creatinina, T4 livre, TSH, dosagem de vitamina B12, exame de elementos e sedimentos anormais (EAS), bem como parasitológico de fezes e uro e coprocultura, quando indicado.

A investigação de outras causas deve prosseguir, entretanto a solicitação de exames mais invasivos deve ser baseada na relação custo-benefício do procedimento e se o tratamento da causa a ser elucidada pode ser realizado no paciente em questão, ou seja, se ele tem condições de suportar intervenções mais invasivas, como cirurgias. Essa investigação requer um capítulo à parte, tanto para a incontinência urinária quanto para a fecal, pois ultrapassa o escopo deste texto.

Convém ressaltar que a aceitabilidade, a viabilidade e a efetividade de determinados exames, principalmente os mais invasivos, diminuem com a idade, a presença de várias doenças crônicas, a demência, a depressão e outras síndromes geriátricas, como a fragilidade.

> **QUADRO 36.5 CUIDADOS ESPECIAIS PARA PACIENTES COM DEMÊNCIA E INCONTINÊNCIA IRREVERSÍVEL OU CUJO TRATAMENTO ESPECÍFICO É DE ALTO RISCO E NÃO PODE SER REALIZADO**
>
> – Sanitários devem estar visíveis e identificados.
> – Manter uma iluminação adequada.
> – Elevar os assentos dos vasos.
> – Colocar barras de apoio nos sanitários.
> – Usar roupas fáceis de retirar (p.ex., com fecho de velcro).
> – Usar urinóis ou comadres.
> – Restringir a ingesta de líquidos à noite.
> – Levar ou lembrar o paciente de ir ao sanitário em intervalos menores (p. ex., de 2 em 2 horas.)
> – Evitar alimentos e bebidas que podem afetar o controle da micção ou da evacuação, como bebidas alcoólicas, bebidas gaseificadas, bebidas a base de cola, chá e café, sucos e frutas cítricas (limão, laranja), tomate, chocolate, mel e alimentos condimentados.
> – Evitar medicamentos que podem agravar o problema, como aqueles que atuam no sistema colinérgico, opioides, diuréticos, bloqueadores dos canais de cálcio, laxativos, fibras e probióticos em excesso, metformina, acarbose e orlistat.

Para aqueles pacientes com incontinência irreversível, como é o caso das fases avançadas das demências e doenças neurodegenerativas – por exemplo, as sequelas de acidente vascular encefálico com síndrome de imobilidade e a doença de Parkinson –, existem inúmeros recursos no mercado, como fraldas descartáveis, absorventes e roupa íntima descartável com proteção para incontinência. Entretanto, estes não devem ser a primeira e única solução, mesmo em pacientes com demência, pois deve ser dada a esses indivíduos a chance de usar os sanitários. São recursos úteis naqueles que permanecem incontinentes depois de tratamentos mais específicos, podendo ser usados somente à noite, associados à terapêutica comportamental durante o dia. O paciente deve ser regularmente trocado para prevenir irritação da pele e fissuras. O material deve ter uma boa capacidade de absorção e retenção, não irritar a pele, prevenir odores e ter a melhor relação custo-benefício possível.

O Quadro 36.5 mostra algumas sugestões para o manuseio do paciente com síndrome demencial que está evoluindo com incontinência quando não há possibilidade de reversão. Com tais sugestões, pode-se retardar o uso de fraldas ou mesmo reduzir a quantidade de trocas diárias.

No caso dos pacientes com síndrome demencial, a relação custo-benefício deve ser sempre levada em conta, pois os inibidores da acetilcolinesterase usados para tratá-la podem agravar a incontinência urinária e causar diarreia, predispondo também à incontinência fecal. Já os medicamentos utilizados para tratar a incontinência urinária por contrações não inibidas do músculo detrusor, que é a principal causa de incontinência nas demências, têm efeito anticolinérgico e, portanto, podem agravar o déficit cognitivo, levar à retenção urinária com incontinência por transbordamento e também à obstipação com impactação fecal.

➤ SARCOPENIA

O envelhecimento é acompanhado por perda progressiva da massa e da força musculares. Essa condição, conhecida como sarcopenia, pode levar à incapacidade funcional e à síndrome de fragilidade, bem como contribuir para maior mortalidade em idosos. Nos pacientes com doenças neurodegenerativas, principalmente demências, a sarcopenia acompanha a evolução do quadro, contribuindo para síndrome de fragilidade.

As sarcopenia é também considerada uma síndrome geriátrica, pois sua prevalência aumenta com a idade, vários fatores patogênicos contribuem para seu aparecimento e a condição compartilha fatores de risco com outras síndromes geriátricas.[6] É definida como uma síndrome caracterizada pela perda progressiva e generalizada de massa e força musculoesqueléticas, com risco aumentado de desfechos adversos.[20]

A principal consequência da sarcopenia é ocasionar dificuldades na realização de tarefas da vida diária, como levantar-se de uma cadeira sem ajuda, subir um lance de escadas, cuidar do jardim, carregar compras, abrir latas e garrafas, fazer outras tarefas domésticas, etc. – ou seja, levar uma vida independente. Além do declínio funcional, ela associa-se a maior risco de fragilidade, quedas, fraturas, imobilização e hospitalização, além de desequilíbrio glicêmico e metabólico, redução da taxa metabólica basal, broncoaspiração e infecções respiratórias por disfagia sarcopênica.[21]

Como toda síndrome geriátrica, a sarcopenia é de etiologia multifatorial, sendo que alterações fisiológicas inerentes ao próprio processo de envelhecimento também contribuem para seu desenvolvimento (Tab. 36.4). Estima-se que, a partir dos 50 anos, ocorra a perda de 1 a 2% da massa e de fibras musculares a cada ano.

TABELA 36.4 **CATEGORIAS DE SARCOPENIA CONFORME A CAUSA**		
Categoria	Âmbito das causas gerais	Causas específicas
Primária	Relacionada à idade	Nenhuma outra causa é encontrada, exceto o envelhecimento
Secundária	Relacionadas à atividade física	Repouso no leito, imobilidade, sedentarismo, descondicionamento físico, gravidade zero
	Relacionadas à doença	Insuficiência orgânica (renal, cardíaca, pulmonar, hepática), doenças neurodegenerativas, inflamatórias, infecciosas, endócrinas e neoplásicas
	Relacionadas à nutrição	Ingestão inadequada de calorias e/ou proteínas, má absorção intestinal

Fonte: Com base em Cruz-Jentoft e colaboradores.[6]

Portanto, aos 80 anos, o indivíduo terá cerca de 40% da massa muscular que tinha quando jovem. Durante o processo de envelhecimento, ocorre a perda de unidades motoras de contração lenta e rápida (fibras musculares dos tipos 1 e 2, respectivamente). Porém, a velocidade de perda das unidades de contração rápida é mais acentuada. Acontece também a infiltração de gordura e de tecido conetivo entre as fibras musculares, dando ao músculo aspecto de mármore.

O diagnóstico de sarcopenia (Quadro 36.6) é fundamentado na determinação de diminuição da força e/ou do desempenho muscular associada à confirmação de redução da massa muscular, avaliada por meio de medidas antropométricas ou de exames como a bioimpedância e a densitometria corporal total (DEXA).

QUADRO 36.6 **SARCOPENIA – CRITÉRIOS DIAGNÓSTICOS**

1. Massa muscular diminuída
2. Força muscular reduzida
3. Baixo desempenho físico

Para o diagnóstico de sarcopenia, é necessária a documentação do critério 1 mais o critério 2 ou 3.

Algumas situações determinam a necessidade de avaliação imediata do idoso para sarcopenia:

- Queixa de declínio em função, força ou "saúde" geral
- Baixa atividade física
- Autorrelato de dificuldade relacionada à mobilidade (p. ex., incapacidade de se levantar da cama ou de uma cadeira de forma independente)
- Histórico de quedas recorrentes
- Perda de peso recente
- Pós-hospitalização
- Diminuição da velocidade de marcha
- Diagnóstico de doenças crônicas, como diabetes, insuficiência cardíaca, doença pulmonar obstrutiva crônica (DPOC), doença renal, cirrose, demência, depressão, doença de Parkinson.

Essa avaliação pode ser feita conforme o algoritmo apresentado na Figura 36.6, iniciando pela avaliação do desempenho físico por meio da velocidade da marcha: se menor ou igual a 0,8 m/s, está indicada a avaliação da massa muscular; se maior, mede-se a força de pressão manual (FPM). Os valores mínimos da FPM devem ser ajustados pelo sexo e pelo índice de massa corporal (IMC). Se ela estiver normal, afasta-se sarcopenia. Quando a velocidade de marcha ou a FPM estiverem diminuídas

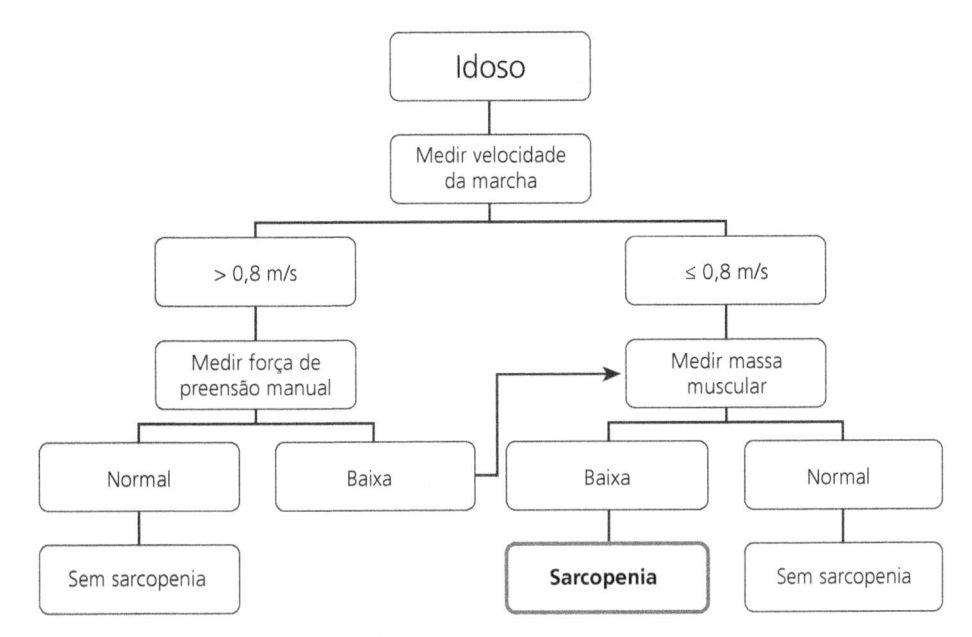

```
                    ┌─────────┐
                    │  Idoso  │
                    └────┬────┘
                         │
              ┌──────────────────────┐
              │  Medir velocidade    │
              │    da marcha         │
              └──────────┬───────────┘
                         │
        ┌────────────────┴────────────────┐
    > 0,8 m/s                          ≤ 0,8 m/s
        │                                  │
┌───────────────┐                  ┌───────────────┐
│ Medir força de│                  │  Medir massa  │
│preensão manual│─────────────────▶│   muscular    │
└───────┬───────┘                  └───────┬───────┘
    ┌───┴───┐                          ┌───┴───┐
  Normal  Baixa                      Baixa   Normal
    │                                  │        │
Sem sarcopenia                   Sarcopenia  Sem sarcopenia
```

FIGURA 36.6 ALGORITMO PARA DETECÇÃO DE SARCOPENIA.
Fonte: Cruz-Jentoft e colaboradores.[6]

e avaliação da massa muscular também mostrar valores abaixo do normal para o sexo, o diagnóstico de sarcopenia é confirmado.

A prevenção e o tratamento da sarcopenia baseiam-se na combinação de exercícios físicos contra a resistência (exercícios resistidos, anaeróbios, de musculação) e terapia nutricional com suplementação proteica e de vitamina D, quando houver deficiência ou insuficiência com 800 a 1.000 ui diárias de vitamina D3.[22]

▶ SÍNDROME DE FRAGILIDADE

Síndrome de causa desconhecida cujas incidência e prevalência aumentam com a idade, atingindo um quarto dos indivíduos com 85 anos ou mais. Caracteriza-se pela maior vulnerabilidade a desfechos clínicos adversos em consequência à diminuição das reservas funcionais de diversos sistemas e incapacidade progressiva de adaptação a estressores.[23]

A fragilidade está associada a risco aumentado de pior prognóstico para doenças agudas e/ou exacerbação de doenças crônicas preexistentes, apresentações atípicas, infecções de repetição, perda funcional, instabilidade postural, quedas e morte. Apesar de existir uma superposição, não há uma concordância na ocorrência de fragilidade, multimorbidade (coexistência de duas ou mais doenças crônicas) e incapacidade, ou seja, a síndrome do idoso frágil pode ocorrer na ausência de doenças crônicas e incapacidades, e nem todo idoso com multimorbidade ou incapacidade é frágil.[24]

Nos pacientes com demência, a fragilidade é um desfecho inexorável, e seu grau de gravidade é correspondente ao grau de gravidade da demência. Dessa forma, aqueles com demência moderada são classificados como moderadamente frágeis. Já nos pacientes sem demência, existem várias escalas de gravidade validadas. A mais completa é a Escala de Fragilidade Clínica de Rockwood e colaboradores, que é baseada na AGA.[25]

```
┌──────────────────┐                    ┌──────────────────────┐
│ Fatores genéticos│                    │Fatores comportamentais│
└────────┬─────────┘                    └──────────┬───────────┘
         ▼                                         ▼
        ┌───────────────────────────────────────────────┐
        │   Acúmulo de lesões às moléculas e células    │
        └───────────────────────┬───────────────────────┘
                                ▼
```

REDUÇÃO DAS RESERVAS FISIOLÓGICAS
- Neuroendócrina
- Imunológica
- Musculoesquelética (sarcopenia)
- Cardiovascular
- Respiratória
- Renal

Atividade física → ← Fatores nutricionais

Fragilidade

Evento estressor ------>

- Quedas
- *Delirium*
- Flutuação da capacidade funcional
- Infecções de repetição

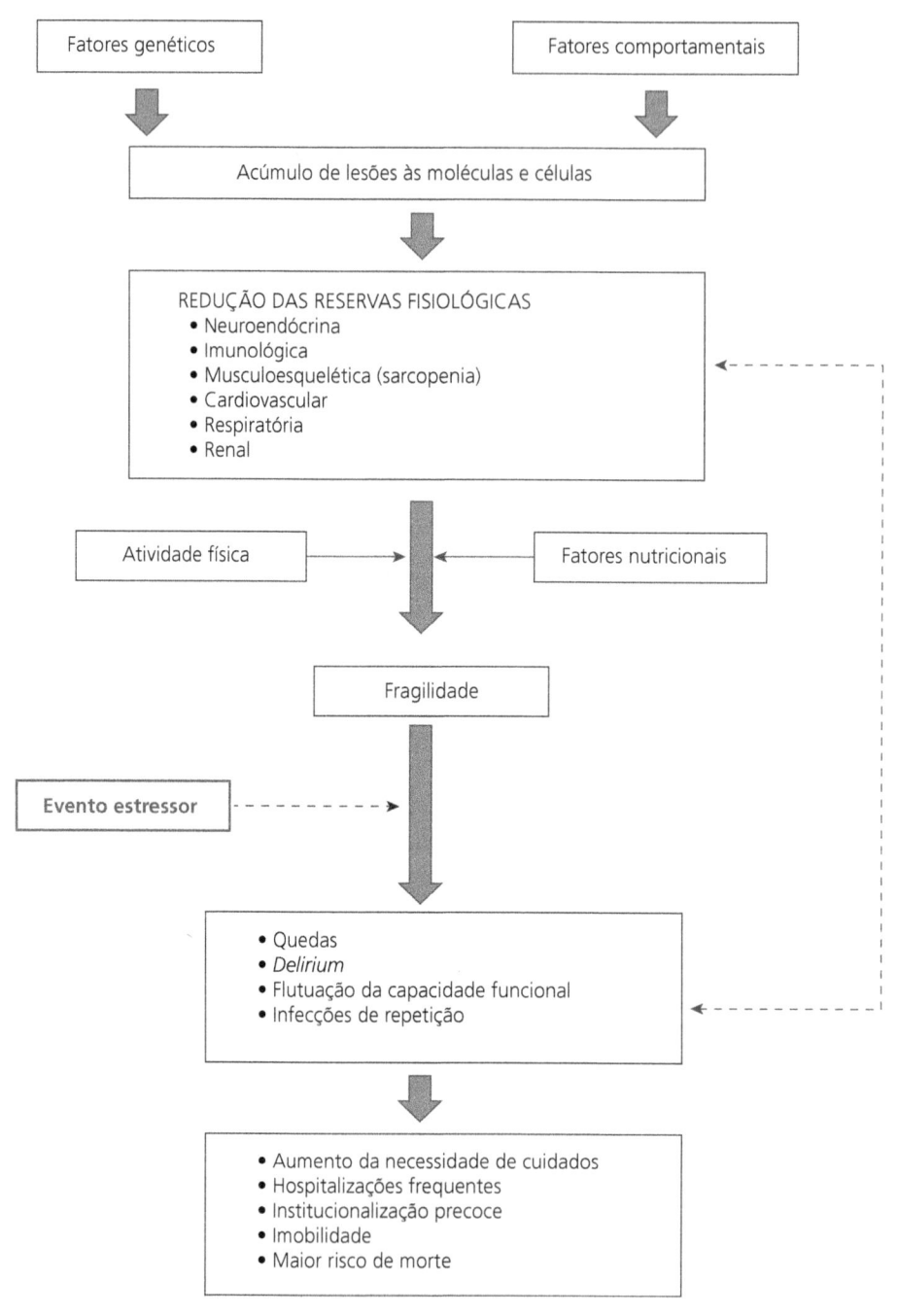

- Aumento da necessidade de cuidados
- Hospitalizações frequentes
- Institucionalização precoce
- Imobilidade
- Maior risco de morte

FIGURA 36.7 FISIOPATOLOGIA DA FRAGILIDADE E DE SEUS DESFECHOS.
Fonte: Adaptada de Clegg e colaboradores.[23]

A fisiopatologia da fragilidade é complexa e envolve vários sistemas fisiológicos, principalmente o endócrino, o cardiovascular, o respiratório, o imune e o renal, somados à perda da massa e da função musculares (sarcopenia).

A apresentação clínica da síndrome de fragilidade é geralmente inespecífica e inclui fadiga extrema, inapetência, perda de peso involuntária e inexplicada e infecções de repetição. O diagnóstico, muitas vezes, ocorre durante um evento agudo, como infecção, cirurgia ou trauma, do qual o paciente sai com declínio funcional. Por isso, a identificação precoce dessa síndrome é necessária para estabelecer os riscos do paciente diante de tais eventos.

É importante ficar atento a:

- QUEDAS. Alterações da marcha e do equilíbrio são as principais formas de apresentação da fragilidade e aumentam o risco de quedas. É comum a ocorrência de queda relacionada à doença aguda, mesmo sem gravidade aparente, pois a fragilidade reduz a estabilidade postural abaixo de um limiar necessário para a manutenção do equilíbrio diante de pequenas demandas.
- *DELIRIUM*. Está relacionado com a redução da reserva funcional cerebral, que também acontece em idosos frágeis. É comum quando idosos são admitidos em hospitais ou mesmo precipitado por doença aguda, muitas vezes sem gravidade aparente.
- FLUTUAÇÃO DA CAPACIDADE FUNCIONAL. O paciente apresenta dias bons, com independência para as atividades da vida diária, porém manifesta, sem explicação aparente, dias ruins, em que necessidade de ajuda de cuidadores.

Essas situações podem estar presentes como manifestações atípicas de doenças, que muitas vezes não seriam tão graves se não fosse a vulnerabilidade do idoso frágil.

Um teste de rastreio prático é o Simple "FRAIL" Questionnaire Screening Tool, ou FRAIL. Utiliza-se a palavra *frail* (frágil, em inglês) para a definição de seis critérios, sendo que a presença de três ou mais é indicativa de síndrome de fragilidade. A Tabela 36.5 mostra os critérios de fragilidade segundo esse teste de rastreio.

O tratamento da fragilidade é sempre interdisciplinar e com base nas seguintes ações:

- Identificar o idoso frágil e pré-frágil.
- Estabelecer alimentação hipercalórica e hiperproteica (30 a 40 cal/kg/dia e 1,2 a 1,5 g de proteínas/kg/dia).
- Instituir suplementos nutricionais orais e suplementos proteicos para aqueles que não conseguem atingir as

TABELA 36.5 *FRAIL* – INSTRUMENTO DE RASTREIO PARA FRAGILIDADE	
Fatigue (fadiga)	Sente fadiga a maior parte do tempo?
Resistence (resistência)	Não consegue subir um lance de escadas?
Aerobic (aeróbico)	Não consegue andar uma quadra?
Illnesses (doenças)	Tem cinco ou mais doenças?
Loss of weight (perda de peso)	Perdeu mais de 5% do peso corporal em seis meses?

Três ou mais respostas positivas = frágil.
1 a 2 respostas positivas = pré-frágil.
Fonte: Adaptada de Lopez e colaboradores.[26]

necessidades calculadas pela alimentação.
- Fornecer suplementação de vitamina D quando houver deficiência ou insuficiência detectadas pela dosagem sérica de 25(OH)-vitamina D, ou manutenção com 800 a 1.000 ui diárias de vitamina D3.
- Realizar reabilitação física personalizada com exercícios contra a resistência (musculação/exercícios resistidos) e treino de marcha e equilíbrio.
- Tratar as doenças crônicas coexistentes e a depressão.
- Otimizar a prescrição medicamentosa.
- Assegurar apoio familiar e social ao idoso.
- Prevenir quedas e *delirium*.

► CONSIDERAÇÕES FINAIS

As síndromes geriátricas representam um importante desafio para todos profissionais que cuidam de idosos. O fato de serem sempre resultantes de diversos aspectos patogênicos e de compartilhar fatores de risco entre si torna esses quadros de difícil identificação e de manuseio complexo, pois, geralmente, coexistem em um mesmo indivíduo. Não raro, comprometem idosos que sofrem de várias doenças crônicas, déficit cognitivo e incapacidade funcional, e contribuem substancialmente para acelerar e agravar o declínio funcional. *Delirium*, quedas, incontinência, sarcopenia e fragilidade são quadros cuja classificação como síndromes geriátricas é corroborada por evidências científicas, e seu correto manuseio é importante para reduzir o declínio funcional, contribuindo para uma melhor qualidade de vida dos idosos e de seus familiares.

► REFERÊNCIAS

1. Olde Rikkert MGM, Rigaud AS, van Hoeyweghen RJ, de Graaf J. Geriatric syndromes: medical misnomer or progress in geriatrics? Neth J Med. 2003;61(3):83-7.

2. Gorzoni ML, Costa EFA, Lencastre MC. Comorbidade, multimorbidade e manifestações atípicas das doenças nos idosos. In: Freitas EV, Py L, Cançado FAX, Doll J, Gorzoni ML, organizadores. Tratado de geriatria e gerontologia. 3. ed. Rio de Janeiro: Guanabara Koogan; 2011. p. 931-44.

3. Flacker JM. What is a geriatric syndrome anyway? J Am Geriatr Soc. 2003;51(4):574-6.

4. Inouye SK, Studenski S, Tinetti ME, Kuchel GA. Geriatric syndromes: clinical, research, and policy implications of a core geriatric concept. J Am Geriatr Soc. 2007;55(5):780-91.

5. Strandberg TE, O'Neill D. Dementia: a geriatric syndrome. Lancet. 2013;381(9866):533-4.

6. Cruz-Jentoft AJ, Landi F, Topinková E, Michel JP. Understanding sarcopenia as a geriatric syndrome. Curr Opin Clin Nutr Metab Care. 2010;13(1):1-7.

7. Tinetti ME, Inouye SK, Gill TM, Doucette JT. Shared risk factors for falls, Incontinence and functional dependence. JAMA. 1995;273(17):1348-53.

8. Tinetti ME, Williams CS, Thomas MG. Dizziness among older adults: a possible geriatric syndrome. Ann Intern Med. 2000;132(5):337-44.

9. Kao AC, Nanda A, Williams CS, Tinetti ME. Validation of dizziness as a possible geriatrics syndrome. J Am Geriatr Soc. 2001;49(1):72-5.

10. Ahmed N, Mandel R, Fain MJ. Frailty: an emerging geriatric syndrome. Am J Med. 2007;120(9): 748-53.

11. Soares AT, Porto CC, Costa EFA, Priocinote SCM. Semiologia do idoso e avaliação geriátrica ampla. In: Zalli M, Fernandes M, Benghi RAC, Sparrenberger F, Machado JNP, organizadores. Geriatria para clínicos: medicina aplicada à terceira idade. Rio de Janeiro: Revinter; 2012. p. 20-9.

12. Inouye SK, Westendorp RGJ, Saczynski JS. Delirium in elderly people. Lancet. 2014;383(9920):911-22.

13. Fabbri RM, Moreira MA, Garrido R, Almeida OP. Validity and reliability of the Portuguese version of the Confusion Assessment Method (CAM) for the detection of delirium in the elderly. Arq Neuropsiquiatr. 2001;59(2-A):175-9.

14. Panel on Prevention of Falls in Older Persons, American Geriatrics Society and British Geriatrics Society. Summary of the Updated American Geriatrics Society/British Geriatrics Society clinical practice guideline for prevention of falls in older persons. J Am Geriatr Soc. 2011;59(1):148-57.

15. Montero-Odasso M, Verghese J, Beauchet O, Hausdorff JM. Gait and cognition: a complementary approach to understanding brain function and the risk of falling. J Am Geriatr Soc. 2012;60(11):2127-36.

16. Viccaro LJ, Perera S, Studenski SA. Is timed up and go better than gait speed in predicting health, function, and falls in older adults? J Am Geriatr Soc. 2011;59(5):887-92.

17. Resnick NM. Urinary incontinence in the elderly. Med Grand Rounds. 1984;3:281-90.

18. Wald A. Fecal incontinence in adults. N Engl J Med. 2007;356(16):1648-55.

19. Gibbs CF, Johnson TM, Ouslander JG. Office management of geriatric urinary incontinence. Am J Med. 2007;120(3):211-20.

20. Cruz-Jentoft AJ, Baeyens JP, Bauer JM, Boirie Y, Cederholm T, Landi F, et al. Sarcopenia: European consensus on definition and diagnosis: Report of the European Working Group on Sarcopenia in Older People. Age Ageing. 2010;39(4):412-23.

21. Janssen I, Heymsfield SB, Ross R. Low relative skeletal muscle mass (sarcopenia) in older persons is associated with functional impairment and physical disability. J Am Geriatr Soc. 2002;50(5):889-96.

22. Morley JE. Sarcopenia: diagnosis and treatment. J Nutr Health Aging. 2008;12(7):452-6.

23. Clegg A, Young J, Iliffe S, Rikkert MO, Rockwood K. Frailty in elderly people. Lancet. 2013;381(9868):752-62.

24. Fried LP, Ferrucci L, Darer J, Williamson JD, Anderson G. Untangling the concepts of disability, frailty, and comorbidity: implications for improved targeting care. J Gerontol A Biol Sci Med Sci. 2004;59(3):255-63.

25. Rockwood K, Song X, MacKnight C, Bergman H, Hogan DB, McDowell I, et al. A global clinical measure of fitness and frailty in elderly people. CMAJ. 2005;173(5):489-95.

26. Lopez D, Flicker L, Dobson A. Validation of the frail scale in a cohort of older Australian women. J Am Geriatr Soc. 2012;60(1):171-3.

▶ LEITURA SUGERIDA

Morley JE, Vellas B, van Kan GA, Anker SD, Bauer JM, Bernabei R, et al. Frailty consensus: a call to action. J Am Med Dir Assoc. 2013;14(6):392-7.

ÍNDICE

A

Abordagem psicossocial em psiquiatria geriátrica, 429-442
  abordagem psicossocial, 430
  papel do cuidador no desenvolvimento de, 439
  transtorno de ansiedade, 434
    abordagem psicossocial, 435
    aplicação da terapia cognitiva, 436
    biblioterapia, 436
    psicoterapia, 436
    terapia cognitivo-comportamental, 435
    terapia familiar, 436
  transtorno do humor, 431
    contribuições psicológicas, 433
    contribuições sociais, 433
    depressão, 431
    transtorno bipolar, 432
  transtorno por uso de álcool, 439
    abordagem psicossocial, 439
  transtorno psicótico, 437
    abordagem psicossocial, 438
Abordagem psicoterapêutica em psicogeriatria, 401-409
  modalidades psicoterápicas na velhice, 407
    psicoterapia breve, 408
    psicoterapia cognitiva, 408
    psicoterapia de grupo, 409
    psicoterapia de suporte, 407
    psicoterapia familiar, 408
  tópicos recorrentes na psicodinâmica senil, 403
    angústia pela proximidade da morte, 403
    estresse dos cuidadores, 405
    lutos e perdas, 403
    redução da autoestima, 404
    transferência e contratransferência, 405
Alcoolismo e dependência química, 225
  comorbidades psiquiátricas, 228
  diagnóstico, 227
  exames complementares, 228
  limites para uso de álcool, 226
  outras comorbidades médicas, 229
  prevalência, 225
  tratamento, 229
Apresentação psiquiátrica de condições médicas gerais, 211-223
  comorbidades entre transtornos psiquiátricos e outras condições médicas, 212
    epidemiologia associadas a transtornos psiquiátricos, 212
    etiologia orgânica dos sintomas psiquiátricos, 213
    outras condições médicas subjacentes, 214
  sintomas ou transtornos psiquiátricos específicos, 214
    transtorno de ansiedade, 217
    transtorno do humor, 216
    transtorno psicótico, 214
Avaliação cognitiva e psicolinguística, 49-56
  contribuições no diagnóstico diferencial, 51
    Alzheimer's Disease Assessment Scale, 51
    fluência fonêmica e semântica, 53
    Miniexame do Estado Mental, 51
    teste de fluência verbal-semântica e fonêmica, 53
    teste do desenho do relógio, 53
  desempenho cognitivo no idoso normal, 54
  processo da avaliação neuropsicológica, 49
    anamnese, 49
    baterias quantitativas *versus* qualitativas, 51
    seleção dos testes, 50
Avaliação neurológica, 57-70
  anamnese, 57
  diagnóstico clínico em neurologia, 57
  exame neurológico, 59
    equilíbrio e marcha, 69
    exame da função motora, 60
      distúrbios do movimento, 64
      força muscular, 60
      reflexos osteotendíneos, 63
      reflexos superficiais, 62
      síndromes dos neurônios motores, 63
      síndromes extrapiramidais, 64

tônus muscular, 61
trofismo muscular, 62
exame da função sensitiva, 68
exame das funções dos nervos cranianos, 60
exame do estado mental, 59
provas cerebelares, 68

C

Comprometimento cognitivo leve, 119-131
  avaliação do TNL e risco de conversão para TNM, 122
  conceito de transtorno neurocognitivo leve, 119
  tratamento, 124
    controvérsias da intervenção farmacológica, 124
    intervenção não farmacológica, 126

D

Delirium em idosos, 185-209
  achados clínicos, 191
  diagnóstico, 192
    método de avaliação de confusão, 195
  diagnóstico diferencial, 198
  etiologia e fisiopatologia, 186
    etiologia, 186
    fisiopatologia, 190
  impacto nos familiares dos pacientes em cuidados paliativos, 207
  intervenções farmacológicas, 203
  intervenções não farmacológicas, 201
  prevalência, 186
  reversibilidade, 206
Demência cerebrovascular em psiquiatria geriátrica, 151-170
  classificação e diagnóstico, 154
  diagnóstico, 159
    alterações comportamentais no CCV, 161
    avaliação clínica, 160
    avaliação neuropsicológica, 161
    diagnóstico com neuroimagem, 162
    exames complementares, 160
    neuroimagem nas lesões subcorticais, 163
    neuroimagem vascular, 163
    patologia, 159
    ressonância magnética, 162
    tensor de difusão, 164
    tomografia computadorizada, 162
    uso de novos métodos, 163
  epidemiologia, 151
  tratamento, 165
    das alterações comportamentais no CCV, 166
    farmacológico, 166
      uso de inibidores da colinesterase, 166
    não farmacológico, 165
      controle dos fatores de risco, 165
      dieta e suplementação, 166
      exercício físico, 165
      reabilitação neuropsicológica, 167
Demências frontotemporais e outras demências do tipo não Alzheimer, 133-150
  afasia progressiva não fluente, 139
    diagnóstico, 140
    manifestações cognitivas, 140
    manifestações comportamentais, 139
    tratamento, 140
  demência com corpos de Lewy e demência na doença de Parkinson, 144
    diagnóstico, 147
    quadro clínico, 146
    tratamento, 147
  demência semântica, 143
    diagnóstico, 144
    manifestações cognitivas, 143
    manifestações comportamentais, 143
    tratamento, 144
  variante comportamental da DFT, 133
    diagnóstico, 136
    quadro clínico, 133
      manifestações cognitivas, 134
      manifestações comportamentais, 134
    tratamento, 136
Demências reversíveis, 171-183
  álcool, 179
  comprometimento estrutural cerebral, 172
    hidrocefalia de pressão normal, 172
    neoplasias e hematomas, 174
  deficiências nutricionais, 177
  distúrbios tóxicos, 177
  doenças endócrinas, 175
    deficiência de hormônios sexuais, 176
    diabetes, 176
    tireoidianas, 175
  doenças infecciosas, 177
  doenças metabólicas, 174
  doenças reumatológicas, 175
Depressão geriátrica, 283-295
  depressão e cognição em idosos, 291
  determinantes genéticos e ambientais, 284
  diagnóstico, 287
  epidemiologia, 284

particularidades da depressão, 284
rede de assistência e tratamento, 293
subtipos de depressão, 289
    depressão ansiosa, 291
    depressão bipolar, 290
    depressão melancólica, 290
    depressão neurótica, 289
    distimia, 289
    transtorno depressivo persistente, 289
Depressões secundárias em idosos, 297-309
    classificação e diagnóstico, 301
    depressão primária e secundária, diferenças entre, 301
    depressão secundária a cardiopatia, 306
    depressão secundária a demência, 306
    depressão secundária a distúrbios metabólicos em idosos, 306
    depressão secundária a doenças neurológicas, 302
        coreia de Huntington, 304
        depressão vascular, 302
        parkinsonismo, 303
        síndrome pseudobulbar, 305
        traumatismo craniencefálico, 304
        tumores do sistema nervoso central, 304
    epidemiologia das depressões secundárias, 300
    etiologia e fisiopatologia, 297
    tratamento, 307
Doença de Alzheimer e suas variantes, 103-118
    critérios diagnósticos, 110
    epidemiologia, 103
    genética, 104
    genética de início tardio, 105
    patologia, 103
    quadro clínico, 106
        manifestações cognitivas, 106
        manifestações comportamentais, 108
    variantes clínicas, 111
        variante apráxica, 115
        variante frontal, 115
        variante logopênica da afasia progressiva primária, 114
        variante visual, 113

E

Emergências e iatrogenias em psiquiatria geriátrica, 351-364
    emergências, 351
        abuso de substâncias ou intoxicações, 361
            epidemiologia, 361

        agitação e psicose, 357
            avaliação, 357
            epidemiologia, 357
            manejo, 359
        maus-tratos e negligência, 359
            avaliação, 359
            epidemiologia, 359
            manejo, 361
        suicídio, 353
            avaliação, 356
            epidemiologia, 353
            manejo, 357
    iatrogenias, 361
        avaliação, 362
        epidemiologia, 361
        manejo, 362
Entrevista e avaliação psicopatológica em psicogeriatria, 33-48
    avaliação psicopatológica, 40
        aparência e atitude, 41
        atenção e concentração, 43
        atividade motora, 42
        compulsões e outros comportamentos repetitivos, 46
        fala e linguagem, 43
        forma e conteúdo do pensamento, 45
        humor e afeto, 44
        insight ou autoconsciência, 47
        memória, 44
        orientação, 42
        sensopercepção, 46
    conteúdo da entrevista, 37
        cuidado com as armadilhas da memória (precária), 39
        cuidado como se pergunta, 38
        revelação diagnóstica, 39
    escuta psiquiátrica, 35
    estabelecendo o *rapport*, 34
    forma da entrevista, 36
        entrevistas abertas, 37
        entrevistas fechadas, 37
        tempo e espaço, 37
Envelhecimento cerebral, 3-15
    aspectos cognitivos, 11
    aspectos neurobiológicos, 5
    aspectos psicológicos, 8
    modificações fisiológicas sistêmicas do envelhecimento, 4
Escalas de avaliação clínica em psicogeriatria, 87-100
    avaliação clínica de demência, 90

condições para aplicação da escala, 88
entrevista de sobrecarga de Zarit, 97
Escala Cornell para Depressão em Demência, 93
Escala de Avaliação de Depressão de Montgomery-Åsberg, 93
Escala de Comportamentos Patológicos na Doença de Alzheimer, 92
Escala Geriátrica de Depressão, 93
Escala para Centro de Estudos Epidemiológicos em Depressão, 93
finalidade da aplicação da escala, 87
fluência verbal, 88
Índice de Barthel, 97
Índice de Independência em Atividades da Vida Diária, 94
inventário neuropsiquiátrico, 90
Miniexame do Estado Mental, 88
o que se pretende avaliar, 87
quem aplicará a escala, 87
Questionário de Atividades Funcionais de Pfeffer, 94
Questionário de Avaliação de Saúde de Standford, 94
Questionário sobre Saúde em Geral, 97
teste do desenho do relógio, 88
Exames laboratoriais e neuroimagem em psicogeriatria71-85
  eletroencefalograma em, 75
    delirium ou confusão mental, 75
    diagnóstico diferencial das pseudocrises convulsivas, 77
    outras indicações, 77
    rebaixamento do nível de consciência, 75
    suspeita de crises parciais complexas, 77
  exames necessários na primeira avaliação, 72
    cianocobalamina (vitamina B12) e folato, 73
    função hepática, 74
    função renal, 73
    função tireoidiana dosagem de TSH e T4 livre, 73
    hemograma, 72
    urina, 75
  farmacogenética em, 78
  monitoramento de pacientes idosos, 77
  neuroimagem, 78

I
Interconsulta em psiquiatria geriátrica, 365-376
  interconsulta e a polimedicação do idoso, 373
  interconsulta e conflitos entre profissionais assistentes, 366
  interconsulta em cardiologia, 367
  interconsulta em endocrinologia e metabologia, 369
  interconsulta em hematologia, 372
  interconsulta em oncologia, 368
  interconsulta em reumatologia, 371
  perfil do interconsultor psiquiátrico, 366

M
Manejo clínico prático das principais síndromes geriátricas associadas, 483-501
  características das síndromes geriátricas, 484
  delirium, 487
  incontinência, 492
  manuseio clínico das síndromes geriátricas, 486
  principais síndromes geriátricas, 485
  quedas, 489
  sarcopenia, 495
  síndrome clínica tradicional *versus* síndrome geriátrica, 483
  síndrome de fragilidade, 497

P
Parafrenia e esquizofrenia de início tardio, 249-261
  características clínicas da parafrenia tardia, 253
    características clínicas gerais, 253
    critérios diagnósticos, 254
  conceitos, 250
  curso da parafrenia e esquizofrenia na idade avançada, 255
    curso da parafrenia, 256
    idade de aparecimento da parafrenia e esquizofrenia de início tardio, 256
    mudanças neuropsicológicas ao longo do tempo, 257
  fatores etiológicos na parafrenia, 254
    outros fatores, 255
    predisposição hereditária, 254
    ventriculomegalia lateral, 255
  tratamento, 258
Psicofarmacologia em idosos, 443-460
  delirium, 455
  depressão, 448
  depressão com sintomas psicóticos, 451
  farmacocinética e farmacodinâmica, 444
  insônia, 457
  transtorno bipolar, 451
  transtorno de ansiedade, 455

ÍNDICE

transtorno do humor, 448
transtorno psicóticos, 446
Psicogeriatria da mulher, 377-388
   pós-menopausa tardia, 383
      demências, 384
         particularidade dos transtornos psiquiátricos em idosas, 385
   transição menopausal, 377
      alterações cognitivas na perimenopausa, 383
      aspectos fisiológicos, 378
      aspectos psicossociais, 377
      sintomatologia da perimenopausa, 380
      transtorno depressivo na perimenopausa, 381
      transtornos de ansiedade na perimenopausa, 382
Psiquiatria forense aplicada à psicogeriatria, 389-397
   avaliação de incapacidade, 390
   demência e direito penal, 394
   especificidade da psiquiatria forense, 389
   opinião quanto aos aspectos legais, 393
   perfis clínicos mais comuns, 393
Psiquiatria geriátrica
   áreas especiais, 349-397
   avaliação psicogeriátrica de vários domínios, 31-100
   fundamentos, 1-29
   síndromes clínicas e transtornos psicogeriátricos, 101-348
   tratamento e suporte em, 399-501

R

Reabilitação cognitiva em psicogeriatria, 421-427
   reabilitação da atenção, 423
   reabilitação da linguagem, 423
   reabilitação da memória, 422
   reabilitação do comportamento, 424

S

Síndromes psiquiátricas bizarras, 337-348
   e diagnósticos frequentemente negligenciados, 337-348
   síndrome de Capgras, 345
   síndrome de Clérambault ou erotomania, 343
   síndrome de Cotard, 338
   síndrome de Diógenes, 339
   síndrome de Ekbom ou delírio de infestação parasitária, 346
   síndrome de Ganser, 342
   síndrome de Othelo, 344

T

Terapia cognitivo-comportamental em idosos, 411-419
   alterações no padrão da, 415
   insônia crônica, 414
   perspectivas para o futuro, 417
   transtornos de ansiedade, 413
   transtornos depressivos tardios, 412
Transtorno bipolar em idosos, 273-281
   epidemiologia e apresentação clínica, 273
      comorbidades, 274
      faixa etária, 273
      idade de início, 274
      prognóstico, 275
   estratégias terapêuticas, 276
      farmacológicas, 277
         depressão bipolar, 279
         mania, 278
         manutenção, 279
      não farmacológicas, 276
   etiopatogenia, 276
      alterações volumétricas cerebrais, 276
      causas secundárias, 276
      lesões cerebrais, 276
      mania vascular, 276
Transtorno de ansiedade em idosos, 263-271
   aspectos gerais, 263
   comorbidades, 266
   consequências, 268
   tratamentos, 269
      terapias psicossociais, 269
      tratamento farmacológico, 269
Transtorno de sintomas somáticos e transtornos relacionados em idosos, 311-322
   epidemiologia, 314
   etiologia, 315
   manifestações clínicas e diagnóstico, 316
      hipocondria, 318
      transtorno conversivo, 318
      transtorno de somatização, 317
      transtorno dismórfico corporal, 319
      transtorno doloroso, 318
      transtorno somatoforme indiferenciado, 318
      transtorno somatoforme sem outra especificação, 319
   subcategorias do DSM-IV-TR *versus* as do DSM-5, 313
   tratamento, 319
Transtorno do comportamento nas demências, 475-482
   abordagem dos SCPDS, 477

abordagem medicamentosa, 478
abordagem não medicamentosa, 477
comportamento sexual inapropiado, 481
insônia e outros distúrbios do sono, 480
   ansiedade, 480
   depressão, 481
principais sinais e sintomas, 475
principais sintomas comportamentais e psicológicos e seu manejo, 478
   agressividade e agitação, 478
   apatia, 479
sintomas psicóticos, 480
Transtorno do controle de impulsos em idosos, 233-247
disfunções sexuais em idosos, 240
   diagnóstico, 242
   neurobiologia das disfunções sexuais, 241
   síndrome de Clérambault, 243
   síndrome de Klüver-Bucy, 242
   transtorno bipolar, 242
   transtornos parafílicos, 242
   tratamento, 243
transtorno de déficit de atenção/hiperatividade, 233
   diagnóstico, 235
   epidemiologia, 234
   manifestações clínicas, 234
   tratamento, 235
Transtorno do sono em idosos, 323-335
apneia do sono, 331
   classificação, 331
   definição, 331
   fatores associados, 331
   manejo farmacológico, 332
   manejo não farmacológico, 332
   perfil clínico, 331
   polissonografia, 332
importância da polissonografia na prática psiquiátrica, 326
insônia, 327
   fatores de risco e de agravamento, 328
   manejo, 328
   medicamentos em idosos, 329
   terapia cognitivo-comportamental, 329
   tratamento farmacológico, 329
movimentos periódicos das pernas, 333
   tratamento, 333
outras condições associadas a transtornos do sono, 333
   câimbras noturnas, 333

síndrome das pernas inquietas, 332
   causas secundárias, 332
   critérios diagnósticos, 332
   tratamento farmacológico, 333
   tratamento não farmacológico, 333
sono na terceira idade, 323
transtornos do sono associados a depressão, 333
transtornos do sono e demência, 324
transtornos do sono na velhice, 324
Transtornos mentais em idosos, epidemiologia dos, 17-29
Brasil está ficando grisalho, 17
epidemiologia das psicoses, 24
   fatores de risco, 25
epidemiologia dos transtornos de ansiedade, 23
   fatores de risco, 23
epidemiologia dos transtornos do humor, 19
   depressão maior e sintomas depressivos, 19
   fatores de risco, 21
   transtorno bipolar, 22
epidemiologia dos transtornos neurocognitivos, 25
   fatores de risco, 26
epidemiologia psiquiátrica na terceira idade, 18
Projeto Gênesis e epidemiologia transcultural, 19
transtornos negligenciados na epidemiologia psicogeriátrica, 27
Tratamento farmacológico dos transtornos cognitivos, 461-474
aspectos cognitivos nos transtornos psiquiátricos funcionais, 462
classificação dos nootrópicos, 463
cuidados na prescrição de nootrópicos, 464
indicações de uso dos fármacos pró-cognitivos, 466
   déficit de aprendizagem e cognição geral, 472
   déficit de atenção, 471
   déficit de memória, 466
      anticolinérgicos, 468
      donepezil, 470
      galantamina, 470
      memantina, 471
      rivastigmina, 470
   déficit na memória de trabalho e lentidão cognitiva, 471
neurobiologia da cognição, 462
quando o tratamento cognitivo significa cessar a iatrogenia, 472